# Das Geschlecht des „präventiven Selbst"

# Medizin,
# Gesellschaft und Geschichte

Jahrbuch
des Instituts für Geschichte der Medizin
der Robert Bosch Stiftung

herausgegeben von
Robert Jütte

Beiheft 63

# Das Geschlecht des „präventiven Selbst"

Prävention und Gesundheitsförderung
in der Bundesrepublik Deutschland aus
geschlechterspezifischer Perspektive (1949–2010)

von Pierre Pfütsch

Franz Steiner Verlag Stuttgart
2017

Gedruckt mit freundlicher Unterstützung der Robert Bosch Stiftung GmbH

Coverabbildung:
Illustration der Aktion „fit statt fett" im Rahmen der Kampagne „Ernährung und Bewegung"
Quelle: Bundeszentrale für gesundheitliche Aufklärung, 3., veränderte Auflage, November 1981, Kölnische Verlagsdruckerei GmbH

Bibliografische Information der Deutschen Nationalbibliothek:
Die Deutsche Nationalbibliothek verzeichnet diese Publikation in der Deutschen Nationalbibliografie; detaillierte bibliografische Daten sind im Internet über <http://dnb.d-nb.de> abrufbar.

© Franz Steiner Verlag, Stuttgart 2017
Dissertation an der Philosophischen Fakultät der Universität Mannheim
Druck: Laupp & Göbel GmbH, Gomaringen
Gedruckt auf säurefreiem, alterungsbeständigem Papier.
Printed in Germany
ISBN 978-3-515-11638-1 (Print)
ISBN 978-3-515-11640-4 (E-Book)

# Inhaltsverzeichnis

# Vorwort

Bei der vorliegenden Publikation handelt es sich um eine leicht überarbeitete Fassung meiner Dissertation, die die Philosophische Fakultät der Universität Mannheim im Jahr 2016 angenommen hat. Damit kommt eine wichtige Phase, die die letzten Jahre meines Lebens intensiv geprägt hat, zum Abschluss.

Großer Dank gebührt insbesondere meinem Doktorvater Prof. Dr. Martin Dinges. Er hat nicht nur meine Auseinandersetzung mit der geschlechterspezifischen Gesundheitsgeschichte angeregt, sondern auch in vielen Gesprächen meine inhaltliche, methodische und persönliche Weiterentwicklung entscheidend vorangetrieben. Gleichzeitig hat er mir aber auch die notwendigen Freiräume gewährt. Ohne ihn wäre diese Arbeit nicht entstanden.

Prof. Dr. Robert Jütte, dem Leiter des Instituts für Geschichte der Medizin der Robert Bosch Stiftung, ist es durch die Gewährung eines Promotionsstipendiums zu verdanken, dass ich mich ohne finanzielle Sorgen meiner Forschungstätigkeit widmen konnte. Insgesamt habe ich in Stuttgart wunderbare Arbeitsbedingungen vorgefunden.

Bei inhaltlichen Problemen fand ich immer ein offenes Ohr bei Dr. Sylvelyn Hähner-Rombach und Dr. Jens Gründler. Bei beiden konnte ich von ihrer unglaublichen fachlichen Expertise profitieren. Sie haben große Teile der vorliegenden Arbeit gelesen und kritisch kommentiert. Die Diskussionen mit ihnen haben nicht nur dazu geführt, dass ich meine Arbeit inhaltlich und methodisch schärfen konnte, sondern auch dazu, dass aus Kollegen Freunde wurden.

Dr. Simone Moses führte eine umfangreiche Vorstudie zu geschlechterspezifischen Präventionskonzepten in der BRD durch, die mir viel Zeit und Arbeit erspart hat und von der ich sehr profitieren konnte. Der Austausch mit Dr. Jenny Linek zur Geschichte der Prävention in der DDR half mir entscheidend dabei, meine Forschungen in einem größeren Kontext betrachten zu können.

An dieser Stelle sei auch den Personen gedankt, die es durch ihre Kooperationsbereitschaft überhaupt erst ermöglicht haben, dass ich die dieser Arbeit zugrundeliegenden Quellen einsehen konnte. Dazu gehören die Archivare des Bundesarchivs Koblenz, des Staatsarchivs Hamburgs und des Landesarchivs Schleswig-Holstein. Darüber hinaus Monika Friedrich-Wussow, die mir mit großem Engagement den Zugang zur Volkshochschule Hamburg ermöglicht hat und ebenso den Mitarbeitern der Bundeszentrale für gesundheitliche Aufklärung, die mir wunderbare Arbeitsbedingungen in ihrem eigenen Printmedienarchiv einräumten.

Das Korrekturlesen dieser Studie haben dankenswerter Weise Dr. Ole Fischer, Dr. Jana Madlen Schütte, Aaron Pfaff und Sebastian Wenger übernommen. Bei der Bearbeitung der Abbildungen war mir Steffi Berg eine große Hilfe.

Zum Dank verpflichtet bin ich auch Prof. Dr. Julia Angster für die Übernahme des Zweitgutachtens sowie Prof. Dr. Philipp Gassert, Prof. Dr. Angela
Borgstedt und Prof. Dr. Matthias Kohring für die Mitwirkung in der Prüfungs-
kommission.

Für den notwendigen Ausgleich von der teilweise ermüdenden und einsa-
men Archiv- und Forschungstätigkeit sorgten liebgewonnene Freunde, v. a.
Sabrina, Maria, Steve, Sophia und Janine. Ihre positive Energie floss in dieses
Buch mit ein.

Meiner Mutter Cornelia Pfütsch bin ich für so Vieles dankbar. Sie hat
mich immer ermutigt, meinen eigenen Weg zu gehen. Ihre vorbehaltlose Unterstützung in allen Lebensbereichen war und ist ein großer Rückhalt für
mich.

Die größte Unterstützung habe ich tagtäglich durch Claudia Büsch erfahren. Sie ist mein größtes Glück und gibt diesen ganzen Anstrengungen einen
tieferen Sinn. Unser gemeinsames Leben ist die Grundlage von allem.

Gewidmet ist das Buch Lothar Arnold. Dieser wunderbare Mensch stand
mir in den letzten 24 Jahren wie ein Vater zur Seite. Leider kann er die Veröffentlichung nicht mehr miterleben. Doch zumindest hat er kurz vor seinem
Tod noch von der erfolgreichen Promotion erfahren. Es war immer mein Ziel,
Ihn stolz zu machen. Hiermit habe ich es geschafft.

# Einleitung

## Ausgangslage

Prävention und Gesundheitsförderung haben Konjunktur.[1]

Für mehr als zwei Drittel der Morbidität und Mortalität in den Industrieländern sind Herz-Kreislauf-Erkrankungen, bösartige Neubildungen, Stoffwechselerkrankungen wie Typ-2-Diabetes, chronisch-obstruktive Lungenerkrankungen, chronische Muskel-Skelett-Erkrankungen, psychische Krankheiten und Unfälle verantwortlich.[2] Die Gründe für die Erkrankung an diesen Krankheiten sind nach übereinstimmenden Forschungsergebnissen der letzten Jahre in den „Lebens-, Arbeits- und Umweltbedingungen und dem dadurch geprägten Verhalten"[3] zu suchen. Demnach sei ein großer Teil der Erkrankungen vermeidbar.[4] Auch der Staat hat dies erkannt und versucht seit einiger Zeit verstärkt, auf dem Feld der Prävention tätig zu werden. Insbesondere Maßnahmen, die das individuelle Gesundheitsverhalten der Bevölkerung positiv beeinflussen sollen, wie die Erhöhung der Tabaksteuer, das Rauchverbot in öffentlichen Einrichtungen oder Verkaufsbeschränkungen für alkoholhaltige Getränke, werden seit einiger Zeit per Gesetz eingeführt.[5] Aber auch Maßnahmen zur Früherkennung wurden von öffentlicher Seite gestärkt. So wurde z. B. 2005 ein flächendeckendes Mammographie-Screeningprogramm zur Sekundärprävention von Brustkrebs lanciert, zu dem alle Frauen in Deutschland im Alter zwischen 50 und 69 Jahren im Zweijahres-Rhythmus eingeladen werden.[6] Im Jahr 2015 wurde nach über zehn Jahren der Diskussion das Präventionsgesetz vom Bundestag beschlossen und vom Bundesrat gebilligt. Die Einführung eines eigenständigen Gesetzes verdeutlicht den ho-

---

1   Jost Bauch sieht Prävention als einen „Ausdruck des Zeitgeistes der bürgerlichen Gesellschaft". Jost Bauch: Die Prävention der Gesellschaft. Prävention als Erfindung der Neuzeit. In: Pflege und Gesellschaft 15 H. 2 (2010), S. 103.

2   Vgl. Rolf Rosenbrock: Primärprävention – was ist das und was soll das? (= Veröffentlichungsreihe der Forschungsgruppe Public Health, Schwerpunkt Bildung, Arbeit und Lebenschancen, Wissenschaftszentrum Berlin für Sozialforschung; No. SP 1 2008–303) Berlin 2008, S. 8 f.

3   Rolf Rosenbrock: Was ist New Public Health? In: Bundesgesundheitsblatt, Gesundheitsforschung, Gesundheitsschutz 44 (2001), S. 755.

4   Vgl. Rosenbrock: Primärprävention (2008), S. 9.

5   Thomas Gerlinger, Rolf Schmucker: 20 Jahre Public Health – 20 Jahre Politik für eine gesunde Gesellschaft? In: Claudia Hornberg, Thomas Schott (Hg.): Die Gesellschaft und ihre Gesundheit. 20 Jahre Public Health in Deutschland: Bilanz und Ausblick einer Wissenschaft. Wiesbaden 2011, S. 72.

6   Vgl. Patrick Bremer, Ansgar Wübker: Working Paper: Soziale Ungleichheit und Inanspruchnahme medizinischer und präventiver Leistungen in Deutschland: eine empirische Analyse. Diskussionspapiere // Wirtschaftswissenschaftliche Fakultät, Universität Witten, Herdecke 2011 (http://hdl.handle.net/10419/55524, letzter Zugriff: 13.10.2015), S. 2. Zum diskutablen Nutzen der Krebsfrüherkennung: Hans-Hermann Dubben, Corinna Schäfer, Lothar Weißbach: Wer sorgt hier vor? Oder: Wem die Krebsfrüherkennung nutzt. In: Der Onkologe 17 (2011), S. 220–234.

hen Stellenwert von Prävention im gegenwärtigen Denken. Die lange Bera-
tungszeit und das Scheitern des Gesetzes in den Jahren 2005 und 2007 zeigen
aber auch die Kehrseite der Präventionsmedaille in Deutschland. Zwar gibt es
einen breiten Konsens über die prinzipielle Notwendigkeit von Prävention,
„aber über die Wege dahin und die notwendigen politischen Akzente bestehen nach wie vor keine klaren politischen Vorgaben, daher ist auch keine
Gesamtstrategie erkennbar."[7] Auch sind nur wenig professionelle Strukturen
sowohl innerhalb als auch außerhalb des Gesundheitssystems vorhanden, auf
denen sich eine kontinuierliche Präventionstätigkeit aufbauen ließe.[8] Die geringe Bedeutung von Prävention im Gesundheitssystem kann zudem an den
geringen Ausgaben im Verhältnis zur kurativen Medizin abgelesen werden.[9]
    Inhaltlich sind in der Prävention derzeit die klassischen Themen Bewe-
gung und Sport, gesunde Ernährung, Entspannung und die Inanspruchnahme
von Vorsorgeuntersuchungen von Bedeutung.[10] Eine weitere Frage in der Gesundheitsforschung zur Prävention ist neben den Inhalten die nach den Zielgruppen. Hier zeigt sich seit Jahren ein Problem, welches unter den Begriffen
„Präventionsdilemma"[11] oder auch „Gesundheitsförderungsparadox"[12] zusammengefasst wird. So kommt es bei der Durchführung von zielgruppenun-
spezifischen Präventionsprogrammen regelmäßig zur vorrangigen Inanspruchnahme der Angebote durch Bevölkerungsschichten mit einem bereits hohen
Gesundheitsbewusstsein; diejenigen Personen hingegen, die einen schlechteren Gesundheitszustand aufweisen und von den Programmen stark profitieren
könnten, bleiben ihnen fern.[13] Daher ist man sich in der Gesundheitsfor-

7    Toni Faltermaier, Petra Wihofsky: Gesundheitsförderung und Prävention im Kontext von
     Public Health. In: Claudia Hornberg, Thomas Schott (Hg.): Die Gesellschaft und ihre
     Gesundheit. 20 Jahre Public Health in Deutschland: Bilanz und Ausblick einer Wissen-
     schaft. Wiesbaden 2011, S. 268.
8    Vgl. ebd.
9    Vgl. Toni Faltermaier: Gesundheitsbildung als präventives Handlungsfeld für Kinder, Ju-
     gendliche und Erwachsene. In: Zeitschrift für Sozialreform 49 H. 3 (2003), S. 507.
10   Vgl. Toni Faltermaier: Gesundheit und Gesundheitshandeln von Männern im mittleren
     Erwachsenenalter aus salutogenetischer Perspektive. In: Martin Dinges (Hg.): Männlich-
     keit und Gesundheit im historischen Wandel ca. 1800 – ca. 2000. (= Medizin, Gesell-
     schaft und Geschichte, Beiheft 27) Stuttgart 2007, S. 291. Kritisch zum Nutzen der Prä-
     vention in diesen Feldern: Werner Bartens: Vorsicht Vorsorge! Wenn Prävention nutzlos
     oder gefährlich wird. Frankfurt a. M. 2008.
11   Ulrich Bauer: Das Präventionsdilemma: Potenziale schulischer Kompetenzförderung im
     Spiegel sozialer Polarisierung. Wiesbaden 2005, S. 74.
12   Thomas Altgeld: Jenseits von Anti-Aging und Workout? Wo kann Gesundheitsförderung
     bei Jungen und Männern ansetzen und wie kann sie funktionieren? In: Ders. (Hg.): Män-
     nergesundheit – Neue Herausforderungen für Gesundheitsförderung und Prävention.
     Weinheim, München, S. 265–286. Ebenso: Thomas Altgeld: Warum Gesundheit noch
     kein Thema für „richtige" Männer ist und wie es eines werden könnte. In: Jutta Jacob,
     Heino Stöver (Hg.): Sucht und Männlichkeiten. Entwicklungen in Theorie und Praxis
     der Suchtarbeit. (= Studien interdisziplinäre Geschlechterforschung; Bd. 11) Wiesbaden
     2006, S. 90.
13   Vgl. Susanne Hartung, Sabine Kluwe, Diana Sahrai: Gesundheitsförderung und Präven-
     tion in Settings: Elternarbeit in Kitas, Schule und Familienhilfe. In: Claudia Hornberg,

schung über die Notwendigkeit der Auslegung von Präventionsprogrammen auf spezifische Zielgruppen einig. In diesem Sinne fordert der Paragraph 20 Sozialgesetzbuch (SGB) V, Prävention solle einen Beitrag zum Abbau sozial bedingter Ungleichheit von Gesundheitschancen leisten. Das Präventionsgesetz sieht darüber hinaus einen durch Prävention zu erzielenden Abbau sozial bedingter und geschlechterbezogener Ungleichheit von Gesundheitschancen vor.[14] Damit sind auch die beiden Kategorien genannt, die in der epidemiologischen Forschung häufig als Indikatoren für einen unterschiedlichen Gesundheitszustand herangezogen werden: Sozialstatus und Geschlecht. Der Großteil der Studien zur Beziehung von sozialem Status und Gesundheitsverhalten zeigt einen eindeutigen Zusammenhang zwischen Personen mit einem höheren sozialen Status und einem besseren Gesundheitsverhalten.[15] Bei Personen aus dem untersten Fünftel des Einkommensdurchschnittes zeigen sich chronische Erkrankungen ca. sieben Jahre früher als bei Menschen aus dem obersten Einkommensfünftel.[16] Insbesondere in der Mundhygiene, in der Unfallprävention, bei der Teilnahme an Früherkennungsuntersuchungen und der Nutzung von Informationen zum Thema Gesundheit zeigt sich das weniger gesundheitsförderliche Verhalten von armutsgefährdeten Bevölkerungsschichten deutlich.[17]

Neben dem Sozialstatus ist das Geschlecht ein weiterer Indikator für unterschiedliches Gesundheitsverhalten. Die Konzentration auf die Kategorie Geschlecht in der gesundheitswissenschaftlichen Forschung ergibt sich aus den signifikant unterschiedlichen epidemiologischen Daten zur Mortalität und Morbidität von Männern und Frauen. Die mittlere Lebenserwartung von im Jahr 2011 in Deutschland geborenen Jungen liegt statistisch bei 77,72 und bei Mädchen bei 82,73 Jahren.[18] Diese für Männer negativ erscheinenden

Thomas Schott (Hg.): Die Gesellschaft und ihre Gesundheit. 20 Jahre Public Health in Deutschland: Bilanz und Ausblick einer Wissenschaft. Wiesbaden 2011, S. 599. Sowie: Vgl. Faltermaier, Wihofsky: Gesundheitsförderung (2011), S. 263.

14  Vgl. Deutscher Bundestag: Entwurf eines Gesetzes zur Stärkung der Gesundheitsförderung und der Prävention (Präventionsgesetz – PrävG). Berlin 2015, S. 9 (http://www.bmg. bund.de/fileadmin/dateien/Downloads/P/Praeventionsgesetz/141217_Gesetzentwurf_ Praeventionsgesetz.pdf; letzter Zugriff: 11.01.2016).

15  Vgl. Andreas Mielck: Sozial bedingte Ungleichheit von Gesundheitschancen. In: Zeitschrift für Sozialreform 49 H. 3 (2003), S. 370–375. Ausführlicher dazu: Andreas Mielck: Soziale Ungleichheit und Gesundheit. Einführung in die aktuelle Diskussion. Bern 2005.

16  Vgl. Rosenbrock: Primärprävention (2008), S. 10.

17  Thomas Lampert: Armut und Gesundheit. In: Claudia Hornberg, Thomas Schott (Hg.): Die Gesellschaft und ihre Gesundheit. 20 Jahre Public Health in Deutschland: Bilanz und Ausblick einer Wissenschaft. Wiesbaden 2011, S. 584.

18  Vgl. Statistisches Bundesamt: Periodensterbetafeln für Deutschland. Früheres Bundesgebiet, neue Länder sowie die Bundesländer. 2009/2011. Wiesbaden 2012, S. 10. Die mittlere Lebenserwartung bei Geburt gibt an, wie viele Jahre ein Mensch bei unveränderten derzeitigen Sterberisiken im Durchschnitt noch leben würde. Sie stellt eine statistische Kennzahl dar, in welche die zum aktuellen Zeitpunkt geltenden Sterblichkeitsverhältnisse eingehen. Vgl. Robert Koch-Institut: Beiträge zur Gesundheitsberichterstattung des Bundes: Gesundheitliche Lage der Männer in Deutschland. Berlin 2014, S. 13. Zur historischen Entwicklung der Lebenserwartung in geschlechterspezifischer Perspektive:

Zahlen können aber auch von einer anderen Seite betrachtet werden, so wenn man die gesunde Lebenserwartung zugrunde legt. Diese Kennziffer kann anhand verschiedener Parameter berechnet werden, worunter auch die subjektive Einschätzung des Gesundheitszustandes zählt; dann spricht man von der beschwerdefreien Lebenserwartung. Nimmt man diese Größe ernst, dann sind Männer das gesündere Geschlecht. Sie leben zwar kürzer, dafür aber beschwerdefreier als Frauen.[19] Aufgrund unterschiedlicher Berechnungsmethoden kann die gesunde Lebenserwartung jedoch schnell politisch instrumentalisiert werden.[20] Die Frage nach dem Hauptgrund für die unterschiedliche mittlere Lebenserwartung von Männern und Frauen ist in der Forschung bereits oft und kontrovers diskutiert worden. Einen konsensfähigen Meilenstein legte der Demograph Marc Luy vor, der in einer Mortalitätsanalyse von 8.400 Nonnen und Mönchen im Vergleich mit der Allgemeinbevölkerung die Sterblichkeitsunterschiede näher betrachtet hat.[21] Der Vorteil dieses Vergleichs liege laut Luy darin, äußere Einflüsse wie Schwangerschaft, geschlechtsspezifische Berufsarbeit oder ungleiches Verhalten von Ehepartnern, die auf die Lebenserwartung Einfluss hätten, ausschließen zu können.[22] Er kam zu dem Ergebnis, dass Nonnen die gleiche Lebenserwartung wie die Frauen der Allgemeinbevölkerung aufwiesen, die Mönche jedoch länger als die Männer der Gesamtbevölkerung lebten.[23] Beim Vergleich der Sterblichkeitsunterschiede von Nonnen und Mönchen zeigte sich eine ein bis etwa zwei Jahre höhere Lebenserwartung der Nonnen. Da beide Gruppen im Kloster ein ähnliches Leben führten, können daraus schlussfolgernd ein bis maximal zwei Jahre der unterschiedlichen Lebenserwartung von Männern und Frauen auf biologische Faktoren zurückgeführt werden; die restlichen Jahre sind soziokulturellen Ursachen zuzuordnen.[24] Da die Lebenserwartung von Nonnen und Frauen in der Allgemeinbevölkerung nahezu identisch ist, lassen sich die Auswirkungen der soziokulturellen Faktoren v. a. auf die Sterblichkeit der Männer zurückführen. Allerdings sind diese Daten nur als grobe Indikatoren zu verstehen, denn auch innerhalb der Klostermauern können bestimmte so-

Martin Dinges, Andreas Weigl (Hg.): Gender-Specific Life Expectancy in Europe 1850–2010 (= Medizin, Gesellschaft und Geschichte; Beiheft 58), Stuttgart 2016.

19	Vgl. Elmar Brähler, Lena Spangenberg: Der kranke Mann – warum Männer früher sterben. In: Matthias Franz, André Karger (Hg.): Neue Männer – muss das sein? Risiken und Perspektiven der heutigen Männerrolle. 2. Aufl. Göttingen 2011, S. 23.

20	Vgl. Martin Dinges, Andreas Weigl: Männergesundheit als Forschungsthema der Sozial- und Kulturwissenschaften. In: Österreichische Zeitschrift für Geschichtswissenschaften 22 (2011), S. 198 f.

21	Marc Luy: Warum Frauen länger leben. Erkenntnisse aus einem Vergleich von Kloster- und Allgemeinbevölkerung. (= Materialien zur Bevölkerungswissenschaft; Heft 106) Wiesbaden 2002.

22	Vgl. Brähler, Spangenberg: Der kranke Mann (2011), S. 31.

23	Vgl. Marc Luy: Differentielle Sterblichkeit: die ungleiche Verteilung der Lebenserwartung in Deutschland. (= Rostocker Zentrum – Diskussionspapier; No. 6). Rostock 2006, S. 8.

24	Vgl. Marc Luy: Die geschlechtsspezifischen Sterblichkeitsunterschiede – Zeit für eine Zwischenbilanz. In: Zeitschrift für Gerontologie und Geriatrie 35 (2002), S. 424 f.

ziale Faktoren, wie der Tabakkonsum, das Trinkverhalten oder die Auswirkung von Ehelosigkeit, einen Einfluss auf die Lebenserwartung ausüben.[25]
Hinzu kommt das Gesundheitsverhalten der Mönche und Nonnen vor ihrem
Klostereintritt. In dieser Zeit waren sie ebenfalls den üblichen sozialen Ein-
flüssen ausgesetzt.[26] Inwieweit diese sich in deren Lebenserwartung niederschlagen, ist ebenfalls unklar. Trotz dieser Einschränkungen bestätigen die
Klosterstudien die Annahme der Wissenschaft, neben biologischen übten
auch soziale Faktoren einen wichtigen Einfluss auf die Lebenserwartung aus.

Ein Blick auf die der Lebenserwartungsstatistik zugrundeliegenden Todes-
ursachen lässt die geringere Lebenserwartung der Männer bis 1914 auf eine
höhere Säuglingssterblichkeit und seit dem Ersten Weltkrieg zunehmend auf
gesundheitsriskantes Verhalten und daraus entstehende Krankheiten zurückführen.[27] Dieses gesundheitsschädlichere Verhalten von Männern ist, wie neuere Forschungen zeigen, nicht auf ein signifikant schlechteres Wissen von
Männern in Gesundheitsfragen zurückzuführen. Neubauer und Winter kommen bei der Befragung von männlichen Jugendlichen zu dem Schluss, dass
„das Gesundheitsverständnis differenziert und mehrdimensional angelegt, also
auf körperliche, psychische und soziale Gesundheit"[28] ausgerichtet ist. Auch
geben Männer in Befragungen an, Gesundheit besitze für sie einen ähnlich
hohen Stellenwert wie für Frauen.[29] Die Ansichten spiegeln sich jedoch nicht
in den konkreten Praktiken wider, wie bspw. die Inanspruchnahme von medizinischen Leistungen. Arztbesuche können heutzutage zur frühen Erkennung
von Krankheitsrisiken beitragen und somit lebensverlängernd wirken. Dinges
ermittelte durch eine Auswertung von Konsultationsbüchern in Arztpraxen
einen seit 1870 unveränderten männlichen Patientenanteil von 40 Prozent.[30]
Diese Verteilung hält sich bis in die Gegenwart.[31] Auch die Konsultations-

25  Vgl. Brähler, Spangenberg: Der kranke Mann (2011), S. 31.
26  Dinges spricht hier von „negativen Freiheiten". Martin Dinges: Männergesundheit in
    historischer Perspektive: Die Gene erklären nur den kleineren Teil des Geschlechterun-
    terschieds. In: Blickpunkt DER MANN 4 H. 1 (2006), S. 23.
27  Vgl. Petra Kolip: Frauen und Männer. In: Bernhard Badura, Reinhard Busse, Reiner
    Leidl, Heiner Raspe, Friedrich Wilhelm Schwartz, Johannes Siegrist, Ulla Walter (Hg.):
    Public Health. Gesundheit und Gesundheitswesen. 2. völlig neu bearb. u. erweit. Aufl.
    München, Jena, 2003, S. 647.
28  Gunter Neubauer, Reinhard Winter: Ein normales „Muss": Jungen und Gesundheit. In:
    Thomas Altgeld (Hg.): Männergesundheit. Neue Herausforderungen für Gesundheitsför-
    derung und Prävention. Weinheim, München 2004, S. 42.
29  BILD der Frau (Hg.): Der Mann 2013: Arbeits- und Lebenswelten – Wunsch und Reali-
    tät. Hamburg 2013, S. 11.
30  Martin Dinges: Immer schon 60 % Frauen in den Arztpraxen? Zur geschlechtsspezifi-
    schen Inanspruchnahme des medizinischen Angebotes (1600–2000). In: Ders. (Hg.):
    Männlichkeit und Gesundheit im historischen Wandel ca. 1800 – ca. 2000. (= Medizin,
    Gesellschaft und Geschichte; Beiheft 27). Stuttgart 2007, S. 296 f.
31  Hurrelmann schätzt sogar, dass die Quote von Frauen doppelt so hoch ist wie diejenige
    der Männer. Vgl. Klaus Hurrelmann: Männergesundheit – Frauengesundheit. Warum
    fällt die Lebenserwartung von Männern immer stärker hinter die der Frauen zurück? In:
    Andreas Haase (Hg.): Auf und nieder. Aspekte männlicher Sexualität und Gesundheit.
    Tübingen 1996, S. 172. Auch in der Schweiz ist das Konsultationsverhalten ähnlich: Im

gründe zeigen die hohe Bedeutung von Prävention v. a. für Frauen: „[W]ährend Männer und Frauen etwa gleich häufig wegen eines Symptoms, einer Diagnose oder für eine spezielle Therapie einen Arzt aufsuchen, geben Frauen häufiger präventive, Männer häufiger administrative Gründe und Unfälle an."[32] Es muss allerdings auch hinzugefügt werden, dass ein Großteil der präventiven Arztbesuche von Frauen frauenspezifischen Gründen wie Schwangerschaftsuntersuchungen oder einem Cervix-Abstrich dienen.[33] Das weibliche Arztkonsultationsverhalten muss jedoch ebenfalls kritisch hinterfragt werden. Bei Krebsfrüherkennungsuntersuchungen zeigt sich bei Frauen ein kritischer Trend. In den Jahren reproduktiver Aktivität nehmen Frauen häufig diese Untersuchungen in Anspruch, in den Altersgruppen, in denen Krebserkrankungen häufiger werden, nimmt die Teilnahme an den Vorsorgeuntersuchungen hingegen ab.[34] Es gibt auch durchaus Fälle, in denen Männer häufiger einen Arzt aufsuchen. Bei dem von den Krankenkassen angebotenen Gesundheitscheck sind es in der Altersgruppe ab 45 Jahren die Männer, die diesen häufiger wahrnehmen.[35]

Neben der Inanspruchnahme medizinischer Leistungen sind es vorrangig alltägliche Praktiken wie Ernährung und Bewegung, die Auswirkungen auf den Gesundheitszustand haben. Auch hier darf den Männern nicht generell ein gesundheitsschädlicheres Verhalten unterstellt werden. So gelten Sport und körperliche Bewegung als Felder der Gesundheitsförderung, auf denen Männer aktiver als Frauen sind.[36] Der Großteil der Männer betreibt Sport jedoch aus anderen Motiven. Während für Frauen oftmals die Gesundheit ein zentraler Aspekt ist, geht es Männern häufig um Leistung und Wettkampf.[37] Weibliches Sportverhalten entspricht v. a. den Anforderungen an „Ästhetik,

Jahr weisen Frauen durchschnittlich 6,6, Männer hingegen nur 4,8 Konsultationen auf. Vgl. Ursula Ackermann-Liebrich, Elisabeth Zemp: Geschlechtsunterschiede in Gesundheit und Gesundheitsverhalten. In: Sozial- und Präventivmedizin 1988 (33), S. 189.

32  Ebd., S. 189.

33  Ebd., S. 189.

34  Vgl. Petra Kolip, Frauke Koppelin: Geschlechtsspezifische Inanspruchnahme von Prävention und Krankheitsfrüherkennung. In: Klaus Hurrelmann, Petra Kolip (Hg.): Geschlecht, Gesundheit und Krankheit. Männer und Frauen im Vergleich. Bern 2002, S. 493.

35  Vgl. Thomas Altgeld: Männergesundheit: Mehr Gesundheit von Jungen und Männern fördern statt Chancenungleichheiten zwischen den Geschlechtern ignorieren! In: Bundesministerium für Gesundheit, Bundesvereinigung Prävention und Gesundheitsförderung e. V. (Hg.): Gesundheit von Frauen und Männern effektiv fördern – geschlechterspezifische Prävention und Gesundheitsförderung. Kongressdokumentation. 6. gemeinsamer Präventionskongress des Bundesministeriums für Gesundheit und der Bundesvereinigung Prävention und Gesundheitsförderung e. V. (BVPG). Bonn 2013, S. 9.

36  Vgl. Petra Kolip, Ellen Kuhlmann: Gender und Public Health. Grundlegende Orientierungen für Forschung, Praxis und Politik. Weinheim, München 2005, S. 104.

37  Vgl. Dorothee Alfermann, Ines Pfeffer: Fitnesssport für Männer – Figurtraining für Frauen?! Gender und Bewegung. In: Thomas Altgeld, Petra Kolip (Hg.): Geschlechtergerechte Gesundheitsförderung und Prävention. Theoretische Grundlagen und Modelle guter Praxis. 2. Aufl. Weinheim, München 2009, S. 63.

Anmut und Grazie"[38]. So verwundert es auch nicht, dass trotz der größeren Bewegungsaffinität der Männer präventive Bewegungsprogramme von Krankenkassen und Verbänden vorwiegend Frauen erreichen.[39] Die unterschiedlichen Motive ändern jedoch kaum etwas an den für die Gesundheit positiven Auswirkungen des Sports.

Bei der Ernährung gibt es ebenfalls Unterschiede zwischen den Geschlechtern.[40] Männer essen, schon wegen des gegenüber Frauen höheren Energiebedarfes, mehr und kalorienreicher. Sie nehmen v. a. deutlich mehr Fleisch und Fisch, jedoch weniger Obst und Gemüse zu sich[41], da eine proteinreiche Ernährung dazu dient, Muskeln aufzubauen[42]. Dies und die Tatsache, dass Männer weniger auf die Nahrungszusammensetzung, die Nahrungsmenge und den zeitlichen Abstand der Nahrungsaufnahme achten, führt letztendlich zur übermäßigen Aufnahme von gesättigten Fettsäuren und Cholesterin sowie zu einer mangelnden Aufnahme kardioprotektiv wirkender ungesättigter Fettsäuren.[43] Andere Faktoren ausblendend, ergibt sich daraus bei Männern eine statistisch gesehen höhere Wahrscheinlichkeit für Übergewicht. Die Ursachen dieses männlichen Ernährungsverhaltens dürfen aber nicht allein im schlechten Gesundheitsverhalten der Männer per se, sondern auch in der Konzentration auf die berufliche Leistung gesucht werden.[44] Für die Gesundheit von Bedeutung ist auch die Verteilung der Fettdepots. Bei Männern wird im Gegensatz zu Frauen Fett verstärkt im Bauchbereich (abdominale Fettablagerung) abgelagert, was wiederum eine erhöhte Gefahr für die Erkrankung an Herz-Kreislauf-Krankheiten mit sich bringt.[45] Die vermeintlich gesundheitsbewusstere Ernährung von Frauen hat ihre Gründe v. a. im derzeit vorherrschenden Schlankheitsideal. So schränken Frauen die Aufnahme von Fett ein, um einem Schönheitsideal zu entsprechen.[46] Dies führt umgekehrt jedoch auch zur häufigeren Erkrankung an Essstörungen bei Frauen.[47]

---

38  Vgl. Alfermann, Pfeffer: Fitnesssport (2009), S. 67.
39  Vgl. ebd., S. 61 f.
40  Ausführlich dazu: Monika Setzwein: Frauenessen – Männeressen? Doing gender und Essverhalten. In: Thomas Altgeld, Petra Kolip (Hg.): Geschlechtergerechte Gesundheitsförderung und Prävention. Theoretische Grundlagen und Modelle guter Praxis. 2. Aufl. Weinheim, München 2009, S. 41–60.
41  Vgl. Kolip, Kuhlmann: Gender (2005), S. 102.
42  Vgl. Nina Baur, Jens Luedtke: Konstruktionsbereiche von Männlichkeit. Zum Stand der Männerforschung. In: Dies. (Hg.): Die soziale Konstruktion von Männlichkeit. Hegemoniale und marginalisierte Männlichkeiten in Deutschland. Opladen, Farmington Hills 2008, S. 18.
43  Vgl. Heidrun Bründel, Klaus Hurrelmann: Konkurrenz, Karriere, Kollaps. Männerforschung und der Abschied vom Mythos Mann. Stuttgart, Berlin u. a. 1999, S. 134.
44  Vgl. Dinges: Männergesundheit (2006), S. 21.
45  Vgl. Gert Mensink: Essen Männer anders? In: Thomas Altgeld (Hg.): Männergesundheit. Neue Herausforderungen für Gesundheitsförderung und Prävention. Weinheim, München 2004, S. 165.
46  Vgl. Kolip, Kuhlmann: Gender (2005), S. 102.
47  Vgl. Markus A. Busch, Wolfgang Gaebel, Anja Gerschler, Ulfert Hapke, Michael Höfler, Frank Jacobi, Simon Mack, Ulrike Maske, Wolfgang Maier, Lucie Scholl, Jens Strehle,

Der Umgang mit Genussmitteln ist ebenfalls ein Grund für das unterschiedliche Mortalitäts- und Morbiditätsverhalten von Männern und Frauen.
Auch wenn sich in den letzten Jahren das Trinkverhalten der Frauen und
Männer angleicht, konsumieren Männer immer noch deutlich mehr Alkohol
als Frauen.[48] Daher wäre es verfrüht, von einer vollständigen Angleichung der
Trinkgewohnheiten zu sprechen.[49] Bei der Wahl des alkoholhaltigen Geträn-
kes gibt es ebenfalls Differenzen zwischen den Geschlechtern. Männer bevorzugen Bier und hochprozentige Spirituosen, Frauen hingegen eher Weißwein,
Sekt und Likör.[50] Alkoholkonsum gilt in den westlichen Gesellschaften so
stark als eine maskuline Aktivität, dass sich sogar bestimmte Praktiken und
Regeln herausgebildet haben. Um beim Trinken als „ganzer Mann" zu gelten,
darf man sein Getränk nicht verdünnen (*„take it straight"*), man darf keine süßen alkoholhaltigen Getränke zu sich nehmen (*„not sweeten the taste"*), Bier
und hochprozentiger Schnaps sollen bevorzugt werden (*„prefer beer and hard
liquor"*) und man soll so viel wie möglich trinken (*„drink without hesitation"*),
ohne dabei die Kontrolle zu verlieren (*„hold his liquor"*).[51] Dieses maskuline
Bild des Trinkens zeigt sich auch im unterschiedlichen Umgang der Gesellschaft mit den Trinkgewohnheiten. Bei Frauen wird lediglich ein leichter
Schwips noch akzeptiert, Trunkenheit jedoch als abstoßend empfunden. Bei
Männern hingegen werden zu bestimmten Anlässen regelrechte Trinkgelage
durchaus toleriert, teilweise sogar angestrebt.[52]

Ähnlich wie mit dem Alkohol- verhält es sich mit dem Tabakkonsum,
wobei sich hier die Zahlen in den letzten Jahren noch stärker angeglichen
haben. Zwar rauchen in Deutschland immer noch mehr Männer als Frauen,
doch zeigen Studien, dass im Jugendalter ungefähr gleich viele Mädchen wie
Jungen mit dem Rauchen beginnen.[53] Dies wird im Laufe der Zeit zu einer
Angleichung der Raucherquoten führen. Aber auch beim Tabakkonsum spielt

---

Michael Wagner, Hans-Ulrich Wittchen, Jürgen Zielasek: Psychische Störungen in der
Allgemeinbevölkerung. Studie zur Gesundheit Erwachsener und ihr Zusatzmodul Psychische Gesundheit (DEGS1-MH). In: Der Nervenarzt 85 (2014), S. 80.

48  Vgl. Brähler, Spangenberg: Der kranke Mann (2011), S. 27.

49  Vgl. Elmar Brähler, Martin Merbach: Geschlechterunterschiede im Gesundheitsverhalten. In: Ralf Schwarzer (Hg.): Gesundheitspsychologie von A bis Z: Ein Handwörterbuch. Göttingen, Bern u. a. 2002, S. 136.

50  Vgl. Bründel, Hurrelmann: Konkurrenz, (1999), S. 134. Sowie: Kolip, Kuhlmann: Gender (2005), S. 100.

51  Vgl. Monika Sieverding: Achtung! Die männliche Rolle gefährdet Ihre Gesundheit! In:
Psychomed 16 H. 1 (2004), S. 27 f. In Anlehnung an: Russell Lemle, Marc E. Mishkind:
Alcohol and Masculinity. In: Journal of Substance Abuse Treatment 6 H. 4 (1989), S. 215.

52  Vgl. Bründel, Hurrelmann: Konkurrenz (1999), S. 117.

53  Vgl. Robert Koch Institut: Gesundheit in Deutschland. Gesundheitsberichterstattung des
Bundes gemeinsam getragen von RKI und von DESTATIS. Berlin 2015, S. 220. In der
Mitte des ersten Jahrzehnts des neuen Jahrtausends begannen sogar mehr Mädchen mit
dem Rauchen als Jungen. Vgl. Heino Stöver: Mann, Rausch, Sucht: Konstruktionen und
Krisen von Männlichkeiten. In: Jutta Jacob, Heino Stöver (Hg.): Sucht und Männlichkei-
ten. Entwicklungen in Theorie und Praxis der Suchtarbeit. (= Studien interdisziplinäre
Geschlechterforschung; Bd. 11) Wiesbaden 2006, S. 25.

die Art des Konsums für die Auswirkungen auf die Gesundheit eine nicht zu unterschätzende Rolle. Laut Studien konsumieren Männer häufig stärkere Tabaksorten und eine deutlich höhere Anzahl an Zigaretten pro Tag als Frauen.[54]

Auch wenn gezeigt werden konnte, dass bipolare Zuschreibungen vom negativen Gesundheitsverhalten der Männer und dem positiven der Frauen bei genauerem Hinsehen nicht der Realität entsprechen, kann das sich wenig gesundheitsförderlich wirkende Handeln von Männern in vielen Situationen nicht verleugnet werden. Warum dies so ist, wurde sowohl in der Gesundheits- als auch in der Geschlechterforschung in den letzten Jahren wiederholt diskutiert. Jedoch ist immer noch unklar, „auf welche Einflussfaktoren die geschlechtsspezifischen Differenzen zurückzuführen sind, wie sie im Detail wirken und wie dabei die biologischen, sozialen und kulturellen Facetten des Geschlechts ineinander verschränkt sind.“[55] Zumindest besteht in der Forschung nahezu Einigkeit darüber, dass ein Großteil des männlichen Gesundheitshandelns durch männliches Rollenverhalten und das normative Männlichkeitsbild beeinflusst ist.[56] Der Männlichkeitsforscher Herb Goldberg hat 1979 die „sieben maskulinen Imperative“ aufgestellt, die das männliche Verhalten charakterisieren: 1. Je weniger Schlaf ich benötige, 2. je mehr Schmerzen ich ertragen kann, 3. je mehr Alkohol ich vertrage, 4. je weniger ich mich darum kümmere, was ich esse, 5. je weniger ich jemanden um Hilfe bitte und von jemanden abhängig bin, 6. je mehr ich meine Gefühle kontrolliere und unterdrücke, 7. je weniger ich auf meinen Körper achte, desto männlicher bin ich.[57] Einschränkend muss jedoch hinzugefügt werden, dass diese Imperative zu Beginn des 21. Jahrhunderts längst nicht mehr die Absolutheit besitzen wie Ende der 1970er Jahre, als sie aufgestellt wurden. Und auch zu dieser Zeit galten sie nicht pauschal für alle Männer in dieser Form, auch wenn sie für viele Männer ein Leitbild darstellten. In den letzten Jahren kam es zu einer Pluralisierung der Geschlechterrollen und den Vorstellungen darüber, was männlich und weiblich ist.[58] Aber dennoch leben wir in einer überwiegend dichotomen Welt von Männlichkeit und Weiblichkeit.[59]

---

54  Vgl. Brähler, Spangenberg: Der kranke Mann (2011), S. 26.
55  Kolip, Kuhlmann: Gender (2005), S. 12.
56  Vgl. Lois M. Verbrugge: Gender and Health. In: Journal of Health and Social Behavior 26 H. 3 (1985), S. 167.
57  Zit. nach: Matthias Weikert: Männergesundheit – Männer und Gesundheit – Fremde Welten? In: Forum Männer in Theorie und Praxis der Geschlechterverhältnisse, Heinrich-Böll-Stiftung (Hg.): Geschlecht oder gesund? Männer und Gesundheit. Dokumentation einer Fachtagung des Forums Männer in Theorie und Praxis der Geschlechterverhältnisse und der Heinrich-Böll-Stiftung am 20./21. Mai 2005 in Berlin. Berlin 2006, S. 11.
58  So kann bspw. Wiebke Waburg anhand von Interviews mit erkrankten Männern zeigen, auf welche unterschiedliche Weise sich Männlichkeiten konstruieren lassen. Vgl. Wiebke Waburg: Das schwache ‚starke‘ Geschlecht? – Männlichkeit und Krankheit. In: Potsdamer Studien zur Frauen und Geschlechterforschung 4 H. 1+2 (2000), S. 64–81.
59  Vgl. Weikert: Männergesundheit (2006), S. 8.

Als übergeordnete Gemeinsamkeit des männlichen Rollenverhaltens kann die gegenüber Frauen höhere Risikobereitschaft betrachtet werden, welche in der männlichen Sozialisation durch Wettkampf, Konkurrenz und Rivalität herausgebildet wird[60] und sich durch Demonstration von Stärke und Unterdrückung von Schwäche nach außen hin präsentiert.[61] Dieses Risikoverhalten schlägt sich insbesondere auf dem Feld der Berufsarbeit nieder. Arbeit hat in unserem Kulturkreis eine Schlüsselrolle im erfolgreichen Ausleben von Männlichkeit eingenommen, da hier besonders gut in Konkurrenzsituationen agiert und Stärke ausgelebt werden kann.[62] Dies alles sagt jedoch noch nichts über die gesundheitlichen Auswirkungen aus. Während Arbeit durchaus auch protektiv wirken kann[63], stellen exzessive mehrjährige Mehrarbeit, die bspw. durch das Ableisten von Überstunden entsteht, oder auch langjährige Schichtarbeit Risikofaktoren für die Gesundheit dar[64]. Ähnlich gesundheitsschädlich kann sich auch die Art des ausgeübten Berufs auswirken. Die gefährlichsten Berufe, wie z. B. Bergmann oder Bauarbeiter, werden in den meisten Industrieländern hauptsächlich von Männern ausgeübt.[65] Das männliche Risikoverhalten ist in gewissen Situationen also gesellschaftlich erwünscht.[66] Die öffentlichen Erwartungen finden ihren Ausdruck auch in den gesellschaftlichen

60   Vgl. Jürgen Raithel: Riskante Verhaltensweisen bei Jungen. Zum Erklärungshorizont differenter Verhaltensformen. In: Thomas Altgeld (Hg.): Männergesundheit. Neue Herausforderungen für Gesundheitsförderung und Prävention. Weinheim, München 2004, S. 149.

61   Vgl. Toni Faltermaier: Männliche Identität und Gesundheit. Warum Gesundheit von Männern? In: Thomas Altgeld (Hg.): Männergesundheit. Neue Herausforderungen für Gesundheitsförderung und Prävention. Weinheim, München 2004, S. 28.

62   Vgl. Erich Lehner: „Männer stellen Arbeit über die Gesundheit". Männliche Lebensinszenierungen und Wunschrollenbilder. In: Thomas Altgeld (Hg.): Männergesundheit. Neue Herausforderungen für Gesundheitsförderung und Prävention. Weinheim, München 2004, S. 54.

63   Susanne Hoffmann zeigt anhand von sechs von Männern verfassten Autobiographien aus dem 20. Jahrhundert psychische, physische und soziale Ressourcen auf, die Männern durch Arbeit zur Verfügung stehen. Vgl. Susanne Hoffmann: Erwerbsarbeit – Risiko und Ressource für die Gesundheit von Männern: Sechs Autobiographien aus dem 20. Jahrhundert. In: Martin Dinges (Hg.): Männlichkeit und Gesundheit im historischen Wandel ca. 1800 – ca. 2000. (= Medizin, Gesellschaft und Geschichte, Beiheft 27) Stuttgart 2007, S. 243–258. Für Männer sind ebenfalls die Beziehungen zu Kollegen im Beruf von Bedeutung. Vgl. Roland Schell: Wenn keine Arbeit krank macht … In: Amt für Gesundheit und Verbraucherschutz, Planungs- und Koordinierungsstelle Gesundheit; Bezirksamt Lichtenberg von Berlin, Abteilung Familie, Jugend und Gesundheit (Hg.): Man(n), wie geht's? Eine neue Perspektive für die Gesundheitsförderung. Lichtenberger Männergesundheitsbericht. Berlin 2011, S. 69.

64   Vgl. Johannes Siegrist: Männer in der Arbeitswelt: Auswirkungen auf die psychische Gesundheit. In: Matthias Stiehler, Lothar Weißbach (Hg.): Männergesundheitsbericht 2013. Im Fokus: Psychische Gesundheit. Bern 2013, S. 145 f.

65   Dinges verweist darauf, dass ein Großteil der tödlichen Arbeitsunfälle Männer betrifft. Vgl. Martin Dinges: Männer, die beratungsresistenten Gesundheitsidioten? In: Blickpunkt DER MANN 7 H. 1 (2009), S. 20.

66   Faltermaier spricht davon, dass sich in der männlichen Identität gesellschaftliche Erwartungen widerspiegelten. Vgl. Faltermaier: Männliche Identität (2004), S. 27.

Strukturen: „Die vorhandenen Arbeitszeitstrukturen, die Organisations- und Führungskultur festigen und reproduzieren das traditionelle Rollenverhalten. Hinzu kommen die gesellschaftliche Arbeitsteilung und das Steuer- und Sozialrecht."[67] Aus dem männlichen Rollenverständnis lässt sich ihr funktionales Körperbild ableiten. Der Körper soll in erster Linie funktionieren und stellt damit die Basis für eine männlich dominierte Arbeitswelt dar.[68] Durch die Unterdrückung von Schwäche werden von Männern Krankheitssymptome oft nicht erkannt oder nicht als solche wahrgenommen.[69] Dies führt wiederum zu einer erst späten Bemühung um medizinische Hilfe.[70] Ist eine Krankheit jedoch eingetreten, „werden genau jene Aspekte der männlichen Identität bedroht, die vorher versucht wurden aufrecht zu erhalten: physische Stärke, berufliche Leistung, Macht und Kontrolle."[71]

Eine weitere, mit den eben erwähnten Gründen zusammenhängende Ursache ist die schwierige Erreichbarkeit von Männern für Präventionsprojekte. Das zu Beginn angesprochene Präventionsdilemma galt auch auf das Geschlecht bezogen, weil nämlich v. a. Frauen die Angebote wahrnehmen, obwohl Männer sie viel nötiger hätten. Die neuere Forschung sucht dafür nicht nur auf Seiten der Männer nach Erklärungen, sondern auch auf denen der Präventionsanbieter. Frauen nehmen häufiger an Rückenschulen, Kursen zur Wirbelsäulengymnastik, Gewichtsreduktion, Ernährungsberatung, Entspannung sowie Stressbewältigung teil.[72] Kolip und Kuhlmann verweisen auf die überwiegende Bedienung des weiblichen Stereotyps durch eben solche Kursangebote.[73] Altgeld deutet in die gleiche Richtung, wenn er darauf hinweist, dass sich die Anbieter über die geringe Teilnahme von Männern nicht wundern müssten, wenn zu einem „Kochkurs für Einsteiger Schürze und verschließbare Behälter oder zu Kursen für Bewegung und Stressbewältigung dicke Socken mitzubringen sind."[74]

---

67  Ronald Schulz: Gender Mainstreaming – Herausforderung für Männer. Workshopbericht. In: Forum Männer in Theorie und Praxis der Geschlechterverhältnisse, Heinrich-Böll-Stiftung (Hg.): Akteure des Wandels. Männer im Gender Mainstreaming. Dokumentation einer Fachtagung des Forum Männer in Theorie und Praxis der Geschlechterverhältnisse und der Heinrich-Böll-Stiftung am 9./10. Juli 2004 in Berlin. (= Schriften zur Geschlechterdemokratie der Heinrich-Böll-Stiftung; Nr. 9), Dezember 2004, S. 51.

68  Vgl. Lehner: „Männer stellen Arbeit über die Gesundheit" (2004), S. 58.

69  Vgl. Beate Blättner, Ute Sonntag: Gesundheitshandeln von Frauen und von Männern. Eine Literaturrecherche. In: GesundheitsAkademie, Landesinstitut für Schule und Weiterbildung NRW (Hg.): Die Gesundheit der Männer ist das Glück der Frauen? Chancen und Grenzen geschlechtsspezifischer Gesundheitsarbeit. Frankfurt a. M. 1998, S. 200.

70  Vgl. Stöver: Mann (2006), S. 26.

71  Faltermaier: Männliche Identität (2004), S. 20.

72  Vgl. Kolip, Kuhlmann: Gender (2005), S. 109.

73  Ebd., S. 12.

74  Altgeld: Männergesundheit (2013), S. 10 f. Auch wenn Altgeld hier die Schuld bei den Präventionsanbietern sucht, die nicht in der Lage seien, männerspezifische Angebote zu entwickeln, so muss doch auch darüber nachgedacht werden, ob sich die Männer nicht doch „idiotisch" verhalten, wenn sie sich von logischen Anweisungen, wie dem Mitbrin-

Die Gesundheitswissenschaften versuchen seit einigen Jahren die Frage
zu beantworten, wie die Gesundheit von Männern tatsächlich verbessert werden kann.[75] Um Männer verstärkt mit Präventionsangeboten zu erreichen,
müssen demnach zunächst die Zielgruppen genau definiert werden. Auch
wenn bis jetzt verstärkt von „den Männern" gesprochen wurde, stellen diese
doch keine homogene Gruppe dar. Vielmehr unterscheiden sie sich nach Alter, sozialer Herkunft, Status, Bildungsstand, sexueller Orientierung sowie kul-
turellem und religiösem Hintergrund.[76]

Um die Erreichbarkeit von Männern auf dem Feld der Prävention zu ver-
bessern, müssen sowohl die Inhalte von Präventionsangeboten als auch deren
Vermarktung überprüft werden.[77] Die Gesundheitsaufklärung als klassische
Instanz der Vermittlung von Gesundheitswissen setzt seit vielen Jahren auf die
Produktion von Broschüren und anderen Medien. Altgeld zufolge habe die
PISA-Studie nachgewiesen, dass Jungen in Deutschland eher zur Gruppe der
schwachen Leser gehören und leselastige Materialien eher Mädchen an.[78]
Die Gesundheitsaufklärung müsse deshalb verstärkt auf andere Formen der
Wissensvermittlung setzen. Altgeld hat durch die Analyse erfolgreicher Ver-
marktungsstrategien von privaten Gesundheitsmarktangeboten vier Prinzi-
pien ausgemacht, durch die eine erfolgversprechende Gesundheitsaufklärung
gelingen könne. Es müssen einfache, technische Lösungsmöglichkeiten für

---

gen einer Schürze zu Kochkursen, damit sie ihre Kleidung nicht beschmutzen, abhalten
lassen, an einem Kurs teilzunehmen.

75    Zum Stand der geschlechterspezifischen Präventionsangebote: Richard Lux, Ulla Walter:
      Prävention: Brauchen wir unterschiedliche Strategien für Frauen und Männer? In: Vera
      Regitz-Zagrosek, Judith Fuchs (Hg.): Geschlechterforschung in der Medizin. Ergebnisse
      des zweiten Berliner Symposiums an der Charité – Universitätsmedizin Berlin. Frankfurt
      a. M., Berlin u. a. 2006, S. 35–48.
76    Vgl. Altgeld: Jenseits von Anti-Aging (2004), S. 279.
77    Eine Reihe von Best-Practice-Beispielen findet sich bei Altgeld und Kolip: Vgl. Michael
      Wüst: „Don't drink and drive" – Nur für Jungen ein Problem? Neue Interventionsstrate-
      gien in der Verkehrserziehung. In: Thomas Altgeld, Petra Kolip (Hg.): Geschlechterge-
      rechte Gesundheitsförderung und Prävention. Theoretische Grundlagen und Modelle
      guter Praxis. 2. Aufl. Weinheim, München 2009, S. 89–102. Vgl. Hilke Bruns, Christiane
      Deneke: ESSEN KOCHEN in der Jugendarbeit. Modellprojekt „Selbst is(s)t der Mann".
      In: Thomas Altgeld, Petra Kolip (Hg.): Geschlechtergerechte Gesundheitsförderung und
      Prävention. Theoretische Grundlagen und Modelle guter Praxis. 2. Aufl. Weinheim,
      München 2009, S. 103–110. Vgl. Gunter Neubauer: „body and more" – jungenspezifi-
      sche Prävention von Ess-Störungen. In: Thomas Altgeld, Petra Kolip (Hg.): Geschlechter-
      gerechte Gesundheitsförderung und Prävention. Theoretische Grundlagen und Modelle
      guter Praxis. 2. Aufl. Weinheim, München 2009, S. 117–128. Vgl. René Setz: Gesund-
      heitsförderung auf der Baustelle. In: Thomas Altgeld, Petra Kolip (Hg.): Geschlechterge-
      rechte Gesundheitsförderung und Prävention. Theoretische Grundlagen und Modelle
      guter Praxis. 2. Aufl. Weinheim, München 2009, S. 163–168.
78    Vgl. Thomas Altgeld: Rein risikoorientierte Sichtweisen auf Männergesundheit enden in
      präventiven Sackgassen – Neue Männergesundheitsdiskurse und geschlechtsspezifische
      Gesundheitsförderungsstrategien sind notwendig. In: Jutta Jacob, Heino Stöver (Hg.):
      Männer im Rausch. Konstruktionen und Krisen von Männlichkeiten im Kontext von
      Rausch und Sucht. (= Studien interdisziplinäre Geschlechterforschung; Bd. 2) Bielefeld
      2009, S. 111.

Gesundheitsprobleme vermittelt werden; komplexere, psychische Ursachen von Krankheit müssen ausgeblendet, Erkrankungsverläufe und -wahrscheinlichkeiten bagatellisiert und zudem häufig Anglizismen verwendet werden.[79] Für eine bessere Vermarktung von Krebsfrüherkennungsuntersuchungen schlägt Sieverding, simultan zum Vorgehen beim Mammographie-Screening, ein direktes Anschreiben der anspruchsberechtigten Personen vor, um so deren Motivation zur Teilnahme zu erhöhen.[80]

Inhaltlich müssen die Präventionsbotschaften mit dem Selbstkonzept der Männer übereinstimmen, um sie zu gesundheitsgerechtem Verhalten zu bewegen.[81] Dazu ist es unerlässlich, „die Präventionsbotschaften nach genauer Beobachtung der jeweiligen Ausgangssituation und Motivationslage an die Lebensperspektiven der Menschen anzupassen"[82]. Die bereits angesprochene Pluralisierung von Geschlechterkonzepten stellt hierfür einen Anknüpfungspunkt dar. Seit den 1990er Jahren wird sowohl medial als auch wissenschaftlich immer wieder das Bild der „neuen Männer" gebraucht. „Neue Männer" möchten und können Gefühle zeigen, sie sind nicht mehr auf die Bestätigung durch die Berufsarbeit fixiert, sondern messen auch anderen Lebenswelten Bedeutung zu und zeichnen sich durch ein partnerschaftliches und demokratisches Verhältnis gegenüber Frauen aus.[83] Auch wenn sich dieses Verhaltensmuster noch längst nicht zu einem Leitbild von Männlichkeit entwickelt hat[84], wird es doch in der Gesellschaft weitgehend akzeptiert. Die These der Gesundheitsforschung lautet, dass allein dieses Verständnis von Männlichkeit dazu beitragen würde, die Gesundheit von Männern zu verbessern, da sie bspw. die Zugangsschwellen zu Präventionsangeboten verringern würde.[85]

---

79  Vgl. Thomas Altgeld: Warum weder Hänschen noch Hans viel über Gesundheit lernen – Geschlechtsspezifische Barrieren der Gesundheitsförderung und Prävention. In: Prävention und Gesundheitsförderung 2 (2007), S. 96. Sowie: Altgeld: Warum Gesundheit (2006), S. 94.

80  Monika Sieverding: Männer und Inanspruchnahme von Krebsfrüherkennungsuntersuchungen. In: Amt für Gesundheit und Verbraucherschutz, Planungs- und Koordinierungsstelle Gesundheit; Bezirksamt Lichtenberg von Berlin, Abteilung Familie, Jugend und Gesundheit (Hg.): Man(n), wie geht's? Eine neue Perspektive für die Gesundheitsförderung. Lichtenberger Männergesundheitsbericht. Berlin 2011, S. 45.

81  Vgl. Klaus Hurrelmann, Ulrich Laaser: Gesundheitsförderung und Krankheitsprävention. In: Dies. (Hg.): Handbuch Gesundheitswissenschaften. 3. Aufl. Weinheim, München 2003, S. 399.

82  Michael Erhart, Klaus Hurrelmann, Ulrike Ravens-Sieberer: Sozialisation und Gesundheit. In: Klaus Hurrelmann (Hg.): Handbuch Sozialisationsforschung. 7. vollst. überarb. Aufl. Weinheim, Basel 2008, S. 438.

83  Vgl. Bernhilde Deitermann, Julia Lademann, Petra Kolip: Was können Männer von der Frauengesundheitsbewegung lernen? In: Thomas Altgeld (Hg.): Männergesundheit. Neue Herausforderungen für Gesundheitsförderung und Prävention. Weinheim, München 2004, S. 225.

84  Vgl. Marc Calmbach, Carsten Wippermann, Katja Wippermann: Männer: Rolle vorwärts, Rolle rückwärts? Identitäten und Verhalten von traditionellen, modernen und postmodernen Männern. Opladen, Farmington Hills 2009, S. 31.

85  Vgl. Deitermann, Lademann, Kolip: Was können Männer (2004), S. 225.

Weiteres Potential steckt in der Stärkung typisch männlicher Ressourcen. Oft ist das Thema Männergesundheit[86] mit Kritik verbunden, und die Öffentlichkeit beschäftigt sich nur dann damit näher, wenn es abträgliche Schlagzeilen gibt.[87] Dieser negativ aufgeladene Männergesundheitsdiskurs ist jedoch kaum dazu geeignet, Verhaltensänderungen bei den Betroffenen einzuleiten.[88] Doch wie bereits angedeutet, hat das männliche Gesundheitsverhalten auch positive Seiten: „Das An-die-Grenzen-gehen, das Kräfte messen und die eigene Kraft spüren, die Fähigkeit, Spannungen über Bewegung abzubauen, das sind Qualitäten und Fähigkeiten, die vielen Mädchen und Frauen zu gönnen wären."[89] Ebenso verfügen Männer über Ressourcen wie internale Kontrollüberzeugungen, Optimismus und ein hohes Selbstwertgefühl, die für die Bewältigung von Belastungen hilfreich sind.[90] In den Angeboten zur mädchen-/frauenspezifischen Gesundheitsförderung sind es oft genau diese Fähigkeiten, die trainiert werden.[91]

Die Kategorie Geschlecht hat sich im Kontext von aktuellen Überlegungen zu Prävention und Gesundheitsförderung deutlich als eine zentrale Komponente herausgestellt, welche auf verschiedenen Ebenen Einfluss ausübt. So haben Männer und Frauen, neben der Tatsache, dass sie einige unterschiedliche biologische Merkmale besitzen, unterschiedliche Krankheitsprävalenzen, sie haben ein unterschiedliches Gesundheitsverhalten, es gibt unterschiedliche Präventionsangebote für Männer und Frauen. Zugleich kann die Berücksichtigung der Kategorie Geschlecht auch dazu beitragen, Männer und Frauen auf diesem Gebiet besser zu erreichen. Dieses Wissen spiegelt jedoch allein den gegenwärtigen Kenntnisstand der Präventionsforschung wider und entwickelte sich erst in den letzten Jahren. Welche Bedeutung Geschlecht als Kategorie auf dem Feld der Prävention seit der Gründung der BRD einnahm, ist

---

86  Eine Definition des Begriffes „Männergesundheit" findet sich bei Bardehle, Dinges und White: Doris Bardehle, Martin Dinges, Alan White: Was ist Männergesundheit? Eine Definition. In: Das Gesundheitswesen. Online-Publikation: 2015.
https://www.thieme-connect.de/products/ejournals/abstract/10.1055/s-0035-1564077 (letzter Zugriff: 02.11.2015).

87  Vgl. Thomas Altgeld: Die doppelte Verborgenheit von Männergesundheits(politik). In: Markus Theunert (Hg.): Männerpolitik. Was Jungen, Männer und Väter stark macht. Wiesbaden 2012, S. 262. Ebenso: Thomas Fröhlich: Balanciertes Mann-Sein. In: Forum Männer in Theorie und Praxis der Geschlechterverhältnisse, Heinrich-Böll-Stiftung (Hg.): Geschlecht oder gesund? Männer und Gesundheit. Dokumentation einer Fachtagung des Forum Männer in Theorie und Praxis der Geschlechterverhältnisse und der Heinrich-Böll-Stiftung am 20./21. Mai 2005 in Berlin. (= Schriften zur Geschlechterdemokratie der Heinrich-Böll-Stiftung; Nr. 13) Berlin 2006, S. 16.

88  Vgl. Martin Dinges: Was bringt die historische Forschung für die Diskussion zur Männergesundheit? In: Blickpunkt DER MANN 5 H. 2 (2007), S. 6.

89  Deitermann, Lademann, Kolip: Was können Männer (2004), S. 228.

90  Vgl. Toni Faltermaier: Gesundheit und Gesundheitshandeln von Männern im mittleren Erwachsenenalter aus salutogenetischer Perspektive. In: Martin Dinges (Hg.): Männlichkeit und Gesundheit im historischen Wandel ca. 1800 – ca. 2000. (= Medizin, Gesellschaft und Geschichte, Beiheft 27) Stuttgart 2007, S. 281.

91  Deitermann, Lademann, Kolip: Was können Männer (2004), S. 228.

durch die historische Forschung noch nicht ausreichend geklärt worden und soll daher im Rahmen dieser Arbeit nachgeholt werden. Dabei sollen insbesondere die Veränderungen und Brüche, aber auch die Kontinuitäten, die sich in diesem Bereich ergaben, in den Blick genommen werden.

## Theoretische Überlegungen und Erkenntnisinteresse

Derzeit wird das Konzept Biopolitik meist auf Gentechnik reduziert, obwohl es im eigentlichen Sinne einen viel allgemeineren Anspruch hatte.[92] Foucault definiert Biopolitik als

> die Weise, in der man seit dem 18. Jahrhundert versuchte, die Probleme zu rationalisieren, die der Regierungspraxis durch die Phänomene gestellt wurden, die eine Gesamtheit von als Population konstituierten Lebewesen charakterisieren: Gesundheit, Hygiene, Geburtenziffer, Lebensdauer, Rassen …[93]

Biopolitik zeichnet sich bei Michel Foucault zum einen dadurch aus, dass sie sich zunächst ganz allgemein auf das Leben bezieht und zum anderen durch die positive und nicht repressive Art dieses Bezuges.[94] Damit ist gemeint, dass Biopolitik „durch *Förderung, Steigerung und Unterstützung des Lebens* dasselbe regiert."[95] Foucault ging es bei der Untersuchung biopolitischer Maßnahmen im 18. Jahrhundert in erster Linie um die Offenlegung allgemeiner Machtstrategien.[96] Macht in liberalen Ordnungen darf jedoch nicht als autoritär gedacht werden, vielmehr schaffe sie Möglichkeiten, gestalte Bedingungen für menschliches Handeln und sei darauf ausgerichtet, menschliches Leben zu kultivieren.[97] Diese neue Form von Macht sei dazu bestimmt, „Kräfte hervorzubringen, wachsen zu lassen und zu ordnen, anstatt sie zu hemmen, zu beugen oder zu vernichten."[98] Da im Zentrum dieser Machtform der Mensch als Gattungswesen steht, sind Geburt und Tod, Gesundheit und Krankheit, Arbeit und Erholung diejenigen Themenfelder, auf die sich die Biopolitik vorrangig bezieht.[99] Der Grund für das Handeln des Staates besteht, vereinfacht

---

92  Vgl. Maria Muhle: Eine Genealogie der Biopolitik. Zum Begriff des Lebens bei Foucault und Canguilhem. München 2013, S. 19. Kritisch zur heutigen Verwendung des Begriffes in den Industrieländern: Susanne Schultz: Hegemonie, Gouvernementalität, Biomacht. Reproduktive Risiken und die Transformation internationaler Bevölkerungspolitik. Münster 2006, S. 322.

93  Michel Foucault: Die Geburt der Biopolitik. In: Daniel Defert, François Ewald unter Mitarbeit von Jacques Lagrange (Hg.): Schriften in vier Bänden. Band III 1976–1979. Frankfurt a. M. 2003, S. 1020.

94  Vgl. Muhle: Eine Genealogie (2013), S. 9 f.

95  Vgl. ebd., S. 10.

96  Vgl. Wolfgang Uwe Eckart, Robert Jütte: Medizingeschichte. Eine Einführung. 2. Aufl. Wien, Köln u. a. 2014, S. 179.

97  Vgl. Jürgen Martschukat: Die Ordnung des Sozialen. Väter und Familien in der amerikanischen Geschichte seit 1770. Frankfurt a. M., New York 2013, S. 175.

98  Michel Foucault: Der Wille zum Wissen. Sexualität und Wahrheit 1. Frankfurt a. M. 1977, S. 163.

99  Vgl. Martschukat: Die Ordnung (2013), S. 175.

gesagt, in der Notwendigkeit gesunder Bürger, welche für viele gesellschaftliche Aufgaben unabdingbar sind.[100] Maßnahmen der Krankheitsprävention
und Gesundheitsförderung sollen hier auch im foucaultischen Sinne als biopolitische Maßnahmen verstanden werden, da deren Ziele die Verbesserung
und Verlängerung des Lebens sind. Diese stehen in einem Spannungsverhält-
nis zwischen individueller Körper- und Bevölkerungspolitik.[101] D. h. biopolitische Handlungen betreffen das Individuum in seiner Körperlichkeit, beziehen sich aber intentional auf die gesamte Bevölkerung.[102]

Zur Ausübung von Macht wird eine bestimmte Form der Regierung benötigt. Foucault verwendet den Regierungsbegriff in einem weiten Sinne, den
dieser im Sprachgebrauch noch bis ins 18. Jahrhundert hinein besaß. So um-
fasste „Regierung" die unterschiedlichen Formen der „Führung von Menschen". Neben den Formen der politischen Regierung im heutigen Sinne unterschied Foucault die allgemeinen Regierungsformen, worunter er unterschiedliche Arten der Menschenführung subsumierte.[103] Dazu zählten bspw.
die Leitung der Familie, die Kindererziehung, die Führung eines Geschäftes
oder die Regierung des Selbst.[104] Um all diese Praxisfelder zur Lenkung von
Menschen umfassend beschreiben zu können, führte Foucault den Gouverne-
mentalitätsbegriff ein. Foucault verstand unter Gouvernementalität

> die Gesamtheit gebildet aus den Institutionen, Verfahren, Analysen und Reflexionen,
> den Berechnungen und den Taktiken, die es gestatten, diese recht spezifische und doch
> komplexe Form der Macht auszuüben, die als Hauptzielscheibe die Bevölkerung, als
> Hauptwissensform die politische Ökonomie und als wesentliches technisches Instrument
> die Sicherheitsdispositive hat.[105]

Gouvernementalität ist damit eine spezifische Form von Biomacht, in der sich
allgemeine Regierungsformen mit Formen der individuellen Selbstführung
verbinden.[106] Es geht also vorrangig „nicht mehr um Machtausübung durch
Disziplinierung, sondern darum, Individuen so anzuleiten, dass sie aus sich
selbst heraus (Selbstverantwortung) bestimmte Handlungsoptionen wählen."[107]

---

100 Vgl. Wolfgang König: Kleine Geschichte der Konsumgesellschaft. Konsum als Lebens-
    form der Moderne. Stuttgart 2008, S. 137.
101 Vgl. Susanne Schultz: Biopolitik und Demografie. Eine staatskritische intersektionale
    Analyse deutscher Familienpolitik. In: Eva Sänger, Malaika Rödel (Hg.): Biopolitik und
    Geschlecht. Zur Regulierung des Lebendigen. (= Schriftenreihe der Sektion Frauen- und
    Geschlechterforschung in der Deutschen Gesellschaft für Soziologie; Bd. 35) Münster
    2012, S. 109.
102 Vgl. Eckart, Jütte: Medizingeschichte (2014), S. 293.
103 Vgl. Thomas Lemke: Gouvernementalität und Biopolitik. Wiesbaden 2007, S. 35.
104 Vgl. ebd., S. 35.
105 Michel Foucault: Gouvernementalität. In: Daniel Defert, François Ewald unter Mitarbeit
    von Jacques Lagrange (Hg.): Foucault – Analytik der Macht. Frankfurt a. M. 2005, S. 171.
106 Vgl. Hannelore Bublitz: Der Körper, das Gefängnis des Geschlechts. Biopolitik, Sexuali-
    tät und Geschlecht. In: Eva Sänger, Malaika Rödel (Hg.): Biopolitik und Geschlecht. Zur
    Regulierung des Lebendigen. (= Schriftenreihe der Sektion Frauen- und Geschlechter-
    forschung in der Deutschen Gesellschaft für Soziologie; Bd. 35) Münster 2012, S. 203 f.
107 Hans-Georg Hofer, Lutz Sauerteig: Perspektiven einer Kulturgeschichte der Medizin. In:
    Medizinhistorisches Journal 42 H. 2 (2007), S. 118, FN. 63.

Gouvernementalität bezieht sich demzufolge auf solche Formen der Führung von Menschen, die durch die Kopplung an Fremdführung in einer Selbstführung münden.[108] Insbesondere in neoliberalen Gesellschaften erlaubt es die Gouvernementalitätsperspektive, den vermeintlichen Rückzug des Staates als eine Regierungstechnik zu dechiffrieren.[109] So wird die Verantwortung für Risiken wie Krankheit von einem kollektiven zu einem individuellen Problem transformiert. Ziel ist es dabei, Subjekte zu schaffen, die auf Basis eines vermeintlich freien Willens rationale und moralisch richtige Entscheidungen treffen, die auch den Staat als Kollektiv positiv beeinflussen.[110] Denn letztendlich ist es für ihn nur von Vorteil, wenn die Individuen die Inhalte und Formen einer gesunden Lebensweise verinnerlicht haben.[111] Mit diesem Denkmodell ist es möglich, Prävention und Gesundheitsförderung nicht nur als Möglichkeiten zu mehr Kontrolle der eigenen Lebensbedingungen zu verstehen, sondern gewissermaßen auch als Techniken zur Herstellung einer Pflicht zur Gesundheit.[112] Hier zeigt sich auch die Relevanz des foucaultschen Konzeptes für körpergeschichtliche Fragestellungen.[113]

Unter dem Begriff Prävention lassen sich Disziplinartechniken zur Vermeidung von Krankheiten verstehen, die sowohl fremd- als auch selbstgeführt Anwendung finden können. Im neoliberalen Staat wird Prävention wichtiger denn je, v. a. für die Individuen, die dazu angehalten sind, sich ökonomisch zu regieren.[114] Die Verhältnisprävention galt in früheren Jahrhunderten als ein klassisches Feld der Biopolitik. Durch den Bau von Kanalisationen, die Einführung der Müllabfuhr oder die Errichtung von Schlachthöfen sollte die Hygiene innerhalb der Stadt verbessert werden.[115] Und auch aktuell wird vom

108 Vgl. Bublitz: Der Körper (2007), S. 36.

109 Vgl. Lemke: Gouvernementalität und Biopolitik (2007), S. 56 f.

110 Vgl. ebd., S. 55.

111 Vgl. Sylvelyn Hähner-Rombach: Von der Salutogenese zum Gesundheitsdiktat. In: Bernhard Badura, Markus Meyer (Hg.): Erfolgreiche Unternehmen von morgen – gesunde Zukunft heute gestalten: Fehlzeiten-Report: Zahlen, Daten, Analysen aus allen Branchen der Wirtschaft 2014. Heidelberg 2014, S. 227.

112 Vgl. Christoph Klotter: Gesundheitszwänge im Lichte der Theorie Foucaults. In: Hans-Wolfgang Hoefert, Christoph Klotter (Hg.): Gesundheitszwänge. Lengerich 2013, S. 22. Kritisch mit Prävention setzt sich auch die Medizinethik auseinander: Klaus Arntz: Gibt es eine Pflicht zur Gesundheit? Zu den ethischen Grenzen medizinischer Prävention. In: Das Gesundheitswesen 78 H. 2 (2016), S. 71–75. Und auch die Gesundheitswissenschaften problematisieren Prävention: Ingrid Mühlhauser: Vorsorge und Früherkennung – Präventionshandeln zwischen gesellschaftlicher Verpflichtung und individueller Selbstbestimmung. In: Peter Hensen, Christian Kölzer (Hg.): Die gesunde Gesellschaft. Sozioökonomische Perspektiven und sozialethische Herausforderungen. Wiesbaden 2001, S. 229–247.

113 Vgl. Maren Möhring: Die Regierung der Körper. „Gouvernementalität" und „Techniken des Selbst". In: Zeithistorische Forschungen / Studies in Contemporary History 3 H. 2 (2006), S. 284–290.

114 Vgl. Ulrich Bröckling: Prävention. In: Ders. (Hg.): Glossar der Gegenwart. Frankfurt a. M. 2004, S. 213.

115 Vgl. Mica Wirtz: Mein Bauch gehört mir? Zur politischen Regulierung des Körpergewichts. In: Malaika Rödel, Eva Sänger (Hg.): Biopolitik und Geschlecht. Zur Regulie-

Staat noch Verhältnisprävention betrieben. Man denke bspw. an die Gesetzge-
bung zur Verringerung der Schadstoffemissionen oder die Regulierung von
Trinkwasservorschriften.[116] Die Verhaltensprävention ist als Technologie des
Selbst im Sinne der Gouvernementalität jedoch noch wichtiger. Das Ziel der
Verhaltensprävention ist „die rationale, vom einzelnen aktiv zu steuernde Vermeidung wahrscheinlicher Erkrankung"[117]. Damit nimmt das Individualver-
halten der Menschen und dessen Auswirkungen auf die eigene Gesundheit
eine immer größere Rolle ein.[118] Gleichzeitig ist Verhaltensprävention als
eine kostengünstige Strategie des Staates zur Formung einer gesunden und
leistungsfähigen Bevölkerung und damit zur Stärkung des wirtschaftlichen
Standortes zu sehen.[119] In der Verhaltensprävention spielt die Gesundheitsaufklärung eine wichtige Rolle. Sie „dient der Wissenserweiterung zur Verbesserung individueller Handlungsvoraussetzungen, der Steigerung der Orientie-
rungsfähigkeit bei Gesundheitsfragen und der Stärkung der Gesundheitskompetenz."[120] Des Weiteren gibt die Gesundheitsaufklärung der Bevölkerung
Informationen zu Gesundheit und Krankheit an die Hand, auf deren Basis
diese ihre Entscheidungen treffen können. Damit gibt sie gleichzeitig aber
auch vor, was unter „gesundem Handeln" zu verstehen ist.[121] Da gerade Ge-
sundheitskampagnen ohne Zwang auskommen und auf der Basis von Freiwil-
ligkeit funktionieren,[122] gelten sie als gutes Beispiel für die Umsetzung von
Gouvernementalität. Denise Gastaldo fasst dies folgendermaßen zusammen:
„Health education is an experience of being governed from the outside and a
request for self-discipline."[123]

rung des Lebendigen. (= Schriftenreihe der Sektion Frauen- und Geschlechterforschung
in der Deutschen Gesellschaft für Soziologie; Bd. 35) Münster 2012, S. 180. Genauer zu
den Mitteln der Verhältnisprävention in der Neuzeit: Alfons Labisch: Homo Hygienicus.
Gesundheit und Medizin in der Neuzeit. Frankfurt a. M., New York 1992, insb. S. 105–
142.

116  Vgl. Jost Bauch: Gesundheit als sozialer Code. Von der Vergesellschaftung des Gesundheitswesens zur Medikalisierung der Gesellschaft. Weinheim, München 1996, S. 103.

117  Peter Franzkowiak: Risikofaktoren und das „prinzipiell richtige" Leben. Kritische Anmerkungen zum Konzept und einigen ethischen Problemen der Verhaltensprävention.
In: Brigitte Stumm, Alf Trojan (Hg.): Gesundheit fördern statt kontrollieren. Eine Absage
an den Mustermenschen. Frankfurt a. M. 1992, S. 253.

118  Vgl. Eberhard Wolff: Kulturelle und gesellschaftliche Zwänge des Gesundseins – am
Beispiel des neueren Übergewichtsdiskurses. In: Hans-Wolfgang Hoefert, Christoph
Klotter, (Hg.): Gesundheitszwänge. Lengerich 2013, S. 63.

119  Vgl. Gerlinger, Schmucker: 20 Jahre Public Health (2011), S. 77.

120  Erhart, Hurrelmann, Ravens-Sieberer: Sozialisation und Gesundheit (2008), S. 438 f.

121  Sammer deklariert daher Gesundheitsaufklärung zu Recht als normativ. Vgl. Christian
Sammer: Die „Modernisierung" der Gesundheitsaufklärung in beiden deutschen Staaten
zwischen 1949 und 1975. Das Beispiel Rauchen. In: Medizinhistorisches Journal 50 H. 3
(2015), S. 251 f.

122  Vgl. Wolff: Kulturelle und gesellschaftliche Zwänge (2013), S. 67.

123  Denise Gastaldo: Is health education good for you? Re-thinking health education
through the concept of bio-power. In: Robin Bunton, Alan Petersen (Hg.): Foucault,
Health and Medicine. London, New York 1997, S. 118.

Das von Ulrich Bröckling 2007 eingeführte Konstrukt des „unternehmeri-schen Selbst", welches sich durch das Managen, Modellieren und Verbessern seines Körpers unter ökonomischen Gesichtspunkten auszeichnet[124], bezieht sich auf Technologien des Selbst[125]. Dieser Terminus wiederum verdeutlicht, „dass die Einzelnen die angewendeten Mittel zum Selbstbezug nicht aus sich selbst hervorbringen, vielmehr beziehen sie sich auf Verfahren und Schemata, die sozial ,vorgeschlagen, nahegelegt und aufgezwungen werden'."[126] Techno-logien des Selbst ermöglichen es dem Einzelnen, „aus eigener Kraft oder mit Hilfe anderer eine Reihe von Operationen an seinem Körper oder seiner Seele, seinem Denken, seinem Verhalten und seiner Existenzweise vorzuneh-men, mit dem Ziel, sich so zu verändern, dass er einen gewissen Zustand des Glücks, der Reinheit, der Weisheit, der Vollkommenheit oder der Unsterb-lichkeit erlangt."[127] So konstruiert Foucault ein Subjekt, welches sich durch Selbstmodifizierung dem Leben anpasst.[128] Vorbeugen avanciert damit in ge-wisser Weise zu einer moralischen Pflicht des Einzelnen gegenüber der Ge-sellschaft.[129] Präventionsstrategien, insbesondere solche der Verhaltensprä-vention, können damit als Techniken des Selbst verstanden werden. In Anleh-nung an Bröckling führten Lengwiler und Madárasz 2010 den Terminus des „präventiven Selbst" ein. Das „präventive Selbst" bildet sich in der gleichen neoliberalen Zeit und in Wechselwirkung mit der Verhaltensprävention he-raus.[130] Es versteht sich als „das sich ständig beobachtende, autonome Indivi-

---

124 Vgl. Irene Antoni Komar: Die kulturelle Modellierung des Körpers – Empirische Be-funde und theoretische Positionen. In: Dagmar Filter, Jana Reich (Hg.): „Bei mir bist Du schön …". Kritische Reflexionen über Konzepte von Schönheit und Körperlichkeit. (= Feministisches Forum – Hamburger Texte zur Frauenforschung; Bd. 4) Freiburg 2012, S. 230.

125 Einen Überblick über die immer zahlreicher werdenden Forschungen zu Technologien des Selbst in der zweiten Hälfte des 20. Jahrhunderts geben: Jens Elberfeld, Pascal Eitler: Von der Gesellschaftsgeschichte zur Zeitgeschichte des Selbst – und zurück. In: Dies. (Hg.): Zeitgeschichte des Selbst. Therapeutisierung – Politisierung – Emotionalisierung. Bielefeld 2015, S. 7–30.

126 Stefanie Duttweiler: Vom Treppensteigen, Lippennachziehen und anderen alltäglichen Praktiken der Subjektivierung oder: Die kybernetische Form des Subjekts. In: Thomas Alkemeyer, Andreas Gelhard, Norbert Ricken (Hg.): Techniken der Subjektivierung. München, Paderborn 2013, S. 249.

127 Michel Foucault: Technologien des Selbst. In: Daniel Defert, François Ewald unter Mit-arbeit von Jacques Lagrange (Hg.): Schriften in vier Bänden. Band IV 1980–1988. Frank-furt a. M. 2005, S. 968.

128 Vgl. Thomas Etzemüller: Einleitung: Vom „Volk" zur „Population", vom Subjekt der Kontrolle zum Subjekt der Beratung? In: Ders. (Hg.): Vom „Volk" zur „Population". Inter-ventionistische Bevölkerungspolitik in der Nachkriegszeit. Münster 2015, S. 12.

129 Vgl. Ulrich Bröckling: Vorbeugen ist besser … Zur Soziologie der Prävention. In: Behe-moth. A Journal on Civilisation 1 (2008), S. 47.

130 Heiko Stoff weist zu Recht darauf hin, dass es bereits in der ersten Hälfte des 20. Jahr-hunderts u. a. mit der Lebensreformbewegung oder Sexualberatungsstellen Tendenzen zu einem individualistischen Präventionsverständnis gegeben habe. Die nationalsozialis-tische Orientierung an der Gesundheit und Leistung des sog. Volkskörpers habe dann damit aber gebrochen. Heiko Stoff: Franz Klose, Kiel: „Auch Glück ist kein Ersatz für

duum, das fähig und willens ist, auf der Basis medizinischer Informationen in sich selbst zu intervenieren, um langfristig eine bessere Gesundheit zu erzielen."[131] Dies bedeutet ein ständiges Selbstmanagement verbunden mit der Sorge um, aber auch mit der Arbeit an sich selbst.[132] Unter dem Stichwort der Subjektivierung lassen sich die Formen von Selbstkontrolle und Fremd- kontrolle, die im „präventiven Selbst" zusammen wirken, beschreiben.[133] Durch historische und kulturelle Subjektivierungsprozesse verschränken sich Wissensformen, Machtpraktiken und Selbstdarstellungsweisen innerhalb ei- nes Subjektes.[134] Durch die Einbeziehung von normativen Quellen in die Analyse, die auf die Ebene der Fremdführung abzielen und Selbstzeugnissen, die dahingegen insbesondere die Selbstführung in den Blick nehmen, sollte es in der vorliegenden Studie gelingen, eben jenes Wechselspiel von Fremd- und Selbstkontrolle näher in den Blick zu nehmen.

Das „präventive Selbst" gewinnt v. a. deshalb an Bedeutung, weil zum ei- nen in der heutigen Gesellschaft Gesundheit einen immer wichtiger werden- den Wert darstellt und zum anderen die Herstellung von Gesundheit an die individuelle Lebensweise geknüpft ist.[135] Die steigende Bedeutung von Ge- sundheit zeigt sich auch auf der ökonomischen Seite. So entsteht in den letz- ten Jahren ein immer größer werdender Gesundheitsmarkt.[136] Der ständig steigenden Bedeutung von Gesundheit wird gegenwärtig durch die Beschrei-

Arbeit!" Das Projekt der Gesundheitsvorsorge als Pflicht zur Selbstoptimierung, 1930–1970. In: Christian Becker, Christine Wolters (Hg.): Rehabilitation und Prävention in Sport- und Medizingeschichte. Bericht der gemeinsamen Tagung des Niedersächsischen Instituts für Sportgeschichte e. V. Hannover (NISH) und des Instituts für Geschichte, Ethik und Philosophie der Medizin der Medizinischen Hochschule Hannover (MHH) vom 10. bis 11. November 2012, zugleich Tagungsbericht der 11. Tagung des NISH. (= Schriftenreihe des Niedersächsischen Instituts für Sportgeschichte e. V.; Bd. 23) Müns- ter 2014, 181 f.

131 Jörg Niewöhner: Über Spannungen zwischen individueller und kollektiver Intervention: Herzkreislaufprävention zwischen Gouvernementalität und Hygienisierung. In: Martin Lengwiler, Jeanette Madarász (Hg.): Das präventive Selbst. Eine Geschichte moderner Gesundheitspolitik. Bielefeld 2010, S. 309.

132 Vgl. Eberhard Wolff: Alternativmedizin und Gesundheitsgesellschaft – kulturelle Hinter- gründe einer anhaltenden Popularität. In: Raymond Becker, Serkan Sertel, Isabel Stas- sen-Rapp, Ines Walburg (Hg.): „Neue" Wege in der Medizin. Alternativmedizin – Fluch oder Segen? (= Heidelberger Akademie der Wissenschaften: Akademie-Konferenzen; Bd. 10) Heidelberg 2010, S. 181.

133 Vgl. Wolff: Kulturelle und gesellschaftliche Zwänge (2013), S. 67.

134 Vgl. Duttweiler: Vom Treppensteigen (2013), S. 248.

135 Vgl. Wirtz: Mein Bauch (2012), S. 178. Jütte verweist darauf, dass Gesundheit in der Frühen Neuzeit noch nicht diesen zentralen Stellenwert hatte, die ihr heute zukommt. Vgl. Robert Jütte: Gesundheitsverständnis im Zeitalter (un-)begrenzter medizinischer Möglichkeiten. In: Andreas Frewer, Daniel Schäfer, Eberhard Schockenhoff, Verena Setzwein (Hg.): Gesundheitskonzepte im Wandel. Geschichte, Ethik und Gesellschaft. (= Geschichte und Philosophie der Medizin; Bd. 6) Stuttgart 2008, S. 60.

136 Vgl. Regina Brunnett: Die Hegemonie symbolischer Gesundheit. Eine Studie zum Mehrwert von Gesundheit im Postfordismus. Bielefeld 2009, S. 79. Zur Kommerzialisie- rung medizinischer Handlungsfelder: Fabian Karsch: Medizin zwischen Markt und Mo- ral. Zur Kommerzialisierung ärztlicher Handlungsfelder. Bielefeld 2015.

bung dieses Phänomens als „Gesundheitsgesellschaft"[137] Rechnung getragen. Zum einen beschreibt der Terminus den Umstand eines sich etablierenden und immer wichtiger werdenden Marktes um das Thema Gesundheit und zum anderen die Tatsache, dass Gesundheit in unserer Gesellschaft als wichtigster Lebenssinn angesehen wird, an dem das eigene Handeln ausgerichtet wird.[138] Gesundheit wird demnach nicht mehr zur Erreichung anderer Ziele angestrebt, sondern wird zum Selbstzweck erhoben.[139] Sie ist zur treibenden ökonomischen, politischen und sozialen Kraft innerhalb der Gesellschaft geworden.[140] Der Mensch übernimmt in dieser Gesundheitsgesellschaft eine aktive Rolle, die durch dessen Eigenaktivität geprägt ist.[141] Insbesondere in der zweiten Hälfte des 20. Jahrhunderts setzte eine Dynamisierung von Gesundheitsstilen ein, die als Ausdruck der steigenden Bedeutung von Gesundheit verstanden werden kann.[142]

Das „präventive Selbst" besitzt weder Geschlecht oder Alter noch eine soziale Lage. Da sich Lengwiler und Madarász vorwiegend auf deutsches – und ab 1945 auf bundesdeutsches – Gebiet beziehen, impliziert dies, dass das „präventive Selbst" auf jeden Menschen dieses Raums gleich angewendet werden könne. Ob diese Annahme nicht zu umfassend ist, soll in der vorliegenden Arbeit exemplarisch an der Kategorie Geschlecht untersucht werden.

Warum die geschlechterspezifische Perspektive? Zunächst unterliegen normative Geschlechterbilder zeitgebundenen Veränderungen und eignen sich so für eine historische Analyse. Des Weiteren haben sie einen enormen Einfluss auf das Gesundheitshandeln der Menschen. So steht gesundheitsbewusstes Verhalten z. B. oftmals in Widerspruch zu Männlichkeitsnormen.[143]

Daher soll hier ausgehend von der Annahme, insbesondere in der Gesellschaft bestehende Männlichkeitsbilder stünden einem inkorporierten präventiven Selbsthandeln von Männern entgegen, die Tragfähigkeit des Konzeptes des „präventiven Selbst" aus geschlechterspezifischer Perspektive analysiert werden. Zielten die staatlichen, kommunalen und populärwissenschaftlichen Präventionsprogramme nur oder zumindest vorrangig auf Frauen ab? Durch

---

137 Eingeführt durch Ilona Kickbusch: Die Gesundheitsgesellschaft. Megatrends der Gesundheit und deren Konsequenzen für Politik und Gesellschaft. Hamburg 2006. Hartung und Kickbusch machen sechs große Trends aus, die die Gesundheitsgesellschaft derzeit bestimmen. Vgl. Susanne Hartung, Ilona Kickbusch: Die Gesundheitsgesellschaft. Konzepte für eine gesundheitsförderliche Politik. 2. vollst. überarb. Aufl. Bern 2014, S. 15. Genauer zum steigenden Konsum im Gesundheitsbereich: König: Kleine Geschichte der Konsumgesellschaft (2008), S. 137–148.

138 Vgl. Hähner-Rombach: Von der Salutogenese (2014), S. 223.

139 Vgl. Wolff: Kulturelle und gesellschaftliche Zwänge (2013), S. 62.

140 Vgl. Hartung, Kickbusch: Die Gesundheitsgesellschaft (2014), S. 15.

141 Vgl. Eberhard Wolff: Alternative Medizin als Teil der „Gesundheitsgesellschaft". In: Dr. med. Mabuse 206 (2013), S. 29.

142 Vgl. Malte Thießen: Gesunde Zeiten. Perspektiven einer Zeitgeschichte der Gesundheit. In: Frank Bajohr, Anselm Doering-Manteuffel, Claudia Kemper, Detlef Siegfried (Hg.): Mehr als eine Erzählung. Zeitgeschichtliche Perspektiven auf die Bundesrepublik. Göttingen 2016, S. 268.

143 Vgl. Dinges: Was bringt die historische Forschung (2007), S. 7.

die Betrachtung normativer Quellen soll zum einen geklärt werden, welches Geschlecht im Zentrum der Präventionsprogramme stand, und zum anderen, welche Geschlechterbilder durch die Programme vermittelt wurden. Um Letzteres näher zu beleuchten, bedarf es der genaueren Betrachtung der historischen Geschlechterleitbilder oder auch Geschlechtsstereotype, unter denen allgemein Annahmen über die Eigenschaften von Männern und Frauen verstanden werden:

> Sie kennzeichnen das in einer Kultur und einer Region für typisch männlich und typisch weiblich gehaltene Verhalten. Geschlechtsstereotype legen öffentliche Erwartungen fest, indem sie „richtige" Eigenschaften von Männern und Frauen durch Vereinheitlichung definieren, Werthaltungen und Rangpositionen rechtfertigen und aufrechterhalten.[144]

Ebenso soll anhand von Selbstzeugnissen geklärt werden, welche Vorstellungen von Prävention und Gesundheitsförderung Männer und Frauen hatten, und welche diesbezüglichen Praktiken sie ausübten. Um das Verhalten der Subjekte im Rückgriff auf die gängigen Geschlechterbilder erklärbar zu machen, bietet sich das Konzept des *doing gender* an. Zunächst wird hier Geschlecht als ein soziales Konstrukt verstanden, „das in unterschiedlichen Praktiken und Diskursen erzeugt, reproduziert, vermittelt und stabilisiert wird."[145] Es findet praktisch eine Umkehr des Betrachtungswinkels statt: „Personen haben bestimmte Tätigkeiten, Gesten, Gesichter und Haltungen nicht als ihre geschlechtliche Eigenschaft, sondern sie haben ihr Geschlecht nur als Eigenschaft jener Gesten und Tätigkeiten."[146] Geschlecht wird als eine praktische Routine-Hervorbringung verstanden, die auf einer fortwährenden Interaktionsarbeit beruht.[147] Oder kurz auf den Punkt gebracht: „Ein Geschlecht hat man nur, indem man es tut."[148] Da Geschlechtsidentitäten immer wieder neu produziert werden müssen, unterliegen sie sozialen Wandlungen und Veränderungsprozessen.[149] Somit ist Geschlecht in Anlehnung an Judith Butler als performativ zu verstehen.[150] Allerdings dürfen dabei biologische Faktoren nicht außer Acht gelassen werden, denn diese haben sehr wohl einen Einfluss darauf, ob ein Individuum eher als Mann oder als Frau in Erscheinung tritt. Die biologischen Faktoren werden dann jedoch durch kulturelle Faktoren ver-

---

144 Bründel, Hurrelmann: Konkurrenz (1999), S. 14.

145 Vgl. Komar: Die kulturelle Modellierung des Körpers (2012), S. 232.

146 Stefan Hirschauer: Die soziale Konstruktion der Zweigeschlechtlichkeit. In: Andreas Haase (Hg.): Auf und nieder. Aspekte männlicher Sexualität und Gesundheit. Tübingen 1996, S. 58.

147 Vgl. Michael Meuser: Geschlecht und Männlichkeit. Soziologische Theorie und kulturelle Deutungsmuster. 2. überarb. u. akt. Aufl. Wiesbaden 2006, S. 64.

148 Ebd.

149 Vgl. Andreas Haase: Perspektiven für eine geschlechterspezifische Gesundheitsforschung. Ein Blick von Männern für Männer. In: GesundheitsAkademie, Landesinstitut für Schule und Weiterbildung NRW (Hg.): Die Gesundheit der Männer ist das Glück der Frauen? Chancen und Grenzen geschlechtsspezifischer Gesundheitsarbeit. Frankfurt a. M. 1998, S. 68.

150 Genauer dazu: Judith Butler: Das Unbehagen der Geschlechter. Frankfurt a. M. 2003.

stärkt. Durch die Betrachtung dieser beiden Ebenen soll die Frage beantwortet werden, ob das „präventive Selbst" ein Geschlecht hat.

## Stand der Forschung

*Prävention als Forschungsthema*

In den letzten Jahren haben die Themen Gesundheitsförderung und Prävention sowohl politisch als auch gesellschaftlich an Bedeutung gewonnen.[151] Prävention bezieht sich auf Risiken[152] und besitzt daher in einer „Risikogesellschaft"[153] dauerhafte Aktualität. Das Risiko hat neuerdings auch in der historischen Forschung als Analysekategorie an Bedeutung gewonnen.[154] Für das „angstbesetzte Selbst"[155] gilt Prävention als Sicherheitsstrategie und damit als Selbsttechnik im Sinne Foucaults. So ist das regelmäßige Vorfinden des Themas Prävention sowohl in gesundheitswissenschaftlichen, sozialen, aber auch historischen Arbeiten nicht verwunderlich. Die Aufnahme des Begriffes in das Glossar der Gegenwart durch Ulrich Bröckling verdeutlicht die Aktualität des Präventionsbegriffes in der Moderne.[156] Hier heißt Prävention zunächst ganz allgemein, dass etwas getan wird, „bevor ein bestimmtes Ereignis oder ein bestimmter Zustand eintreten, damit diese nicht eintreten oder zumindest der Zeitpunkt ihres Eintretens hinausgeschoben und der zu erwartende Schaden auf ein Mindestmaß begrenzt wird."[157]

Bezogen auf den Bereich der Gesundheit zielt Prävention in Abgrenzung zu Kuration und Rehabilitation auf die Vermeidung eines schlechteren Gesundheitszustandes.[158] Der im 19. Jahrhundert in der Rechtswissenschaft entstandene Begriff[159] wird in den heutigen Gesundheitswissenschaften nach un-

---

151 Vgl. Martin Lengwiler, Jeanette Madarász: Präventionsgeschichte als Kulturgeschichte der Gesundheitspolitik. In: Dies. (Hg.): Das präventive Selbst. Eine Kulturgeschichte moderner Gesundheitspolitik. Bielefeld 2010, S. 12.

152 Vgl. Bröckling: Vorbeugen (2008), S. 42.

153 Der Soziologe Ulrich Beck konstatierte Mitte der 1980er Jahre, dass wir in einer Risikogesellschaft leben, die sich durch die Auseinandersetzung mit potentiellen Risiken definiere. Vgl. Ulrich Beck: Risikogesellschaft. Auf dem Weg in eine andere Moderne. Frankfurt a. M. 1986.

154 Vgl. Peter Itzen, Simone M. Müller: Risk as a Category of Analysis for a Social History of the Twentieth Century: An Introduction. In: Historical Social Research 41 H. 1 (2016), S. 7–29.

155 Genauer zum Motiv des „angstbesetzten Selbst": Vgl. Frank Biess: Die Sensibilisierung des Subjekts: Angst und „Neue Subjektivität" in den 1970er Jahren. In: Werkstatt Geschichte 49 (2008), S. 51–71.

156 Vgl. Bröckling: Prävention (2004), S. 210–215.

157 Ebd., S. 210.

158 Vgl. Rolf Rosenbrock: Prävention und Gesundheitsförderung als Komponenten der Gesundheitssicherung. In: Zeitschrift für Sozialreform 49 H. 3 (2003), S. 344.

159 Vgl. Sigrid Stöckel, Ulla Walter: Prävention im 20. Jahrhundert. Grundriss und Prolog. In: Dies. (Hg.): Prävention im 20. Jahrhundert. Historische Grundlagen und aktuelle Entwicklungen in Deutschland. Weinheim, München 2002, S. 11.

terschiedlichen Gesichtspunkten differenziert. Die geläufigste Unterscheidung
ist die nach dem Zeitpunkt des Eingriffes in Primär-, Sekundär- und Tertiärprävention.[160] Die Primärprävention setzt beim gesunden Menschen an und
hat das Ziel, Eintrittswahrscheinlichkeiten von bestimmten Krankheiten zu
senken.[161] Dazu zählen Maßnahmen wie Impfungen oder Beratungen zur
Änderung gesundheitsriskanter Lebensweisen.[162] Die Sekundärprävention
hingegen ist nicht auf die Senkung der Krankheitsinzidenz, sondern auf die
Senkung der Prävalenz ausgerichtet.[163] Damit versucht sie Frühstadien bestimmter Krankheiten aufzudecken, um diese erfolgreicher kurieren zu können. Ein klassisches Beispiel der Sekundärprävention bilden die Krebsfrüherkennungsuntersuchungen wie das Mammographie-Screening. Als Tertiärprävention wird die „wirksame Verhütung bzw. Verzögerung bzw. Abmilderung
der Verschlimmerung einer manifesten Erkrankung" beschrieben.[164] Hierunter fallen v. a. Maßnahmen der Rehabilitation.

Insbesondere die Gesundheitswissenschaften haben sich in den letzten
Jahren häufig mit Prävention und Gesundheitsförderung auseinandergesetzt.
Die Sammelbände von Bettina Schmidt, Petra Kolip[165] und Thomas Altgeld,
Ina Laser, Ulla Walter[166] können als wichtige Grundlagenwerke der gesundheitswissenschaftlichen Präventionsforschung angesehen werden. Sie stellen
den Ist-Zustand von Prävention und Gesundheitsförderung in Deutschland in
den Mittelpunkt und zeigen daran bedeutende Entwicklungslinien sowie
theoretische Grundlagen auf. Des Weiteren wird der allgemeine Nutzen von
Gesundheitsförderung und Prävention thematisiert. Durch die Etablierung
der Kategorie Geschlecht in der epidemiologischen Forschung wurde ihr in
den Gesundheitswissenschaften frühzeitig Rechnung getragen. Während Kolip und Kuhlmann die Entwicklung der Genderperspektive innerhalb der Präventionsforschung nachzeichnen und auf aktuelle Entwicklungen eingehen,[167]
setzen sich Altgeld und Kolip mit theoretischen Grundlagen und Modellen

160 Hurrelmann und Laaser unterscheiden noch einmal zwischen primordialer und primä-
    rer Prävention. Dieser Differenzierung wird an dieser Stelle aber nicht gefolgt, da sie für
    das Erkenntnisinteresse nicht von Belang ist. Vgl. Hurrelmann, Laaser: Gesundheitsför-
    derung und Krankheitsprävention (2003), S. 395–397.
161 Vgl. Rosenbrock: Was ist New Public Health (2001), S. 757.
162 Vgl. Rosenbrock: Prävention und Gesundheitsförderung (2003), S. 345.
163 Vgl. Dagmar Lühnemann, Heiner Raspe: Sozialmedizinische und epidemiologische As-
    pekte des Vorrangs von Prävention und Rehabilitation. In: Zeitschrift für Sozialreform 49
    H. 3 (2003), S. 393.
164 Rosenbrock: Prävention und Gesundheitsförderung (2003), S. 344.
165 Petra Kolip, Bettina Schmidt (Hg.): Gesundheitsförderung im aktivierenden Sozialstaat.
    Präventionskonzepte zwischen Public Health, Eigenverantwortung und Sozialer Arbeit.
    Weinheim, München 2007.
166 Thomas Altgeld, Ina Laser, Ulla Walter (Hg.): Wie kann Gesundheit verwirklicht wer-
    den? Gesundheitsfördernde Handlungskonzepte und gesellschaftliche Hemmnisse.
    Weinheim 1997. Der strukturelle Vorteil dieses Sammelbandes zeigt sich in der Unter-
    gliederung der Präventionskonzepte in unterschiedliche Ebenen (Kommunen, Schulen,
    Betriebe).
167 Vgl. Kolip, Kuhlmann: Gender (2005).

aus der Praxis auseinander.[168] Thomas Altgeld untersucht speziell das Feld der Männergesundheit.[169]

Doch hat sich auch, wie bereits erwähnt, die historische Forschung des Themas angenommen.

Der 2002 von Siegrid Stöckel und Ulla Walter herausgegebene Sammelband „Prävention im 20. Jahrhundert" zeichnet die Präventionsgeschichte in Deutschland im 20. Jahrhundert nach, wobei er zentrale Tendenzen, Brüche und Kontinuitäten aufzeigt.[170] Philipp Sarasin liefert mit seiner Habilitationsschrift „Reizbare Maschinen" gewissermaßen die Vorgeschichte dazu.[171] Ruckstuhl stellt eine Entwicklungsgeschichte dar, die bei ihr auf Implementierung des Konzeptes der Gesundheitsförderung ausgelegt ist.[172] Bereits 20 Jahre früher unternahmen Thomas Elkeles, Jens-Uwe Niehoff, Rolf Rosenbrock und Frank Schneider den Versuch, die unterschiedliche Entwicklung von Präventionskonzepten in der BRD und der DDR zu analysieren.[173] Den expliziten Blick auf die DDR richtet aktuell Jenny Linek.[174] Der kürzlich erschienene Sammelband „Geschichte der Prävention. Akteure, Praktiken und Instrumente"[175] sowie das Themenheft zur Zeitgeschichte der Vorsorge der Zeithistorischen Forschungen[176] stellen den derzeitigen Stand der medizinhistorischen Forschung zur Zeitgeschichte der Prävention in deutschsprachigen Gebieten dar. Für den englischsprachigen Raum ist der Sammelband von Paul

168 Thomas Altgeld, Petra Kolip, (Hg.): Geschlechtergerechte Gesundheitsförderung und Prävention. Theoretische Grundlagen und Modelle guter Praxis. 2. Aufl. Weinheim, München 2009.

169 Thomas Altgeld (Hg.): Männergesundheit. Neue Herausforderungen für Gesundheitsförderung und Prävention. Weinheim, München 2004.

170 Sigrid Stöckel, Ulla Walter (Hg.): Prävention im 20. Jahrhundert. Historische Grundlagen und aktuelle Entwicklungen in Deutschland. Weinheim, München 2002.

171 Philipp Sarasin: Reizbare Maschinen. Eine Geschichte des Körpers 1765–1914. Frankfurt a. M. 2001.

172 Brigitte Ruckstuhl: Gesundheitsförderung. Entwicklungsgeschichte einer neuen Public Health-Perspektive. Weinheim, München 2011.

173 Thomas Elkeles, Jens-Uwe Niehoff, Rolf Rosenbrock, Frank Schneider (Hg.): Prävention und Prophylaxe. Theorie und Praxis eines gesundheitspolitischen Grundmotivs in zwei deutschen Staaten 1949–1990. Berlin 1991. Diese Untersuchung arbeitet die zentralen Motive zu gesundheitsfördernden Maßnahmen der beiden deutschen Staaten während ihrer Teilung heraus und verortet sie in ihrer ideologischen Eingebundenheit während des Kalten Krieges.

174 Jenny Linek: Gesundheitsvorsorge in der DDR zwischen Propaganda und Praxis. (= Medizin, Gesellschaft und Geschichte; Beiheft 59) Stuttgart 2016. Ebenso: Jenny Linek: „Männer gibt es doch auch!" Geschlechterspezifische Gesundheitserziehung und Prävention in der DDR in den 1950er bis 1970er Jahren. In: Medizinhistorisches Journal 50 H. 1+2 (2015), S. 200–222. Sowie: Jenny Linek: „… das Kriterium der Wahrheit ist die Praxis". Grenzen und Potentiale der Gesundheitsaufklärung in der DDR. In: Luise Güth, Niels Hegewisch, Knut Langewand, Dirk Mellies, Hedwig Richter (Hg.): Wo bleibt die Aufklärung? Aufklärerische Diskurse in der Postmoderne. Festschrift für Thomas Stamm-Kuhlmann. (= Historische Mitteilungen; Beiheft 84) Stuttgart 2013, S. 179–190.

175 Sylvelyn Hähner-Rombach (Hg.): Geschichte der Prävention. Akteure, Praktiken, Instrumente. (= Medizin, Gesellschaft und Geschichte; Beiheft 54) Stuttgart 2015.

176 Zeithistorische Forschungen / Studies in Contemporary History 10 H. 3 (2013).

Weindling hervorzuheben, der sich mit der Frage nach der Zuständigkeit für
Prävention auseinandersetzt.[177] Neben diesen Bänden, die die große Band-
breite der historischen Präventionsforschung aufzeigen, wurden in anderen
Publikationen einzelne Aspekte der Prävention näher beleuchtet. Insbeson-
dere der Neuaufbau präventiver Strukturen im Gesundheitswesen in der
Nachkriegszeit wurde vielfach untersucht.[178] Thematisch müssen an dieser
Stelle die Arbeiten zur Aids-Prävention von Henning Tümmers[179] und zum
Impfen im 20. Jahrhundert von Malte Thießen[180] hervorgehoben werden.
Thießen zeigt eindrücklich am Beispiel des Impfens, warum die Geschichte
von Prävention nicht nur ein Thema der Geschichte von Gesundheit und
Krankheit ist, sondern zugleich ein Thema der Sozial- und Kulturgeschichte
darstellt, aus dem sich Erkenntnisse über soziale Ordnungen und deren Wan-
del gewinnen lassen.[181]

177 Paul Weindling (Hg.): Healthcare in Private and Public from the Early Modern Period to
    2000. London, New York 2015.
178 Dagmar Ellerbrock: Prävention in der US-Zone 1945–1949. Zielsetzung, Konzeption
    und Reichweite von Präventionsmaßnahmen nach dem Zweiten Weltkrieg. In: Siegrid
    Stöckel, Ulla Walter (Hg.): Prävention im 20. Jahrhundert. Historische Grundlagen und
    aktuelle Entwicklungen in Deutschland. Weinheim, München 2002, S. 152–164. Ebenso:
    Dagmar Ellerbrock: Zwischen Tradition und Innovation – „Öffentliche Gesundheit" und
    „Public Health". In: Udo Schagen, Sabine Schleiermacher (Hg.): Sozialmedizin, Sozial-
    hygiene und Public Health: Konzepte und Visionen zum Verhältnis von Medizin und
    Gesellschaft in historischer Perspektive. (= Berichte und Dokumente zur Zeitgeschichte;
    Bd. 5) Berlin 2002, S. 59–66. Weiterhin: Sabine Schleiermacher: Die Rockefeller Founda-
    tion und ihr Engagement bei einer Neuorientierung von Medizin und Public Health in
    Deutschland in den 1950er Jahren. In: Medizinhistorisches Journal 45 (2010), S. 43–65.
    Außerdem: Ulrike Lindner: Gesundheitspolitik in der Nachkriegszeit. Großbritannien
    und die Bundesrepublik Deutschland im Vergleich. (= Veröffentlichungen des Deut-
    schen Historischen Instituts London; Bd. 57) München 2004. Alle vier Besatzungszonen
    betrachtet erstmalig Jessica Reinisch. Jessica Reinisch: The Perils of Peace. The Public
    Health Crisis in Occupied Germany. Oxford 2013.
179 Henning Tümmers: Aidspolitik. Bonn und der Umgang mit einer neuen Bedrohung. In:
    Archiv für Sozialgeschichte 52 (2012), S. 231–252. Weiterhin: Henning Tümmers: „GIB
    AIDS KEINE CHANCE". Eine Präventionsbotschaft in zwei deutschen Staaten. In: Zeit-
    historische Forschungen / Studies in Contemporary History 10 H. 3 (2013), S. 491–501.
180 Malte Thießen: Praktiken der Vorsorge als Ordnung des Sozialen: Zum Verhältnis von
    Impfungen und Gesellschaftskonzepten im „langen 20. Jahrhundert". In: Sylvelyn Häh-
    ner-Rombach (Hg.): Geschichte der Prävention. Akteure, Praktiken, Instrumente. (Medi-
    zin, Gesellschaft und Geschichte; Beiheft 54) Stuttgart 2015, S. 203–227. Sowie: Malte
    Thießen: Vorsorge als Ordnung des Sozialen: Impfen in der Bundesrepublik und der
    DDR. In: Zeithistorische Forschungen / Contemporary History 10 H. 3 (2013), S. 409–
    432. Ebenso: Malte Thießen: Vom immunisierten Volkskörper zum „präventiven Selbst".
    Impfpolitik als Biopolitik und soziale Praxis vom Kaiserreich zur Bundesrepublik. In:
    Vierteljahreshefte für Zeitgeschichte 61 H. 1 (2013), S. 35–64. Und: Malte Thießen: Ver-
    gleichende, verfeindete und verflochtene Gesellschaften: Transnationale Zusammen-
    hänge einer bundesdeutschen Geschichte der Gesundheit. In: Sonja Levsen, Cornelius
    Torp (Hg.): Wo liegt die Bundesrepublik? Vergleichende Perspektiven auf die westdeut-
    sche Geschichte. Göttingen 2016, S. 124–141.
181 Vgl. Thießen: Praktiken (2015), S. 223.

In ähnlicher Weise verstehen auch Martin Lengwiler und Jeanette Madarász Prävention als eine Sozial- und Kulturtechnik der Moderne. Ihr Sammelband bietet einen Überblick über die Gesundheitsprävention seit dem ausgehenden 19. Jahrhundert in einer europäisch-transatlantischen Perspektive. Dadurch gelingt es, Vergleiche zwischen den Entwicklungslinien der Prävention verschiedener Länder aufzuzeigen und Differenzen herauszuarbeiten. Der an Bröckling angelehnte und von Lengwiler und Madarász eingeführte Terminus „präventives Selbst" hat sich in der historischen Präventionsforschung ebenso durchgesetzt wie die Kategorisierung der Akteure der Präventionsmaßnahmen (Staat, privatwirtschaftliche Einrichtungen, zivilgesellschaftliche Vereinigungen und individuelle Akteure).[182] Auffallend ist allerdings, dass kein Aufsatz dieses Sammelbandes den Gender-Aspekt behandelt. Lediglich bei Lindner stehen Frauen thematisch bedingt im Zentrum des Interesses, da sie sich mit der Prävention für Schwangere beschäftigt.[183]

## Geschlechterspezifische Patientengeschichte

In der allgemeinen Geschichtswissenschaft ist Geschlecht längst eine etablierte Analysekategorie.[184] In der Medizingeschichte hat sich *gender* ebenso als fruchtbarer Zugang etabliert. Wurde lange Zeit sowohl in der allgemeinen[185] als auch in der Medizingeschichte unter *gender* v. a. Frauengeschichte verstanden[186], änderte sich dies durch den Aufstieg der Männlichkeitsforschung in

---

182 Auch Altgeld, Laser und Walter nehmen solch eine Kategorisierung vor. Vgl. Altgeld, Laser, Walter (Hg.): Wie kann Gesundheit (1997).

183 Ulrike Lindner: Sicherheits- und Präventionskonzepte im Umbruch: von der Gruppenfürsorge zur individualisierten medizinischen Risikoprävention für Schwangere. In: Martin Lengwiler, Jeanette Madarász (Hg.): Das präventive Selbst. Eine Kulturgeschichte moderner Gesundheitspolitik. Bielefeld 2010, S. 229–250.

184 Daher soll an dieser Stelle nicht die Entwicklung des Forschungsfeldes nachgezeichnet, sondern auf die einführende Literatur zur Geschlechtergeschichte verwiesen werden. Bei Opitz-Belakhal finden sich neben einer Einführung zahlreiche weitere Literaturhinweise. Claudia Opitz-Belakhal: Geschlechtergeschichte. (= Historische Einführungen; Bd. 8) Frankfurt a. M., New York 2010. Allgemein zu den Gender Studies in den Sozial- und Kulturwissenschaften: Franziska Bergmann, Franziska Schössler, Bettina Schreck (Hg.): Gender Studies. Bielefeld 2012. Sowie: Nina Degele: Gender/Queer Studies. Eine Einführung. München 2008. Für einen tieferen Einblick: Ruth Becker, Beate Kortendiek (Hg.): Handbuch Frauen- und Geschlechterforschung: Theorie, Methoden, Empirie. (= Geschlecht und Gesellschaft; Bd. 35) 3. Aufl. Wiesbaden 2010. Und: Martina Löw, Bettina Mathes (Hg.): Schlüsselwerke der Geschlechterforschung. Wiesbaden 2005. Des Weiteren: Brigitte Aulenbacher, Michael Meuser, Birgit Riegraf: Soziologische Geschlechterforschung. Eine Einführung. Wiesbaden 2010.

185 Vgl. Ute Frevert: Männergeschichte oder die Suche nach dem ‚ersten' Geschlecht. In: Manfred Hettling (Hg.): Was ist Gesellschaftsgeschichte? Positionen, Themen, Analysen. München 1991, S. 34.

186 So heißt ein Unterkapitel bei Eckart und Jütte zu Recht „Von der Frauen- zur Geschlechtergeschichte. Eckart, Jütte: Medizingeschichte (2014), S. 207–209.

den 1990er Jahren[187]. So forderte Ute Frevert zu Recht, auch die Männer in den Blick zu nehmen, da dies zu einer Geschlechtergeschichte gehöre: „Männer verkörpern keinesfalls die stille, unproblematische Seite des Geschlechtersystems, die deshalb keiner näheren Analyse bedarf. Vielmehr sind sie systematisch und historisch in gleichem Maße wie Frauen in gesellschaftliche Entwicklungen und Veränderungsprozesse einbezogen."[188] Insbesondere aus soziologischer Perspektive wurden Konzepte und Theorien entwickelt, die später von der historischen Forschung gewinnbringend genutzt werden konnten.[189]

Speziell im Bereich der Patientengeschichte[190] entstanden in den letzten Jahren viele Arbeiten, die Geschlecht als Analysekategorie einbezogen. In der von Roy Porter in den 1980er Jahren durch den programmatischen Aufsatz „The Patient's View. Doing Medical History from Below"[191] begründeten Forschungsrichtung geht es darum, den bislang ärzte- und institutionenzentrierten Blick der Medizingeschichte auf die Patienten als Untersuchungsobjekte zu richten.[192] Zu den Standardwerken in diesem Bereich avancierten in den letzten Jahren die Untersuchung von Jens Lachmund und Gunnar Stollberg über das Krankheitsverständnis medizinischer Laien im Zeitraum vom späten 18. bis ins frühe 20. Jahrhundert[193] sowie die soziologische Studie von Claudine Herzlich und Janine Pierret über das Krankheitsverhalten medizinischer Laien.[194] Zwar wurden geschlechterspezifische Potentiale der Patientengeschichte schon früh aufgezeigt,[195] doch dauerte es noch einige Zeit, bis *gender* zu einer der Hauptanalysekategorien wurde.

---

187 Zur Entwicklung der Forschungsrichtung siehe: Jürgen Martschukat, Olaf Stieglitz: Geschichte der Männlichkeiten. (= Historische Einführungen; Bd. 5) Frankfurt a. M. 2008. Sowie: Hans-Joachim Lenz: Zwischen Men's Studies und männlicher Verletzungsoffenheit – Zur kurzen Geschichte der Männerforschung in Deutschland. In: Freiburger Geschlechterstudien 21 (2007), S. 41–77. Grundlegend zur Männlichkeitenforschung: Stefan Horlacher, Bettina Jansen, Wieland Schwanebeck (Hg.): Männlichkeit. Ein interdisziplinäres Handbuch. Stuttgart 2016.

188 Ute Frevert: Umbruch der Geschlechterverhältnisse? Die 60er Jahre als geschlechterpolitischer Experimentierraum. In: Axel Schildt (Hg.): Dynamische Zeiten: Die 60er Jahre in den beiden deutschen Gesellschaften. (= Hamburger Beiträge zur Sozial- und Zeitgeschichte; Bd. 37) Hamburg 2000, S. 655.

189 Dazu zählen bspw. Raewyn Conell: Masculinities. Cambridge 1995. Und: Meuser: Geschlecht und Männlichkeit (2006).

190 Einen guten Überblick zur Entstehung und Entwicklung der Patientengeschichte geben Eckart und Jütte. Eckart, Jütte: Medizingeschichte (2014), S. 195–207.

191 Roy Porter: The Patient's View. Doing Medical History from Below. In: Theory and Society 14 (1985), S. 175–198.

192 Zur Problematik des Patientenbegriffes: Vgl. Eckart, Jütte: Medizingeschichte (2014), S. 197.

193 Jens Lachmund, Gunnar Stollberg: Patientenwelten. Krankheit und Medizin vom späten 18. bis zum frühen 20. Jahrhundert im Spiegel von Autobiographien. Opladen 1995.

194 Claudine Herzlich, Janine Pierret: Kranke gestern, Kranke heute: die Gesellschaft und das Leiden. München 1991.

195 Robert Jütte: Ärzte, Heiler und Patienten. Medizinischer Alltag in der frühen Neuzeit. München, Zürich 1991.

Insbesondere der Bereich der Männergesundheit wurde in den letzten Jahren von der patientengeschichtlichen Forschung näher betrachtet.[196] Einen ersten Einblick über spezifisch männliches Gesundheitsverhalten und die Bandbreite an Themen geben die Autoren des Sammelbandes „Männlichkeit und Gesundheit im historischen Wandel. ca. 1800–2000".[197] Sie zeigen ausgehend von der geringeren Lebenserwartung von Männern als Gesundheitsindikator einen spezifischen Zusammenhang von Gesundheit und Männlichkeit. Als Ergebnis dieses Sammelbandes lässt sich ein anderes Gesundheitsverhalten der Männer gegenüber den Frauen feststellen, welches sich vordergründig durch ein bestimmtes Rollenverständnis von Männlichkeit und daraus resultierenden gesellschaftlichen Praktiken ergibt. Susanne Hofmann[198] und Nicole Schweig[199] haben sich daraufhin weiter intensiv mit dem Gesundheitsverständnis von Männern in Selbstzeugnissen auseinandergesetzt und können aufzeigen, dass eine Beschreibung des männlichen Gesundheitsverhaltens als defizitär zu kurz greife. Schweig weist auf die hohe Bedeutung anderer Strukturkategorien, wie der sozialen Schicht, für das Gesundheitsverhalten von Männern hin. Und mit der Einführung der sogenannten „Gesundheitslebensstile" in Anlehnung an die kulturanthropologische Lebensstilforschung macht Hoffmann deutlich, dass es nicht das *eine* männliche Gesundheitsverhalten gab. Auch Jens Gründler, der ebenfalls mit Selbstzeugnissen arbeitet, kann zeigen, dass Männer sehr wohl in der Lage waren, reflektiert über das Thema Gesundheit zu berichten.[200]

Die Inanspruchnahme medizinischer Leistungen durch Männer wurde bereits in einer patientengeschichtlichen Perspektive untersucht. So stellte Dinges 2007 die historische Verschiebung des genderspezifischen Nachfrageverhaltens fest: Vor 1800 war die männliche Inanspruchnahmequote von Ärzten deutlich höher, bis sie sich bis in die 1860er Jahre an die weibliche anglich und seit den 1870er Jahren konstant bei ca. 40 Prozent liegt.[201] Unterkircher vertiefte diese Forschungen, in dem er das ärztliche Inanspruchnahmeverhalten von männlichen Patienten bei einem Südtiroler Landarzt in der zweiten

196 Einen guten Forschungsüberblick über den Bereich der Männergesundheit in den Sozial- und Kulturwissenschaften geben Dinges, Weigl: Männergesundheit (2011), S. 191–199. Über die Entstehung und Entwicklung des Forschungsfeldes gibt Dinges Auskunft. Martin Dinges: Männergesundheitsgeschichte – Zur Entstehung eines Forschungsfeldes. In: Medizinhistorisches Journal 50 H. 1+2 (2015), S. 1–41.

197 Martin Dinges (Hg.): Männlichkeit und Gesundheit im historischen Wandel ca. 1800–2000. (= Medizin, Gesellschaft und Geschichte; Beiheft 27) Stuttgart 2007.

198 Hoffmann: Gesunder Alltag (2010).

199 Nicole Schweig: Gesundheitsverhalten von Männern. Gesundheit und Krankheit in Briefen 1800–1950. (= Medizin, Gesellschaft und Geschichte; Beiheft 33) Stuttgart 2009.

200 Jens Gründler: Männlichkeit und Gesundheit im Kontext von Migration. Praktiken der Gesundheitsfürsorge und Krankheitsbewältigung deutscher Migranten in den USA im 19. Jahrhundert und frühen 20. Jahrhundert. In: Medizinhistorisches Journal 50 H. 1+2 (2015), S. 96–122.

201 Dinges: Immer schon 60% Frauen (2007), S. 295–322.

Hälfte des 19. Jahrhunderts näher betrachtete.[202] Der Konsum von Arzneimit-
teln ist inzwischen ebenfalls geschlechterspezifisch erforscht worden. So
konnte Bettina Blessing zeigen, dass Männer im 18. Jahrhundert deutlich
mehr Arzneimittel verschrieben bekamen als Frauen.[203] Annika Hoffmann,
die den geschlechterspezifischen Arzneimittelkonsum von 1830 bis 1960 näher analysierte, erkannte eine Verschiebung des Verschreibungsverhältnisses
Mitte des 19. Jahrhunderts zugunsten der Frauen. Sie kann in ihrer Fallstudie
das Jahr 1853/1854 als Umbruchszeitpunkt festmachen.[204]

Wie angedeutet, sind zahlreiche Arbeiten sowohl zur Präventionsgeschichte als auch zur geschlechterspezifischen Medizingeschichte entstanden.
Was jedoch fehlt, ist eine Untersuchung, die diese beiden Forschungsfelder
miteinander verbindet – gewissermaßen eine geschlechterspezifische Präventionsgeschichte. Hervorzuheben sind lediglich die Arbeiten von Jeanette
Madarász und Simone Moses. Madarász vergleicht den Zusammenhang von
Geschlechterbildern und Präventionskonzepten für Herzkreislaufkrankheiten
in den beiden deutschen Staaten.[205] Sie nutzt für ihre Untersuchung v. a.
Quellen, die Auskunft über die Präventionsträger geben und lässt die Nach-
frageseite außen vor. Wichtige Vorarbeit für die vorliegende Studie lieferte
Simone Moses mit ihrer Arbeit: „Prävention und Gesundheitsförderung in
der Bundesrepublik Deutschland (1945–2010) – eine Pilotstudie zu geschlechterspezifischen Forschungsperspektiven".[206] Moses exploriert die diversen
Präventionsangebote und kommt zu dem Ergebnis, dass die Kategorie Geschlecht auch im Jahr 2010 noch nicht auf allen Ebenen der Präventionsange-

202 Alois Unterkircher: Jungen und Männer als Patienten bei einem Südtiroler Landarzt
    (1860–1900). (= Medizin, Gesellschaft und Geschichte; Beiheft 51) Stuttgart 2014.
203 Bettina Blessing: Geschlechtsspezifische Arzneimitteltherapien im 18. Jahrhundert. In:
    Österreichische Zeitschrift für Geschichtswissenschaft 22 (2011), 75–93.
204 Annika Hoffmann: Arzneimittelkonsum und Geschlecht. Eine historische Analyse zum
    19. und 20. Jahrhundert. (= Medizin, Gesellschaft und Geschichte; Beiheft 48) Stuttgart
    2014.
205 Jeanette Madarász-Lebenhagen: Geschlechterbilder in Präventionskonzepten: Männer
    und Frauenherzen im deutsch-deutschen Vergleich, 1949–1990. In: Sylvelyn Hähner-
    Rombach (Hg.): Geschichte der Prävention. Akteure, Praktiken, Instrumente. (= Medi-
    zin, Gesellschaft und Geschichte; Beiheft 54) Stuttgart 2015, S. 73–105. Ebenfalls: Jea-
    nette Madarász-Lebenhagen: Medico-politics of Gendered Health: The Case of Cardio-
    vascular Prevention in East and West Germany, 1949–1990. In: Social History of Medi-
    cine 28 H. 4 (2015), S. 869–888. Weiterhin: Antje Kampf, Jeanette Madarász-Lebenha-
    gen: Prävention in zwei deutschen Staaten. 1950er bis 1970er Jahre. Geschlechterbilder
    im Umgang mit chronischen Erkrankungen des Herz-Kreislaufsystems. In: Detlef Brun-
    ner, Udo Grashoff, Andreas Kötzing (Hg.): Asymmetrisch verflochten? Neue Forschun-
    gen zur gesamtdeutschen Nachkriegsgeschichte. Berlin 2013, S. 148–165. Sowie: Jea-
    nette Madarász: Die Pflicht zur Gesundheit: Chronische Krankheiten des Herzkreislauf-
    systems zwischen Wissenschaft, Populärwissenschaft und Öffentlichkeit. 1919–1945. In:
    Martin Lengwiler, Jeanette Madarász (Hg.): Das präventive Selbst. Eine Kulturgeschichte
    moderner Gesundheitspolitik. Bielefeld 2010, S. 137–167.
206 Simone Moses: Prävention und Gesundheitsförderung in der Bundesrepublik Deutsch-
    land (1945–2010) – eine Pilotstudie zu geschlechterspezifischen Forschungsperspektiven.
    In: Medizin, Gesellschaft und Geschichte 30 (2011), S. 129–170.

bote Berücksichtigung gefunden hat.[207] Des Weiteren stellt sie hinsichtlich der
Berücksichtigung des Geschlechtes auf der Angebotsseite aus historischer
Perspektive v. a. seit der Jahrtausendwende eine Entwicklung hin zu mehr ge-
schlechterspezifischen Angeboten fest.[208]

In der vorliegenden Arbeit soll auf die Vorarbeiten von Moses zurückgegriffen werden. Hierbei stellt insbesondere die Bearbeitung eines großen Quellenkorpus zur populären Gesundheitsaufklärung aus geschlechterspezifischer Perspektive ein Novum der medizinhistorischen Forschung dar.[209] Des Weiteren
sollen neben den Präventionsträgern auch die ‚Nachfrager' in den Blick genommen werden, die in der gesamten historischen Präventionsforschung bis jetzt
ein Schattendasein fristeten.[210] Hier wird durch die Analyse von Selbstzeugnissen v. a. die patientengeschichtliche Perspektive verstärkt herausgearbeitet.

## Quellenauswahl

Die historische Analyse von gesundheitlichen Einrichtungen und Verhältnissen zielt nicht auf historisches Wissen als Bildungsgut, sondern untersucht
vielmehr das „Gesundheitswesen der Vergangenheit als vergangene aber in
bestehenden Einrichtungen und Verhältnissen noch fortwirkende Gesundheitspolitik"[211]. Zur genauen Beantwortung der Fragestellung ist es notwendig, sowohl auf ein qualitativ als auch quantitativ umfangreiches und heterogenes
Quellenkorpus zurückzugreifen. Prävention und Gesundheitsförderung sind
Konzepte, die in der Bundesrepublik von einer Vielzahl von Institutionen gestaltet und für sich beansprucht werden. Eine Vernetzung oder wechselseitige
Abstimmung dieser Akteure findet nur unzureichend statt[212], teilweise stehen

---

207  Vgl. Moses: Prävention (2011), S. 164. Ergänzend dazu stellt Faltermaier fest, dass „viele
     Akteure und Akteurinnen in vielen Bereichen engagiert tätig sind und im Prinzip viele
     wichtige und relevante Maßnahmen ergreifen, dass wir damit auch manche Gruppen
     der Bevölkerung ganz gut erreichen, dass das aber leider oft nicht immer jene Gruppen
     sind, die den größten Bedarf haben." Faltermaier: Männliche Identität (2011), S. 30. Der
     angesprochene „große Bedarf" ergibt sich laut den Gesundheitswissenschaften v. a. durch
     eine kürzere Lebenserwartung.
208  Vgl. Moses: Prävention (2011), S. 163 f.
209  Allgemein zur Gesundheitsaufklärung siehe die Arbeiten von Virgina Berridge. Virgina
     Berridge: Marketing Health. Smoking and the Discourse of Public Health in Britain,
     1945–2000. Oxford 2007. Sowie: Virginia Berridge, Kelly Loughlin: Introduction. In:
     Dies. (Hg.): Medicine, the Market and the Mass Media. Producing health in the twen-
     tieth century. New York 2005, 1–16.
210  Der Sammelband „Geschichte der Prävention. Akteure, Praktiken, Instrumente." zeigt
     für die Nachfrageseite erste Forschungsergebnisse auf. Vgl. Hähner-Rombach (Hg.): Ge-
     schichte der Prävention (2015).
211  Axel Flügel: Public Health und Geschichte. Historischer Kontext, politische und soziale
     Implikationen der öffentlichen Gesundheitspflege im 19. Jahrhundert. Weinheim, Basel
     2012, S. 15.
212  Vgl. Angelika Forster: Umsetzung der Primärprävention im Spannungsfeld zwischen
     Recht und Wirklichkeit. In: Zeitschrift für Sozialreform 49 H. 3 Nr. (2003), S. 522. Sowie:
     Jürgen von Troschke: Organisation und Praxis der Prävention in der Bundesrepublik

sie sogar in Konkurrenz zueinander[213]. Lengwiler und Madárasz unterteilen die Akteure in den Staat, privatwirtschaftliche Akteure, zivilgesellschaftliche Vereinigungen und individuelle Akteure.[214] Diese Heterogenität muss sich demnach auch in der Quellenauswahl niederschlagen. Um jedoch mit heterogenen Quellenmaterial arbeiten zu können, ist es notwendig, dieses nach einem Ordnungsschema zu gruppieren. Da die Akteure, sowohl Anbieter als auch Nachfrager, in der vorliegenden Arbeit die wichtigste Rolle spielen, beziehen sich die jeweiligen Quellenkorpora auf diese.

### Quellen auf der Bundesebene

Auf dem Feld der Prävention agieren auf oberster Ebene in der BRD die Bundesbehörden. Im Fokus der Maßnahmen stehen dabei speziell die Aktivitäten der Bundeszentrale für gesundheitliche Aufklärung (BZgA), die bundesweit als wichtigster Anbieter, Initiator und Kooperationspartner von Präventions- und Gesundheitsförderungsangeboten auftritt. Zu ihren Hauptaufgaben zählen heute die Erarbeitung von Grundsätzen und Richtlinien der Gesundheitsaufklärung, die Aus- und Fortbildung von auf dem Gebiet der Gesundheitsaufklärung tätigen Personen und die Koordination der gesundheitlichen Aufklärung in Deutschland.[215] Die BZgA ging 1967 als Nachfolgeinstitution aus dem Deutschen Gesundheits-Museum hervor, das 1949 als eine dem Dresdener Hygiene-Museum ähnliche Institution geschaffen worden war. Die BZgA ist seitdem eine Bundesbehörde im Geschäftsbereich des Bundesgesundheitsministeriums (und der jeweiligen Nachfolgeinstitutionen). Hauptziel der Bundeszentrale ist es (nach Selbstaussage), die Bereitschaft des Einzelnen zu verantwortungsbewusstem, gesundheitsgerechtem Verhalten zu fördern.[216] Der Hinweis auf die Verantwortung lässt sich sowohl als Verantwortung gegenüber sich selbst als auch gegenüber der Gesellschaft interpretieren und zeigt damit wieder die Doppeldeutigkeit von Prävention als Technik der Selbst- und Fremdkontrolle. Sie ist also die einzige bundesdeutsche Institution, die aus-

Deutschland. In: Thomas Elkeles, Jens-Uwe Niehoff, Rolf Rosenbrock, Frank Schneider (Hg.): Prävention und Prophylaxe. Theorie und Praxis eines gesundheitspolitischen Grundmotivs in zwei deutschen Staaten 1949–1990. Berlin 1991, S. 76.

213 Vgl. Faltermaier, Wihofsky: Gesundheitsförderung (2011), S. 270f.

214 Vgl. Lengwiler, Madárasz: Präventionsgeschichte (2010), S. 16.

215 Vgl. Elisabeth Pott: Gesundheit in der Gesellschaft. Information der Bevölkerung heute. Aufgaben und Konzepte der Bundeszentrale für gesundheitliche Aufklärung seit Beginn ihrer Gründung und ihre Veränderungen in den folgenden Jahrzehnten. In: Sigrid Stöckel, Ulla Walter (Hg.): Prävention im 20. Jahrhundert. Historische Grundlagen und aktuelle Entwicklungen in Deutschland. Weinheim, München 2002, S. 204.

216 Vgl. Bundeszentrale für gesundheitliche Aufklärung: 40 Jahre Prävention und Gesundheitsförderung der BZgA. Köln 2007. (http://www.gesundheit-adhoc.de/40-jahre-praevention-und-gesundheitsfoerderung-der-bzga.html, letzter Zugriff: 17.10.2015). Auch: Elisabeth Pott: Die Bundeszentrale für gesundheitliche Aufklärung. Ihre Geschichte und Aufgaben. In: Thomas Deres (Hg.): krank – gesund. 2000 Jahre Krankheit und Gesundheit in Köln. Köln 2005, S. 334–347.

schließlich die Aufgabe hat, die Bundesbürger durch Aufklärung zu krank-
heitspräventivem und gesundheitsförderlichem Verhalten zu animieren und
ist somit in vielerlei Hinsicht für die Gestaltung und Umsetzung biopolitischer
Präventionsmaßnahmen zuständig. Die Aktionen, die dabei ergriffen wurden
und werden, reichen von der Durchführung von Veranstaltungen, über die
Produktion von Filmen und Werbespots bis hin zur eigenen wissenschaftlichen Grundlagenforschung. Ohne diese Maßnahmen hinsichtlich ihrer Wirkung bewerten zu wollen, lässt sich für das zentrale Erkenntnisinteresse hier
die Herausgabe von gedruckten Aufklärungsmaterialien als wichtigste Aufgabe der BZgA feststellen. Dazu zählen Faltblätter, Broschüren, Hefte, Comic-
streifen, Postkarten, Filmbeilagen und Printanzeigen.

Das Quellenkorpus, das den folgenden Ausführungen zugrunde liegt, besteht aus 162 unterschiedlichen Aufklärungsschriften der BZgA aus den Jahren 1959 bis 2010 und deckt den gesamten Untersuchungszeitraum ab. Dies
sind alle Aufklärungspublikationen, die bis zum Zeitpunkt der Bearbeitung
zugänglich waren. Ergänzt wird diese Quellenbasis durch verschiedene Aktenbestände der BZgA und der Bundesbehörden, die im Untersuchungszeitraum für das Ressort Gesundheit zuständig waren.[217] Dadurch ergibt sich die
Möglichkeit, intern diskutierte Strategien und Themen v. a. der geschlechterspezifischen Aufklärung in die Analyse mit einzubeziehen. Diese Quellen
sind, ebenso wie die Publikationen, für die Fragestellung von entscheidender
Bedeutung, da, zumeist aus Kostengründen, nur ein Bruchteil der ursprüngli-
chen Ideen in Kampagnen umgesetzt werden konnte. So wird ersichtlich, welche Konzepte sich letztendlich durchsetzten und welche wieder verworfen
wurden. Unter dem Begriff „Kampagne" wird im Gesundheitsbereich „eine
systematisch geplante Kombination von Maßnahmen (Einzelprojekten) zur
Erreichung gesundheitsbezogener Ziele bei der Gesamtbevölkerung oder de-
finierten Zielgruppen"[218] verstanden. Insbesondere die Analyse der gedruckten Aufklärungsmaterialien der BZgA kann nur qualitativ erfolgen, da keine

217 Das Ressort Gesundheit wurde aufgrund diverser Regierungsbildungen und damit einhergehenden Ministerienumlagerungen des Öfteren verschoben. 1961 wurde ein eigenständiges Gesundheitsministerium, das Bundesministerium für Gesundheitswesen (BMG),
gegründet, welches 1969 mit dem Bundesministerium für Jugend und Familie zum Bundesministerium für Jugend, Familie und Gesundheit verschmolz. 1986 wurde dieses Ministerium um das Ressort Frauen zum Bundesministerium für Jugend, Familie, Frauen
und Gesundheit erweitert. Fünf Jahre später, 1991, entstand mit dem Bundesministerium
für Gesundheit wieder ein eigenständiges Gesundheitsministerium. Im Jahr 2002 wurde
dieses Ministerium zum Bundesministerium für Gesundheit und Soziale Sicherung erweitert. Kurze Zeit später, 2005, wurde diese Erweiterung wieder rückgängig gemacht,
sodass seitdem das Ressort Gesundheit im eigenständigen Bundesministerium für Gesundheit verwaltet wird.
218 Jürgen Töppich: Evaluation und Qualitätssicherungskonzepte in der Prävention und Gesundheitsförderung der BZgA. Vortrag auf der Fachtagung EpiBerlin am 12.2.04: Evidenzbasierung in der Prävention und Gesundheitsförderung, Manuskript 2004. Zit. nach:
Rosenbrock: Primärprävention (2008), S. 23.

vollständige Sammlung dieser Schriften stattgefunden hat.[219] Dennoch erlaubt
es die hohe Anzahl der Aufklärungspublikationen, nicht nur Einzelfälle darzustellen, sondern auch Trends und damit historische Veränderungen ausmachen zu können. Aufklärungsfilme der BZgA wurden bewusst aus dem analysierten Quellenkorpus ausgeschlossen, da das Quellengenre des Films einer
besonderen methodischen Bearbeitung bedürfte. So müsste sich eine historische Filmanalyse genau mit filmgestalterischen Mitteln wie Kameraposition,
Technik, Schnitt und Montage auseinandersetzen. Aufgrund des bereits ohne
die Filme großen Quellenkorpus und dem geringen zu erwartenden zusätzlichen Erkenntnisgewinn wurde in diesem Fall von der Filmanalyse Abstand
genommen. Eine eigenständige Betrachtung des Quellengenres wäre jedoch
wünschenswert. Wie dies exemplarisch gelingen könnte, zeigt Uta Schwarz an
dem von der BZgA produzierten Aufklärungsfilm *Helga* (1967).[220] US-amerikanische Gesundheitsfilme der 1930er und 1940er Jahre als Anregungen zur
Selbstführung analysiert Gudrun Löhrer.[221] Susanne Roeßiger und Uta
Schwarz geben in dem von ihnen herausgegebenen Sammelband „Kamera!
Licht! Aktion!" Auskunft über Gesundheitsfilme als Quelle.[222]

Neben der Verfügbarkeit über den gesamten Untersuchungszeitraum hinweg bieten die Aufklärungsschriften als Quelle noch weitere Vorteile: Die Materialien wurden in hohen Auflagen gedruckt und erlangten in der Bundesrepublik weite Verbreitung. Es kann also davon ausgegangen werden, dass ein
beachtlicher Teil der Bundesbürger sie gelesen hatte oder Inhalte zumindest
kannte. Des Weiteren wurden sie vom wichtigsten Anbieter innerhalb der
BRD auf dem Sektor der Prävention und Gesundheitsförderung herausgegeben.[223] Somit besteht durch die Analyse die Möglichkeit zu zeigen, welche
Bedeutung geschlechterspezifische Präventionskonzepte auf höchster bundes-

---

219 Die Materialien konnten im BZgA-eigenen Printmedienarchiv eingesehen werden. Das
   Archiv befindet sich jedoch noch im Aufbau, sodass eine vollständige Überlieferung
   momentan nicht gegeben ist.

220 Vgl. Uta Schwarz: Helga (1967). West German Sex Education and the Cinema in the
   1960s. In: Lutz D. H. Sauerteig, Roger Davidson (Hg.): Shaping Sexual Knowledge. A
   Cultural History of Sex Education in Twentieth Century Europe. New York 2009,
   S. 197–213.

221 Gudrun Löhrer: Der Erstkontakt im gesundheitspolitischen Film: Anregungen zur
   Selbstführung. In: Walter Bruchhausen, Céline Kaiser (Hg.): Szenen des Erstkontakts
   zwischen Arzt und Patient. (= Medizin und Kulturwissenschaft; Bd. 7) Bonn 2012,
   S. 215–231.Ebenfalls mit den gesundheitspolitischen Strategien in Aufklärungsfilmen
   setzt sich Anita Gertiser auseinander. Anita Gertiser: Falsche Scham. Strategien der
   Überzeugung in Aufklärungsfilmen zur Bekämpfung der Geschlechtskrankheiten (1918–
   1935). (= Cadrage; Bd. 1) Göttingen 2015.

222 Susanne Roeßiger, Uta Schwarz (Hg.): Kamera! Licht! Aktion! Filme über Körper und
   Gesundheit 1915 bis 1990. Dresden 2011. Darüber hinaus: Iris Ritzmann: Instrumente
   der gesundheitlichen Prävention? Medizinische Aufklärungsfilme und ihre Botschaft in
   der Schweiz um 1950. In: Sylveyln Hähner-Rombach (Hg.): Geschichte der Prävention.
   Akteure, Praktiken, Instrumente. (= Medizin, Gesellschaft und Geschichte; Beiheft 54)
   Stuttgart 2015, S. 229–242.

223 Auch in anderen Ländern sind es meist staatliche Institutionen, die die wichtigsten Auftraggeber für Kampagnen im Gesundheitsbereich darstellen. Vgl. Heinz Bonfadelli:

deutscher Ebene einnahmen. Man kann zudem eine Vorbildwirkung der BZgA auf andere Präventionsanbieter unterstellen. Da in den Broschüren immer wieder, sei es implizit oder explizit, Rollenbilder von Weiblichkeit und Männlichkeit dargestellt wurden, trug die BZgA zur Verfestigung alter oder aber auch zur Implementierung neuer Leitbilder bei. Die Aufklärungspublikationen der BZgA sind in ihrer Konzeption und Anlage mit Werbung zu vergleichen. Auch sie haben zum Ziel, den Rezipienten von einer bestimmten Botschaft zu überzeugen. Werbung ist oftmals geprägt durch eine Synthese aus Altbekanntem und Innovation, und damit ist sie gut dazu geeignet, „bestehende Bilder von Männlichkeit und Weiblichkeit durch andere Bilder, d.h. durch Vorbilder zu ersetzen."[224] Dies bedeutet wiederum für die Analyse, davon ausgehen zu können, dass bestimmte Geschlechterrollen ganz bewusst eingesetzt worden sind.

Die Aufklärungsschriften der BZgA gelten als ein besonderer Quellentypus, weil sie durch die Kombination von Bild und Text auch zwei unterschiedliche methodische Zugänge notwendig machen. Da Bilder noch immer eine besondere Quellenart in der Geschichtswissenschaft ausmachen, soll an dieser Stelle kurz auf zentrale Aspekte dieser Gattung eingegangen werden. Die historische Analyse von Bildern bringt einige methodische Besonderheiten mit sich, zugleich lohnt eine Betrachtung, da Bilder, v.a. im 19. und 20. Jahrhundert, als Medium stark an Bedeutung gewannen und für die historischen Subjekte eine wichtige Einflussgröße darstellten:

> Die Relevanz der Bilder hängt medienbedingt zusammen mit ihrer besonderen Prägnanz und Anschaulichkeit. Historisch-funktional gesehen, sind Bilder kollektiv gebildete visuelle Stereotypen, die gesellschaftliche Wahrnehmung und Sinnbildung konkretisieren, die soziales Wissen, Dispositionen, Affekte und Erinnerungen fixieren und im kulturellen Gedächtnis speichern, und zwar nicht nur bündiger und sinnfälliger, sondern oft auch einprägsamer und wirkungsvoller, als Schrifttexte es vermögen.[225]

Auch im speziellen Kontext von Aufklärungsschriften sind Bilder unverzichtbar, da sie neben dem Text Überzeugungsarbeit und Meinungsbeeinflussung auf einer emotionaleren Ebene leisten können.[226] Damit lässt sich ebenfalls erklären, warum in der Gegenwart kein staatliches Ministerium, kein Unternehmen und kein Verband, will er bzw. es erfolgreich sein, auf Bilder als Propaganda- bzw. Werbeinstrumente verzichten kann.[227]

Die methodische Auseinandersetzung mit Bildern als historischen Quellen begann in Deutschland in den 1980er Jahren mit den Arbeiten von Rainer und Trude Wohlfeil zur frühneuzeitlichen Geschichte, die auf Erwin Panofskys in den 1930er bzw. 1950er Jahren entwickelter ikonologischen

---

Kommunikationskampagnen im Gesundheitsbereich. Grundlagen und Anwendungen. 2. völlig überarb. und erw. Aufl. Konstanz 2010, S. 40f.

224 Bründel, Hurrelmann: Konkurrenz (1999), S. 167.

225 Rolf Reichhard: Bild- und Mediengeschichte. In: Joachim Eibach (Hg.): Kompass der Geschichtswissenschaft. Ein Handbuch. Göttingen 2002, S. 219.

226 Vgl. Jens Jäger: Fotografie und Geschichte. (= Historische Einführungen; Bd. 7) Frankfurt a.M., New York 2009, S. 144.

227 Vgl. ebd.

Analysemethode basierten. Unter Mitwirkung von Brigitte Tolkemitt und Heike Talkenberger entwickelte sich daraus die Historische Bildkunde.[228] Sie erfreute sich in den Forschungen zur Frühen Neuzeit großer Beliebtheit, konnte sich aber in der Neuzeit und der Zeitgeschichte nicht durchsetzen:

> Auf Historiker der Zeit ab 1800 oder gar der Zeitgeschichte hatten diese Studien allerdings nur geringen Einfluss. Jene Forscher, die sich heute innerhalb der Neueren Geschichte mit visuellen Quellen beschäftigen, tun dies eher auf Anregungen aus den benachbarten Kultur- und Literaturwissenschaften, der Volkskunde, der Medien- und Filmwissenschaft hin und wenden sich explizit gegen den herrschenden Trend der Übermacht des Wortes [als Quelle der Geschichtsforschung, P. P.].[229]

Aus dieser Interdisziplinarität heraus entwickelte sich das Konzept der Visual History, welches 1991 erstmals von Gerhard Jagschitz in die deutschsprachige Diskussion eingeführt wurde[230] und von Gerhard Paul wie folgt definiert wird:

> Für alle jene Versuche, die unterschiedlichen Bildgattungen als Quellen und eigenständige Gegenstände in die historiografische Forschung einzubeziehen, Bilder sowohl als Abbildungen als auch als Bildakte zu behandeln, die Visualität von Geschichte wie die Historizität des Visuellen zu thematisieren und zu präsentieren, möchte ich den Sammelbegriff „Visual History" vorschlagen. Diese würde demnach sowohl die Historische Bildkunde wie die Historische Bildforschung, die historische (Bild-)Medienforschung wie die vielfältigen Ansätze zur Visualität der Geschichte umfassen.[231]

Dabei bezieht Paul den Begriff *Visual History* im Gegensatz zu Jagschitz nicht nur auf Fotografien, sondern auch auf andere Bildmedien, wie Plakate, Postkarten oder Karikaturen.[232] Heike Talkenberger verteidigt allerdings das Konzept der Historischen Bildkunde, indem sie es ganz allgemein als „methodisch fundierte Bildanalyse zur Erforschung historischer Fragestellungen"[233] definiert. Bezugnehmend auf Pauls Modell der Visual History meint Talkenberger weiter:

> Damit fokussiert er auf die Wahrnehmungs- und Rezeptionstheorie, umgreift allerdings keine wesentlich anderen Fragestellungen als diejenigen, die auch eine methodenreflektierte Historische Bildkunde stellt. Dementsprechend arbeiten die historischen Studien zu neuen Bildmedien nicht mit einem wesentlich anderen methodischen Instrumentarium als diejenigen, die sich mit dem herkömmlichen Bild als Quelle befassen.[234]

---

228 Vgl. Christine Brocks: Bildquellen der Neuzeit. Paderborn 2012, S. 9.
229 Brocks: Bildquellen (2012), S. 9. Derselben Meinung ist auch Gerhard Paul: Von der Historischen Bildkunde zur Visual History. Eine Einführung. In: Ders. (Hg.): Visual History. Ein Studienbuch. Göttingen 2006, S. 9.
230 Vgl. Paul: Von der Historischen Bildkunde (2006), S. 26.
231 Ebd., S. 25.
232 Vgl. ebd., S. 26.
233 Heike Talkenberger: Von der Illustration zur Interpretation: Das Bild als historische Quelle. Methodische Überlegungen zur Historischen Bildkunde. In: Zeitschrift für historische Forschung 21 (1994), S. 291.
234 Heike Talkenberger: Historische Erkenntnis durch Bilder. Zur Methode und Praxis der Historischen Bildforschung. In: Hans-Jürgen Goertz (Hg.): Geschichte. Ein Grundkurs. 3. revidierte u. erweit. Aufl. Hamburg 2007, S. 99.

Ob man nun dem älteren Konzept der Historischen Bildkunde oder dem jüngeren der Visual History folgt, ist wohl eher für die Theorie der Bildgeschichtsforschung von Bedeutung, weniger für die praktische Umsetzung. Ein Königsweg zur geschichtswissenschaftlichen Untersuchung von Bildern hat sich (noch) nicht etabliert. Dies soll allerdings nicht als Nachteil gewertet werden, denn erst der Methodenpluralismus ermöglicht es, bei unterschiedlichen Bildgattungen und Fragestellungen aus einer Vielzahl von möglichen Methoden diejenige auszuwählen, die für das eigene Projekt die versprechendsten Ergebnisse liefern kann. So verwies bereits Talkenberger auf die Notwendigkeit, verschiedene Methoden der Bildinterpretation flexibel einzusetzen, um überzeugende Ergebnisse liefern zu können.[235] Dieser Meinung schließt sich auch die übrige deutschsprachige Bildgeschichtsforschung an.[236]

Trotzdem ist es sinnvoll, sich der unterschiedlichen Methoden bewusst zu sein und sich ihrer je nach Fragestellung zu bedienen. Christine Brocks unterscheidet dafür drei mögliche Verständnisarten von Bildern. Ihr folgend, kann man Bilder als Beweise, als Handlungen und als Repräsentationen bzw. Konstruktionen begreifen. Wenn Bilder als Beweise gelten, geht man davon aus, dass Bilder Geschehenes belegen. Dieses Verständnis trifft v. a. auf Fotografien zu. Ein Bild als Handlung aufzufassen, bedeutet nach Brocks, nicht mehr das Bild selbst in den Mittelpunkt zu stellen, sondern vielmehr seine Wirkung.[237] Fragestellungen, die hierbei von Interesse sind, wären bspw.: Welche Reaktionen hat das Bild beim Betrachter ausgelöst? Oder auch: Wie wurde das Bild von einem zeitgenössischen Betrachter interpretiert? Die dritte Möglichkeit besteht darin, Bilder als Konstruktionen bzw. Repräsentationen wahrzunehmen. Diese Ansicht wendet sich gegen die Annahme, Bilder würden Geschehenes abbilden und somit etwas beweisen. Hier wird davon ausgegangen, dass Bilder nicht die Wirklichkeit darstellen, sondern diese erst konstruieren bzw. repräsentieren.[238] In der Analyse der Publikationen der BZgA soll dem letzteren Verständnis von Bildern gefolgt werden. Da die Untersuchung unter einer geschlechtergeschichtlichen Fragestellung erfolgt, rückt die Darstellung von Männern und Frauen, insbesondere die ihrer Körper, ins Zentrum des Interesses. Die ganz allgemeine Fragestellung, die an jedes Bild herangetragen wird, lautet dabei: Wie wurden Männer und Frauen dargestellt? Die Bilder in den

---

235 Vgl. ebd., S. 89.
236 Vgl. Brocks: Bildquellen (2012), S. 143 f.; Vgl. Paul: Von der Historischen Bildkunde (2006), S. 10; Vgl. Gerhard Paul: Die aktuelle Historische Bildforschung in Deutschland. Themen – Methoden – Probleme – Perspektiven. In: Jens Jäger, Martin Knauer (Hg.): Bilder als historische Quellen? Dimension der Debatten um historische Bildforschung. München 2009, S. 128. Will man die Theorien und Methoden der geschichtswissenschaftlichen Auseinandersetzung mit Bildern ganz unvoreingenommen und sachlich betrachten, so kann man der Ansicht Jägers folgen: „Grundsätzlich sind Bilder, gleich welcher Art, als Quellen nicht anders zu behandeln als Textquellen: Äußere und innere Quellenkritik bilden den Ausgangspunkt der Analyse." Jäger: Fotografie (2009), S. 79.
237 Vgl. Brocks: Bildquellen (2012), S. 11. Ebenso: Paul: Die aktuelle Historische Bildforschung (2009), S. 99 ff.
238 Vgl. Brocks: Bildquellen (2012), S. 10.

Publikationen der BZgA wurden nicht zufällig gewählt. Sie wurden für diese
Aufklärungsmaterialien bewusst gezeichnet bzw. fotografiert und im Anschluss
daran anhand bestimmter Gesichtspunkte ausgesucht. Hinter dem Abdruck
der Bilder stand also eine gewisse Intention – und zwar nicht nur die der
Zeichner bzw. Fotografen, sondern vorrangig die der Auftraggeber. Somit ist
davon auszugehen, dass diese Art von Bildern nicht die Wirklichkeit darstellten, sondern vielmehr als Konstruktionen eine bestimmte intendierte Wirklichkeit erst schufen. Daher geht es hier darum, „kollektive Deutungen und
Sinnzuschreibungen, Erfahrungsgehalte und Gewohnheiten zu entschlüs-
seln."[239]

Neben dem unterschiedlichen Verständnis von Bildern unterscheidet
Brocks drei methodische Zugänge zu ihnen. Der erste mögliche Zugang wird
von ihr *zeichentheoretische Motivanalyse* genannt und lehnt sich an die Rhetorik
der Sprache an. Bildrhetorische Figuren wie Metaphern, Metonymien oder
Synekdochen sollen identifiziert und interpretiert werden.[240] Auch der erste
Zugang von Jäger konzentriert sich auf Elemente des Bildinhaltes, weshalb er
von einer *realienkundlichen Betrachtung* spricht.[241] Der zweite Zugang von
Brocks und auch von Jäger, die *ikonografisch-ikonologische Motivanalyse*, wird von
Jäger auf ihre kunstgeschichtliche Herkunft zurückgeführt.[242] Leitidee hinter
diesem Ansatz ist es, den symbolischen Gehalt des Bildes zu identifizieren.[243]
Unter dem letzten Zugang, der bei Brocks *funktionalistische Motivanalyse* genannt wird, werden sowohl von Brocks als auch von Jäger neuere kulturge-
schichtliche Ansätze subsumiert. Der darin einbezogene diskursanalytische
Ansatz ist auch für die geschlechterspezifische Analyse der von der BZgA
publizierten Bilder vielversprechend, da das vordergründige Ziel darin besteht, Rollenbilder und für den Untersuchungszeitraum typische geschlechterspezifische Wertvorstellungen zu ermitteln. Beim diskursanalytischen Ansatz
muss man sich die in diesem Zusammenhang von Jäger hervorgehobene
funktionalistische Bedeutung von Bildern bewusst machen. Mit den Bildern

> werden auch gesellschaftliche Normen vermittelt und, wichtiger noch, visualisiert. In ih-
> nen manifestiert sich, was in einer Gesellschaft als abbildungswürdig, als normal und
> abweichend, als schön oder hässlich angesehen wird. Bilder sind daher immer auch Be-
> standteil der Meinungsbildung und -beeinflussung; das ist am offensichtlichsten bei ihrer
> journalistischen und propagandistischen Anwendung.[244]

Brocks gibt hierbei die allgemeine Leitfrage vor, die sich auch für die vorliegende Untersuchung eignet: „In welcher Weise reproduzieren Bilder gesellschaftliche Diskurse, wie beeinflussen oder generieren sie diese?"[245] Um diese
übergeordnete Frage adäquat beantworten zu können, ist es notwendig, die

---

239  Vgl. ebd.
240  Vgl. ebd., S. 21.
241  Vgl. Jäger: Fotografie (2009), S. 78.
242  Vgl. ebd.
243  Vgl. Brocks: Bildquellen (2012), S. 21. Und: Jäger: Fotografie (2009), S. 78.
244  Ebd., S. 14 f.
245  Brocks: Bildquellen (2012), S. 21.

Bilder aus einer bestimmten Perspektive zu analysieren. So muss stets die Frage „Was war gesellschaftlich abbild- bzw. fotografierbar und was nicht?" beantwortet werden. Wendet man diesen Ansatz speziell auf das vorliegende Quellenkorpus und das geschlechtergeschichtliche Erkenntnisinteresse an, ergeben sich konkrete Fragen wie: In welchen gesellschaftlichen Situationen wurden Männer bzw. Frauen dargestellt? Gab es bestimmte Situationen, in denen nur Frauen oder nur Männer abgebildet wurden? Wurden mehr Männer oder mehr Frauen abgebildet? Gleichzeitig wird auch ein rezeptionsästhetischer Ansatz verfolgt, da zwangsläufig die Frage beantwortet werden muss, für welche Zielgruppen die Bilder für die Publikationen ausgewählt wurden, und welche Reaktions- und Handlungsweisen sie hervorrufen sollten. Ein weiterer Vorteil in diesen Ansätzen liegt darin, die Bilder nicht lediglich als passive Objekte der Betrachtung zu verstehen, sondern als Akteure kultureller und sozialer Wirklichkeiten. Das, was sie abbilden, stellen sie gleichzeitig auch mit her.[246]

Bei so viel bildgeschichtlicher Theorie darf man nicht vergessen, dem Text in den Publikationen der BZgA eine ebenso wichtige Rolle wie den Bildern zuzuschreiben. Er kann entweder für sich allein stehen und Bedeutung tragen oder aber die Bilder kommentieren und erklären. Dies ist bei der wechselseitigen Interpretation von Bild und Text stets zu berücksichtigen.[247] Um die geschlechterspezifische Ausrichtung der Aufklärungspublikationen richtig einordnen zu können, soll daher konkret danach gefragt werden, welches Geschlecht sie ansprachen bzw. an welche Zielgruppe sie sich richteten. Da in einer historischen Analyse jedoch nicht vom heutigen Wissen über die hohe Bedeutung von Zielgruppen in der Kampagnenforschung[248] ausgegangen werden darf, soll nicht nur die Ebene der expliziten, sondern auch die der impliziten geschlechterspezifischen Ansprache berücksichtigt werden.

*Quellen auf Landes- und Kommunalebene*

Als einen zweiten Akteur auf dem Gebiet der Prävention kann man in der BRD das Bundesland oder auch die Kommune ausmachen. Aufgrund des Bedeutungsverlustes des Öffentlichen Gesundheitsdienstes (ÖGD) in der BRD sind die Gesundheitsämter in den Kommunen selbst meist nur noch koordinativ auf dem Feld der Prävention tätig. Daher wurden für diese Arbeit die Quellen zur Landes- und Kommunalebene zusammengefasst.

Da aus forschungspragmatischen Gründen nicht die Tätigkeit aller Bundesländer untersucht werden kann, soll exemplarisch die Präventionspolitik zweier Länder näher betrachtet werden. Hierbei sollte es sich idealerweise um einen Flächenstaat und einen Stadtstaat handeln, um Unterschiede und Gemeinsamkeiten feststellen zu können. Für die Analyse der Präventionstätigkeit

---

246 Vgl. Hofer, Sauerteig: Perspektiven (2007), S. 129 f.
247 Vgl. Jäger: Fotografie (2009), S. 97.
248 Vgl. Bonfadelli: Kommunikationskampagnen (2010), S. 27.

des Stadtstaates kamen sowohl Hamburg als auch Bremen in Betracht.[249] Bei einer Vorabrecherche im Staatsarchiv Bremen konnte nahezu keine verwertbare Quellenüberlieferung ausfindig gemacht werden. Bedingt durch seine geringe Größe wurde in Bremen nur sehr wenig an eigenständiger Präventionspolitik betrieben. Da eine weitere Archivrecherche in der Freien und Hansestadt Hamburg erfolgversprechender verlief, wurde Hamburg als erstes Untersuchungsbundesland ausgewählt. Hamburg bietet des Weiteren den Vorteil, dass es sowohl als Bundesland als auch als Kommune verstanden werden kann und somit der gemeinsamen Betrachtung dieser Ebenen entgegenkommt.

Die ausgewerteten Quellen gehören demselben Quellengenre an wie die Quellen, die auf Bundesebene ausgewertet wurden. Zum einen sind dies interne Akten der Gesundheitsbehörde der Freien und Hansestadt Hamburg und zum anderen Aufklärungspublikationen, die von der Gesundheitsbehörde herausgegeben wurden. Ein anderes Quellenkorpus stellen die Arbeitspläne bzw. Vorlesungsverzeichnisse der Hamburger Volkshochschule dar.

Volkshochschulen (VHS) verstanden es, ab den 1950er Jahren neue Angebotsformen in der Gesundheitsaufklärung zu entwickeln.[250] Seitdem zählen sie zu den wichtigsten kommunalen Anbietern von Gesundheitskursen, v. a. für die Bereiche Bewegung, Entspannung, Ernährung und Rauchentwöhnung.[251] Die bereits 1919 gegründete Hamburger Volkshochschule zählt heute mit ca. 7.000 Kursen pro Jahr zu den wichtigsten Weiterbildungsanbietern in Hamburg. Damit nimmt sie im Bereich der Gesundheitsbildung einen bedeutenden Platz innerhalb der Anbieter in der Hansestadt ein. Die Auswertung der Vorlesungsverzeichnisse ermöglicht die Beantwortung vieler Fragen: Welche Bedeutung hatte der Bereich Gesundheit innerhalb der Volkshochschule? Zu welchen Bereichen der Prävention wurden besonders viele Kurse angeboten? Richteten sich die Kurse eher an Frauen oder eher an Männer? Welches Geschlecht hatten die Kursleiter? Durch das Hinzuziehen von Teilnehmerstatistiken können zudem Aussagen über die Inanspruchnahme der Gesundheitskurse der VHS Hamburg gemacht werden. Trotzdem müssen die Schlussfolgerungen über die Angebotsstruktur mit Vorsicht genossen werden, da über die genauen Inhalte und die Art und Weise der Durchführung der Kurse keine Informationen vorliegen.[252] Durch den Vergleich mit einer Aus-

---

249 (West)Berlin kam aufgrund seiner gesonderten Stellung in der bundesdeutschen Geschichte nicht in Frage.

250 Vgl. Forschungsverbund Laienpotential, Patientenaktivierung und Gesundheitsselbsthilfe: Netzwerkförderung in der Gemeinde am Beispiel der Gesundheitsvorsorge. In: Alfons Labisch (Hg.): Kommunale Gesundheitsförderung – aktuelle Entwicklungen, Konzepte, Perspektiven – Eine Aufsatzsammlung. (= Deutsche Zentrale für Volksgesundheitspflege e. V. Schriftenreihe; Bd. 52) Frankfurt a. M. 1989, S. 93.

251 Vgl. Faltermaier: Gesundheitsbildung (2003), S. 517f.

252 Vgl. Ursula Wohlfahrt: Geschlechtsspezifisch orientierte Gesundheitsbildung? Ergebnisse einer Programmanalyse. In: GesundheitsAkademie, Landesinstitut für Schule und Weiterbildung NRW (Hg.): Die Gesundheit der Männer ist das Glück der Frauen? Chancen und Grenzen geschlechtsspezifischer Gesundheitsarbeit. Frankfurt a. M. 1998, S. 128.

wertung der Gesundheitskurse einer baden-württembergischen Kleinstadt können Aussagen über regionale Unterschiede getroffen werden.[253]

Auch die Wahl des Flächenlandes ergab sich aus der Überlieferungssituation. Aufgrund der Größe, der geographischen Lage und der geschlechterspezifischen Präventionspolitik der letzten Jahre wurde die Analyse der Präventionstätigkeit des Landes Nordrhein-Westfalen favorisiert; bspw. stammt der erste geschlechterspezifische Gesundheitsbericht auf Landesebene von dort.[254] Die Recherche im Landesarchiv in Düsseldorf brachte allerdings große Komplikationen mit sich, sodass davon wieder Abstand genommen wurde.[255] Aufgrund der geographischen Nähe zu den skandinavischen Ländern, die in Europa auf dem Feld der geschlechterspezifischen Prävention eine Vorreiterrolle einnehmen, wurde nach einer weiteren Archivrecherche Schleswig-Holstein als zu untersuchendes Flächenland ausgewählt. So sind in Schweden bspw. die Männer bereits seit den 1980er Jahren als Gruppe in die Gleichstellungspolitik des Landes einbezogen.[256] Und auch im Bereich des Gender Mainstreaming sind die skandinavischen Länder führend: In Schweden wurde bereits 1994, in Norwegen 1996 und in Finnland 1998 mit der Implementation von Gender Mainstreaming begonnen.[257] Anfragen an weitere Bundesländer zeigten, dass in den Landesbehörden geschlechterspezifische Präventionspolitik, wenn überhaupt, ein sehr randständiges Thema war und dazu nur selten Akten archiviert wurden. Als Quellenbasis fungieren auch hier v. a. Aktenmaterial der für den Bereich Gesundheit zuständigen Behörde (aktuell: Ministerium für Soziales, Gesundheit, Wissenschaft und Gleichstellung) und deren herausgegebene Aufklärungspublikationen. Doch trotz dieser Nähe zu den skandinavischen Ländern würde es zu weit führen, von einer Sonderstellung Schleswig-Holsteins zu sprechen, sodass dieses Bundesland trotzdem noch exemplarisch für die Präventionstätigkeit eines Bundeslandes in der BRD gesehen werden kann.

---

253  Moses hat die Arbeitspläne der Volkshochschule Aachen im Hinblick auf deren geschlechterspezifische Ansprachen analysiert. Moses: Prävention (2011).

254  Doris Bardehle: Der erste geschlechtsspezifische Gesundheitsbericht auf Länderebene. Gesundheit von Frauen und Männern in Nordrhein-Westfalen. In: Thomas Altgeld (Hg.): Männergesundheit. Neue Herausforderungen für Gesundheitsförderung und Prävention. Weinheim, München 2004, S. 85–104.

255  Da das Landesarchiv Nordrhein-Westfalen vermehrt große Bandfolgen bildet, unterliegt ein Großteil der für dieses Forschungsvorhaben relevanten Quellenbestände der Schutzfrist. Erschwerend kommt hinzu, dass bei vielen Beständen nicht nur der gesamte Bestand, sondern auch das dazugehörige Findbuch gesperrt ist, sodass es ohne großen Aufwand (Ausnahmegenehmigungen) nicht einmal möglich ist, zu beurteilen, welche Akten sich überhaupt in den Beständen befinden.

256  Vgl. Peter Döge: Abschied vom starken Mann. Gender Mainstreaming als Beitrag zur Männergesundheit. In: Thomas Altgeld (Hg.): Männergesundheit. Neue Herausforderungen für Gesundheitsförderung und Prävention. Weinheim, München 2004, S. 233–242.

257  Vgl. ebd., S. 234.

*Quellen auf privatwirtschaftlicher und medizinischer Ebene*

Ein weiterer zu untersuchender Akteur ist die privatwirtschaftliche Gesund-
heitsbranche. Stellvertretend für diesen großen und nur schwer zu überbli-
ckenden Bereich wird die Zeitschrift *Apotheken-Umschau* analysiert. Sie ist ein
populärwissenschaftliches Magazin, welches kostenlos in der Apotheke aus-
liegt und sich an den in Gesundheitsfragen interessierten Laien richtet. Zwar
hat die Geschichtswissenschaft bereits seit einiger Zeit populäre Zeitschriften
als Quelle entdeckt, im Bereich der Medizingeschichte wurden diese bis jetzt
aber nur selten herangezogen.[258]

Die *Apotheken-Umschau* erschien erstmalig 1956 im Wort & Bild Verlag in
einer Auflage von 50.000 Exemplaren je Ausgabe und entwickelte sich seitdem schnell zu einem wichtigen Medium in Gesundheitsfragen für die Bundesbürger.[259] Die Auflage konnte bereits bis 1972/1973 auf über 500.000
Stück gesteigert werden. Heute beträgt sie über 21 Millionen, damit ist die
*Apotheken-Umschau*, hinter der ADAC *motorwelt*, die Zeitschrift mit der zweit-
höchsten Auflage in Deutschland.[260] Die Inhalte, die sich in der *Apotheken-
Umschau* auf Prävention und Gesundheitsförderung beziehen, wurden sowohl
quantitativ als auch qualitativ im Fünfjahres-Rhythmus hinsichtlich der geschlechterspezifischen Fragestellung ausgewertet. Dabei war von besonderem
Interesse, ob sich die Artikel vorrangig an Männer oder an Frauen richteten,
und mit welchen Themen sie das taten.

Einen weiteren wichtigen Akteur auf dem Feld der Prävention stellt das
medizinische Fachpersonal dar, da von ihm neue wissenschaftliche Konzepte
entwickelt und diskutiert werden. Damit trägt es zu einem großen Teil dazu
bei, geschlechterspezifische Präventionskonzepte zu implementieren, zu mo-
difizieren oder auch zu verwerfen. Um diesen Akteur quellenmäßig zu fassen,
werden die zwei wichtigsten *Public Health*-Zeitschriften in Deutschland im
Fünfjahres-Rhythmus analysiert.[261]

---

258 Vgl. Lutz Sauerteig: Die Herstellung des sexuellen und erotischen Körpers in der west-
    deutschen Jugendzeitschrift BRAVO in den 1960er und 1970er Jahren. In: Medizinhisto-
    risches Journal 42 H. 2 (2007), S. 145.
259 Vgl. Roland Schulz: Die Packungsbeilage. Man nimmt sie mit, weil sie umsonst ist, aber
    21 Millionen lesen sie auch: Hinter der *Apotheken Umschau* steckt das geniale Geschäfts-
    modell eines 92-jährigen Verlegers. In: Süddeutsche Zeitung Magazin. Und jetzt ausat-
    men! Ein Gesundheitsheft 26 (2012), S. 12.
260 Vgl. ebd.
261 Die Hauptfunktion von Wissenschaftszeitschriften liegt in der Vermittlung und weiteren
    Entwicklung von Wissenschaft. Vgl. Sigrid Stöckel: Verwissenschaftlichung der Gesell-
    schaft – Vergesellschaftung der Wissenschaft. In: Wiebke Lisner, Gerlind Rüve, Sigrid
    Stöckel (Hg.): Das Medium Wissenschaftszeitschrift seit dem 19. Jahrhundert. Verwissen-
    schaftlichung der Gesellschaft – Vergesellschaftung von Wissenschaft (= Wissenschaft,
    Politik und Gesellschaft; Bd. 5). Stuttgart 2009, S. 9. Stöckel zufolge führe diese Form der
    wissenschaftlichen Kommunikation zum einen zu einer „Verwissenschaftlichung der Ge-
    sellschaft" und zum anderen zur einer „Vergesellschaftung von Wissenschaft". Ebd. Sie
    lehnt sich damit an Lutz Raphael an, der den Prozess der Etablierung von Experten im
    Alltag mit „Verwissenschaftlichung des Sozialen" ausführlich beschrieben hat. Vgl. Lutz

Das *Bundesgesundheitsblatt* erschien erstmalig 1958 in der Nachfolge des bis 1945 erschienen Reichsgesundheitsblattes im Kölner Carl Heymanns Verlag und zählt seitdem zu den bedeutendsten *Public Health*-Zeitschriften in Deutschland. Bei der Auswertung von Fachzeitschriften weist Stöckel zu Recht auf die methodischen Grenzen hin, die auch für diese Untersuchung gelten:

> Dabei ist zu bedenken, dass die Kommunikation in Zeitschriften nur einen Teilbereich des Fach- und Professionsdiskurses darstellt. Zeitschriften bieten kein vollständiges „Abbild" der Realität, da wichtige Ereignisse unter Umständen gar nicht thematisiert werden. Gegenstand der Untersuchung kann daher nur sein, welche Bereiche, Konzepte und Begrifflichkeiten einem wachsenden Fachpublikum aus Wissenschaftlern und Praktikern präsentiert wurden.[262]

Dies gilt in gleicher Weise für die zweite ausgewertete *Public Health*-Zeitschrift: *Das öffentliche Gesundheitswesen.*

Im Jahr 1967 erschien erstmals *Das öffentliche Gesundheitswesen: Monatsschrift für Präventivmedizin und Rehabilitation, für Sozialhygiene und öffentlichen Gesundheitsdienst* als eine weitere *Public Health*-Zeitschrift in der BRD, deren Vorgeschichte bis in das Jahr 1888 zurückreicht. Unter dem Namen *Der öffentliche Gesundheitsdienst* erschien 1935/1936 eine Zeitschrift des Reichsausschusses für Volksgesundheit e. V., der Staatsmedizinischen Akademie Berlin und der Wissenschaftlichen Gesellschaft der deutschen Ärzte des öffentlichen Gesundheitsdienstes im Georg Thieme Verlag in Leipzig. Diese Zeitschrift galt als Nachfolgerin der 1888 in Fischers Medizinischer Buchhandlung verlegten „Zeitschrift für Medicinalbeamte", die 1934 durch die Auflösung des Deutschen Medizinalbeamtenvereins ihre Trägerschaft verloren hatte.[263] Ab dem Jahr 1992 erscheint die Zeitschrift unter dem Namen *Das Gesundheitswesen: Sozialmedizin, Gesundheits-System-Forschung, medizinischer Dienst, public health, öffentlicher Gesundheitsdienst, Versorgungsforschung.* Kurzzeitig hieß der Zusatz: *Sozialmedizin, Gesundheits-System-Forschung, public health, öffentlicher Gesundheitsdienst, medizinischer Dienst.* Die Zeitschrift öffnete sich also durch einen weiter gefassten Namen zusätzlichen Themenfeldern.[264]

Raphael: Die Verwissenschaftlichung des Sozialen als methodische und konzeptionelle Herausforderung für eine Sozialgeschichte des 20. Jahrhunderts. In: Geschichte und Gesellschaft 22 (1996), S. 165–193.

262 Sigrid Stöckel: Sozialmedizin im Spiegel ihrer Zeitschriftendiskurse. Von der Monatsschrift für soziale Medizin bis zum Öffentlichen Gesundheitsdienst. In: Udo Schagen, Sabine Schleiermacher (Hg.): 100 Jahre Sozialhygiene, Sozialmedizin und Public Health in Deutschland. CD-Rom. Berlin 2005, S. 1–35.

263 Vgl. Johannes G. Gostomzyk: Die Geschichte der Zeitschrift „Das Gesundheitswesen" (1888–2000). In: Udo Schagen, Sabine Schleiermacher (Hg.): 100 Jahre Sozialhygiene, Sozialmedizin und Public Health in Deutschland. CD-Rom. Berlin 2005, S. 1.

264 Vgl. ebd., S. 2.

*Quellen auf Individualebene*

Die historische Analyse von Präventionsangeboten hinsichtlich sehr unterschiedlicher Fragestellungen erweist sich ungleich einfacher als die Untersuchung der Inanspruchnahme dieser Angebote. Der Hauptgrund dafür liegt in der schwierigen Quellenlage. Zwar wird heute insbesondere die Nutzung staatlicher oder staatlich-reglementierter Präventionsleistungen wie bspw. Krebsvorsorgeuntersuchungen statistisch erfasst, doch geschieht dies erst seit einigen Jahren. Erschwerend kommt hinzu, dass nicht alle für eine spezifische Fragestellung erforderlichen Variablen von Beginn an in den Statistiken ermittelt oder festgehalten wurden. Des Weiteren halten Statistiken, ihrer Anlage, bedingt lediglich die quantitative Nutzung fest, sie erlauben aber keinerlei Aussage über die Gründe der Inanspruchnahme. Da hier jedoch Fragen nach den Ursachen der Nutzung bzw. Nichtnutzung von Präventionsangeboten, der allgemeinen Bedeutung von Prävention für die eigene Person und dem Selbstverständnis von Gesundheit im Zentrum des Interesses stehen, können Statistiken nur bedingt weiterhelfen.

Selbstzeugnisse bzw. Ego-Dokumente bilden aufgrund der Möglichkeit des direkten Zugriffs auf individuelles Denken eine hervorragende Quellenbasis für derartige Fragestellungen.[265] Unter Ego-Dokumenten können nach Winfried Schulze „alle jene Quellen verstanden werden, in denen ein Mensch Auskunft über sich selbst gibt, unabhängig davon, ob dies freiwillig [...] oder durch andere Umstände bedingt geschieht."[266] Ego-Dokumente ermöglichen den Zugang zur Sicht der Betroffenen. Gemäß Schulzes Definition rechtfertigen sie Verhalten, geben Auskunft über Ängste, legen Wissensbestände offen, zeigen Wertvorstellungen auf und weisen auf Lebenserfahrungen und Lebenserwartungen hin.[267] Tagebücher, Autobiographien und Briefe zählen zu den klassischen Formen von Selbstzeugnissen. Auch wenn diese für den Untersuchungsgegenstand hervorragend geeignet wären, kann nur mit den Quellen gearbeitet werden, die zur Verfügung stehen. Die Nutzung von Präventionsangeboten gehörte im Allgemeinen zum alltäglichen Leben der Menschen und stellte daher in der Regel keinen besonderen Schreibanlass dar. So lassen sich weder in Briefen noch in Autobiographien oder Tagebüchern nennenswerte

---

265 Die historische Forschung unterscheidet zwischen Selbstzeugnissen und Ego-Dokumenten. Während Selbstzeugnisse vom untersuchten historischen Subjekt verfasst worden sind, muss das bei Ego-Dokumenten nicht zwingend der Fall sein. Ego-Dokumente enthalten „Aussagen oder Aussagepartikel [...], die – wenn auch in rudimentärer und verdeckter Form – über die freiwillige oder erzwungene Selbstwahrnehmung eines Menschen in seiner Familie, seiner Gemeinde, seinem Land oder seiner sozialen Schicht Auskunft geben oder sein Verhältnis zu diesen Systemen und deren Veränderungen reflektieren." Winfried Schulze: Ego-Dokumente: Annäherung an den Menschen in der Geschichte? Vorüberlegungen für die Tagung „EGO-DOKUMENTE". In: Ders. (Hg.): Ego-Dokumente. Annäherung an den Menschen in der Geschichte. (= Selbstzeugnisse der Neuzeit; Bd. 2) Berlin 1996, S. 28.

266 Ebd., S. 21.

267 Vgl. ebd., S. 28.

Aussagen von Menschen über die Bedeutung von Prävention oder die Nutzung von Präventionsangeboten finden.[268]

Zu den wenigen zur Verfügung stehenden Quellen, die der Gattung der Ego-Dokumente zuzurechnen sind, gehören Eingaben von Privatpersonen. Da sowohl in den Rechts- als auch in anderen Wissenschaften die Begriffe Eingabe und Petition simultan verwendet werden, sollen hier die begrifflichen Unterschiede kurz geklärt werden. Sowohl unter Eingabe als auch unter Petition versteht man eine Bittschrift bzw. ein Gesuch an eine offizielle Stelle.[269] Diese Bittschriften existieren schon seit Jahrhunderten und stehen in der Tradition der Suppliken aus dem Mittelalter und der Frühen Neuzeit.[270] Auch wenn sie bis dahin immer wieder einen unterschiedlichen Rechtsstatus aufwiesen, bestand die primäre Funktion in der Einforderung verschiedenster Leistungen oder Formen von Gerechtigkeit.[271] Bei der Gestaltung des Grundgesetzes wurde 1949 das sogenannte Petitionsrecht zusammen mit dem Recht der formlosen Beschwerde (Artikel 17) festgeschrieben.[272] Der Deutsche Bundestag hat dafür einen Petitionsausschuss eingerichtet.[273] Folgt man den Grundsätzen des Petitionsausschusses über die Behandlung von Bitten und Beschwerden (Verfahrensgrundsätze),[274] dann sind Petitionen Eingaben, „mit denen Bitten oder Beschwerden in eigener Sache, für andere oder im allgemeinen Interesse vorgetragen werden."[275] Dagegen werden „sonstige Eingaben" abgegrenzt: „Keine Petitionen sind Auskunftsersuchen sowie bloße Mitteilungen, Belehrungen, Vorwürfe, Anerkennungen oder sonstige Meinungsäußerungen ohne materielles Verlangen."[276] Der Deutsche Bundestag versteht also unter Petitionen eine Sonderform von Eingaben. Auf Länderebene wird diese Trennung allerdings in der Regel nicht gemacht. So existiert bspw. in der Freien und Hansestadt Hamburg und in Schleswig-Holstein ein Einga-

---

268 Eine Anfrage an das deutsche Tagebucharchiv in Emmendingen zeigte zwar, dass Gesundheit durchaus ein wichtiges Thema für die Schreibenden darstellte, die konkrete Inanspruchnahme von Präventionsleistungen jedoch kaum ein Anlass zum Aufschreiben war.

269 Vgl. Johann Heinrich Kumpf: Petition. In: Albrecht Cordes (Hg.): Handwörterbuch zur deutschen Rechtsgeschichte. Berlin 1984, Sp. 1639–1640.

270 Bspw. Birgit Rehse: Die Supplikations- und Gnadenpraxis in Brandenburg-Preußen. Eine Untersuchung am Beispiel der Kurmark unter Friedrich Wilhelm II. (1786–1797). (= Quellen und Forschungen zur brandenburgischen und preußischen Geschichte; Bd. 35) Berlin 2008.

271 Vgl. Sylvelyn Hähner-Rombach: Gesundheit und Krankheit im Spiegel von Petitionen an den Landtag von Baden-Württemberg 1946 bis 1980. (= Medizin, Gesellschaft und Geschichte; Beiheft 40) Stuttgart 2011, S. 10.

272 Vgl. Kumpf: Petition (1984), Sp. 1644.

273 Dazu heißt es im Grundgesetz Art. 45c (1): Der Bundestag bestellt einen Petitionsausschuss, dem die Behandlung der nach Artikel 17 an den Bundestag gerichteten Bitten und Beschwerden obliegt.

274 Einsehbar unter: http://www.bundestag.de/bundestag/ausschuesse18/a02/grundsaetze/ verfahrensgrundsaetze.html (letzter Zugriff: 28.02.2016).

275 Vgl. ebd.

276 Vgl. ebd.

benausschuss, in den Ländern Baden-Württemberg und Bayern hingegen ein
Petitionsausschuss. Folgt man ein Stück weit der Definition des Deutschen
Bundestages, so kann man, zumindest implizit, den Hauptunterschied zwischen Petition und Eingabe feststellen: Durch die gesetzlichen Regelungen ist
der Petitionsausschuss des Deutschen Bundestages[277] dazu verpflichtet, zu den
Petitionen Stellung zu nehmen, zu den „sonstigen Eingaben" jedoch nicht. Zu
den Eingaben, zu denen der Staat nicht zu einer Stellungnahme verpflichtet
ist, zählen auch die Schriftstücke, die sich nicht an den Bundestag, sondern an
einzelne Organe der Bundesregierung oder der Verwaltung richten. Die hier
analysierten Schreiben haben genau diese Form: Sie richteten sich vornehmlich an die verschiedenen Gesundheitsbehörden der Bundesrepublik und waren daher nicht beantwortungspflichtig. Deswegen werden diese Schriftstücke
im Folgenden nicht als Petitionen, sondern als Eingaben bezeichnet.

Fenske operiert in ihrer Studie zur Abgrenzung zum Petitionsbegriff mit
dem Terminus des Bürgerbriefes. Ihre Unterscheidung beruht allerdings nicht
auf dem rechtlichen Status des Schriftstückes, sondern auf dem Empfänger:
Als Petitionen bezeichnet sie alle Schriftstücke, die an staatliche Institutionen
adressiert sind, als Bürgerbriefe dagegen diejenigen Briefe, die an funktions-
tragende Politiker als Personen gerichtet sind.

Die Eingaben haben als Quellen mehrere Vorteile. Aufgrund ihres Status
als Selbstzeugnisse erfährt man relativ direkt von den Autoren bspw. etwas
über soziale Praktiken oder auch die Bedeutung unterschiedlicher Alltagsdis-
kurse. *Relativ* deshalb, weil zwischen dem Geschriebenen und der eigentlichen Handlung immer Differenzen liegen, die der Historiker nicht aufzudecken vermag. Alltagspraktiken bleiben für ihn letztendlich unsichtbar.[278] Auch
wenn Hämmerle und Saurer zutreffend literaturwissenschaftlich begründen,
Briefe müssten als fiktionale Texte verstanden werden[279], kann doch angenommen werden, dass der Konstruktionsgehalt von Eingaben kleiner als von
anderen Briefen ist: Behauptete Fakten können von den Empfängern überprüft werden. Im Gegensatz zu anderen Selbstzeugnissen, wie etwa Autobiographien, entstehen die Eingaben in relativer zeitlicher Nähe zu dem Ereignis, welches sie beschreiben. Eine den Inhalt verzerrende retroperspektive
Bearbeitung liegt also nicht vor.[280] Wie in anderen Selbstzeugnissen wird auch

---

277  Auf Länderebene gelten unterschiedliche Regelungen.

278  Faltermaier verweist bspw. darauf, dass Menschen oftmals angeben, dass Gesundheit für
     sie eine sehr wichtige Rolle im Leben spiele, ihr konkretes Gesundheitshandeln jedoch
     zeige, dass Gesundheit für sie weit weniger wichtig ist. Vgl. Toni Faltermaier: Gesundheit
     im Alltag. Laienkompetenz in Gesundheitshandeln und Gesundheitsförderung. Wein-
     heim, München 1998, S. 118.

279  Vgl. Christa Hämmerle, Edith Saurer: Frauenbriefe – Männerbriefe? Überlegungen zu
     einer Briefgeschichte jenseits von Geschlechterdichotomien. In: Dies. (Hg.): Briefkultu-
     ren und ihr Geschlecht. Zur Geschichte der privaten Korrespondenz vom 16. Jahrhun-
     dert bis heute. (= L'Homme-Schriften; Bd. 7) Wien, Köln u. a. 2003, S. 19.

280  Florian Bruns: Krankheit, Konflikte und Versorgungsmängel: Patienten und ihre Einga-
     ben im letzten Jahrzehnt der DDR. In: Medizinhistorisches Journal 47 H. 4 (2012),
     S. 341.

in den Eingaben vom Autor das eigene Ich konstruiert, was allerdings in den Eingaben weit weniger Bedeutung hat als in Autobiographien oder Memoiren, da der vordergründige Schreibanlass ein anderer ist.[281] Auch das Schreiben an sich hat aus kulturanthropologischer Perspektive eine zentrale Bedeutung für die Darstellung der eigenen Person: „Das Schreiben eines Briefes ist dabei in besonderem Maße durch die Konzentration, mitunter sogar durch eine regelrechte Fixierung auf das eigene Selbst und die eigenen Bedürfnisse gekennzeichnet."[282] Die Darstellung des eigenen Ichs im Zusammenhang mit der Schilderung des Sachproblems lässt eine „breite Palette zutiefst menschlicher Sorgen und Nöte, Kümmernisse und Belastungen, Wünsche und Anliegen" in den Eingaben erkennen.[283] Durch die Darlegung des vermeintlichen Problems kann oftmals der soziale bzw. politische Kontext im Hintergrund näher beleuchtet werden.[284]

Doch die Eingaben haben auch Fallstricke, mit denen heuristisch reflektiert umgegangen werden muss. Jede Eingabe wurde nicht nur aus einem bestimmten Anlass heraus verfasst, sie sollte für den Absender einen bestimmten Zweck erfüllen. Zur Erreichung dieses Zweckes war es notwendig, die eigene Argumentationsstruktur überzeugend aufzubauen. Fenske spricht diesbezüglich sogar von einer überzeugenden Erzählung.[285] In diesem Zusammenhang ist es durchaus wahrscheinlich, dass bestimmte Fakten vom Absender selektiert und/oder auch verzerrt dargestellt worden sind. Dies kann nicht nur für die Ausführungen zum Sachproblem, sondern ebenfalls für die Konstruktion der eigenen Person gelten. Hier geht es schließlich darum, sich selbst positiv darzustellen und in ein gutes Licht zu rücken, damit das eigene Anliegen möglichst erfüllt wird.[286] Bruns hält zusammenfassend fest: „Auch Eingaben sind letztlich funktionale Schriftstücke, die mit einer bestimmten Absicht geschrieben wurden."[287]

Welche Bedeutung haben die Eingaben in der politischen Kultur? Wie bereits angeführt, stehen die Eingaben in langer Tradition der Suppliken des Mittelalters und der Frühen Neuzeit. Seitdem wurde von Seiten der Bürger immer wieder an die Machthabenden geschrieben. Damit hat es sich als poli-

---

281 Ebd., S. 341.

282 Michaela Fenske: Demokratie erschreiben. Bürgerbriefe und Petitionen als Medien politischer Kultur 1950–1974. Frankfurt a. M., New York 2013, S. 35.

283 Steffen H. Elsner: „Eingabewesen" in Schleswig-Holstein – Rechtsgrundlage, Reform, Organisation und Praxis –. In: Reinhard Bockhofer (Hg.): Mit Petitionen Politik verändern. Baden-Baden 1999, S. 245.

284 Vgl. Bruns: Krankheit (2012), S. 341.

285 Vgl. Fenske: Demokratie (2013), S. 35.

286 Zumindest politisch gesehen war dies in der DDR wohl weit wichtiger als in der BRD: „Gezielte Verweise auf die ‚richtige' Biographie gehörten in vielen Eingaben zu den wiederkehrenden Stilmitteln, die dem formulierten Anliegen zum Erfolg verhelfen sollten." Bruns: Krankheit (2012), S. 347. Ebenso: Paul Betts: Die Politik des Privaten. Eingaben in der DDR. In: Daniela Fulda, Dagmar Herzog, Stefan-Ludwig Hoffmann, Till von Rahden (Hg.): Demokratie im Schatten der Gewalt. Geschichten des Privaten im Nachkrieg. Göttingen 2010, S. 304.

287 Bruns: Krankheit (2012), S. 341.

tisches Instrument etabliert.[288] Besonders wichtig erscheint das Medium der
Eingabe für die Bevölkerung in denjenigen politischen Kulturen, in denen die
Bürger nur wenige politische Mitspracherechte hatten.[289] Fenske bezieht diese
Aussage zwar auf die Frühe Neuzeit, allerdings kann diese ebenso auf die Zeitgeschichte angewendet werden. So hatten Eingaben in der DDR eine weitaus
höhere Bedeutung als in der Bundesrepublik: „Schätzungen zufolge sind allein
im letzten Jahrzehnt der DDR jährlich etwa 750.000 Eingaben an die unterschiedlichen Organe von Staat und Partei geschrieben worden, sodass von einer regelrechten Eingabenkultur gesprochen werden kann."[290] Auch wenn für
die BRD keine Vergleichszahlen vorliegen, ist nicht mit einer annähernd so
großen Bedeutung zu rechnen. Die Entwicklung dieser „Eingabenkultur" ist
auf die 1952 in der DDR abgeschaffte Verwaltungsgerichtsbarkeit zurückzuführen, wodurch das Verfassen einer Eingabe die einzige Möglichkeit der Bürger
zum Widerspruch gegen Verwaltungsakte auf offiziellem Wege wurde.[291]

Thematisch deckten die Eingaben sowohl in der DDR als auch in der
BRD die gesamte Bandbreite des gesellschaftlichen Lebens ab. Auch wenn
zuvor auf den Unterschied von Eingaben und Petitionen eingegangen wurde,
soll mangels statistischen Zahlenmaterials zu den Eingaben auf den Petitionsausschuss des Deutschen Bundestages verwiesen werden: Im Jahr 2003 gingen dort insgesamt 15.500 Petitionen ein, von denen sich etwa ein Drittel auf
das Gesundheitswesen bezog.[292] Und auch aus dem bremischen Petitionsausschuss wird berichtet, dass einen Großteil der Petitionen diejenigen zum Themenbereich Gesundheit ausmachten.[293]

Eingaben bzw. Petitionen sind schon häufig als Quellengrundlage in historischen Arbeiten genutzt worden – insbesondere für Arbeiten zur Frühen
Neuzeit.[294] Für das 20. Jahrhundert kann dies aber nicht festgestellt werden,
allerdings wurden in den letzten Jahren Eingaben und Petitionen vermehrt als

---

288  Vgl. Fenske: Demokratie (2013) S. 26 f.
289  Vgl. ebd., S. 27 f.
290  Bruns: Krankheit (2012), S. 343.
291  Vgl. Kumpf: Petition (1984), Sp. 1644.; Bruns: Krankheit (2012), S. 342. Paul Betts geht
      davon aus, dass es keinen Staat in der Geschichte gegeben habe, in dem so viele Einga-
      ben verfasst wurden wie in der DDR: „Bereits im Jahr 1952, drei Jahre nach der Staats-
      gründung, erhielt allein Präsident Pieck nicht weniger als 80.000 schriftliche Eingaben:
      ihre Zahl stieg bis 1962 auf mehr als 100.000 pro Jahr, und 1988 wurden über 134.000
      registriert. Dabei handelte es sich aber nur um Eingaben, die sich direkt an die Staatsfüh-
      rung wandten. Tausende Beschwerden richteten sich jeden Monat an die örtlichen und
      regionalen Dienststellen, die sich Jahr für Jahr auf Abertausende Eingaben addierten.
      Allein 1989 gingen landesweit über eine Million säuberlich abgehefteter Eingaben ein.
      Und das waren nur die schriftlichen Beschwerden." Paul Betts: Die Politik (2010), S. 288.
292  Vgl. Josef Maus: Beschwerdeausschuss: Mehr Petitionen im Jahr 2003. In: Deutsches
      Ärzteblatt 27/101 (2004), S. 1928.
293  Vgl. Christine Bernbacher: Die Arbeit im bremischen Petitionsausschuß. In: Reinhard
      Bockhofer (Hg.): Mit Petitionen Politik verändern. Baden-Baden 1999, S. 216.
294  Bspw. Rehse: Die Supplikations- und Gnadenpraxis (2008). Oder auch: Harald Tersch:
      Österreichische Selbstzeugnisse des Spätmittelalters und der Frühen Neuzeit. Eine Dar-
      stellung in Einzelbeiträgen. Wien, Köln u. a. 1998.

geeignete Quellen entdeckt. Hervorzuheben ist die 2013 erschienene Arbeit von Michaela Fenske, die Bürgerbriefe und Petitionen aus der Zeit von 1950 bis 1974 als Medien politischer Kultur aus kulturanthropologischer Perspektive untersucht. Ihr gelingt es nicht nur hervorragend, 1.000 Bürgerbriefe und 800 Petitionen analytisch zu fassen, sie schließt damit gleichzeitig eine Forschungslücke der Geschichtswissenschaft: das Schreiben von Bundesdeutschen an ihre politischen Vertreter im Kontext politischer Kulturforschung.[295] Allerdings war diese „Blindstelle"[296] der Forschung doch nicht ganz so blind, wie Fenske dies beschreibt. Die 2011 von Sylvelyn Hähner-Rombach vorgelegte Studie über Gesundheit und Krankheit im Spiegel von Petitionen an den Landtag von Baden-Württemberg[297] aus der Zeit von 1946 bis 1980 leistete hier bereits wertvolle Pionierarbeit und erschloss gleichzeitig der Sozialgeschichte der Medizin eine neue Quellengattung. Zeitgeschichtliche Eingaben hingegen werden v. a. in historischen Arbeiten über die DDR als Quellenbasis genutzt.[298] Dies ist wohl auf die bereits erwähnte Abschaffung der Verwaltungsgerichtbarkeit zurückzuführen, wodurch das Verfassen einer Eingabe die einzige Möglichkeit der Bürger zum politischen Widerspruch auf offiziellem Wege wurde.[299] Aus sozialwissenschaftlicher Perspektive werden Eingaben und Bürgerbeschwerden bzw. -anfragen hingegen bereits seit einigen Jahren wissenschaftlich untersucht. Im Themenfeld von Gesundheit und Krankheit muss hier vor allem auf die Arbeit von Liane Schenk et al. über Informationen für eine partizipative Gesundheitsversorgung hingewiesen werden, in der sie 19.117 Briefe und E-Mails aus der Zeit von 2004 bis 2007 an die Geschäftsstelle des Patientenbeauftragten der Bundesregierung ausgewertet hat.[300] In den letzten Jahren sind also Eingaben und Petitionen durchaus untersucht worden: zur Zeitgeschichte der BRD und DDR, aus kulturwissenschaftlicher, historischer und sozialwissenschaftlicher Perspektive und bereits auch zu Fragen der Sozialgeschichte der Medizin. Sowohl in den Arbeiten von Hähner-Rombach, Fenske als auch von Schenk wird zwar das Geschlecht der Absender der Petitionen und Anfragen berücksichtigt, jedoch sind die geschlechterspezifischen Unterschiede bzw. Gemeinsamkeiten kein zentrales Erkenntnis-

---

295 Vgl. Fenske: Demokratie (2013), S. 29.

296 Ebd.

297 Hähner-Rombach: Gesundheit (2011). Einige Zeit später wertete auch Irmtraut Sahmland Petitionen in einem medizinhistorischen Kontext aus. Irmtraut Sahmland: Eine Interessengemeinschaft im Hospital Haina zur Abwehr der anatomischen Sektion. Akteure und ihre Protestbereitschaft gegen strukturelle Zumutungen. In: Historia Hospitalium 29 (2014/15), S. 12–45.

298 Peter Becker, Alf Lüdtke (Hg): Akten, Eingaben, Schaufenster: Die DDR und ihre Texte. Erkundungen zu Herrschaft und Alltag. Berlin 1997. Oder auch: Bruns: Krankheit (2012) und Florian Bruns: Die gesundheitliche Versorgung in der DDR aus Patientensicht: Eine Untersuchung von Eingaben an die SED. In: Das Gesundheitswesen 78 H. 5 (2016), S. 285–289.

299 Vgl. Kumpf: Petition (1984), Sp. 1644.

300 Holger Adolph, Julie Holzhausen, Elke Matheis, Roger Meyer, Liane Schenk, Susanne Schnitzer: Informationen für eine partizipative Gesundheitsversorgung (IPAGE). Abschlussbericht. Berlin 2010.

interesse. Die Anlage der Forschungsdesigns bedingt zwar das Erkennen geschlechterspezifischer Unterschiede, jedoch nicht deren analytische Nachvoll-
ziehbarkeit und Interpretation. Diese Fragestellung soll daher in der vorliegenden Studie im Zentrum des Interesses stehen.

Das hier untersuchte Quellenkorpus umfasst insgesamt 649 Eingaben von
Privatpersonen an öffentliche, bundesdeutsche Präventionsanbieter, die inhaltlich alle – mehr oder weniger – Themen der Prävention und Gesundheitsförderung behandeln. Die Hauptadressaten der Eingaben waren daher diejeni-
nigen Institutionen, die sich auf Bundesebene mit dem Themenbereich Gesundheit beschäftigten. Dazu zählen die Bundeszentrale für gesundheitliche
Aufklärung, das Bundesgesundheitsamt – dort insbesondere das Institut für
Sozialmedizin und Epidemiologie – sowie das Bundesministerium für Gesundheitswesen und dessen jeweilige Nachfolgeministerien. Das Ressort Gesundheit unterlag in der Geschichte der BRD aufgrund mehrfacher Regierungs-
umbildungen und dem damit einhergehenden Umbau der Ministerialstruktur
zahlreichen Zuständigkeitsverschiebungen. Zunächst gehörte der Bereich Gesundheit zum Zuständigkeitsbereich des Bundesministeriums des Innern, weshalb sich wohl auch noch einige Eingaben vom Anfang des Untersuchungszeitraumes an dieses richteten. 1961 wurde ein eigenständiges Gesundheitsministerium, das Bundesministerium für Gesundheitswesen (BMG) gegründet, welchem die CDU-Politikerin Elisabeth Schwarzhaupt vorstand, bis sie
1966 von ihrer SPD-Kollegin Käte Strobel abgelöst wurde. Unter Strobel verschmolz 1969 das Bundesministerium für Gesundheitswesen mit dem Bundesministerium für Jugend und Familie zum Bundesministerium für Jugend,
Familie und Gesundheit. Nach Amtszeiten der Minister Katharina Focke
(SPD), Antje Huber (SPD), Anke Fuchs (SPD) und Heiner Geißler (CDU)
wurde dieses Ministerium 1986 in der Amtszeit von Rita Süßmuth (CDU) um
das Ressort Frauen zum Bundesministerium für Jugend, Familie, Frauen und
Gesundheit erweitert. Fünf Jahre später, 1991, nach der Amtszeit von Ursula
Lehr (CDU), entstand mit dem Bundesministerium für Gesundheit wieder ein
eigenständiges Gesundheitsministerium unter der Führung von Gerda Hassel-
feldt (CSU). Nach ihr führten Horst Seehofer (CSU), Andrea Fischer (Die
Grünen) und Ulla Schmidt (SPD) das Ministerium. Ab 2002 wurde dieses
Ministerium zum Bundesministerium für Gesundheit und Soziale Sicherung
erweitert, welchem Ulla Schmidt vorstand. Nur kurze Zeit später und ebenfalls noch unter der Leitung von Ulla Schmidt wurde 2005 diese Erweiterung
wieder rückgängig gemacht, sodass seitdem das Ressort Gesundheit im eigenständigen Bundesministerium für Gesundheit verwaltet wird. Ulla Schmidt
wurde in ihrem Amt 2009 von Philipp Rösler (FDP) abgelöst, dem Daniel
Bahr (FDP) und Hermann Gröhe (CDU) nachfolgten. Daneben richteten sich
noch einige Eingaben von im Strafvollzug Einsitzenden an das Bundesministerium der Justiz und zu speziellen Fragen zu Lebensmittelzusatzstoffen an
das Bundesministerium für Umwelt, Naturschutz und Reaktorsicherheit.[301]

301 Daneben lassen sich noch Eingaben finden, die entweder an nicht existierende Behör-
    den wie bspw. das „Bundesministerium für Kriminalität" oder aber an hochrangige Poli-

Zeitlich gesehen stammen die Eingaben des Quellenkorpus aus der Zeit von 1961 bis 1998 und decken damit einen großen Teil des Untersuchungszeitraumes ab. Die Eingaben, die danach entstanden sind, wurden noch nicht an die Archive abgegeben und befinden sich, wenn überhaupt, noch in Registraturen der jeweiligen Behörden. Diese Einschätzung ist der schlechten Überlieferungssituation von Eingaben in der Bundesrepublik geschuldet. So fand und findet dazu in den öffentlichen Stellen keine systematische Sammlung oder Aufbewahrung statt. Je nach Organisationsstruktur der Behörde gelangen die Eingaben in der Regel in die zuständigen Fachreferate und werden bearbeitet. Dort werden sie meist nicht einheitlich gesammelt, sondern dem jeweiligen Themenfeld zugeordnet oder aber auch gar nicht archiviert. Für die Zeit ab dem Jahr 2000 ergibt sich zunehmend eine weitere Schwierigkeit: Viele Eingaben werden nicht mehr schriftlich per Post, sondern via Internet als E-Mail verschickt. Deren Archivierung stellt ein noch größeres Problem dar, sodass eine vollständige Auswertung wie bei Schenk aufgrund der Überlieferungssituation nicht möglich ist. Daher sind im vorliegenden Quellenkorpus wohl längst nicht alle Eingaben zu den Themenbereichen Prävention und Gesundheitsförderung enthalten, die im Untersuchungszeitraum verfasst wurden. Diejenigen Eingaben, die untersucht wurden, liegen im Bundesarchiv Koblenz.

Da es in dieser Studie insbesondere um eine patientengeschichtliche Perspektive geht und es nicht das Ziel ist, medizinische Diskurse nachzuzeichnen, ist, soweit dies möglich war, darauf geachtet worden, nur Eingaben von medizinischen Laien zu berücksichtigen.

*Quantitative Gesamtanalyse der Eingaben*

Die Eingaben stammen aus der Zeit der 1960er bis 1990er Jahre. Der Großteil der vorliegenden Eingaben (72,3 Prozent) ist in den 1980er Jahren entstanden. Dies hängt zum einen mit dem Aufkommen von Aids zusammen, das viele Menschen dazu veranlasste, sich an die Behörden zu wenden, zum anderen ist diese Ungleichverteilung aber auch der beschriebenen Überlieferungssituation geschuldet. Eine allgemein höhere Schreibbereitschaft in den 1980er Jahren ist eher unwahrscheinlich.

Wer sind die Verfasser der Eingaben? Diese Frage kann nur eingeschränkt beantwortet werden, da lediglich Kenntnisse über einige wenige soziodemographische Angaben vorliegen. Beim Großteil der Eingaben erfährt man lediglich den Namen und die Anschrift des Verfassers.[302] Über die Anschrift könnten etwaige Stadt/Land-, Nord/Süd-, oder (ab den 1990er Jahren) auch Ost/West-Unterschiede[303] rekonstruiert werden. Im Kontext der geschlechter-

tiker wie den Bundeskanzler oder den Bundespräsidenten adressiert waren. Diese Eingaben wurden an die zuständigen Institutionen weitergeleitet.

302 Ähnlich ist auch die Ausgangslage bei Fenske: Demokratie (2013), S. 54.

303 Zu Eingaben im Bereich Gesundheit in der DDR: Vgl. Linek: Gesundheitsvorsorge (2016), S. 120–163.

spezifischen Fragestellung könnte dies zusätzliche Erkenntnisse zu Tage fördern, allerdings wurde davon aufgrund der insgesamt zu geringen Anzahl der
Eingaben Abstand genommen, da die Aussagekraft sehr gering wäre. Durch
den Namen der Verfasser kann das Geschlecht bestimmt werden, sodass geschlechterspezifische Fragestellungen gut beantwortet werden können. Leider
finden sich Angaben zum Alter oder zur beruflichen Stellung der Absender
zu selten, um diese Kategorien aussagekräftig erfassen zu können. Zumindest
in die qualitativen Betrachtungen der Eingaben sollen diese Strukturfaktoren
miteinbezogen werden.

Von den insgesamt 649 Eingaben stammen 409 von Männern (63 Prozent) und lediglich 218 (33,6 Prozent) von Frauen. Bei 22 Eingaben konnte
nicht eindeutig auf das Geschlecht des Verfassers geschlossen werden. Entweder wurde der Vorname von den Verfassern abgekürzt, wodurch die eindeutige geschlechterspezifische Zuordnung nicht möglich war, oder die Eingaben
wurden von einem Ehepaar verfasst und unterschrieben.[304]

Tab. 1: Verteilung der Eingaben nach Geschlecht und Jahrzehnt[305]

|  | Männer | | Frauen | | nicht feststellbar | | gesamt | |
|---|---|---|---|---|---|---|---|---|
|  | absolut | in % | absolut | in % | absolut | in % | absolut | in % |
| 1960er Jahre | 37 | 61,7 | 21 | 35 | 2 | 3,3 | 60 | 9,2 |
| 1970er Jahre | 28 | 66,7 | 12 | 28,5 | 2 | 4,8 | 42 | 6,5 |
| 1980er Jahre | 302 | 64,4 | 155 | 33,1 | 12 | 2,6 | 469 | 72,3 |
| 1990er Jahre | 42 | 53,8 | 30 | 38,5 | 6 | 7,7 | 78 | 12 |
| **gesamt** | 409 | 63 | 218 | 33,6 | 22 | 3,4 | 649 | 100 |

Quelle: eigene Berechnungen

Neben der deutlich höheren Schreibrate der Männer fällt die Konstanz dieser
Tatsache im Untersuchungszeitraum auf.[306] Als Grundannahme wurde eine
Steigerung der von Frauen verfassten Eingaben im Zuge der Frauenbewegung
ab den 1970er Jahren angenommen. Die Hinwendung der Aktivistinnen an

304 Adolph, Holzhausen, Matheis, Meyer, Schenk und Schnitzer verwenden für diese gleich-
    berechtigte Autorenschaft von Männern und Frauen den Begriff „Paarbrief". Diese Ein-
    führung hat in deren riesigem Quellenkorpus durchaus Berechtigung, ihr soll aber an
    dieser Stelle nicht gefolgt werden, da eine gesonderte Berücksichtigung aufgrund der
    sehr niedrigen Fallzahlen nicht weiterführend ist. Vgl. Adolph, Holzhausen, Matheis,
    Meyer, Schenk, Schnitzer: Informationen (2010), S. 35.
305 In ähnlicher Version bereits zu finden bei: Pierre Pfütsch: Anfragen, Beschwerden und
    Eingaben zu Prävention und Gesundheitsförderung in der BRD aus geschlechterspezifi-
    scher Perspektive (1961–1998). In: Sylveyln Hähner-Rombach (Hg.): Geschichte der Prä-
    vention. Akteure, Praktiken, Instrumente. (= Medizin, Gesellschaft und Geschichte; Bei-
    heft 54) Stuttgart 2015, S. 129.
306 Ähnliche Ergebnisse lassen sich auch für die DDR feststellen. Von den 485 von Linek
    untersuchten Eingaben zum Thema Gesundheit stammen mindestens 319 von Männern.
    Vgl. Linek: Gesundheitsvorsorge (2016), S. 192.

die Öffentlichkeit wurde als grundlegende Neuerung der Frauen- und im speziellen der Frauengesundheitsbewegung beschrieben: „Der Körperbezug sowie die Verknüpfung von privat und öffentlich markieren das innovative Moment der Bewegung und unterscheiden sie von der ‚alten' Frauenbewegung zu
Beginn des 20. Jahrhunderts."[307] Die These der steigenden weiblichen
Schreibaktivität kann ohne erhebliche Einschränkungen jedoch nicht bestätigt werden. Zwar stieg der prozentuale Anteil der von Frauen verfassten Eingaben ab den 1970er Jahren von 28,5 Prozent über 33,6 Prozent in den 1980er
Jahren bis auf 38,5 Prozent in den 1990er Jahren an, dies ist allerdings zum
einen nur ein leichter Anstieg, und aufgrund der geringeren Anzahl der Eingaben in den 1990er Jahren sind zufällige Schwankungen nicht auszuschlie-
ßen. Zum anderen muss auf die höhere weibliche Schreibrate in den 1960er
Jahren im Vergleich zu den 1970er Jahren hingewiesen werden. Sie steht einem kontinuierlichen Anstieg der weiblichen Absender entgegen und wider-
spricht auch der einsetzenden Frauenbewegung als auslösendes Moment einer verstärkten weiblichen Schreibaktivität. Fenske kommt zu dem Schluss:

> Insgesamt muss der über den langen Zeitraum nur leicht veränderte geringere Anteil der
> Frauen an den Schreibenden jedoch erstaunen: Er unterstreicht, wie außerordentlich
> langsam sich auf dem Feld der Politik die in der neuen Forschung geschilderten Wand-
> lungen der Geschlechterrollen seit den sechziger Jahren etablierten.[308]

Davon einmal abgesehen, lag die Gesamtzahl der von Männern verfassten
Eingaben in jedem untersuchten Jahrzehnt deutlich über dem der Frauen
(siehe Tab. 1). Da die Auseinandersetzung mit Prävention und Gesundheitsförderung im Untersuchungszeitraum als eher weibliche Interessenssphäre
galt, überrascht dieser Befund vor allem in seiner Deutlichkeit.[309] Offenbar
gibt es eine Diskrepanz zwischen der Teilnahme an Diskursen und ausgeführ-
ten Praktiken.

Doch es wäre voreilig, ohne weitere Überlegungen aus diesem Befund
darauf zu schließen, Frauen beschäftigten sich weniger als Männer mit Prä-
ventions- und Gesundheitsförderungsthemen.[310] Die Eingaben wenden sich
als eine Art Brief an Bundesbehörden und stellen damit eine „eigentümliche
Zwischenstellung zwischen privat-persönlicher und behördlicher Korrespondenz"[311] dar. Auch wenn die Eingaben i.d.R. in keiner Form publiziert werden, können sie kaum, wie bei Narr, als rein private Schriftstücke bezeichnet
werden.[312] Im Jahr 1976 hat Karin Hausen bereits darauf aufmerksam ge-

---

307 Kuhlmann, Kolip: Gender (2005), S. 33.
308 Fenske: Demokratie (2013), S. 56 f.
309 Vgl. Pfütsch: Anfragen (2015), S. 130.
310 Folgende quellenkritische Überlegungen basieren auf: Pfütsch: Anfragen (2015), S. 132–
    134.
311 Fenske: Demokratie (2013), S. 30 f.
312 Narr geht davon aus, dass ohne Publikation der Inhalt einer Petition unbekannt bleibe
    und sie daher als „privat" zu verstehen sei. Er übersieht allerdings den öffentlichen Cha-
    rakter des Empfängers der Petition. Vgl. Wolf-Dieter Narr: Petition und Öffentlichkeit.
    In: Reinhard Bockhofer (Hg.): Mit Petitionen Politik verändern. Baden-Baden 1999,
    S. 76.

macht, dass die dichotomen Zuschreibungen von dem angeblich für die Öffentlichkeit prädestinierten Mann und der für die Privatheit geschaffenen
Frau lediglich auf normativen Aussagen über das Bürgertum aus dem 19. Jahrhundert beruhen und somit nur schwer zur Beschreibung einer historischen
Realität herangezogen werden können.[313] Ungeachtet dessen trugen diese
Vorstellungen dazu bei, die Geschlechterverhältnisse in diese Richtung zu
prägen. An der Wende zum 19. Jahrhundert kam die immer deutlichere
räumliche Teilung von Arbeits- und Privatleben und zeitgleich das zunehmend idealisierte Ernährer-Hausfrauen-Modell hinzu.[314] Beides führte dazu,
dass sich Männer verstärkt im öffentlichen und Frauen im privaten Raum
aufhielten, sie taten dies jedoch nicht ausschließlich: „Ähnlich wie der öffentliche Raum keine rein männliche Sphäre war, war auch der private Raum
kein „mütterliches Imperium", aus dem Väter gänzlich vertrieben gewesen
wären."[315] Studien aus dem 20. Jahrhundert zeigen jedoch, dass das Verhalten
der Personen beider Geschlechter in gewisser Weise weiterhin von diesen Entwicklungen beeinflusst ist.[316] Dies galt trotz allen zwischenzeitlichen sozialen

---

313 Vgl. Karin Hausen: Die Polarisierung der „Geschlechtscharaktere" – Eine Spiegelung
der Dissoziation von Erwerbs- und Familienleben. In: Werner Conze (Hg.): Sozialgeschichte der Familie in der Neuzeit Europas. Neue Forschungen. (= Industrielle Welt;
Bd. 21) Stuttgart 1976, S. 363. Mit Bezug auf die Anthropologin Michelle Z. Rosaldo:
Vgl. Karin Hausen: Öffentlichkeit und Privatheit. Gesellschaftspolitische Konstruktionen
und die Geschichte der Geschlechterbeziehungen. In: Journal für Geschichte 8 H. 1
(1986), S. 23. Rebekka Habermas deckte den Widerspruch zwischen Leitbildern und den
Praktiken in der Geschlechterordnung des 19. Jahrhunderts auf. So waren die Männer
keineswegs nur auf das öffentliche Leben beschränkt, sie nahmen bspw. als Väter aktiv
am privaten Familienleben teil. Vgl. Rebekka Habermas: Frauen und Männer des Bürgertums. Eine Familiengeschichte (1750–1850). (= Bürgertum, Beiträge zur europäischen
Gesellschaftsgeschichte; Bd. 14) Göttingen 2000. Auch in der neueren Forschung wird
Hausen gefolgt: Martschukat: Die Ordnung (2013), S. 48. Auch Trepp weist darauf hin,
dass es zu dieser Trennung erst im 19. Jahrhundert kam. Anne-Charlott Trepp: Sanfte
Männlichkeit und selbständige Weiblichkeit. Frauen und Männer im Hamburger Bürgertum zwischen 1770 und 1840. (= Veröffentlichungen des Max-Planck-Instituts für Geschichte; Bd. 123) Göttingen 1996, S. 173–183.
314 Auch wenn das Ernährer-Hausfrauen-Modell als Ideal dargestellt wurde, kann dies nicht
darüber hinwegtäuschen, dass es lediglich bei einem kleinen Teil der Bevölkerung umgesetzt wurde. Bei Arbeitern z. B. reichte im 19. Jahrhundert im Normalfall das Einkommen des Mannes nicht aus, um den Bedarf der Familie zu decken, so dass, wie Hausen
richtig feststellte, „deshalb weder Haus- noch Erwerbsarbeit geschlechtsexklusiv ausgeführt werden konnten". Hausen: Die Polarisierung (1976), S. 382.
315 Jürgen Martschukat: Die Ordnung (2013), S. 48. Ähnlich äußert sich auch Claudia
Opitz: „Doch herrscht in der Geschlechtergeschichte heute einigermaßen Einigkeit darüber, dass eine klare Trennung zwischen dem Bereich des „Öffentlichen" und dem Bereich des „Privaten" nicht gezogen werden kann – und dass darüber hinaus beide Bereiche Gegenstand der historischen Forschung sind und sein müssen.". Opitz: Geschlechtergeschichte (2010), S. 98.
316 Vgl. Jürgen Habermas: Strukturwandel der Öffentlichkeit: Untersuchungen zu einer Kategorie der bürgerlichen Gesellschaft. 6. unveränd. Aufl. Frankfurt a. M. 1999. Und auch:
Jean Bethke Elshtain: Public Man, Private Woman. Women in Social and Political
Thought. Princeton 1981. Sowie: Carole Pateman: The Disorder of Women. Democrazy,

Wandels noch bis in die ersten Jahrzehnte der Bundesrepublik Deutschland.[317] Auch heute noch sehen Männer die „Korrespondenz mit Behörden" eher als ihre Aufgabe innerhalb der Familie an.[318]

Das Medium der Eingabe wurde also wahrscheinlich in Relation zu den Männern von den Frauen viel seltener genutzt.[319] Aus dem Befund der höheren Schreibrate der Männer kann keineswegs auf ein proportional höheres Interesse von Männern an Themen der Prävention und Gesundheitsförderung geschlossen werden. So zeigte bspw. eine Analyse von 1.500 Briefen an die alternativmedizinische Patientenorganisation „Natur und Medizin e. V." aus der Zeit von 1992 bis 2000, dass knapp 75 Prozent der Absender Frauen waren.[320] Dieses Geschlechterverhältnis der Absender ist wohl zum einen auf die Offenheit von Frauen für alternativmedizinische Konzepte und zum anderen auf die Struktur der Organisation zurückzuführen. So galt die Gründerin und langjährige Vorsitzende Veronica Carstens (1923–2012) als Identifikationsfigur der Organisation, die gerade für viele Absenderinnen als persönliche Ansprechpartnerin fungierte. Und auch die geschlechterspezifische Auswertung des Anfrageverhaltens an eine Selbsthilfestelle in Hamburg bestätigt das weibliche Interesse an gesundheitlichen Themen.[321] Frauen setzen sich also sehr wohl mit ihrer Gesundheit reflektiert auseinander, sie nutzten aber weniger als Männer die Möglichkeit, sich mit Anfragen und Beschwerden an öffentliche Stellen zu wenden.

Des Weiteren gibt der Name des Absenders lediglich bekannt, wer die Eingabe verfasst hat, jedoch nicht, in welchem Kontext sie entstanden ist. So ist es durchaus vorstellbar, dass bestimmte Themen mit dem Partner bzw. innerhalb der Familie diskutiert wurden, bevor man sich dazu entschlossen hat, eine Eingabe zu verfassen. D. h. von wem das eigentliche Interesse am Thema ausging, kann nicht nachvollzogen werden. Auch das Vorhandensein von Eingaben, die sowohl vom Mann als auch der Frau unterzeichnet wurden, lässt auf die innerfamiliäre Beschäftigung mit den Inhalten der Eingaben schließen.[322]

Feminism and Political Theory. Stanford 1989. Insbesondere hierbei das Kapitel: Feminist Critiques of the Public/Private Dichotomy, S. 118–140.

317 Vgl. Bründel, Hurrelmann: Konkurrenz (1999), S. 63 f.

318 Vgl. Calmbach, C. Wippermann, K. Wippermann: Männer (2009), S. 99.

319 Ähnlich verhält es sich auch mit der Geschlechterverteilung der Absender von Petitionen an den Petitionsausschuss des Deutschen Bundestages. Fenske: Demokratie (2013), S. 55.

320 Vgl. Philipp Eisele: Patienten mit erweitertem Präventionshorizont: Nutzer und Sympathisanten alternativer Behandlungsmethoden (1992–2000). In: Sylvelyn Hähner-Rombach (Hg.): Geschichte der Prävention. Akteure, Praktiken, Instrumente. (Medizin, Gesellschaft und Geschichte; Beiheft 54) Stuttgart 2015, S. 176–178.

321 Von 3.751 Anfragen an die Kontakt und Informationsstelle für Selbsthilfegruppen Hamburg stammten 24 Prozent von Männern und 76 Prozent von Frauen. Vgl. Frank Omland: Männer, Gesundheit, Selbsthilfe. In: Theodor Klotz, Matthias Stiehler (Hg.): Männerleben und Gesundheit. Eine interdisziplinäre, multiprofessionelle Einführung. Weinheim, München 2007, S. 254.

322 In der Untersuchung von Schenk stellen die Paarbriefe mit immerhin 3,6 Prozent der Eingaben eine durchaus beachtenswerte Größe dar. Vgl. Adolph, Holzhausen, Matheis, Meyer, Schenk, Schnitzer: Informationen (2010), S. 40.

Bedenkt man jetzt noch die soeben geschilderte männliche Präferenz für die
öffentliche Sphäre, ist es nicht unwahrscheinlich, dass manche Männer von
ihren Ehefrauen oder Lebenspartnerinnen angeregt wurden, eine Eingabe zu
verfassen. So ist es also ebenfalls denkbar, dass Frauen den Männern das
Schreiben von Briefen an politische Institutionen überließen.[323] Letztendlich
müssen diese Überlegungen allerdings reine Spekulation bleiben, da, wie bereits mehrfach erwähnt, die Quellengattung lediglich Aufschluss über den
Namen des Absenders gibt. So kann der Befund der deutlich höheren
Schreibrate der Männer zwar eingeschränkt, aber dennoch keineswegs völlig
negiert werden.

---

323  Vgl. Fenske: Demokratie (2013), S. 55.

# 1. Die Frau als Hauptadressatin der Gesundheitsaufklärung (1950–1969)

## 1.1 Geschlechterspezifische Prävention auf Bundesebene

### 1.1.1 Institutionelle Ebene

Die 1950er Jahre

Nach dem Ende des Zweiten Weltkrieges leiteten die Besatzungsmächte Regelungen zur Neuordnung des Gesundheitssystems ein, die zunächst die Gesundheit der Besatzungstruppen und dann die der Deutschen sicherstellen sollten.[1] Dazu zählten z. B. sanitäre Maßnahmen, Müll- und Trümmerbeseitigung, Entlausungsaktionen, Chlorierung von Wasser, Wiegungen, Schulspeisungen, Impfprogramme für Kinder oder das Aufstellen von Seuchenstatistiken.[2] Auch Maßnahmen im Bereich der Eindämmung von Geschlechtskrankheiten wurden umgehend durchgeführt, da die hohen Krankheitsziffern nach der deutschen Kapitulation noch einmal anstiegen.[3] Insbesondere in der US-amerikanischen Besatzungszone hatten die Themen Gesundheit und Krankheit eine hohe Bedeutung, da man zum einen eine Gefahr für die eigenen Soldaten befürchtete und zum anderen die politischen Ziele durch eine kranke deutsche Gesellschaft gefährdet sah.[4] Nachdem sich der Gesundheitszustand der Bevölkerung weitestgehend stabilisiert hatte, stand zunächst die Konsolidierung und Neuordnung des Gesundheitswesens auf dem gesundheitspolitischen Programm der Besatzungsmächte.[5]

Auch wenn bereits 1947 die Verantwortung für den Bereich des Gesundheitswesens von den Besatzungsmächten an deutsche Institutionen übergeben

---

1  Vgl. Detlef Briesen: Das gesunde Leben. Ernährung und Gesundheit seit dem 18. Jahrhundert. Frankfurt a. M. 2010, S. 126. Genauer zur Gesundheitspolitik in der Nachkriegszeit: Vgl. Lindner: Gesundheitspolitik (2004) und für die französische Besatzungszone Rainer Hudemann: Sozialpolitik im deutschen Südwesten zwischen Tradition und Neuordnung 1945–1953. Sozialversicherung und Kriegsopferversorgung im Rahmen französischer Besatzungspolitik. (= Veröffentlichungen der Kommission des Landtages für die Geschichte des Landes Rheinland-Pfalz; Bd. 10) Mainz 1988.

2  Vgl. Dagmar Ellerbrock: Die Etablierung von Public Health in der BRD. In: Gesundheit Berlin-Brandenburg (Hg.): Dokumentation 16. bundesweiter Kongress Armut und Gesundheit. Verwirklichungschancen für Gesundheit. Berlin 2011, S. 1.

3  Sowohl die deutschen Amtsärzte als auch die amerikanischen *medical officers* führten dies auf sexuelle Kontakte zwischen amerikanischen Besatzungssoldaten und deutschen Frauen zurück, die von beiden Seiten missbilligt wurden. Vgl. Dagmar Ellerbrock: Die restaurativen Modernisierer. Frauen als gesundheitspolitische Zielgruppe der amerikanischen Besatzungsmacht zwischen 1945 und 1949. In: Ulrike Lindner, Merith Niehuss (Hg.): Ärztinnen – Patientinnen. Frauen im deutschen und britischen Gesundheitswesen des 20. Jahrhunderts. Köln, Weimar u. a. 2002, S. 248–250.

4  Vgl. Ellerbrock: Prävention (2002), S. 153.

5  Alle Besatzungsmächte strebten nach einer Reform des Gesundheitssystems nach dem Vorbild ihres eigenen Landes. Vgl. Ellerbrock: Die Etablierung (2011), S. 3.

wurde, gab es noch keine Organisationseinheit oberhalb der Länderebene.[6] Mit der Gründung der BRD 1949 wurde dieser Bereich der Gesundheitsabteilung des Ministeriums des Innern überantwortet.

Allerdings wäre es verfehlt, anzunehmen, Prävention sei in den Diskussionen der Besatzungsmächte um den Neuaufbau des Gesundheitssystems überhaupt kein Thema gewesen. Besonders in der amerikanischen und der britischen Besatzungszone wurde bereits vor 1949 versucht, eine Akademisierung der Gesundheitsberufe im Präventionsbereich sowie eine universitäre Ausbildung auf dem Gebiet *Public Health* zu etablieren.[7] Die von den US-Amerikanern forcierte Gründung einer *School of Public Health* in Heidelberg schlug allerdings fehl, da es nicht gelang, ein tragbares, theoretisches Konzept zu schaffen. Die amerikanische Militärregierung bemühte sich dabei intensiv um finanzielle Mittel der *Rockefeller Foundation*, die bereits 30 Jahre zuvor in den USA mit der Finanzierung der *Johns Hopkins School of Public Health* und der *Harvard School of Public Health* wichtige Weichen für die Etablierung von *Public Health* gestellt hatte.[8] Dadurch entstand in den USA nach dem Ersten Weltkrieg eine wissenschaftlich ausgerichtete Gesundheitsfürsorge, die sich als forschungsorientierte Ausbildung gleichberechtigt neben der Medizinerausbildung etablierte.[9] Auch ein als Alternative zur *School of Public Health* erarbeitetes Reformkonzept blieb auf bundesdeutschem Boden erfolglos: Deutsche Mediziner sollten durch einen Aufenthalt in den USA mit dem US-amerikanischen *Public Health*-System vertraut gemacht werden, um dadurch dessen Strukturen besser in der BRD implementieren zu können.[10] Die *Rockefeller Foundation* engagierte sich nun in diesem Bereich, indem sie Stipendien für Auslandsaufenthalte vergab.[11] Doch auch diese Bemühungen verliefen im Sande.

Bei der Etablierung von Präventionsmaßnahmen standen grundsätzlich zwei unterschiedliche Organisationsmodelle zur Diskussion, an denen sich die Konflikte in den 1950er Jahren festmachten: Präventive Maßnahmen konnten durch öffentliche Institutionen, bspw. den Öffentlichen Gesundheitsdienst,[12] organisiert und durchgeführt oder aber von der niedergelassenen Ärzteschaft übernommen werden. Während es bei der ersten Variante das Ziel war, ganze Bevölkerungsgruppen zu erreichen, war der zweite Ansatz

---

6    Vgl. Schleiermacher: Die Rockefeller Foundation (2010), S. 46.
7    Vgl. Ellerbrock: Die Etablierung (2011), S. 4. Ebenso: Schleiermacher: Die Rockefeller Foundation (2010), S. 60. Zum Begriff *Public Health* vgl. Rolf Rosenbrock: Was ist New Public Health (2001), S. 753–762.
8    Vgl. Ellerbrock: Zwischen Tradition und Innovation (2002), S. 60 f.
9    Vgl. Ellerbrock: Die Etablierung (2011), S. 4 f.
10   Vgl. Ellerbrock: Prävention (2002), S. 158 f.
11   Vgl. Schleiermacher: Die Rockefeller Foundation (2010), S. 54 f.
12   Zur Entstehung des ÖGD: Martin Heyn, Joseph Kuhn, Veronika Reisig, Natalie Voh: Zur Einführung: Der Öffentliche Gesundheitsdienst und die Gesundheitsförderung: Ein Blick zurück, ein Blick nach vorn. In: Martin Heyn, Joseph Kuhn (Hg.): Gesundheitsförderung durch den öffentlichen Gesundheitsdienst. Bern 2015, S. 11.

deutlich individualisierter.[13] Auch wenn von Seiten der öffentlichen Gesundheitsabteilung, insbesondere in der Person des Leiters des Referats *Gesundheitsfürsorge* in der Gesundheitsabteilung des Bundesinnenministeriums, Wilhelm Hagen,[14] das erste Modell angestrebt wurde, war der Widerstand der niedergelassenen Ärzteschaft erfolgreicher. Angesichts der in der Zwischenkriegszeit fortgeschrittenen Akademisierung der Sozialhygiene und der damit verbundenen Bedeutungssteigerung wirft Ruckstuhl die Frage auf, warum die Sozialhygiene in Deutschland nach dem Zweiten Weltkrieg kaum Chancen hatte, an die vorherige Entwicklung anzuknüpfen.[15] Das lässt sich nur schwer eindeutig beantworten, da dafür wohl viele Entwicklungen maßgeblich waren. Zunächst sei hier auf die problematische Vergangenheit des sozialhygienischen Präventionsgedankens hingewiesen. Die Sozialhygiene, die sich in der Weimarer Republik etabliert hatte, wurde durch die NS-Medizin im Sinne der Rassenhygiene umgedeutet.[16] Ein nahtloses Anknüpfen daran erschien angesichts einer notwendigen Abgrenzung von der NS-Zeit nicht möglich. Des Weiteren erlebte die klassische kurative Medizin in jenen Jahren einen großen Aufschwung, bspw. durch den Durchbruch von Antibiotika oder auch Neuerungen in der Anästhesie. Das führte insbesondere in der Bundesrepublik zu einer Art „Machbarkeitseuphorie"[17]: „Neue technische Möglichkeiten wurden hier noch deutlicher wahrgenommen als beispielsweise in den USA, weil der Aufholprozess nach NS-Diktatur, Krieg und Nachkriegselend besonders rasant erschien."[18] Weitere Gründe für die Durchsetzungskraft der niedergelassenen Ärzteschaft auf dem Feld der Präventionsmedizin sind in den Aushandlungsprozessen zwischen Ärzteschaft, Krankenkassen und Staat festzu-

13  Vgl. Angelika Behringer, Gerhard Igl, Aurelio Vincenti, Jürgen Wasem: Gesundheitswesen und Sicherung bei Krankheit im Pflegefall. In: Bundesarchiv, Bundesministerium für Arbeit und Sozialforschung (Hg.): Geschichte der Sozialpolitik in Deutschland seit 1945. Band 3: 1949–1957 Bundesrepublik Deutschland. Bewältigung der Kriegsfolgen. Rückkehr zur sozialpolitischen Normalität. Baden-Baden 2005, S. 463.

14  Mit der Frage der Organisation von Gesundheitsfürsorge setzt sich Hagen in einer seiner theoretischen Schriften intensiv auseinander: Wilhelm Hagen: Vorbeugende Gesundheitsfürsorge. München 1953. Genauer zur Person Wilhelm Hagens: Lindner: Gesundheitspolitik (2004), S. 44 f.

15  Vgl. Ruckstuhl: Gesundheitsförderung (2011), S. 28.

16  Vgl. Norbert Schmacke: Die Individualisierung der Prävention im Schatten der Medizin. In: Siegrid Stöckel, Ulla Walter (Hg.): Prävention im 20. Jahrhundert. Historische Grundlagen und aktuelle Entwicklungen in Deutschland. Weinheim, München 2002, S. 179 f.

17  Ruckstuhl: Gesundheitsförderung (2011), S. 31. Auch von der Bevölkerung wurde dieser Aufschwung verspürt. 79 Prozent der Befragten antworteten auf die Frage: „Haben Sie das Gefühl, daß die medizinische Wissenschaft in den letzten zehn Jahren große Fortschritte gemacht hat oder nicht?" mit „Große Fortschritte". Vgl. Peter Neumann, Elisabeth Noelle (Hg.): Jahrbuch der öffentlichen Meinung 1958–1964. Allensbach am Bodensee und Bonn 1965, S. 16.

18  Ralf Forsbach: Aspekte der historischen Entwicklung des Gesundheitswesens der Bundesrepublik Deutschland seit 1949. In: Andreas Frewer, Daniel Schäfer, Eberhard Schockenhoff, Verena Wetzstein (Hg.): Gesundheitskonzepte im Wandel. Geschichte, Ethik und Gesellschaft. (= Geschichte und Philosophie der Medizin; Bd. 6) Stuttgart 2008, S. 101.

machen. Innerhalb dieser Verhandlungen erwiesen sich die Ärzte als stärkste Gruppe. Diese Macht ist v. a. auf die gute politische Organisation der Ärzteschaft in Ärztekammern und im Hartmannbund zurückzuführen. Norbert Schmacke erklärt dies allerdings von der anderen Seite, indem er nicht die Stärke der Ärzte, sondern die Schwäche der Politik hervorhebt.[19] Ähnlich argumentiert auch Gerst, der die Schwäche des Öffentlichen Gesundheitsdienstes in dessen Kommunalisierung kurz nach Kriegsende begründet sieht.[20] In diesem Zusammenhang ist die politische Schwäche der Gesundheitsabteilung im Bundesministerium des Innern und auch im seit 1961 eigenständigen Bundesministerium für Gesundheitswesen gegenüber dem Bundesministerium für Arbeit, welches mit den Ärzte- und Krankenkassenverbänden kooperierte, zu sehen.[21] Letztendlich kam es zur Demontage des ÖGD.[22] Sicherlich ist beiden Argumentationslinien eine gewisse Richtigkeit nicht abzusprechen.

1955 wurde dann die starke Stellung der niedergelassenen Ärzte durch das Gesetz über das Kassenarztrecht auch rechtlich festgeschrieben, zumindest indirekt:[23]

> Auch ohne auf die Zuständigkeit der frei praktizierenden Ärzteschaft im Bereich der Gesundheitsvorsorge ausdrücklich hinzuweisen, […] muß die Entschließung zur Gesundheitsvorsorge durch den Bundestag im August 1955 als eine Vorentscheidung bezüglich der Organisation künftiger Vorsorgemaßnahmen gewertet werden.[24]

---

19  Vgl. Schmacke: Die Individualisierung (2002), S. 182–184.
20  Unter „Kommunalisierung" versteht Gerst die „Wiedereingliederung der staatlichen Sonderbehörde des öffentlichen Gesundheitsdienstes in die Verwaltung der Stadt- und Landkreise mit den unterschiedlichsten organisatorischen Ausprägungen". Thomas Gerst: Ärztliche Standesorganisation und Standespolitik in Deutschland 1945–1955. (= Medizin, Gesellschaft und Geschichte; Beiheft 21) Stuttgart 2004, S. 227. Zur Rolle der Gesundheitsämter im Nationalsozialismus: Johannes Vossen: Gesundheitsämter im Nationalsozialismus. Rassenhygiene und offene Gesundheitsfürsorge in Westfalen 1900–1950. (= Düsseldorfer Schriften zur Neueren Landesgeschichte und zur Geschichte Nordrhein-Westfalens; Bd. 56) Essen 2001.
21  Vgl. Angelika Behringer, Gerhard Igl, Aurelio Vincenti, Jürgen Wasem: Gesundheitswesen und Sicherung bei Krankheit und im Pflegefall. In: Bundesarchiv, Bundesministerium für Arbeit und Sozialforschung (Hg.): Geschichte der Sozialpolitik in Deutschland. Band 4: 1957–1966 Bundesrepublik Deutschland. Sozialpolitik im Zeichen des erreichten Wohlstandes. Baden-Baden 2007, S. 408.
22  Vgl. Rolf Rosenbrock: Wa(h)re Gesundheit. Prävention und Gesundheitsförderung in der Bundesrepublik seit den sechziger Jahren. In: Heidrun Merk, Susanne Roeßiger (Hg.): Hauptsache gesund! Gesundheitsaufklärung zwischen Disziplinierung und Emanzipation. Eine Publikation des Deutschen-Hygiene-Museums Dresden und der Bundeszentrale für gesundheitliche Aufklärung, Köln. Köln 1998, S. 203.
23  Gemeinsam mit dem Gesetzesentwurf zum Kassenarztrecht wurde dem Bundestag ein Entschließungsantrag des Ausschusses für Sozialpolitik vorgelegt, in dem die untrennbare Verbindung von vorbeugender Gesundheitspflege und der Tätigkeit der Ärzte hervorgehoben wurde und außerdem die Regierung aufgefordert wurde, sich intensiv mit ärztlicher Vorsorge auseinanderzusetzen und dem Gesetzgeber geeignete Vorschläge zu unterbreiten. Vgl. Gerst: Ärztliche Standesorganisation (2004), S. 232.
24  Ebd., S. 232f.

Und damit war den Ärzten auch das Monopol auf ambulante Behandlung zugesichert.[25] Ellerbrock sieht diese Entwicklung innerhalb des Gesundheitssystems der jungen BRD allerdings nicht als große Veränderung, sondern vielmehr als eine Überführung von etablierten Maßnahmen in die Kanäle der niedergelassenen Ärzteschaft:

> Zunächst einmal ist festzuhalten, dass der in der öffentlichen Gesundheitspflege des Kaiserreichs und in der Weimarer Republik etablierte sozialhygienisch inspirierte Maßnahmenkatalog nach dem Zweiten Weltkrieg keineswegs ignoriert wurde, sondern in den Nachkriegs- und Besatzungsjahre [sic] überaus erfolgreich an diese gesundheitspolitischen Maßnahmen angeknüpft werden konnte. Dies führte u. a. dazu, dass kein massiver gesundheitspolitischer Problemdruck entstand, der institutionelle Veränderungen angeregt hätte. Die erfolgreiche Gesundheitspolitik der Besatzungsjahre und der jungen Bundesrepublik verhinderten somit erstens die Modernisierung der deutschen Gesundheitspflege in Richtung einer Public Health Ausrichtung und führten zweitens zu einer Integration vieler dieser inzwischen etablierten Maßnahmen in die Zuständigkeit der niedergelassenen Ärzteschaft.[26]

Trotz der Relativierung der Vorgänge wird auch von Ellerbrock das Zurückdrängen des ÖGD nicht geleugnet. Der niedergelassene Arzt avancierte zur „Leitfigur der Gesundheitssicherung"[27].

Auch wenn die öffentliche Gesundheitspolitik in den 1950er Jahren im Präventionsbereich mehr und mehr an Einfluss verlor, kam es doch bereits 1949 zur Gründung des „Deutschen Gesundheits-Museums – Zentralinstitut für Gesundheitserziehung e. V." (DGM), welches sich zum wichtigsten Präventionsträger innerhalb der BRD entwickelte. Die schnelle Etablierung solch eines Museums hing sicherlich ebenfalls mit der Systemkonkurrenz zusammen. Das Deutsche Hygiene-Museum Dresden (DHMD) galt in diesem Bereich als die traditionsreiche Einrichtung mit Weltruf.[28] Das DGM in Köln-Merheim sollte als bundesrepublikanisches Pendant ähnliche Aufgaben wie das Hygiene-Museum in Dresden übernehmen. Strukturell war es gar eine Kopie des Dresdner Museums: Ein Museum, welches mit einem wissenschaftlichen Institut, einem Lehrinstitut und einem Produktionsbetrieb kombiniert wurde.[29] Träger des Vereins waren die Stadt Köln, das Land Nordrhein-West-

---

25  Vgl. Lindner: Gesundheitspolitik (2004), S. 38.

26  Ellerbrock: Die Etablierung (2011), S. 6. Ebenso argumentiert Sabine Schleiermacher. Vgl. Sabine Schleiermacher: Prävention und Prophylaxe: Eine gesundheitspolitische Leitidee im Kontext verschiedener politischer Systeme. In: Alfons Labisch, Norbert Paul (Hg.): Historizität. Erfahrung und Handeln – Geschichte und Medizin. (Sudhoffs Archiv: Beiheft; 54) Stuttgart 2004, S. 173.

27  Rosenbrock: Wa(h)re Gesundheit (1998), S. 203.

28  Vgl. Christian Sammer: „Das Ziel ist das gesunde Leben". Die Verflechtungen zwischen dem Deutschen Gesundheits-Museum in Köln und dem Deutschen Hygiene-Museum in Dresden in den 1950er Jahren. In: Detlev Brunner, Udo Grashoff, Andreas Kötzing (Hg.): Asymmetrisch verflochten? Neue Forschungen zur gesamtdeutschen Nachkriegsgeschichte. Berlin 2013, S. 135.

29  Vgl. ebd., S. 137.

falen und die Bundesrepublik Deutschland.[30] Die größte Schwierigkeit lag in
den Anfangsjahren wohl in dem Spagat, der zwischen Museum auf der einen
und Zentralinstitut für Gesundheitserziehung auf der anderen Seite zu leisten
war. Auch wenn diese Gründung nichts an der Macht der Ärzte bei der
Durchführung von Vorsorge- und Früherkennungsuntersuchungen ändern
konnte, gelang es zumindest, eine Institution zu schaffen, die bei der inhaltlichen Entwicklung und der Implementierung von Präventionskonzepten in
der BRD federführend wurde.

Hält man sich diese Entwicklung vor Augen, wird deutlich, dass in den
1950er Jahren nicht die Konzepte und Inhalte im Zentrum der Aktivitäten
standen, sondern zunächst die formale Organisation von Prävention. So überrascht es, bereits 1956 in einem Arbeitsprogramm des DGM implizit geschlechterspezifische festgelegte Zielgruppen vorzufinden:

> Da stände im Mittelpunkt: Die Frau, Mutter und Schwester als mütterlicher Mittelpunkt
> jeglichen menschlichen Lebens, als die Bewahrerin des Lebens, als die Hüterin aller ord-
> nenden Kräfte. Daneben gehört aber auch die Gruppe „Mutter und Kind" als Träger der
> Zukunft, wobei aber auch besonders die männliche Verantwortung des Vaters die immer
> fortzeugende Kraft und die das Leben tragende Verantwortung herauszustellen ist.[31]

Es kann hier eine doppelte Fokussierung auf die Frau als das vorrangig in der
Gesundheitserziehung anzusprechende Geschlecht festgestellt werden. Begründet wurde dies mit der Fähigkeit der Frau zum Gebären. Dadurch stände
die Frau in enger Verbindung mit dem Leben an sich und damit auch mit der
Aufrechterhaltung desselben. Die starke Hervorhebung der Mutterrolle verwundert daher nicht.[32] Diese Traditionslinie geht auf das bürgerliche Heim des
19. Jahrhunderts zurück, in dem die Mutter zur wichtigsten Person für die
Kindererziehung erhoben wurde.[33] Durch den öffentlichen Diskurs über die
wirtschaftliche Bedeutung der Hausarbeit von Frauen innerhalb der Armen-
pflege zu Beginn des 20. Jahrhunderts wurde dieses Bild weiter gestärkt. Die
Frauenbewegung des Kaiserreichs kultivierte ein Bild der Frau als Mutter, auch
im übertragenen Sinne – bspw. im Beruf der Sozialarbeiterin.[34] Zudem lenkte
die von Ärzten getragene Hygienebewegung den Blick auf die Hausfrau[35] als

---

30   Zur Geschichte des Deutschen Gesundheits-Museums liegen bislang noch keine Arbei-
     ten vor. Die Verflechtungen von DGM und DHMD in den 1950er Jahren wurden aller-
     dings von Christian Sammer sehr gut aufgearbeitet: Sammer: „Das Ziel ist das gesunde
     Leben" (2013), S. 133–147.
31   Arbeitsprogramm des Deutschen Gesundheits-Museums – Zentralinstitut für Gesund-
     heitserziehung für die nächsten Jahre zusammengestellt von Dr. Harald Petri (1956). In:
     BArch B 310/283: Tätigkeitsberichte (1955–1964).
32   Bereits zu Beginn der Arbeit des DGM wurde die Mutter als Hauptzielperson genannt.
     Vgl. Sammer: Die „Modernisierung" (2015), S. 255 f.
33   Vgl. Marina Adler, Karl Lenz: Einführung in die sozialwissenschaftliche Geschlechter-
     forschung. Bd. 1, Geschlechterverhältnisse. Weinheim, München 2010, S. 87.
34   Vgl. Christiane Dienel: Das 20. Jahrhundert (I). Frauenbewegung, Klassenjustiz und das
     Recht auf Selbstbestimmung der Frau. In: Robert Jütte (Hg.): Geschichte der Abtrei-
     bung: Von der Antike bis zur Gegenwart. München 1993, S. 141 f.
35   Zum Begriff „Hausfrau" aus historischer Perspektive: Ulrike Lindner: Rationalisierungs-
     diskurse und Aushandlungsprozesse. Der moderne Haushalt und die traditionelle Haus-

Garantin der Hygiene.[36] Im Gegenzug entwickelte sich im Verlauf der Industrialisierung eine hegemoniale Männlichkeitskonstruktion, die primär auf eine kontinuierliche und damit die Existenz der Familie sichernde Berufsarbeit ausgelegt war.[37] Die Familienorientierung ist in dieser Männlichkeitskonstruktion sekundär.[38] In der Nachkriegszeit verstärkte sich die einseitige Fixierung auf die Berufstätigkeit nochmals.[39] Durch diese unterschiedlichen Entwicklungen der Geschlechterleitbilder entstand das Modell von *breadwinning dad* und *homemaking mom*.[40] Die in den 1950er Jahren vorherrschenden Vorstellungen der Konservativen über das Idealbild von Ehe und Familie, in der die Frau die Erziehungs- und Hausarbeit übernehmen sollte, stärkten diese Geschlechterbilder.[41] Insbesondere die Kirchen können hier als treibende Kräfte gesehen werden, da sie als „moralisch integre Instanz […] ein schein-

frauenrolle in den 1960er Jahren. In: Matthias Frese, Julia Paulus, Karl Teppe (Hg.): Die 1960er Jahre als Wendezeit der Bundesrepublik. Paderborn 2003, S. 85. Sowie: Karin Hausen: Große Wäsche. Technischer Fortschritt und sozialer Wandel in Deutschland vom 18. bis ins 20. Jahrhundert. In: Geschichte und Gesellschaft 13 (1987), S. 280.

36  Vgl. Sabine Schleiermacher: Die Frau als Hausärztin und Mutter. Das Frauenbild in der Gesundheitsaufklärung. In: Susanne Roeßiger und Heidrun Merk (Hg.): Hauptsache gesund! Gesundheitsaufklärung zwischen Disziplinierung und Emanzipation. Eine Publikation des Deutschen Hygiene-Museums, Dresden und der Bundeszentrale für gesundheitliche Aufklärung, Köln. Köln 1998, S. 49.

37  Die Auseinanderentwicklung von geschlechtsspezifischer Berufsarbeit beschreibt Martin Dinges treffend: „Man kann sich die Entwicklung der gesellschaftlichen Arbeitsteilung am besten in Generationenschritten von ca. 33 Jahren vorstellen und vom Bau der ersten Eisenbahn in Deutschland (1835) ausgehen: Während der ersten Generation bleibt die Mehrheit der Arbeitsplätze noch ländlich geprägt, allerdings beginnen schon Landflucht und industrielle Arbeitsverhältnisse. Diese nehmen in der nächsten Phase der Hochindustrialisierung massiv zu und bringen vor allem männliche Arbeiter in sehr großer Zahl in gesundheitsgefährliche Betriebe und als Migranten in prekäre Wohnverhältnisse. Die Mehrheit der Frauenarbeitsplätze besteht weiterhin in Haushalten – als Dienstbotinnen –, was eine bessere Ernährung und Wohnung gewährleistet, während ein kleinerer Teil der Frauen in der Industrie ebenfalls erheblichen Gesundheitsrisiken ausgesetzt ist. Die meisten Arbeiterinnen gaben ihre Tätigkeit in der Industrie aber nach etwa acht Jahren zum Zeitpunkt der Verheiratung auf und begannen sie danach nicht wieder. Berufstätigkeit wird demgegenüber für Männer immer häufiger wohnortferne Ganztätigkeit und Lebenszeitarbeit, bei Frauen bleibt sie oft auf die Phase vor der Verheiratung, wegen Berufsverboten durchaus auch unfreiwillig, beschränkt." Martin Dinges: Veränderungen der Männergesundheit als Krisenindikator? Deutschland 1950–2006. In: L'Homme, Europäische Zeitschrift für feministische Geschichtswissenschaft 19 H. 2 (2008), S. 113.

38  Vgl. Michael Meuser, Sylka Scholz: Herausgeforderte Männlichkeit. Männlichkeitskonstruktionen im Wandel von Erwerbsarbeit und Familie. In: Johannes Billstein, Meike-Sophia Baader, Toni Tholen (Hg.): Erziehung, Bildung und Geschlecht. Männlichkeiten im Fokus der Gender-Studies. Wiesbaden 2012, S. 28.

39  Vgl. Dinges: Männergesundheit (2006), S. 24.

40  Trotz der Propagierung dieses Modells nahmen bereits Mitte der 1950er Jahre viele mittelständische, verheiratete Frauen und Mütter eine Erwerbsarbeit auf. Vgl. Madarász-Lebenhagen: Geschlechterbilder (2015), S. 75.

41  Vgl. Klaus-Jörg Ruhl: Leitbilder und ihre Erhaltung: Familienpolitik in der Adenauer-Ära (1949–1963). In: Ders. (Hg.): Frauen in der Nachkriegszeit 1945–1963. München 1988, S. 108.

bar unpolitisches Deutungsangebot für gesellschaftliches Zusammenleben liefern konnte, das von einem Großteil der Bevölkerung bereitwillig angenommen wurde."[42] Zur Durchsetzung des Leitbildes des Ernährer-Hausfrauen-
Modells wurden von konservativen Politikern und Ärzten immer wieder Diskussionen um die angebliche Schädlichkeit der Erwerbstätigkeit von Müttern
für ihre Kinder geführt.[43] Hinzu kam, dass die Anzahl von Plätzen in Kinder-
krippen und Kindergärten möglichst knapp gehalten wurde, sodass ein Großteil der Frauen praktisch gezwungen wurde, Aufgaben in der Kindererziehung und im Haushalt zu übernehmen.[44] Schließlich warb man eher sog.
Gastarbeiter an, als die Berufstätigkeit von Frauen zu fördern.[45] Im Gegensatz
zur DDR, in der die Berufstätigkeit von Frauen gefördert wurde, schlug die
BRD den Weg der Westernisierung ein.[46] Trotz all dieser Bemühungen stieg
die Zahl der erwerbstätigen Frauen in den 1950er Jahren leicht an.[47]

Zwar wird im oben zitierten Arbeitsprogramm des DGM auch der Mann
erwähnt, jedoch ging es hier nicht um Männer und ihre Gesundheit an sich,
sondern vielmehr um Männer als Väter und damit in ihrer Funktion für den
Wachstum der Bevölkerung.

## Die 1960er Jahre

Auch ein Großteil der 1960er Jahre war noch von der Auseinandersetzung
zwischen dem ÖGD und der niedergelassenen Ärzteschaft um die Vorherr-
schaft bei Präventionsmaßnahmen geprägt.[48] Als Paradebeispiel für die
Durchsetzungskraft der Ärzteschaft wird von der Forschung oft der Kampf
um die Durchführung der Schwangerenvorsorge angeführt, da dieser für die

---

42  Eva-Maria Silies: Liebe, Lust und Last. Die Pille als weibliche Generationserfahrung in
    der Bundesrepublik 1960–1980 (= Göttinger Studien zur Generationsforschung; Bd. 4)
    Göttingen 2010, S . 41.
43  Vgl. Karin Hausen: Frauenerwerbstätigkeit und erwerbstätige Frauen. Anmerkungen zur
    historischen Forschung. In: Gunilla Budde (Hg.): Frauen arbeiten. Weibliche Erwerbsar-
    beit in Ost- und Westdeutschland nach 1945. Göttingen 1997, S. 29.
44  Vgl. ebd., S. 30.
45  Vgl. Axel Schildt, Detlef Siegfried: Deutsche Kulturgeschichte. Die Bundesrepublik –
    1945 bis zur Gegenwart. München 2009, S. 379.
46  Der Begriff Westernisierung bezeichnet „die allmähliche Herausbildung einer gemeinsa-
    men Werteordnung in den Gesellschaften diesseits und jenseits des Nordatlantik." An-
    selm Doering-Manteuffel: Westernisierung. Politisch-ideeller und gesellschaftlicher Wan-
    del in der Bundesrepublik bis zum Ende der 60er Jahre. In: Karl Christian Lammers,
    Axel Schildt, Detlef Siegfried (Hg.): Dynamische Zeiten. Die 60er Jahre in den beiden
    deutschen Gesellschaften. (= Hamburger Beiträge zur Sozial- und Zeitgeschichte; Bd. 39)
    Hamburg 2000, S. 314. Darüber hinaus: Anselm Doering-Manteuffel: Wie westlich sind
    die Deutschen? Amerikanisierung und Westernisierung im 20. Jahrhundert. Göttingen
    1999.
47  Vgl. Dagmar Hilpert: Wohlfahrtsstaat der Mittelschichten? Sozialpolitik und gesellschaft-
    licher Wandel in der Bundesrepublik Deutschland (1949–1975). (= Kritische Studien zur
    Geschichtswissenschaft; Bd. 208) Göttingen 2012, S. 198.
48  Vgl. Gerst: Ärztliche Standesorganisation (2004), S. 226.

gesamte Auseinandersetzung als typisch gelte und letztendlich sogar als Trend gesehen werden könne:[49] „Das neue gesundheitspolitische Prinzip, die Gesundheitsvorsorge als Regelleistung der Sozialversicherung aufzufassen, trat immer stärker in den Vordergrund."[50] Die Gesundheitsämter versuchten über Mutterpass-Aktionen die Schwangerenvorsorge zu institutionalisieren und zu kontrollieren.[51] Die Ärzteschaft lehnte dies allerdings strikt ab, weil damit sie die Schwangerenvorsorge als ihr Aufgabengebiet betrachteten. Nach heftigen Konflikten wurde letztendlich die Schwangerenvorsorge in die Regelleistungskataloge der Gesetzlichen Krankenversicherung (GKV) aufgenommen und somit der niedergelassenen Ärzteschaft überantwortet.[52] Auch die Aufnahme von Krebsfrüherkennungsuntersuchungen in die Leistungskataloge der GKV führte zur Stärkung der Ärzte auf dem Gebiet der Prävention.[53] Doch in der Auseinandersetzung um die Vormacht bei der Präventionsfrage wollte sich die Bundespolitik dadurch keineswegs geschlagen geben. Vom Bundesgesundheitsministerium wurde 1968 mittels einer angestrebten Grundgesetzänderung versucht, die Kompetenzen im Bereich der Gesundheitsfürsorge zurückzuerlangen. Allerdings erhielt dieser Teil des umfangreichen Gesetzesvorschlages nicht die notwendige Mehrheit im Bundesrat.[54]

Die zunehmende Bedeutung, die Gesundheit auf vielen Ebenen in den 1960er Jahren erlangte, verdeutlicht die Schaffung des eigenständigen Ministeriums für Gesundheitswesen 1961, zu dessen Ministerin Elisabeth Schwarzhaupt berufen wurde:

> Die neue Gesundheitsministerin, erste Frau auf einem westdeutschen Ministerposten, hatte sich bereits seit 1953 im Rechtsausschuß des Bundestages für die Durchsetzung der rechtlichen Gleichstellung von Frauen und für die Reform des Familienrechts eingesetzt. Durch ihre Arbeit in der Familienrechtskommission der Evangelischen Kirche schien sie wie berufen, neue Akzente in der Frauenpolitik der Regierung zu setzen.[55]

---

49  Vgl. Behringer, Igl, Vincenti, Wasem: Gesundheitswesen Band 4 (2007), S. 407.

50  Ebd., S. 408 f.

51  Zur Mutterpassaktion in Teilen von Nordrhein-Westfalen: Johannes Korporal: Gesundheitsschutz von Kindern und Jugendlichen in der Bundesrepublik Deutschland. In: Thomas Elkeles, Jens-Uwe Niehoff, Rolf Rosenbrock, Frank Schneider (Hg.): Prävention und Prophylaxe. Theorie und Praxis eines gesundheitspolitischen Grundmotivs in zwei deutschen Staaten 1949–1990. Berlin 1991, S. 282.

52  Lindner: Sicherheits- und Präventionskonzepte (2010), S. 236 f.

53  Vgl. Sigrid Stöckel: Weibliche Gesundheitsfürsorge zwischen Eigendefinition und Institutionalisierung. In: Ulrike Lindner, Merith Niehuss (Hg.): Ärztinnen – Patientinnen. Frauen im deutschen und britischen Gesundheitswesen des 20. Jahrhunderts. Köln, Weimar und Wien 2002, S. 68.

54  Vgl. Angelika Behringer, Gerhard Igl, Aurelio Vincenti: Gesundheitswesen und Sicherung bei Krankheit im Pflegefall. In: Bundesarchiv, Bundesministerium für Arbeit und Sozialforschung (Hg.): Geschichte der Sozialpolitik in Deutschland seit 1945. Band 5: 1966–1974 Bundesrepublik Deutschland. Eine Zeit vielfältigen Aufbruchs. Baden-Baden 2006, S. 520.

55  Christine von Oertzen: Teilzeitarbeit und die Lust am Zuverdienen. Geschlechterpolitik und gesellschaftlicher Wandel in Westdeutschland 1948–1969. (= Kritische Studien zur Geschichtswissenschaft; Bd. 132) Göttingen 1999, S. 113.

Schwarzhaupt verstand unter „Förderung der Volksgesundheit", die zu ihren Hauptaufgaben zählte, nicht nur einen technischen, sondern auch einen sozialhygienischen Ansatz. So konnte sie ihre Kompetenzen in der Frauenpolitik miteinbeziehen.[56] Was dieser Nexus allerdings konkret für die praktische Arbeit des Ministeriums bedeutete, muss von der historischen Forschung noch geklärt werden.

In der Praxis begann sich in 1960er Jahren ganz langsam das tradierte Frauenbild der Hausfrau und Mutter zu verschieben. Die Berufstätigkeit von Ehefrauen blieb zwar gering, stieg aber immerhin von 30 Prozent im Jahr 1960 auf 35 Prozent 1970. Ulrich Herbert sieht darin, neben der Ablösung kirchlicher Bindungen, späteren Eheschließungen und einer abnehmenden Kinderzahl, ein Indiz für einen beginnenden Wandel der Gesellschaft.[57] Die Auswirkungen zeigten sich in ihrem Ausmaß zwar erst ein Jahrzehnt später, doch die 1960er Jahre werden mit Recht als eine Art „Take-off-Phase" des beginnenden Wertewandels gedeutet.[58] Auf höchster politischer Ebene beschäftigte man sich daher in den 1960er Jahren erstmalig reflektiert mit dem Thema Geschlecht.[59] Die Bundesregierung wurde vom Bundestag zur Anfertigung einer *Enquête über die Situation der Frau in Beruf, Familie und Gesundheit* aufgefordert. Im Abschlussbericht wurde z. B. die höhere Lebenserwartung der Frau zum Thema gemacht.[60] Ein Arbeitskreis innerhalb der Enquête-Kommission setzte sich mit der Rolle der Frau im Haushalt auseinander und stellte u. a. folgende Empfehlung auf:

> Für die gesundheitliche Betreuung und Pflege der Familienmitglieder genügen heute nicht mehr die traditionellen Hausmittel. Vielmehr bedarf die Hausfrau noch einer speziellen Schulung und Unterweisung, um die Vorsorgemaßnahmen vornehmen und ärztliche Anordnungen sinngemäß befolgen bzw. deren Befolgung überwachen zu können. Besonders wichtig ist heute eine gesunde Ernährung. Um diese sowohl für das Kleinkind als auch für den alternden Menschen zu gewährleisten und auch die notwendige Diät-

---

56  Vgl. Oertzen: Teilzeitarbeit (1999), S. 113.

57  Vgl. Ulrich Herbert: Geschichte Deutschlands im 20. Jahrhundert. München 2014, S. 784 f.

58  Vgl. Axel Schildt: Materieller Wohlstand – pragmatische Politik – kulturelle Umbrüche. Die 60er Jahre in der Bundesrepublik. In: Karl Christian Lammers, Axel Schildt, Detlef Siegfried (Hg.): Dynamische Zeiten. Die 60er Jahre in den beiden deutschen Gesellschaften. (= Hamburger Beiträge zur Sozial- und Zeitgeschichte; Bd. 37) Hamburg 2000, S. 35.

59  Dies kann man als erste Anzeichen der sich formierenden Frauenbewegung ansehen. Jedoch entwickelte sich diese erst ab Beginn der 1970er Jahre zu einer breiteren Bewegung, die sich organisierte, Themen besetzte und verstärkt in der Öffentlichkeit auftrat. Vgl. Imke Schmincke: Von der Politisierung des Privatlebens zum neuen Frauenbewusstsein: Körperpolitik und Subjektivierung von Weiblichkeit in der neuen Frauenbewegung Westdeutschlands. In: Julia Paulus, Eva-Maria Silies, Kerstin Wolff (Hg.): Zeitgeschichte als Geschlechtergeschichte. Neue Perspektiven auf die Bundesrepublik. (= Geschichte und Geschlechter; Bd. 62) Frankfurt a. M., New York 2012, S. 314.

60  Vgl. Bericht über die Gesundheit der Frau, Arbeitskreis 3: Allgemeines Gesundheitswesen. In: BArch B 189/767: Enquête über die Situation der Frau in Beruf, Familie und Gesundheit, Bd. 4 (1965), S. 3.

kost für den Kranken bereiten zu können, muß die Hausfrau auch über gewisse grundlegende medizinische und physiologische Kenntnisse verfügen.[61]

Auch wenn es hier vornehmlich um eine Form der Professionalisierung der Hausfrauenrolle[62] im Bereich der Pflege von kranken Menschen ging, implizierten die Maßnahmen ebenfalls Konsequenzen für den Präventionsbereich, da eine Ausweitung der Kompetenzen der Frau im Bereich Gesundheitsverhalten gefordert wurde. Durch mögliche Schulungen sollte die Rolle der Frau als Gesundheitsexpertin innerhalb der Familie noch weiter gesteigert werden. Diese Strategie hätte also von staatlicher Seite die weitere Festschreibung von Gesundheitsthemen als vorwiegend weibliche Interessenslagen bewirkt und legitimiert.

Während auf der obersten bundespolitischen Ebene solche programmatischen Forderungen aufgestellt wurden, arbeitete man im Deutschen Gesundheits-Museum an konkreten Präventionskampagnen. Anhand der Protokolle der Abteilungs- und Abteilungsleiterbesprechungen kann der Kategorie Geschlecht bereits in den 1960er Jahren eine bestimmte, wenn auch nicht weiter reflektierte Rolle zugesprochen werden. So wurde über Merkblätter mit den Titeln „Liebe Mutter"[63] oder „Mütter helft Müttern"[64] sowie über einen Mütterkalender[65] diskutiert, die sich allesamt einer großen Beliebtheit erfreuten und von Mütterberatungsstellen nachgefragt wurden. Und auch eine Broschüre mit dem Titel „Frauen, das geht Euch an!"[66] wurde von einem Gesundheitsamt als mögliche Broschüre für die Ehefrauen von sog. Gastarbeitern angefragt. Neben dem biologischen Geschlecht wurde hier also mit Herkunft bereits eine weitere Strukturkategorie bei der Auswahl der Zielgruppen miteinbezogen.

Allerdings kann daraus nicht die Annahme abgeleitet werden, dass in den 1960er Jahren nur die Frau als Ansprechperson in der Gesundheitsaufklärung von Interesse war. In der Zeit vom 29. Juni bis 2. Juli 1965 fand in Bad Godesberg eine Arbeitstagung des Bundesausschusses für gesundheitliche Volksbelehrung unter dem Motto: „Der Mann von heute – seine spezifische Gefährdung und seine Krankheiten" statt. Das DGM sollte dazu einen Ausstellungsbeitrag leisten. In einer internen Besprechung wurden die Themen „Alkohol",

---

61  Vgl. Ein Bericht, Arbeitskreis 1: Die Frau in Familie und Haushalt. In: BArch B 189/766: Enquête über die Situation der Frau in Beruf, Familie und Gesundheit, Bd. 2 (1963–1965) S. 4.

62  Eine weitere Form der Professionalisierung der Haufrauenrolle zeigt Lindner auf. Durch Rationalisierungs- und Technisierungsprozesse im Haushalt wurde die Rolle der Frau als alleinige Arbeiterin im Familienhaushalt gestärkt. Lindner: Rationalisierungsdiskurse (2003), S. 99 f.

63  Vgl. Niederschrift über die Besprechung am 26. Oktober 1964. In: BArch B 310/112: Abteilungs- und Abteilungsleiterbesprechungen, Bd. 1 (1964–1969).

64  Vgl. ebd.

65  Vgl. Niederschrift über die Besprechung am 25. August 1965. In: BArch B 310/112: Abteilungs- und Abteilungsleiterbesprechungen, Bd. 1 (1964–1969).

66  Vgl. Niederschrift über die Besprechung am 26. April 1965. In: BArch B 310/112: Abteilungs- und Abteilungsleiterbesprechungen, Bd. 1 (1964–1969), S. 2.

„Nikotin" und „Herz- und Kreislauf"[67] und damit für die männliche Gesundheit nur negative Themen vorgeschlagen. Hier zeigt sich, dass auch Männer zumindest konzeptionell von Interesse waren. Aus Mangel an Ausstellungsmaterialien für die anderen beiden genannten Themen wurde vom DGM eine Ausstellung zum Thema „Alkohol" ins Auge gefasst.[68] Die Alkoholprävention galt bereits in der Weimarer Republik als eines der wenigen Felder, auf dem die Gesundheitsaufklärung sich fast ausschließlich an Männer wandte.[69]

Des Weiteren konnte in den 1960er Jahren zumindest auf planerischer Ebene eine geschlechterdifferenzierende Ansprache festgestellt werden. Für die Sportförderungskampagne „Machen Sie mit?" wurden zwei geschlechterspezifische Konzepttexte vorgelegt. Der erste Text richtete sich „An die jungen Männer!" Insbesondere der Hinweis auf die Schädlichkeit von Nikotin und Alkohol als größeres Problem von Männern kann als eine eher männerspezifische Ansprache betrachtet werden.[70] Bereits nach dem Ende des Krieges stieg der Pro-Kopf-Verbrauch von Alkohol deutlich. Man machte sich in dieser Zeit kaum Sorgen um die Gesundheit, „Schnaps, Bier und Zigaretten, der fette Braten und die Buttercremetorte erschienen als Sendboten eines verlorenen Paradieses."[71] In den 1960er Jahren wurden erstmals wieder die hohen Konsumwerte von Alkohol aus der Zeit des Kaiserreichs erreicht[72], weshalb nun die Gesundheitsaufklärung auf dieses Problem aufmerksam wurde. Da für diesen hohen Verbrauch in erster Linie nicht die Trinkgewohnheiten der Frauen verantwortlich waren, richtete sich die Aufklärung auch eher an die Männer.[73]

67  Vgl. Niederschrift über die Besprechung am 05. April 1965. In: BArch B 310/112: Abteilungs- und Abteilungsleiterbesprechungen, Bd. 1 (1964–1969), S. 1.

68  Vgl. Niederschrift über die Besprechung am 29. März 1965. In: BArch B 310/112: Abteilungs- und Abteilungsleiterbesprechungen, Bd. 1 (1964–1969), S. 1.

69  Vgl. Elke Hauschildt: „Auf den richtigen Weg zwingen …". Trinkerfürsorge 1922–1945. Freiburg 1995, S. 24.

70  Vgl. Konzepttext „An die jungen Männer!" der Kampagne „Machen Sie mit?". In: BArch B 310/13: Sportförderung – Veröffentlichungen „Was hält der Mensch aus?" und „Machen Sie mit?" (1962–1967).

71  Hasso Spode: „Der Charakter des Rausches hatte sich total verändert". Historische Voraussetzungen der Alkoholismusprävention: Deutsches Reich, Bundesrepublik und DDR. In: Heidrun Merk, Susanne Roeßiger (Hg): Hauptsache gesund! Gesundheitsaufklärung zwischen Disziplinierung und Emanzipation. Eine Publikation des Deutschen-Hygiene-Museums Dresden und der Bundeszentrale für gesundheitliche Aufklärung, Köln. Köln 1998, S. 110.

72  Vgl. Hasso Spode: Die Macht der Trunkenheit. Kultur- und Sozialgeschichte des Alkohols in Deutschland. Opladen 1993, S. 251.

73  Spode weist darauf hin, dass in Deutschland der Reinalkoholkonsum von Männern mindestens doppelt so hoch sei wie der der Frauen. Vgl. Hasso Spode: Alkohol, Geschlecht und Gesundheit unter besonderer Berücksichtigung des deutschen Kaiserreichs. Ein Beitrag zur Natur-Kultur-Debatte. In: Martin Dinges (Hg.): Männlichkeit und Gesundheit im historischen Wandel ca. 1800–2000. (= Medizin, Gesellschaft und Geschichte; Beiheft 27) Stuttgart 2007, S. 193.

Der Konzepttext, welcher sich an die Frauen wandte, war spezifisch auf diese ausgerichtet:

> An die jungen Damen! Ebenso wie der männliche braucht auch der weibliche Körper für seine harmonische Entwicklung regelmäßiges körperliches Training. Dadurch wird nicht nur Euer Leistungs- und Gesundheitsgefühl angehoben, sondern auch typische weibliche Eigenschaften wie Schönheit der Figur und der Bewegung werden gefördert.[74]

Als vordergründiges Ziel des Sporttreibens wurde für Frauen demnach Attraktivität in Verbindung mit Schlankheit propagiert. Auch wenn hier keine gesundheitsförderlichen Aspekte für die Frauen beschrieben wurden, so war die Ansprache im Kontext des Attraktivitätsdiskurses das prominenteste Mittel, viele Frauen zu erreichen. Ein weiteres Ziel, welches im Konzepttext zur Förderung der Sporttätigkeit der Frauen hervorgehoben wurde, stand im Zusammenhang mit der Geburt:

> Aber es geht hier nicht um Höchstleistungen, die nur einigen wenigen vorbehalten bleiben, sondern darum daß sich junge Damen in Eurem Alter nicht nur sportlich kleiden, sondern auch sportlich betätigen. Wenn Ihr später selber einmal Kinder bekommen werdet, werden die Geburten müheloser verlaufen, wenn Ihr regelmäßig Sport und Gymnastik betrieben habt.[75]

Die staatliche Gesundheitsaufklärung sprach auf planerischer Ebene Frauen v. a. als Schwangere und Mütter an. Eine weitere Aussage des Textes leitete von der biologisch schwächeren Konstitution der Frau Folgerungen für das Sportverhalten ab:

> Sicherlich gibt es eine Reihe von Sportarten, die dem männlichen Geschlecht vorbehalten bleiben, wie z. B. Boxen oder Gewichtheben. Auf der anderen Seite gibt es jedoch auch typisch weibliche Sportarten wie z. B. Gymnastik oder Schwimmen. Im Schwimmen kommt die Frau am weitesten an die Leistungen des Mannes heran.[76]

Neben der problematischen Ausgrenzung der Frau aus bestimmten Sportbereichen, wurde der Mann hier als Maßstab dargestellt, an dessen Leistungen es heranzukommen galt. Aus biologischen Fakten, wie einer geringeren Körpergröße oder geringeren Muskelmasse wurde hier implizit eine schwächere Position der Frau in anderen Lebensbereichen, wie dem Sport, nicht nur akzeptiert, sondern sogar noch plausibilisiert.

Die geschilderten auf die Geschlechter zugeschnittenen Inhalte waren in diesem Jahrzehnt jedoch noch eine Ausnahme. Die geschlechterspezifische Ansprache der Bevölkerung sollte in aller Regel durch die Verteilung von Broschüren an bestimmte Personengruppen erreicht werden:

> Durch Broschüren und Merkblätter zu Fragen der gesunden Lebensführung, durch Filme über Gesundheitsfragen, durch Ausstellungen und Tagungen erhält die Frau Gelegenheit, sich über Gesundheitsfragen aller Art zu unterrichten. Eine unter Mitarbeit des

---

74   Vgl. Konzepttext „An die jungen Damen!" der Kampagne „Machen Sie mit?". In: BArch B 310/13: Sportförderung – Veröffentlichungen „Was hält der Mensch aus?" und „Machen Sie mit?" (1962–1967).

75   Vgl. ebd.

76   Vgl. ebd.

Bundesministeriums für Gesundheitswesen verfaßte Broschüre zum Problem des Ziga-
rettenrauchens wurde gerade auch in Frauenkreisen weit verbreitet.[77]

Durch diese Form der Aufklärungsmedien wurden insgesamt deutlich mehr
Frauen auf die Inhalte aufmerksam gemacht. Dies war auch noch Ende der
1970er Jahre der Fall, wie eine Eingabe eines Vaters verdeutlicht. Herr N. D.,
der sich selbst als „steuerzahlender Familienvater" beschrieb, beschwerte sich
über die mangelnde Eigenwerbung der BZgA. Er habe erst jetzt, rein zufällig,
von der Existenz der BZgA und ihrer Arbeit erfahren.[78] Diese Kritik kann
wohl auch auf die Vertriebswege der BZgA zurückgeführt werden, die ihre
Broschüren zu dieser Zeit vorrangig an Ärzte und Mütterberatungsstellen verteilt hat; an Stellen also, die von Vätern ausgesprochen selten frequentiert
wurden. Sein Vorschlag, die Publikationen an alle Haushalte über die Bundes-
post verteilen zu lassen, hätte aber den finanziellen Rahmen der BZgA bei
Weitem gesprengt.

### 1.1.2 Die Publikationen der staatlichen Gesundheitsaufklärung

Aus den 1950er und 1960er Jahren sind lediglich zehn Publikationen des
Deutschen Gesundheits-Museums überliefert, die jedoch wichtige geschlechterspezifische Aussagen erlauben. Tab. 2 zeigt, welchen Kategorien der geschlechterspezifischen Ansprache sie zugeordnet werden können.
    Um eine Möglichkeit zur Quantifizierung der geschlechterspezifischen
Adressierung zu haben und dadurch diachrone Veränderungen besser sichtbar machen zu können, wurden bei der Auswertung der Aufklärungsmedien
unterschiedliche Kategorien der geschlechterspezifischen Adressierung zugrunde gelegt.[79] Während die Kategorie *implizite Ansprache beider Geschlechter*
alle Publikationen umfasst, in denen das Geschlecht überhaupt nicht thematisiert wurde, vereinigt die Kategorie *explizite Ansprache beider Geschlechter* diejenigen Medien, die sowohl Männer als auch Frauen explizit als Zielgruppe

---

77  Bericht über die Gesundheit der Frau, Arbeitskreis 3: Allgemeines Gesundheitswesen.
    In: BArch B 189/767: Enquête über die Situation der Frau in Beruf, Familie und Gesund-
    heit, Bd. 4 (1965), S. 10.
78  Vgl. Schreiben von Herrn N. D. vom 19.10.1978. In: BArch B 310/317: Kampagne „Fa-
    milie – jeder für jeden", Bd. 6 (1978–1979).
79  Die Notwendigkeit der Unterscheidung zwischen expliziten und impliziten Ansprachen
    zeigt Helga Kühn-Mengel bei der Beschreibung gegenwärtiger Präventionsinhalte auf:
    „Dass Präventionsangebote häufiger von Frauen als von Männern wahrgenommen wer-
    den, ist auf eine oft ungewollt frauenspezifische Ausrichtung zurückzuführen. Kein Mann
    würde sich wohl mit der Aussicht auf ein strafferes Bindegewebe zu mehr Bewegung
    animieren lassen." Helga Kühn-Mengel: Einleitung. In: Bundesministerium für Gesund-
    heit, Bundesvereinigung Prävention und Gesundheitsförderung e. V. (Hg.): Gesundheit
    von Frauen und Männern effektiv fördern – geschlechterspezifische Prävention und Ge-
    sundheitsförderung. Kongressdokumentation. 6. gemeinsamer Präventionskongress des
    Bundesministeriums für Gesundheit und der Bundesvereinigung Prävention und Ge-
    sundheitsförderung e. V. (BVPG). Bonn 2013, S. 4f.

benennen. Hiervon grenzt sich die Kategorie *differenzierte geschlechterspezifische Ansprache* ab, die zwar ebenfalls beide Geschlechter anspricht, dies aber in einer unterschiedlichen Art und Weise tut. Die beiden Kategorien *explizite frauenspezifische Ansprache* und *explizite männerspezifische Ansprache* betreffen alle die Publikationen, die sich nur an Frauen bzw. Männer richten und dies auch konkret benennen. Und in den beiden impliziten Kategorien *implizite frauenspezifische Ansprache* und *implizite männerspezifische Ansprache* wurden die Publikationen zusammengefasst, die sich durch ihre Bildsprache oder aber textliche Hinweise vorrangig an Frauen oder aber Männer richten.

Tab. 2: Geschlechterspezifische Adressierung in den BZgA-Publikationen während der 1950er und 1960er Jahre

| Kategorie | Anzahl |
|---|---|
| implizite Ansprache beider Geschlechter | 4 |
| explizite Ansprache beider Geschlechter | 0 |
| implizite frauenspezifische Ansprache | 3 |
| explizite frauenspezifische Ansprache | 1 |
| implizite männerspezifische Ansprache | 2 |
| explizite männerspezifische Ansprache | 0 |
| differenzierte geschlechterspezifische Ansprache | 0 |

Quelle: eigene Berechnungen

Lediglich eine der analysierten Publikationen des Deutschen Gesundheits-Museums wies eine explizite geschlechterspezifische Konzeption auf. Der Großteil der Veröffentlichungen war also für alle Bürger gedacht. Auch die von Simone Moses untersuchten Faltblätter „Lernen Sie doch erst einmal wie man richtig schläft" oder „Von der Hand in den Mund" aus den fünfziger Jahren des 20. Jahrhunderts wiesen keinerlei geschlechterspezifische Adressierung auf,[80] sodass kategorisierend von einer *impliziten Ansprache beider Geschlechter* gesprochen werden kann. Dies verdeutlicht das Ziel, jeden einzelnen Bürger anzusprechen.

So ging es in der Gesundheitsaufklärung vornehmlich darum, durch populärwissenschaftliche Vermittlung von medizinischem Wissen über Krankheiten eine Einstellungsänderung aller Laien zu erwirken.[81] In diesem Sinne wurde z. B. in der Broschüre „Zum Problem des Rauchens" über die chemische Zusammensetzung von Nikotin oder die Auswirkungen des Rauchens auf die Kapillarsysteme berichtet. Hervorzuheben ist hierbei das Vorwort dieser Broschüre, in welchem die damalige Gesundheitsministerin Elisabeth Schwarzhaupt auf die eigene Verantwortung für die Gesundheit verwies: „Der Raucher aber möge sich fragen, ob er es vor sich selbst verantworten kann,

---

80   Vgl. Moses: Prävention (2011), S. 138 f.
81   Vgl. ebd.

weiterhin seine Gesundheit vermeidbaren Schäden und Gefahren auszusetzen."[82] Diesen moralisierenden Impetus hatten bereits die Gesundheitsaufklärungsprogramme der Nationalsozialisten inne, allerdings vor anderen Hintergründen. Im Nationalsozialismus stand nicht der einzelne Mensch und seine Gesundheit im Zentrum des Interesses, sondern die Gesundheit des ganzen Volkskörpers. Um diese zu erhalten, hatte jeder Bürger die Pflicht, sich gesund zu halten.[83] Das eigene Gesundheitsbewusstsein wurde in der Broschüre zum Rauchen zum Bewertungsmaßstab für die gesundheitlichen Auswirkungen festgesetzt: „The justification was a personal one – the issue was individual responsibility, not duty towards the population as a whole, nor a question of wider social, cultural or political matters."[84] Hier zeigen sich frühe Formen der Subjektivierung von Gesundheitsverhalten, was ab den 1970er Jahren zu einem gängigen Modell in der Gesundheitsaufklärung wurde: „The new concept of an informed citizen meant that health-related arguments were now oriented to the well-being of the individual and the family rather than the State."[85] Die BRD ging in der Gesundheitsaufklärung zum Thema Rauchen anders vor als bspw. die USA oder Großbritannien. Während diese Länder v. a. auf Verbote und Schock-Kampagnen setzten, um dem Rauchen Einhalt zu gebieten, versuchte man in der BRD durch die Aufklärung, insbesondere der Jugend, über die Schädlichkeit des Rauchens, die Bürger mit rationalen Argumenten zu überzeugen.[86] Elliot führt dieses gegenüber den anderen Ländern unterschiedliche Vorgehen überzeugend auf eine Abgrenzung der bundesdeutschen Regierung von den Anti-Rauch-Kampagnen der Nationalsozialisten zurück.[87] Dadurch wurde durch die Gesundheitsaufklärung in der BRD also schon relativ früh an das „präventive Selbst" appelliert.

Das Faltblatt „Ernährung der Berufstätigen"[88] informierte über die richtige Ernährung von Erwerbstätigen, wobei die abgebildeten Kalorientabellen nach Geschlechtern getrennt aufgelistet waren. Des Weiteren wurden mit Schmied, Mechaniker und Kohlenhauer vorwiegend von Männern ausgeübte und mit Stenotypistin oder Balletteuse überwiegend von Frauen ausgeübte

82  Deutsches Gesundheits-Museum: Zum Problem des Rauchens. Wiesbaden 1963.
83  Vgl. Madarász: Pflicht (2010), S. 152–161. Ebenso: Winfried Süß: Gesundheitspolitik. In: Hans Günter Hockerts (Hg.): Drei Wege deutscher Sozialstaatlichkeit. NS-Diktatur, Bundesrepublik und DDR im Vergleich. (= Schriftenreihe der Vierteljahreshefte für Zeitgeschichte; Bd. 76) München 1998, S. 57. Allgemein zur NS-Gesundheitspolitik: Winfried Süß: Der „Volkskörper im Krieg". Gesundheitspolitik, Gesundheitsverhältnisse und Krankenmord im nationalsozialistischen Deutschland 1939–1945. (= Studien zur Zeitgeschichte; Bd. 65) München 2003.
84  Rosemary Elliot: From youth protection to individual responsibility: Addressing smoking among young people in post-war West Germany. In: Medizinhistorisches Journal 45 H. 1 (2010), S. 91.
85  Schwarz: Helga (2009), S. 199.
86  Vgl. Rosemary Elliot: Inhaling Democrazy: Cigarette Advertising and Health Education in Post-war West Germany, 1950s–1975. In: Social History of Medicine 28 H. 3 (2015), S. 530.
87  Vgl. ebd.
88  Deutsches Gesundheits-Museum: Ernährung der Berufstätigen. Köln 1960.

Berufe als Beispiele genannt. Außerdem wurde die Hausfrauentätigkeit als Beruf anerkannt und als eine mittelschwere Tätigkeit eingestuft. So wurden zwar nicht explizit Männer und Frauen angesprochen, aber es wurde auf sie verwiesen. Hier wurde nun erstmalig, zumindest implizit, im Diskurs um ‚richtige' Ernährung auch an das ‚richtige' Gewicht an Männer gedacht. Ähnlich verhält es sich mit dem Faltblatt „Verführerin Mode"[89]. Im Gegensatz zu Ernährung lässt das Thema Mode allerdings eine, zumindest implizite, Ausrichtung auf Frauen annehmen, da Mode, wie auch Hygiene und Schlankheit, in engem Zusammenhang mit Schönheit zu sehen ist und Schönheit wiederum ein, zumindest in diesem Zeitraum, eher weibliches Thema der Gesundheitsaufklärung war. Das Titelbild des Faltblattes deutete in dieselbe Richtung.

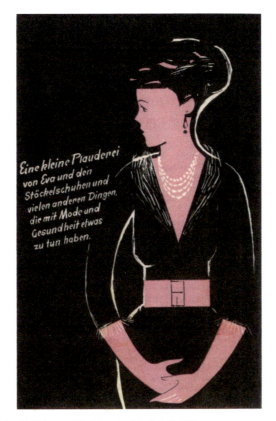

Abb. 1: Titelbild des Faltblattes „Verführerin Mode" (1960)

Es zeigte eine schlanke Frau mit modischer Frisur, Ohrringen, auffälliger Halskette und tief dekolletiertem Kleid. Passend dazu lautete die Notiz neben dem Titelbild: „Eine kleine Plauderei von Eva und den Stöckelschuhen und

89  Deutsches Gesundheits-Museum: Verführerin Mode. Köln 1960.

vielen anderen Dingen, die mit Mode und Gesundheit etwas zu tun haben."[90]
Dies suggeriert, dass die abgebildete Frau Eva heißt. Gleichzeitig kann Eva
aber auch als Synekdoche für Frauen bzw. Weiblichkeit verstanden werden.[91]
In diesem Fall könnte man schon fast eine eindeutige frauenspezifische Ansprache annehmen. Der Verdacht erhärtet sich beim Lesen des ersten Satzes
des Textes: „Wenn man heute eine Modezeitschrift durchblättert und sieht,
wie selbstverständlich die moderne Eva die unnatürlichste aller Fußbeklei-
dungen trägt, dann kann man es nicht fassen, daß weiland Eva nicht auch in
hohen Stöckelschuhen durch das Paradies wandelte."[92] Mit dem Verweis auf
Eva als die erste Frau der Menschheit wurde der Lesart als Synekdoche noch
weiter Vorschub geleistet. Dass jedoch nicht nur Frauen angesprochen wurden, beweist die Analyse des weiteren Textes des Faltblattes. Selbstverständlich stand die Frau weiterhin im Zentrum des Interesses, speziell, als Absatz-
schuhe als gesundheitsgefährdende Modetrends angesprochen wurden. Die
erste Erwähnung des männlichen Geschlechts in diesem Faltblatt suggeriert
das in der Regel größere Modebewusstsein der Frauen: „Die Frauenbeklei-
dung ist im Sommer leicht und luftig, und selbst die Herren gehen immer
mehr von der konservativ eingeengten Form zu zweckmäßigen, saloppen, an-
genehm tragbaren Moden über."[93] Auch wenn die Männer demnach nicht
allzu viel von Mode verstanden, so sollte es doch, zumindest aus gesundheitlicher Sicht, ein Thema für sie sein. Später im Text findet sich noch ein Hinweis speziell für Männer: „Männer sollten an heißen Tagen nicht so sehr auf
Form sehen, sondern sich auf leichte Kleidung und offene Hemden sowie auf
luftiges Schuhwerk umstellen. Bei der Unterkleidung sollten Sie besonders
auf poröse, Schweiß aufsaugende und ableitende Stoffe Wert legen."[94] Es
bleibt festzuhalten, dass, auch wenn Frauen im Vordergrund standen, bei einem Modethema sowohl Männer als auch Frauen explizit angesprochen wurden. Da der Großteil des Faltblattes auf Frauen ausgelegt war, war es wahrscheinlich das Ziel, die Frauen auch zum Lesen der männerspezifischen Hinweise und deren Umsetzung an ihren Partnern zu bewegen.

Allerdings war eine geschlechtersensible Darstellung von beiden Geschlechtern, man denke bspw. an einen modisch gekleideten Mann auf dem
Titelbild, nicht denkbar.

Auf der impliziten Ebene sprachen die analysierten Broschüren dieses
Jahrzehnts sowohl Männer als auch Frauen an.

1954 wurde das Faltblatt „Gesund und schön durch Reinlichkeit"[95] publiziert. Der Text des Faltblattes sprach weder Männer noch Frauen explizit an,

90  Deutsches Gesundheits-Museum: Verführerin Mode. Köln 1960.
91  Durch den Verweis auf die Genesis wurden die Aussagen außerdem in auffälliger Weise
    in einen christlich-konservativen Deutungsrahmen eingebettet, dessen Geschlechterleit-
    bilder, bspw. die Entfremdung der modernen Frau von der göttlichen Vorsehung, hier
    mitschwingen. Für den Adressatinnenkreis war das um 1960 wohl nicht unbedeutend.
92  Deutsches Gesundheits-Museum: Verführerin Mode. Köln 1960.
93  Ebd.
94  Ebd.
95  Deutsches Gesundheits-Museum: Gesund und schön durch Reinlichkeit. Köln 1954.

lediglich geschlechterübergreifende, unpersönliche Aussagen wie „man" oder „die menschliche Haut" wurden verwendet. Auf der impliziten Ebene war das Faltblatt aber deutlich auf Frauen ausgelegt. So wurden im Text weibliche Symbole genutzt, um Reinlichkeit und Schönheit zu beschreiben: „Sie werden erstaunt sein, wie blühend Sie bald aussehen werden und wie wesentlich sich Ihr Allgemeinbefinden bessert."[96] Auch das Adjektiv „weich" diente neben „blühend" zur näheren Umschreibung von Schönheit und Hygiene. Ebenso war es auf grafischer Ebene eindeutig die Frau, die angesprochen wurde. Das Titelbild zeigte eine junge, gepflegte, in ein Handtuch gehüllte Frau mit geschminktem Gesicht und manikürten Fingernägeln. Ihr Blick wirkt verführerisch, positiv und glücklich. Gemeinsam mit dem Titel des Faltblattes entstand so die Verbindung: reinlich – schön – gesund – glücklich. Diese Assoziationskette galt aber durch die implizite Ansprache v.a. für Frauen.

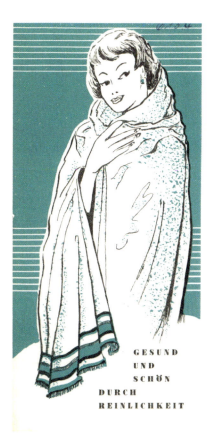

Abb. 2: Titelbild des Faltblattes „Gesund und schön durch Reinlichkeit" (1954)

96  Ebd.

Auch Schwarz kommt nach der Analyse der Gesundheitsaufklärungsfilme „Der Schmutzfink" und „Großalarm bei Kundi" zum Schluss, die Zuständigkeit für die Körperhygiene läge bei den Frauen. Hier galt die Frau gar als Verantwortliche für die gesamte Familie.[97]

Bei dem 1959 publizierten Faltblatt „Wer schlank ist, hat mehr vom Leben"[98], welches über gesunde Ernährung und Tipps zum Abnehmen berichtete, verhielt es sich ähnlich. Hier war der Text ebenfalls geschlechterunspezifisch formuliert, sodass sich jeder angesprochen fühlen konnte: „Dieses Merkblatt ist für all diejenigen geschrieben worden, die gerne schlank bleiben oder wieder schlank werden wollen."[99] Betrachtet man allerdings das Titelblatt des Faltblattes, ist die vermeintlich geschlechterneutrale Ansprache hinfällig.

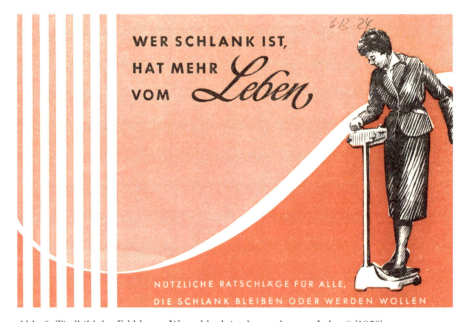

Abb. 3: Titelbild des Faltblattes „Wer schlank ist, hat mehr vom Leben" (1959)

Es zeigt eine schlanke Frau, die auf einer Personenwaage stand, ein Kostüm trug, bestehend aus Blazer, Rock und Absatzschuhen, was auf ihre Berufstätigkeit hindeutete. Der Untertitel des Faltblattes „Nützliche Ratschläge für alle, die schlank bleiben oder werden wollen" zielte durch die Abbildung eindeu-

97   Vgl. Uta Schwarz: „Der Schmutzfink" und „Großalarm bei Kundi". Film und Gesundheitsaufklärung nach 1945. In: Heidrun Merk, Susanne Roeßiger (Hg.): Hauptsache gesund! Gesundheitsaufklärung zwischen Disziplinierung und Emanzipation. Eine Publikation des Deutschen-Hygiene-Museums Dresden und der Bundeszentrale für gesundheitliche Aufklärung, Köln. Köln 1998, S. 156.
98   Deutsches Gesundheits-Museum: Wer schlank ist, hat mehr vom Leben. Köln 1959.
99   Ebd.

tig auf Frauen. Transportiert wurde die implizite Aussage, schlankere Frauen hätten mehr Erfolg im Berufsleben. Diese Verbindung von Schlankheit und Erfolg galt in den 1950er und 1960er Jahren lediglich für Frauen.[100] Die positive Darstellung einer berufstätigen Frau überrascht an dieser Stelle, da in der bundesdeutschen Öffentlichkeit die Hausfrau das Leitbild von Frauen darstellte. Umgekehrt kam es hier zu einer Stigmatisierung von dickeren Frauen als Erfolglosen, was auf ihre „Schwäche" gegenüber der unkontrollierten Nahrungsaufnahme zurückgeführt wurde: „Oft hört man, daß Dickleibigkeit auf einer Veranlagung beruhe. Spürt man aber dieser ‚Veranlagung' nach, dann trifft man meistens auf eine übermäßige Vorliebe für riesige Steaks, vollgepackte Kuchenteller und dergleichen mehr."[101] Korpulenz wurde damit zu einem individuellen Problem.[102] Damit zeigen sich auch hier erste Subjektivierungstendenzen in der Gesundheitsaufklärung auf Bundesebene. Wie noch zu zeigen sein wird, verstärkte sich dieser Diskurs weiter und ergriff mit zeitlicher Verzögerung zunehmend auch die Männer. Außerdem wurde in dem Faltblatt die Verbindung von Schlankheit und Gesundheit hervorgehoben: „Schlankheit ist deshalb nicht nur eine Förderung des modernen Schönheits-Ideals, sondern auch eine der Gesundheit."[103] Mit dieser Aussage wurde die Bedeutung von Schlanksein in zweifacher Weise legitimiert, v. a. für Frauen. Lange Zeit galt Körperfett als äußeres Erkennungszeichen für gesundheitliche Abwehrkräfte gegen Infektionskrankheiten. Dies änderte sich mit neuen medizinischen und ernährungswissenschaftlichen Erkenntnissen im Zuge der Entdeckung von Vitaminen, Mineralien und Bakterien, sodass sich die These in ihr Gegenteil verkehrte: Schlanksein wurde von nun an mit Gesundsein gleichgesetzt. Fettleibigkeit zeugte dann von ungenügenden Kenntnissen in der Gesundheitsaufklärung.[104]

Die Broschüre „… denn schon von Kindesbeinen"[105] aus der Reihe „Kleine Gesundheitsbücherei" erläuterte die richtige Fußpflege bei Kindern. Diese Broschüre richtete sich ebenfalls an kein bestimmtes Geschlecht; es wurden demnach beide Elternteile adressiert. Allerdings wurde innerhalb der

100 Vgl. Ulrike Thoms: Körperstereotype. Veränderung in der Bewertung von Schlankheit und Fettleibigkeit in den letzten 200 Jahren. In: Stefan Haas, Clemens Wischermann (Hg.): Körper mit Geschichte. Der menschliche Körper als Ort der Selbst- und Weltdeutung. (= Studien zur Geschichte des Alltags; Bd. 17) Stuttgart 2000, S. 286 f.

101 Deutsches Gesundheits-Museum: Wer schlank ist, hat mehr vom Leben. Köln 1959.

102 Vgl. Thoms: Körperstereotype (2000), S. 289.

103 Deutsches Gesundheits-Museum: Wer schlank ist, hat mehr vom Leben. Köln 1959.

104 Vgl. Sabine Merta: Wege und Irrwege zum modernen Schlankheitskult. Diätkost und Körperkultur als Suche nach neuen Lebensstilformen 1880–1930. (= Studien zur Geschichte des Alltags; Bd. 22) Stuttgart 2003, S. 514. Einen weiteren Grund für die gestiegene Bedeutung von Schlankheit bei Frauen sieht Briesen in den veränderten Geschlechterbeziehungen seit den 1920er Jahren. Durch die zunehmende Bedeutung des Leitbildes des Ehepaares, welches praktisch einen Großteil seines Lebens zusammen verbringe, käme es zu einer „Verewigung der Flirtphase". Briesen: Das gesunde Leben. (2010), S. 159. Dies würde allerdings heißen, dass Schlankheit per se als Schönheitsideal gelte und nicht sozial konstruiert sei. Dem muss jedoch widersprochen werden.

105 Deutsches Gesundheits-Museum: … denn schon von Kindesbeinen. Köln 1958.

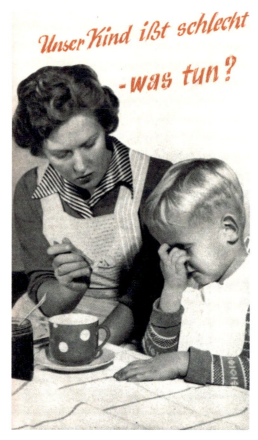

Abb. 4: Titelbild des Faltblattes „Unser Kind ißt schlecht – was tun?“ (1960)

Broschüre auf die Gefahr eines elterlichen Fehlverhaltens hingewiesen, welches aufgrund des stereotypen Rollenverhaltens[106] der Mutter zugeordnet werden kann: „Die Versuchung, einer modischen Verlockung nachzugeben, ist beim Kauf von Mädchenschuhen größer als beim Erwerb von Knabenschuhen.“[107]

    Das Faltblatt „Unser Kind ißt schlecht – was tun?“[108] sprach ebenfalls implizit Frauen an. Dies zeigte bereits das Titelbild, auf dem eine sorgenvolle

---

106 Unter Geschlechtsstereotypen wird hier Folgendes verstanden: „Geschlechtsstereotype sind allgemeine Annahmen über Eigenschaften von Männern und Frauen. Sie kennzeichnen das in einer Kultur und einer Region für typisch männlich und typisch weiblich gehaltene Verhalten. Geschlechtsstereotype legen öffentliche Erwartungen fest, indem sie „richtige“ Eigenschaften von Männern und Frauen durch Vereinheitlichung definieren, Werthaltungen und Rangpositionen rechtfertigen und aufrechterhalten.“ Bründel, Hurrelmann: Konkurrenz (1999), S. 14.
107 Deutsches Gesundheits-Museum: … denn schon von Kindesbeinen. Köln 1958.
108 Deutsches Gesundheits-Museum: Unser Kind ißt schlecht – was tun? Köln 1960.

Mutter beim Versuch, ihren Sohn zu füttern, abgebildet war. Die Bekleidung
mit Schürze lässt darauf schließen, dass die Frau innerhalb der Familie für die
Hausarbeit zuständig war. Damit zeigte sich hier ein typisches Familienbild
der 1950er und beginnenden 1960er Jahre.[109]

Der Titel des Faltblattes: „Unser Kind ißt schlecht – was tun?" lässt durch
die Pluralform deutlich erkennen, dass sowohl Frauen in ihrer Funktion als
Mütter als auch Männer in ihrer Funktion als Väter angesprochen werden
sollten. Im Text problematisierte man zunächst die Fütterung des Kleinkindes
mit der Flasche, wobei explizit die Mutter als Fütternde angesprochen wurde.
Dies wurde mit der wichtigen Bindung zwischen Mutter und Kind begründet.
Auch bei der Schilderung der Ernährung größerer Kinder wurde nur die Frau
als Mutter angesprochen: „Das Einjährige ist zuweilen schon wählerisch und
äußert auf seine Art bestimmte Zu- oder Abneigung gewissen Gerichten gegenüber. Die aufmerksame Mutter muß von jetzt an noch größere Mühe auf
die Ernährung des Kindes verwenden."[110] Die erste, fettgedruckte, Zwischenüberschrift lautet: **„Zwinge niemals dein Kind zum Essen!** [Hervorheb. im
Orig.]"[111]. Hier wurde ein Wechsel im Numerus vom Plural zum Singular
vorgenommen: Während der Titel des Faltblattes mit „unser Kind" noch Mutter und Vater umschloss, wandte man sich hier mit „dein Kind" nur noch an
eine Person. Wenn man nun die vorherigen expliziten Ansprachen der Frauen
im Text bedenkt, kann man hier von der impliziten Ansprache der Frau als
Mutter ausgehen. Auch weitere Aussagen sprechen dafür:

> **Aber ich habe immer noch Schwierigkeiten**! [Hervorheb. im Orig.] So klagt die Mut-
> ter, die alle Regeln befolgt, alle Empfehlungen getreu erfüllt hat und deren Kind trotz-
> dem noch Schwierigkeiten beim Essen macht. Dann bedenke die Mutter, daß ein Prob-
> lem, das sich nicht über Nacht entwickelt hat, auch nicht sofort gelöst werden kann. Es-
> sen und Trinken gehören zu den Ur-Instinkten. Auch ein Kind, das Eßschwierigkeiten
> macht, wird nicht auf unbestimmte Zeit freiwillig hungern, und Eltern sollen nicht gleich
> verzweifeln, wenn das Kind nicht unmittelbar und schnell auf neue Maßnahmen der
> Erziehung in der Ernährung reagiert. Hat die Mutter einen bestimmten Weg zur Verbes-
> serung der Eßgewohnheiten beschritten, muß sie ihn unbedingt und geradlinig weiter-
> verfolgen.[112]

In diesem letzten Textabschnitt wurde zweimal direkter Bezug auf die Mutter
genommen; die Eltern hingegen im Zusammenhang lediglich einmal erwähnt. Der Begriff *Eltern* wird hier fast als Synonym für *Mutter* verwendet. Der
Vater wurde im gesamten Faltblatt nur einmal direkt erwähnt:

> Kinder sind geborene Nachahmer. Wenn Vater ein gezierter und langsamer Esser ist und
> die Tante ihr Brot eintunkt, weil es mit ihrem Zahnersatz nicht so ganz klappt, und der
> große Bruder tausend Extrawünsche äußert, – nun, wer kann dann schon dem Kleinkind
> schlechte Eßgewohnheiten vorwerfen?[113]

---

109 Vgl. Schildt, Siegfried: Deutsche Kulturgeschichte (2009), S. 104.
110 Deutsches Gesundheits-Museum: Unser Kind ißt schlecht – was tun? Köln 1960.
111 Ebd.
112 Ebd.
113 Ebd.

Er wurde aber nicht in seiner Funktion als Erzieher des Kindes angesprochen, sondern lediglich auf einer Stufe mit der Tante als ein mögliches schlechtes Vorbild dargestellt. Kindererziehung und Ernährung waren also klar der Frau zugeordnet.

Männer wurden implizit v. a. zum Thema Managerkrankheit angesprochen. Im Jahr 1953 gab das Deutsche Gesundheits-Museum dazu die Broschüren „Die Krankheit der Verantwortlichen"[114] und „Die Manager-Krankheit lässt sich vermeiden"[115] heraus. Der Begriff *Managerkrankheit* bezog sich ätiologisch zunächst ganz allgemein auf Herzgefäßerkrankungen und wurde später auf unterschiedlichste psychosomatische Leiden angewendet.[116] Die hohen Belastungen als Familienoberhaupt, Alleinernährer und Chef im Büro konnten demnach schon in relativ jungen Jahren zum Herzinfarkt führen.[117] Der Terminus fand insbesondere auf die Männer der oberen sozialen Schichten Anwendung und betonte in positiver Weise deren Leistungswillen und Verantwortungsbewusstsein in einer Zeit des Wiederaufbaus und Wirtschaftswachstums.[118] Viele Männer zogen sich in den 1950er Jahren aus der Familie zurück und verbrachten einen Großteil ihrer Zeit mit der Berufsarbeit, sodass man im zeitgenössischen Diskurs sogar begann, von einer „vaterlosen" Gesellschaft zu sprechen.[119] Des Weiteren zeigt sich in diesem Krankheitskonzept deutlich die auf Männer bezogene Amerikanisierung des Lebens.[120] Frauen waren davon nahezu ausgeschlossen.[121] Wenn die Managerkrankheit in einigen wenigen Fällen auf sie angewendet wurde, dann im Sinne von Frauen als Managerinnen des Haushaltes. Trotzdem „verfestigte das Reden über die Managerkrankheit, die grundsätzlich als eine Krankheit der Männer beschrieben wurde, die auf biologischen und sozialen Differenzkonzepten beruhende

---

114 Otto Graf: Die Krankheit der Verantwortlichen. Manager-Krankheit. Köln 1953.

115 Karl Kaiser: Die Manager-Krankheit lässt sich vermeiden. Köln 1953.

116 Vgl. Parick Kury: Der überforderte Mensch. Eine Wissensgeschichte vom Stress zum Burnout. Frankfurt a. M. 2012, S. 110. Kurys Auswertung von medizinischen Fachzeitschriften zeigte, dass sich auch die Expertinnen und Experten keineswegs darüber einig waren, welche Symptome und Krankheiten unter der Bezeichnung Managerkrankheit zusammengefasst werden sollten. Vgl. ebd., S. 115.

117 Vgl. Madarász-Lebenhagen: Geschlechterbilder (2015), S. 80.

118 Vgl. Kury: Der überforderte Mensch (2012), S. 124. Ebenso: Vgl. Patrick Kury: Selbsttechniken zwischen Tradition und Innovation. Die ersten deutschsprachigen Stress-Ratgeber der 1970er Jahre. In: Pascal Eitler, Jens Elberfeld, Sabine Maasen, Maik Tändler (Hg.): Das beratene Selbst. Zur Genealogie der Therapeutisierung in den ›langen‹ Siebzigern. Bielefeld 2011, S. 145.

119 Vgl. Ute Frevert: Frauen auf dem Weg zur Gleichberechtigung – Hindernisse, Umleitungen, Einbahnstraßen. In: Martin Broszat (Hg.): Zäsuren nach 1945. Essays zur Periodisierung der deutschen Nachkriegsgeschichte. (= Schriftenreihe der Vierteljahreshefte für Zeitgeschichte; Bd. 61) München 1990, S. 122.

120 Vgl. Hans-Georg Hofer: Medizin und Gesellschaft in Westdeutschland 1945–1970: Koordinaten, Kontexte, Korrelationen. In: Medizinhistorisches Journal 45 H. 1 (2010), S. 13.

121 Vgl. Patrick Kury: Zivilisationskrankheiten an der Schwelle zur Konsumgesellschaft. Das Beispiel der Managerkrankheit in den 1950er- und 1960er Jahren. In: Petra Overath (Hg.): Die vergangene Zukunft Europas: Bevölkerungsforschung und -prognosen im 20. und 21. Jahrhundert. Köln, Weimar u. a. 2011, S. 185.

Geschlechterordnung der 1950er Jahre."[122] Die Managerkrankheit als eine spezifische bundesdeutsche Zeitdiagnose verhinderte zunächst auch den schnellen Durchbruch des aus den USA kommenden Stresskonzeptes.[123]

Die implizite Ansprache des Mannes wurde in den Broschüren v. a. über die Definition des Managers erbracht:

> Unter einem Manager stellt man sich einen wohlbeleibten Herrn an einem Schreibtisch größeren Formats vor, der in ständigem Kampf mit mehreren Telefonen, Diktaphonen und Sekretärinnen unter einem beachtenswerten Verbrauch von Zigarren oder Zigaretten und anregenden Getränken ein „unübersehbares" Arbeitspensum bewältigt. Konferenzen und Besprechungen füllen den Abend und kurz vor dem Einschlafen wird der Börsen-Anzeiger gelesen. Und trotz aller technischen Hilfsmittel wie Telefon, Diktaphon, Schreibmaschine, Sekretärin, Auto und Flugzeug hat dieser Bedauernswerte nie Zeit.[124]

Dass von den Autoren Frauen jedoch nicht gänzlich von diesem Krankheitskonzept ausgeschlossen wurden, zeigt ein Verweis auf die USA:

> In ähnlicher Richtung liegt auch eine medizinalstatistische Beobachtung in USA, daß in den letzten Jahren die genannten Erkrankungen verhältnismäßig sehr viel stärker auch bei Frauen auftreten, während sie früher fast ausschließlich eine Domäne der Männer des mittleren Lebensalters gewesen sei, und man vermutet, daß diese Ausbreitung mit dem verstärkten Eintritt auch von Frauen in Berufe mit hoher Verantwortung und großer nervöser Belastung zusammenhinge.[125]

Trotzdem bezogen sich die Tipps, die zur Vermeidung der Krankheit gegeben wurden, auf Männer zwischen 45 und 55 Jahren.[126]

Die Broschüre „So gefällst du mir …"[127], ebenfalls aus der Reihe „Kleine Gesundheitsbücherei", die von den Themen Gesundheit und Attraktivität handelte, sprach explizit nur Frauen an, was bereits am Untertitel „Gespräch mit einem jungen Mädchen über Schönheit und Gesundheit" zu erkennen ist. Sie ist damit der Analysekategorie *explizite frauenspezifische Ansprache* zuzuordnen. Die thematische Nähe des Feldes Attraktivität zur Konzeption von Weiblichkeit konnte bereits in anderen Publikationen der fünfziger Jahre nachgewiesen werden. Die Broschüre war als eine fiktive Unterhaltung zwischen einem 16-jährigen Mädchen und einem Arzt aufgebaut, wobei das Mädchen selbst direkt gar nicht zu Wort kam, sondern der Arzt ihr Verhalten schilderte und dieses kommentierte. Durch den großen Umfang der Broschüre von 63 Seiten konnten verschiedenste Themenfelder wie bspw. Körpergewicht, Sonnenbaden, Hautunreinheiten, Menstruation, Sport, Kleidung, Schlaf und auch

---

122 Vgl. Kury: Der überforderte Mensch (2012), S. 124.

123 Vgl. Hans-Georg Hofer: Labor, Klinik, Gesellschaft. Stress und die westdeutsche Universitätsmedizin (1950–1980). In: Zeithistorische Forschungen / Studies in Contemporary History 11 H. 3 (2014), S. 393. Sowie: Vgl. Lea Haller, Sabine Höhler, Heiko Stoff: Stress – Konjunkturen eines Konzepts. In: Zeithistorische Forschungen / Studies in Contemporary History 11 H. 3 (2014), S. 369. Ausführlicher zum Stresskonzept siehe Kapitel 2.1.2.

124 Karl Kaiser: Die Manager-Krankheit lässt sich vermeiden. Köln 1953, S. 17.

125 Otto Graf: Die Krankheit der Verantwortlichen. Manager-Krankheit. Köln 1953, S. 27.

126 Ebd., S. 29.

127 Heinz Graupner: So gefällst du mir … Gespräch mit einem jungen Mädchen über Schönheit und Gesundheit. Köln 1957.

Haarpflege abgehandelt werden. Bei dem Themenbereich Körpergewicht wies der Arzt zunächst auf die Verbindung zwischen Körpergewicht und Gesundheit hin, bevor er danach aus gesundheitlicher Sicht Kritik am Schönheitsideal der Mannequins übte.[128] Während es hier aus der Sicht des Arztes v. a. darum ging, Kritik an einem bestehendem gesellschaftlichen Ideal zu üben, welches gesundheitsgefährdend war, kritisierte er bei anderen Themenfeldern ein vermeintlich stereotypes Verhalten junger Frauen aus einer belehrenden Position heraus, welche nicht auf seinem medizinischem Wissen, sondern aus seiner Geschlechtszugehörigkeit beruhte. So vertrat er bspw. über das Thema Sonnenbad folgende Meinung:

> Ihr habt alle den gleichen Wunsch, sobald die Sonne wieder warm scheint. Ihr wollt braun werden. Schön gleichmäßig braun. Mit Sonnenbrille und Sonnenbrandsalbe zieht ihr dann hinaus und nehmt in Kauf, daß ihr beim ersten Male einen gründlichen Sonnenbrand bekommt, mag ihn auch die Salbe mildern. Das gehört nun einmal dazu, sagt ihr euch. Und wenn ihr aufsteht, seid ihr müde und vielleicht sogar ein bißchen taumelig und benommen von der vielen Sonne. Stimmt's?[129]

Beim Themenkomplex Sport kam diese kritische Haltung des Arztes gegenüber dem Verhalten der Frauen noch deutlicher zum Vorschein. Er berichtete über ein Mädchen, welches ihm geschrieben habe, sie würde gerne in eine Rudermannschaft eintreten. Die ärztliche Meinung hierzu war v. a. darauf bedacht, das Mädchen davon abzuhalten, obwohl er den Sport an sich als gesundheitsförderlich einstufte. Nach dem Hinweis darauf, dass aus gesundheitlicher Perspektive nichts dagegen einzuwenden wäre, äußerte er sich jedoch kritisch darüber:

> Aber ob es richtig sei, möchte ich aus vielerlei Gründen anzweifeln. Beim weiblichen Geschlecht müsse man nun einmal besondere Maßstäbe anlegen. Rudern, so schrieb ich ihr weiter, das sei für die Arm-, Becken- und Bauchmuskulatur, für Herz und Lunge natürlich ein wunderbares Training. Aber ob es wichtig sei, speziell diese Muskulatur bei einem jungen Mädchen besonders zu fördern? Ich möchte es bezweifeln. Und dann machte mich noch das Wort „Mannschaft" stutzig. Sie wollte natürlich wettrudern, vielleicht sogar Rekorde aufstellen. Du bist zum Glück nicht so ehrgeizig. Ich frage sie also, aus welchem Grunde sie eigentlich die Siegeslorbeeren so teuer bezahlen wolle.[130]

Kritisierte er zunächst im vorherigen Abschnitt die strikte Ausrichtung des Lebens der Mannequins auf Attraktivität, forderte er hier genau das ein. Dahingehend führte er weiter aus:

> Die Lust an der Bewegung sollte größer sein als der brennende Ehrgeiz, unter allen Umständen zu siegen. Mir scheinen darum Leichtathletik, Schwimmen und Sportspiel ideal für euch Mädchen geeignet zu sein, jedoch nur dann, wenn keine Höchstleistungen verlangt werden. Ich weiß, viele von euch werden mir nur schwer glauben. Aber ein rekordwütiges junges Mädchen gefährdet seine Gesundheit und setzt seine Anmut aufs Spiel. Mir hat einmal ein bekannter Frauenarzt gesagt, übertriebener Sport verdürbe zweifellos die Schönheit des weiblichen Körpers.[131]

---

128 Vgl. ebd., S. 3.
129 Ebd., S. 17.
130 Ebd., S. 37.
131 Ebd., S. 38.

Die Argumentation des Arztes folgte damit nicht ausschließlich gesundheitlichen Gesichtspunkten. Frauen sollten Sport nicht exzessiv betreiben, da die Gefahr des Verlustes ihrer „Anmut" bestünde. Attraktivität wurde also an dieser Stelle aus Sicht des medizinischen Experten über Gesundheit gestellt. Des Weiteren sei Sport nach Ansicht des Arztes für Frauen durchaus wichtig, allerdings nicht vordergründig aus gesundheitlichen Gründen, sondern, um dabei etwas für andere Lebensbereiche zu lernen: „Lernen, mit Anstand verlieren zu können und den Gegner zu achten, das kann man nirgends leichter üben als bei der spielhaften Betätigung, die für euch junge Mädchen das Wichtigste am Sport ist."[132] Während es bei Männern im Sport v. a. darum ging, im Wettbewerb zu bestehen und zu gewinnen, sollten sich Frauen im Verlieren und Unterordnen üben. Neben der Kritik an der Teilnahme von Frauen an Sportwettkämpfen plädierte er für die Unterscheidung zwischen „männlichen" und „weiblichen" Sportarten und propagierte Gymnastik als ideale Sportart für Frauen:

> Aber ich fand, daß die Mädchen mit Lust, mit reinem Vergnügen dabei waren und daß wohl doch die Gymnastik als die körperlich-seelische Grundschule der Frau gelten kann. Mehr als die Gymnastik kann keine andere Körperbewegung schenken: gleichmäßige körperliche Durcharbeitung, Anstrengung ohne Überanstrengung, zuweilen auch tänzerische Anmut. Vielleicht versuchst du es doch einmal, auch neben deinem so geliebten Handballspiel. Ich finde es besonders schön, daß Gymnastik für junge Mädchen keinem besondere Zweck dient – keinem Rekord zum Beispiel. Sie ist eigentlich Vergnügen.[133]

Neben dem Selbstzweck der Gymnastik wurde vom Arzt die Anmut und Grazie der Ausführung als positiv für das weibliche Geschlecht hervorgehoben und damit wieder die Attraktivität fokussiert. Erste Turnkurse für Frauen entstanden in den 1830er Jahren unter Gesundheitsaspekten. Diese Kurse „waren vornehmlich heilgymnastisch-orthopädisch ausgerichtet und widmeten sich vor allem der Haltungskorrektur so genannter schiefer Mädchen."[134] So entwickelte sich im Laufe des 19. Jahrhunderts die rhythmisch-tänzerische Gymnastik als eine Körperpraktik, die den Frauen vorbehalten war.[135] Gleichzeitig lässt die Aussage des Arztes aber auch deutlich die beginnende gesellschaftliche Erosion solcher Ansichten erkennen.

Der Text endete mit einer ganz allgemeinen Kritik des Arztes an einer Frauenemanzipation, wie er sie versteht:

> Ich könnte dir aber viele Lebensgeschichten von erwachsenen Frauen erzählen, die beweisen würden, daß eine Frau nur dann glücklich werden kann, wenn sie die Grenzen ebenso wie die außerordentlichen Möglichkeiten ihrer Natur kennt: ihre Weiblichkeit also.[136]

---

132 Ebd., S. 39.
133 Ebd.
134 Maren Möhring: Marmorleiber. Körperbildung in der deutschen Nacktkultur (1890–1930). (= Kölner historische Abhandlungen; Bd. 42) Köln, Weimar u. a. 2004, S. 135. Zum Sport als gesundheitsfördernde Praktik im 20. Jahrhundert: Hoffmann: Gesunder Alltag (2010), S. 186–197.
135 Vgl. ebd. S. 156.
136 Heinz Graupner: So gefällst du mir … Gespräch mit einem jungen Mädchen über Schönheit und Gesundheit. Köln 1957, S. 63.

Er bezog sich hier auf die Fähigkeit, Kinder zu gebären.[137] Fasst man die präventiven Ratschläge zusammen, welche den Frauen durch diese Publikation vermittelt wurden, so kann man sagen, dass (junge) Frauen ihre Gesundheit schützen sollten, um Kinder gebären und diesen eine gute Mutter sein zu können. Gleichzeitig sollten sie auf ihr Aussehen achten, um sexuell attraktiv zu bleiben.

Als zeittypisch kann hier die durch Belehrung durchgeführte Form der Gesundheitsaufklärung angesehen werden. Bis in die 1960er Jahre wurde Gesundheitsaufklärung vorrangig mit Verboten und dem „erhobenen Zeigefinger" praktiziert.[138] Durch dieses pädagogische Konzept sollte den Menschen zunächst an einem Beispiel ihr gesundheitsschädliches Handeln vor Augen geführt und darauf aufbauend gesundheitsschützende Handlungsalternativen aufgezeigt werden. Das Verbreiten von Schrecken nutzte bspw. bereits die Deutsche Gesellschaft zur Bekämpfung der Geschlechtskrankheiten (DGBG) Anfang des 20. Jahrhunderts als Präventionsstrategie auf Hygiene-Ausstellungen.[139] In Großbritannien setzte diese direkte Form der Gesundheitsaufklärung durch den Staat hingegen erst in den 1960er Jahren ein. Die 1950er Jahren waren von der reinen Wissensvermittlung geprägt.[140]

Zusammenfassend betrachtet wurde in den 1950er und 1960er Jahren auf quantitativer Ebene die Frau häufiger angesprochen als der Mann.[141] Thematisch ging es oftmals um Attraktivität/Schönheit[142] und alles, was damit in Zusammenhang gebracht wurde. Da dieses Thema ausschließlich weiblich besetzt war, verwundert die Häufigkeit der frauenspezifischen Ansprache nicht.

---

137 Vgl. ebd., S. 61.

138 Auch in der Suchtprävention war dieses Konzept vorherrschend. Vgl. Cornelia Helfferich: Ist Suchtprävention ein „klassisches" Feld geschlechtergerechter Prävention? In: Thomas Altgeld, Petra Kolip (Hg.): Geschlechtergerechte Gesundheitsförderung und Prävention. Theoretische Grundlagen und Modelle guter Praxis. 2. Aufl. Weinheim, München 2009, S. 29.

139 Vgl. Jan Lazardzig, Ragnhild Münch: Inszenierung von Einsicht und Überblick. Hygiene-Ausstellungen und Prävention. In: Sigrid Stöckel, Ulla Walter (Hg.): Prävention im 20. Jahrhundert. Historische Grundlagen und aktuelle Entwicklungen in Deutschland. Weinheim, München 2002, S. 87–90.

140 Virginia Berridge: Medizin, Public Health und die Medien in Großbritannien von 1950–1980. In: Martin Lengwiler, Jeanette Madarász (Hg.): Das präventive Selbst. Eine Kulturtechnik moderner Gesundheitspolitik. Bielefeld 2010, S. 214f.

141 Zu ähnlichen Ergebnissen kommen auch Moses und Madarász-Lebenhagen in ihren Studien. Moses: Prävention (2012), S. 138. Sowie: Madarász-Lebenhagen: Geschlechterbilder (2015), S. 84.

142 Auch wenn die Begriffe Attraktivität und Schönheit oft simultan verwendet werden, gibt es Bedeutungsunterschiede: Schönheit bezeichnet das, was auf Grundlage von reinen Äußerlichkeiten auf einen Betrachter als gut aussehend wirkt. Attraktivität hingegen ist ein vielschichtigeres Konstrukt, welches sich neben dem Äußerlichen auch auf eine charismatische Komponente bezieht. Vgl. Birgit Görtler: Schönheit und Weiblichkeit – eine geschlechtsspezifische Betrachtung der sozialen Ungleichwirkung von physischer Schönheit-. In: Dagmar Filter, Jana Reich (Hg.): „Bei mir bist Du schön …". Kritische Reflexionen über Konzepte von Schönheit und Körperlichkeit. (= Feministisches Forum – Hamburger Texte zur Frauenforschung; Bd. 4) Freiburg 2012, S. 24.

Es wurde suggeriert, dass für Frauen die Körperpflege sowohl aus gesundheitlichen als auch aus Gründen der Attraktivität enorm wichtig sei.[143] Eine ähnlich implizite Ausrichtung erhielt das Thema Mode, welches im weitesten Sinne in den Schönheits-/Reinlichkeitsdiskurs einzubeziehen ist. Dies verwundert nicht, da ab den 1960er Jahren Mode zunehmend ein wichtiges Feld speziell für die Hausfrau wurde, die neben der zufriedenstellenden Erledigung der Hausarbeit auch dem Mann als Frau noch etwas bieten sollte.[144] Die Auswertung des Faltblatts „Wer schlank ist, hat mehr vom Leben" hat jedoch gezeigt, dass man sich in der Gesundheitsaufklärung nicht nur auf die Hausfrau, sondern auch auf berufstätige Frauen bezog. Somit kam es nicht zu einer einseitigen Idealisierung der Hausfrauenrolle, die in vielen anderen Bereichen stattfand.[145]

Daneben galt der Bereich Kindererziehung bzw. Gesundheitserziehung der Kinder als eindeutig weibliche Domäne. In den hier untersuchten Publikationen wurden die Mütter als die ersten Ansprechpartner in Bezug auf die Kinder dargestellt. Aus präventiver Perspektive lag insbesondere das Thema Ernährung ausschließlich im Verantwortungsbereich der Frauen.

Männer wurden in beiden Jahrzehnten kaum gezielt durch die Gesundheitsaufklärung im Sinne der Prävention zu einem gesundheitsbewussten Verhalten angeregt. Auch wenn Männer, man denke an die Managerkrankheit, von der Medizin als direkt Betroffene angesehen wurden, wurden sie jedoch selten direkt vorsorglich angesprochen.[146] Letztlich kann in diesem Jahrzehnt keinerlei Verbindung zwischen Schönheit und/oder Schlankheit und Männlichkeit festgestellt werden. Daraus ist aber auch zu folgern, dass das bestehende Männerleitbild einer gesundheitlichen Erziehung bezogen auf Gewichtsreduktion und Schönheitspflege noch weit entgegenstand. Wenn Männer einmal ins Zentrum des Interesses gelangten, dann bezüglich der Managerkrankheit oder in Anti-Alkohol-Kampagnen.[147]

Die Form der staatlichen Gesundheitsaufklärung blieb in den 1950er und 1960er Jahren annähernd gleich. Dabei ging es um Wissensvermittlung und Abschreckung. Damit war auch das Aufzeigen von Defiziten in der Gesundheitsaufklärung eine gängige Strategie. Diese Form der Ansprache ergab sich

143 Diese Aussage trifft nicht nur für die 1950er Jahre zu. Bis in die Gegenwart ist das Aussehen für den sozialen Status von Frauen wichtiger als für Männer. Jedoch spielt das Aussehen auch für die Männer seit Ende der 1960er / Anfang der 1970er Jahre eine zunehmend wichtige Rolle. Vgl. Görtler: Schönheit (2012), S. 11.

144 Vgl. Lindner: Rationalisierungsdiskurse (2003), S. 104.

145 Damit arbeitete das Deutsche Gesundheits-Museum zu Beginn der 1960er Jahre durchaus entgegen der politischen Vorstellungen der konservativen Bundesregierung, die wegen der steigenden Zahlen berufstätiger Frauen nachteilige Folgen für die gesellschaftliche Funktion der Familie befürchteten. Vgl. Ruhl: Leitbilder (1988), S. 108. Ebenso: Vgl. Friederike Maier: Zwischen Arbeitsmarkt und Familie – Frauenarbeit in den alten Bundesländern. In: Gisela Helwig, Hildegard Maria Nickel (Hg.): Frauen in Deutschland 1945–1992. Berlin 1993, S. 273 f.

146 Vgl. Madarász-Lebenhagen: Geschlechterbilder (2015), S. 85.

147 Vgl. Moses: Prävention (2011), S. 140.

aus dem Glauben an die rationale Einsicht der Bürger: Sobald ihnen ihre Fehler aufgezeigt und eine mögliche Lösung präsentiert wurde, würden sie sich bereitwillig vernünftig und damit gesundheitsförderlich verhalten.[148] Da es in den 1950er und 1960er Jahren keine unterschiedliche Adressierung von Männern und Frauen in der Gesundheitsaufklärung gab, galt beiden Geschlechtern diese Form der Ansprache.

## 1.2 Geschlechterspezifische Prävention auf Landes- und Kommunalebene

### 1.2.1 Maßnahmen in Hamburg

Im Vergleich zur bundespolitischen Gesundheitspolitik trat Prävention in der Freien und Hansestadt Hamburg relativ schnell auf die Agenda. Gleich zu Beginn des Jahres 1950 wurde von den Stadtoberen geplant, die in Heidelberg konzipierte Hygiene-Ausstellung „Wir bleiben gesund" zu übernehmen und in Hamburg zu zeigen. Ausstellungen waren in der Bundesrepublik noch lange Zeit wichtige Medien der Gesundheitsaufklärung. In Bremen, wo diese Ausstellung bereits zu sehen war, wurde ein umfangreiches Veranstaltungsprogramm gestaltet, um noch mehr Besucher anzusprechen. Die Vorträge deckten ein breites Themenfeld an Gesundheitsfragen ab und richteten sich zum Großteil an beide Geschlechter. Wenn es allerdings einmal zu einer expliziten Ansprache kam, dann zu der von Frauen. Von den insgesamt 22 gehaltenen Vorträgen richteten sich sechs dezidiert an Frauen.[149] Wie das Vortragsprogramm in Hamburg zusammengestellt wurde, kann nicht mehr nachvollzogen werden, jedoch liegt es nahe anzunehmen, dass man sich an der Bremer Konzeption orientierte.

Ebenfalls noch im Jahr 1950 kam es in Hamburg zur Gründung einer eigenständigen Institution im Bereich der Prävention: Am 17. November 1950 gründete sich in den Räumen der Gesundheitsbehörde der Verein „Gesundes Leben – Hamburger Vereinigung für gesundheitliche Volksbelehrung e.V.". Der Verein zeichnete sich v.a. durch seine Vortragstätigkeit und Ausstellungsorganisation aus. So fand bspw. vom 16. Mai 1951 bis zum 15. August 1951 in den Räumen des Ausstellungshauses der Schulbehörde und der Gesellschaft der Freunde des vaterländischen Schul- und Erziehungswesens die Gesundheitsausstellung „Quell des Lebens" statt, die sich mit Fragen der Ehe, Mutterschaft und Gesundheit der Frau näher auseinandersetzte. Im Zuge dieser Ausstellung wurden zudem sieben Vorträge organisiert, die einzelne Punkte der Ausstellung näher erläuterten. Vorträge wie „Die Mutter und das heranreifende Kind" oder „Auf die Mutter kommt es an", in denen Ratschläge für

148 Vgl. Berridge, Loughlin: Introduction (2005), S. 3.
149 Vortragsprogramm der Hygiene-Ausstellung „Wir bleiben gesund" in Bremen, 15.01.1950–31.01.1950. In: StHH 352–6/1050: Planung der Übernahme der Heidelberger Ausstellung „Wir bleiben gesund" (1949–1950).

werdende und stillende Mütter gegeben wurden, zeigen nicht nur, dass, wie auch auf Bundesebene, in den fünfziger Jahren dem Vater noch keinerlei Bedeutung für die Gesundheit des Kindes beigemessen wurde, sondern auch, dass die Frau innerhalb der Gesundheitserziehung vordergründig als Mutter angesprochen wurde. Ein weiterer Vortrag mit dem Titel „Die gesundheitliche Gefährdung der berufstätigen Frau" deutet im weitesten Sinne in dieselbe Richtung, da hier aus gesundheitlicher Perspektive ein Verzicht der Berufstätigkeit und damit eine Konzentration auf das Hausfrauen- und Mutterdasein propagiert wurde. Der Verein selbst wertete die Ausstellung aufgrund der hohen Anzahl von rund 40.000 Besuchern als Erfolg.[150]

Weitere Ausstellungen konzentrierten sich verstärkt auf die Gesundheit der Frau. Im Jahr 1958 fand eine Ausstellung mit dem Schwerpunktthema „Krebs" statt. Genaue Ausstellungsinhalte sind zwar nicht überliefert, doch eine Anfrage der Zeitschrift *Sie* an den Verein „Gesundes Leben", die über diese Ausstellung berichten wollte, lässt auch hier die Frauen als die Hauptzielgruppe als wahrscheinlich erscheinen.[151] Und ein Jahr später wirkte der Verein wieder an einer Gesundheitsausstellung für Frauen mit. Vom 4. bis 13. September 1959 wurde in Planten un Blomen, einer Hamburger Parkanlage, die Messe „Du und Deine Welt" veranstaltet.[152] Hauptorganisator der Schau war in diesem Jahr die Arbeitsgemeinschaft Hamburger Frauenorganisationen. Innerhalb dieser Ausstellung fand eine Sonderschau mit dem Titel „Freude an jedem Tag" statt, zu der der Verein „Gesundes Leben" zum Unterpunkt „Das Kleinstkind" einen Beitrag leisten sollte. Im Vorfeld wurde innerhalb des Vereins diskutiert, Bilder zum Thema Schwangerschaftsgymnastik aufzustellen, eine Hebammenschwester einzuladen und die Mütterberatungsstellen der Stadt Hamburg zu bewerben.[153] Welche dieser Vorschläge letztendlich umgesetzt wurden, ist allerdings nicht ersichtlich.

Des Weiteren zeigt auch die 1957 intern geführte Diskussion über die Einrichtung von Kochkursen die implizite frauenspezifische Konzeption der Vereinsarbeit. Es wurde der Vorschlag gemacht, eine Lehrküche einzurichten und dort unter der Leitung von Hauswirtschaftslehrerinnen Kochkurse „nach modernen Ernährungsgrundsätzen"[154] durchzuführen. Vorbild hierfür waren

---

150 Tätigkeitsbericht des Vereins „Gesundes Leben – Hamburger Vereinigung für gesundheitliche Volksbelehrung e. V." 1950–1952. In: StHH 352-6/1046: „Gesundes Leben" Hamburger Vereinigung für gesundheitliche Volksbelehrung e. V., Bd. 1 (1949–1956).

151 Niederschrift über die Vorstands-Sitzung der Vereinigung „Gesundes Leben" am 5.3.1958 um 14.00 Uhr. In: StHH 352-6/1046: „Gesundes Leben" Hamburger Vereinigung für gesundheitliche Volksbelehrung e. V., Bd. 2 (1957–1960).

152 Die Messe „Du und Deine Welt" fand von 1955 bis 2014 jährlich in Hamburg statt.

153 Niederschrift über die Vorstandssitzung am Mittwoch, d. 15.7.59, in der Gesundheitsbehörde. In: StHH 352-6/1046: „Gesundes Leben" Hamburger Vereinigung für gesundheitliche Volksbelehrung e. V., Bd. 2 (1957–1960).

154 Niederschrift über die Vorstands-Sitzung am Mittwoch, dem 30. Oktober 1957, um 14.30 Uhr in der Gesundheitsbehörde. In: StHH 352-6/1046: „Gesundes Leben" Hamburger Vereinigung für gesundheitliche Volksbelehrung e. V., Bd. 2 (1957–1960).

ähnliche Kurse, die vom Gesundheitsamt der Stadt Kiel ins Leben gerufen wurden.

Dieser frauenspezifischen Ausrichtung steht ein einziger Vortrag entgegen, der sich zumindest dem Titel nach mehr auf die Gesundheit der Männer bezog. So sprach am 18. Februar 1952 Herr Dr. Cai Lienau über das „Neurosen-Problem der sog. Manager-Krankheit". Inwieweit der Vortrag letztendlich inhaltlich wirklich auf die Lebenswelt von Männern ausgelegt war, ist jedoch leider nicht feststellbar. Andere männerspezifische Veranstaltungen des „Gesundes Leben" sind nicht nachweisbar.

Inwiefern die Frau, insbesondere in ihrer Funktion als Hausfrau und Mutter, erste Ansprechpartnerin war, wenn es um Fragen der Gesundheit ging, verdeutlichen die Überlegungen des ehemaligen Rassenhygienikers Carl Coerper,[155] die er in einer Denkschrift festhielt, welche sich in den Unterlagen der Hamburger Gesundheitsbehörde findet. Dies lässt darauf schließen, dass man sich dort zumindest mit dessen Ideen beschäftigte. Inhaltlich propagierte Coerper v. a. die hohe Bedeutung von Familie für Gesundheit und Gesundheitsfürsorge, wobei er die Frau als wichtigste Person ansah: „Das Zentrum der Gesundheitspflege ist die Hausmutter, die ihren Mann und ihre Kinder pflegt und gesundheitlich betreut, erzieht und fördert."[156] Auch wenn in den vom Hamburger Verein „Gesundes Leben" durchgeführten Ausstellungen und Vorträgen nicht explizit die Frau als Gesundheitsexpertin benannt wurde, zeigt sich de facto eine Fokussierung auf sie ganz im Sinne Coerpers.

Neben dem Verein „Gesundes Leben" waren auch andere Institutionen zu dieser Zeit in der Ausstellungsorganisation in Hamburg aktiv. Im Jahr 1955 veranstaltete bspw. der Kneipp-Bund e. V. vom 24. Juni bis 3. Juli in der Ernst-Merck-Halle und der Halle der Nationen die Ausstellung „Gesundheit – Dein Glück". Zeitgleich fand, ebenfalls vom Kneipp-Bund organisiert, die Hamburger Volksgesundheitswoche statt. Bei der Betrachtung der dort durchgeführten Aktionen zeigt sich ebenfalls die Konzentration auf die Frau. Z. B. hielt Prof. Dr. Schroeder, Chefarzt der Frauenklinik am Allgemeinen Krankenhaus Barmbek, einen Vortrag mit dem bezeichnenden Titel: „Was kann ich als Frau für meine Gesundheit tun?". Und aus den anderen Quellen zum Schlankheitskonzept in der Gesundheitsaufklärung kann geschlossen werden, dass der Vortrag „Vernünftige Schlankheitsdiät und Entschlackungskost" wohl vor-

---

155 Coerper war während der NS-Zeit Leiter des Gesundheitsamtes der Stadt Köln. Nachdem er 1945 aus seinem Amt entlassen wurde, wurde er zunächst für das Evangelische Hilfswerk Westfalen tätig, bevor er 1950 die Geschäftsführung der Arbeitsgemeinschaft für Gesundheitswesen am Institut zur Förderung der öffentlichen Angelegenheiten in Frankfurt a. M. übernahm. Genauer zum Leben Coerpers: Horst Schütz: Gesundheitsfürsorge zwischen humanitärem Anspruch und eugenischer Verpflichtung: Entwicklung und Kontinuität sozialhygienischer Anschauungen zwischen 1920 und 1960 am Beispiel von Prof. Dr. Carl Coerper. (= Abhandlungen zur Geschichte der Medizin und der Naturwissenschaften; Bd. 98) Husum 2004. Des Weiteren: Vgl. Stöckel: Sozialmedizin (2005), S. 31.

156 Carl Coerper: Die Vorbeugungsmedizin (praeventive Medizin) als zentrale Aufgabe der Volksgesundheitspflege. Denkschrift. O. O. 1951.

nehmlich an Frauen adressiert war. Allein der Vortrag „Managerkrankheit, die Krankheit der Verantwortlichen" lässt eher männerspezifische Inhalte zumindest als wahrscheinlich erscheinen.

Beratungsstellen

Weitere wichtige Institutionen, an denen in den fünfziger Jahren vermehrt das Gesundheitsexpertentum der Frau in ihrer Mutterfunktion gestärkt wurde, waren neben den Ausstellungen die Mütterberatungsstellen, die insbesondere in Hamburg eine lange Tradition hatten.[157] Dies waren kommunale Anlaufstellen für Mütter, die i. d. R. den städtischen Gesundheitsämtern angeschlossen waren und von hauptamtlichen Fürsorgerinnen geleitet und nebenamtlich arbeitenden Kinderärzten betreut wurden. Hauptaufgabe der Mütterberatungsstellen war es, die Mütter in allen Fragen des Umgangs v. a. mit Säuglingen und Kleinkindern zu beraten. Die große Bedeutung dieser Einrichtung für die Präventionspolitik in Hamburg lässt sich auch an der hohen Zahl der Beratungsstellen erkennen: Zwischen 1952 und 1955 gab es in Hamburg zwischen 110 und 112 Beratungsstellen. Ziel des Gesundheitsamtes war es, auf 15.000–20.000 Einwohner je eine Mütterberatungsstelle zu errichten[158] und diese von jeder Mutter von ihrem Wohnort zu Fuß mit dem Kinderwagen in höchstens 20 Minuten erreichbar sein musste.[159] Der Erfolg dieser Präventionseinrichtung wurde von der Hamburger Gesundheitsbehörde an der Säuglingssterblichkeitsrate gemessen, die in Hamburg im Bundesvergleich laut Aussage der Hamburger Gesundheitsbehörde am niedrigsten war.[160] Aus der Quelle geht dies jedoch nicht hervor. Eine fachliche Weisung des Präsidenten der Gesundheitsbehörde Hamburg an die Mütterberatungsstellen der Hansestadt verdeutlicht die Funktion der Mütterberatungsstellen speziell im Bereich der Prävention und Gesundheitsförderung:

> Die Beratung der Mutter sowohl beim Hausbesuch als auch in der Beratungsstelle soll sich nicht auf die Ernährung beschränken. Von gleicher Wichtigkeit ist das Wissen der Mutter um die Bedeutung von freiem Licht und frischer Luft. Beratungsarzt und Fürsor-

---

157 So heißt es in einem Bericht der Hamburger Gesundheitsbehörde über die Aufgaben und Weiterentwicklung des Gesundheitswesens in Hamburg zu den Mütterberatungsstellen: „Alte Hamburger Tradition in der Bevölkerung sicher verankert". In: Bericht über die Aufgaben und Weiterentwicklung des Gesundheitswesens in Hamburg (18.02.1952). In: StHH 352-6/1029: Soziale Hygiene und Gesundheitsfürsorge – Allgemeines, Bd. 1 (1949–1958).

158 Vgl. Bericht der Hamburger Gesundheitsbehörde über öffentliche Hygiene und Vorsorge (31.10.1955). In: StHH 352-6/1029: Soziale Hygiene und Gesundheitsfürsorge – Allgemeines, Bd. 1 (1949–1958).

159 Bericht über die Aufgaben und Weiterentwicklung des Gesundheitswesens in Hamburg (18.02.1952). In: StHH 352-6/1029: Soziale Hygiene und Gesundheitsfürsorge – Allgemeines, Bd. 1 (1949–1958).

160 Vgl. Bericht der Hamburger Gesundheitsbehörde über öffentliche Hygiene und Vorsorge (31.10.1955). In: StHH 352-6/1029: Soziale Hygiene und Gesundheitsfürsorge – Allgemeines, Bd. 1 (1949–1958).

gerin sollen die Mutter davon überzeugen, dass reichlicher Licht- und Luftgenuss die Rachitis meist verhütet, den Erkältungskrankheiten vorbeugt, das Kind für die schnelle Überwindung von Infektionskrankheiten kräftigt und ein körperlich und seelisch harmonisches Gedeihen fördert.[161]

Vorbeugung von Erkrankungen, Heilung von Krankheiten und Förderung von Gesundheit waren dieser Direktive nach zu urteilen die Hauptanliegen der Mütterberatung[162] und sollten dort durch „menschliche Beratung"[163] und „erzieherische Anregungen"[164] vermittelt werden. Das Wissen, welches die Frauen dort erwarben, diente zwar vornehmlich der gesunden Entwicklung des Kindes, wurde sicherlich aber auch von den Frauen in ihren eigenen Lebensalltag integriert.[165] Die Mütterberatungsstellen stellten also exklusiv für Frauen geschaffene Einrichtungen der Gesundheitsberatung dar. Männer wurden praktisch von diesem Beratungsangebot ausgeschlossen.

Neben den Mütterberatungsstellen existierten in Hamburg auch Fürsorgestellen für Schwangere, die sich an werdende Mütter richteten und ebenfalls an die Gesundheitsämter angeschlossen waren. Davon existierten in den

---

161 Fachliche Weisung Nr. 5/57 zur Durchführung der Säuglings- und Kleinkinderfürsorge in den Bezirksgesundheitsämtern des Präsidenten der Gesundheitsbehörde der Freien und Hansestadt Hamburg (10.07.1957). In: StHH 352–6/1067: Säuglings- und Kleinkinderfürsorge – Allgemeines –, insbesondere: Mütterberatungsstellen, Bd. 1 (1955–1958). Ebenso wird dieses Ziel in einem Schreiben der Gesundheitsbehörde Hamburg an die Sozialbehörde deutlich: „Bei der Gesundheitsfürsorge für Mütter und Kind handelt es sich darum, neben Vorschlägen für eine moderne Ernährung mit der Mutter ins Gespräch zu kommen und auf alle Möglichkeiten einer Vorsorge zur Erhaltung der Gesundheit hinzuweisen und ihr nahezulegen, mit der Gesundheitserziehung ihres Kindes möglichst frühzeitig zu beginnen." In: Schreiben „VII Tagung der Internationalen Konferenz für Sozialarbeit 1956 in München" vom Öffentlichen Gesundheitsdienst Hamburg an das Landesfürsorgeamt der Sozialbehörde Hamburg (01.02.1956). In: StHH 352–6/1029: Soziale Hygiene und Gesundheitsfürsorge – Allgemeines, Bd. 1 (1949–1958).

162 Ein zweites Anliegen war es, die Gesundheitserziehung der Mütter an die professionellen Mitarbeiter der Gesundheitsämter zu binden und dabei gegen laienmedizinische und volkskundliche Heilweisen zu agieren: „Die Beratung der Mutter in dem Augenblick, in welchem sie selbst die Betreuung des Kindes übernehmen muss, ist am notwendigsten. Der fachliche Rat des Arztes und der Fürsorgerin büsst an Wirkung ein, er kommt vielleicht sogar zu spät, wenn die Mutter vorher schon von Verwandten und Nachbarn oder durch Reklamezuschriften die verschiedensten Ratschläge und Empfehlungen erhalten hat." In: Ebd.

163 Ebd.

164 Ebd.

165 Neben den Mütterberatungsstellen existierte eine, vom Deutschen Roten Kreuz betriebene, Müttererholungsstätte im Rahmen des Müttergenesungswerkes. Dort erhielten Mütter, die mit ihrer Aufgaben überfordert waren und dadurch psychische und auch physische Probleme hatten, Hilfestellung. Auch wenn diese Einrichtung als eine Einrichtung der Tertiärprävention zu sehen ist, verdeutlicht sie doch den großen Wert, den im Gesundheitsbereich aktiven Institutionen der Müttergesundheit beimaßen. Vgl. Elisabeth Bäumler: Örtliche Müttererholung. In: Hans Günther Imlau (Hg.): Gesunde Großstadt, Hamburger Journal, Sonderheft. Hamburg 1955. In: StHH 352–6/1043: Materialsammlung zur Veröffentlichung „Gesunde Großstadt" Sonderheft des Hamburg Journals 1955 (1954–1955).

1950er Jahren in Hamburg mit durchschnittlich 18 weit weniger als von den Mütterberatungsstellen und selbst bei diesen 18 Stellen war man mit der Auslastung nicht zufrieden,[166] wollte diese geringe Inanspruchnahme aber nicht tatenlos hinnehmen. So wurde durch die Ausgabe von diversen Werbemitteln versucht, diese zu erhöhen.[167] Vornehmliche Aufgaben der Schwangerenfürsorge bestanden darin, durch Untersuchung und Beratung, Entwicklungs- und Entbindungskomplikationen vorzubeugen, wozu auch explizit die Anleitung zu gesundheitlich richtigem Verhalten der Mutter zählte.[168]

Die Beratungsstellen wurden sukzessive ausgebaut. Dies führte sogar zur Inanspruchnahme der Beratungsstellen durch Bürger anderer Bundesländer:

> Hamburg hat im Rahmen der Gesundheitsfürsorge ein gut ausgebautes Netz von Beratungsstellen der vorbeugenden Gesundheitspflege z. B. auf dem Gebiet der Schwangerenberatung und der Säuglings- und Kleinkinderfürsorge. Diese Stellen werden besonders in den Randgebieten weitgehend von der Bevölkerung der angrenzenden Bezirke Schleswig-Holstein und Niedersachsen mit in Anspruch genommen, da diese sTellen [sic] nicht in dem Maße in diesen Gebieten vorhanden sind. Z. B. mußten erst kürzlich die Sprechstunden der Beratungsstelle für werdende Mütter im Gesundheitsamt Bergedorf verdoppelt werden, da sie von vielen Frauen aus dem Schleswig-Holsteinischen Raum aufgesucht werden (kostenlose Rh-Untersuchungen des Blutes). In gewissem Maße trifft dies auch für die Beratungsstellen für werdende Mütter der Gesundheitsämter in den großen Entbindungskliniken z. B. der Finkenau, dem AK Barmbek, dem AK Harburg usw. zu, da ein Teil der Frauen aus den angrenzenden Gebieten dort auch entbinden.[169]

Sicherlich war die Nutzung von öffentlichen Angeboten stark an den Wohnort gebunden und so kann es durchaus vorkommen, dass eine Einrichtung eines anderen Bundeslandes schneller und einfacher zu erreichen war als eine im eigenen Bundesland. Dies traf hier aber wohl nur zum Teil zu. Wahrscheinlich waren die Beratungsstellen in den Bundesländern Schleswig-Holstein und Niedersachsen schwieriger zu erreichen, dies lag aber daran, dass sie als Flächenländer kein solches ausgebautes Beratungsstellensystem bzw. -netz hatten wie Hamburg. Auffällig erscheint hier, dass diese Praxis der Inanspruchnahme von den Hamburger Behörden, zumindest zu diesem Zeitpunkt, nicht kritisiert und nicht darüber nachgedacht wurde, diese zu unterbinden, sondern

---

166 Vgl. Bericht der Hamburger Gesundheitsbehörde über öffentliche Hygiene und Vorsorge (31.10.1955). In: StHH 352–6/1029: Soziale Hygiene und Gesundheitsfürsorge – Allgemeines, Bd. 1 (1949–1958).

167 Vgl. Schreiben „Belebung der Fürsorge für Schwangere" des Obermedizinalrates Dr. Gemsjäger im Namen der Gesundheitsbehörde Hamburg an das Bundesministerium des Innern, Abteilung Gesundheit (23.02.1957). In: StHH 352–6/1065: Fürsorge für werdende Mütter – Allgemeines (1956–1959).

168 Vgl. Bericht über die Aufgaben und Weiterentwicklung des Gesundheitswesens in Hamburg (18.02.1952). In: Soziale Hygiene und Gesundheitsfürsorge – Allgemeines, Bd. 1 (1949–1958).

169 Schreiben der Hamburger Gesundheitsbehörde vom 11.11.1964 mit dem Betreff: „Kontakte zwischen leitenden Beamten der Länder Schleswig-Holstein, Niedersachsen und Hamburg" (11.11.1964). In: StHH 352–6/1029: Soziale Hygiene und Gesundheitsfürsorge – Allgemeines, Bd. 4 (1963–1964).

mit der Erhöhung der Sprechstunden sogar versucht wurde, allen Nutzerinnen gerecht zu werden. Die hohe Inanspruchnahme galt der Gesundheitsbehörde als Beleg für den Erfolg ihrer Präventionspolitik.

Neben der Mütter- und Schwangerenberatung wurde in den 1950er Jahren die Krebsberatung als weitere wichtige Beratungsinstitution auf dem Feld der Prävention ins Leben gerufen. In Hamburg war man sehr darum bemüht, die Krebsberatung institutionell als eine Leistung des Öffentlichen Gesundheitsdienstes zu etablieren. Dadurch geriet man zwangsläufig in Konflikt mit den frei praktizierenden Ärzten, die die Krebsvorsorge exklusiv als eigene Aufgabe ansahen.[170] Die Gesundheitsbehörde bewarb die Krebsberatungsstellen als kostenlose Leistungen der Freien und Hansestadt Hamburg: „Die Gesundheitsbehörde hat, um eine schnelle und gründliche, mit allen modernen Hilfsmitteln durchgeführte Untersuchung zu ermöglichen, Beratungsstellen eingerichtet, die allen Frauen kostenlos zur Verfügung stehen."[171] Die Krebsberatungsstellen waren an die Schwangerenfürsorge angeschlossen und wurden vom gleichen Personal betrieben. Dies bedeutete demnach, dass sich die kommunale Krebsberatung zunächst ausschließlich auf Brust- und Unterleibskrebs von Frauen beschränkte. Aus diesem Grund sprach bereits Ende 1951 der Obermedizinalrat Dr. Gemsjäger von der Hamburger Gesundheitsbehörde bei einer Deputation des Hamburger Senats vor. Er berichtete über die vorbildliche Krebsvorbeugung, die bisher in Hamburg geleistet wurde und setzte sich gleichzeitig für eine Erhöhung des Etats für die Krebsvorsorge um 100.000 DM ein, mit denen diese ausgeweitet werden sollte.[172] Wofür dieser Betrag konkret gedacht war, berichtete der Senator Walter Schmedemann im Juni 1952 der Hamburger Bürgerschaft:

> Es ist beabsichtigt, in drei grossen allgemeinen Krankenanstalten, dem Allgemeinen Krankenhaus St. Georg, dem Allgemeinen Krankenhaus Barmbek und dem Universitäts-Krankenhaus Eppendorf Krebsberatungsstellen einzurichten, die Frauen und Männer aller Schichten unentgeltlich zur Verfügung stehen sollen. Alle Arten von Krebs sollen hier durch Anwendung moderner Diagnostikmethoden möglichst frühzeitig erkannt und der Behandlung zugeführt werden. Die für die Diagnostik erforderlichen Einrichtungen sind in den in Aussicht genommenen Krankenhäusern vorhanden.[173]

Durch die Ausweitung der Krebsvorsorge auf die großen Krankenhäuser sollte es ermöglicht werden, den Hamburger Bürgern alle zu dieser Zeit tech

170 Vgl. Bericht der Hamburger Gesundheitsbehörde über öffentliche Hygiene und Vorsorge (31.10.1955). In: StHH 352–6/1029: Soziale Hygiene und Gesundheitsfürsorge – Allgemeines, Bd. 1 (1949–1958).

171 Freie und Hansestadt Hamburg, Gesundheitsbehörde: Über die frühzeitige Erkennung des Gebärmutterkrebses. Hamburg o. J.

172 Vgl. Auszug aus der Niederschrift über die 49. Sitzung der Deputation am 8.11.51. In: StHH 352–6/1232: Organisation und Durchführung von Krebsvorsorgeuntersuchungen der Bezirksämter für Frauen im AKH Barmbek, Bd. 1 (1948–1954).

173 Schreiben des Senators Walter Schmedemann: „Nachforderung von 100000 DM für die Haushaltsstelle 5100.631 ‚Vorbeugende Krebsfürsorge" vom 16.06.1952. In: StHH 352–6/1232: Organisation und Durchführung von Krebsvorsorgeuntersuchungen der Bezirksämter für Frauen im AKH Barmbek, Bd. 1 (1948–1954).

nisch möglichen Vorsorgeuntersuchungen anzubieten. Nach Senator Schmedemann sei dies nicht nur aus Gründen der Lebensverlängerung, sondern v. a.
damit zu begründen, alles tun zu müssen, um einer Familie den Familiener-
nährer oder die fürsorgende Mutter zu erhalten. Die Krebsberatung sollte
demnach auf die Männer ausgeweitet werden. Die Etaterhöhung wurde
genehmigt und so wurden am 1. Januar 1953 im Universitätskrankenhaus
Eppendorf, dem Allgemeinen Krankenhaus Barmbek und dem Allgemeinen
Krankenhaus St. Georg Krebsberatungsstellen für Männer und Frauen eingerichtet. Die Auslastung sahen die Gesundheitsbehörden später als sehr gut an,
sodass sogar darüber nachgedacht wurde, diese Form der Krebsberatung auf
andere Krankenhäuser auszudehnen.[174] Die Krebsberatungsstelle am Allgemeinen Krankenhaus Barmbek war die einzige, die eine „zytologische Untersuchung" zur Früherkennung von Krebs an den weiblichen Geschlechtsorga-
nen anbieten konnte. Auch hier war es das Ziel der Betreiber, die Untersuchungen zu erweitern, doch es mangelte insbesondere an ausgebildetem Personal.[175] Einem Bericht der Hamburger Gesundheitsbehörde folgend wurden
allein in den ersten vier Monaten des Betriebes der drei neuen Krebsberatungsstellen 2.426 Personen untersucht. Wie viele dieser Personen Männer
und wie viele Frauen waren, geht aus diesem Bericht nicht hervor. Es wurden
jedoch 150 neue Krebsfälle verzeichnet, wovon 70 bei Männern und 80 bei
Frauen auftraten.[176] Unter der Annahme, die Prävalenzrate hielte sich zwischen Männern und Frauen ungefähr die Waage, könnte man aus diesen Zahlen auch den Rückschluss ziehen, dass sich unter den untersuchten Personen
nur etwas weniger Männer befanden als Frauen. Demnach scheint die Inanspruchnahme von Vorsorgeuntersuchungen in den 1950er Jahren kein genuin
weiblich besetztes Feld mehr gewesen zu sein. Denkbar ist aber ebenso ein
gewisser ‚Nachholbedarf' der Männer und daraus resultierend eine gehäufte
Anzahl an Krebsdiagnosen innerhalb der ersten Untersuchungswelle.

Doch auch wenn die Krebsberatungsstellen nun ebenfalls von Männern
frequentiert wurden, waren die diversen Gesundheitsberatungsstellen insgesamt dezidiert eher von Frauen genutzte und auf ihre Bedürfnisse ausgelegte
Institutionen. Dies zeigt ebenso eine Anfrage der Zeitschrift *Für Sie – Stimme
der Frau* an die Gesundheitsbehörde Hamburg, die in einem Artikel über die
kostenlosen Beratungsstellen informieren und dadurch die Leser auf die Mög-

174 Vgl. Bericht der Hamburger Gesundheitsbehörde über soziale Hygiene und Fürsorge
   (13.04.1954). In: StHH 352–6/1029: Soziale Hygiene und Gesundheitsfürsorge – Allgemeines, Bd. 1 (1949–1958).
175 Vgl. Resümee des Chefarztes der Frauenklinik am Allgemeinen Krankenhaus Barmbek
   über das erste Arbeitsjahr der zytologischen Untersuchungsstelle (o. D.). In: StHH 352–
   6/1232: Organisation und Durchführung von Krebsvorsorgeuntersuchungen der Bezirksämter für Frauen im AKH Barmbek, Bd. 2 (1955–1968).
176 Vgl. Schreiben der Oberinspektorin Röder von der Gesundheitsbehörde Hamburg
   an Herrn Obermedizinalrat Dr. Janik vom Bezirksgesundheitsamt Wandsbek vom
   29.06.1953. In: StHH 352–6/1233: Statistiken der vorbeugenden Krebsberatungsstellen,
   AKH St. Georg, AKH Barmbek, UK Eppendorf (1946–1954).

lichkeiten der Prävention aufmerksam machen wollte.[177] Und auch wenn andere Medien Anfragen zum Thema Prävention an die Gesundheitsbehörde der Stadt Hamburg stellten, handelte es sich zumeist um Medien mit einem weiblichen Leser- bzw. Hörerkreis.[178] Das zeigt, dass in den Medien Gesundheit als weibliches Interesse betitelt wurde.

Die Krebsberatungsstellen, insbesondere diejenigen, die an die großen Krankenhäuser angeschlossen waren, zählten noch in den 1960er Jahren zum Stolz der Hamburger Gesundheitsbehörde. Ein Mitarbeiter der Behörde berichtete bei einem Sektempfang einer britischen Delegation über die Krebsberatungsstellen:

> Vielleicht interessiert es Sie, daß Hamburg auf dem Gebiet der Krebsbekämpfung 2 besondere Einrichtungen geschaffen hat, die Sie nicht überall finden. An drei der großen staatlichen Krankenhäuser besteht für die Bevölkerung die Möglichkeit, kostenlos eingehende Untersuchungen auf Krebserkrankungen jeder Lokalisation vornehmen zu lassen, zum erheblichen Teil auf Veranlassung des Hausarztes. Als zweites besitzen wir eine nachgehende Krebskrankenfürsorge, die durch persönliche Kontakte mit gutem Erfolg für eine ärztliche regelmässige Nachuntersuchung der Patienten nach durchgeführter Behandlung sorgt und daneben ihnen die Möglichkeit der sozialen und wirtschaftlichen Hilfe, sowie Nachkuren in speziellen Heimen vermittelt.[179]

Die Krebsberatungsstellen wurden demnach als eine Hamburger Besonderheit auf dem Feld der Prävention betrachtet, auch wenn andere Bundesländer ebensolche Institutionen geschaffen hatten.

Neben Ausstellungen, Vorträgen und den diversen Beratungsstellen war die Hamburger Gesundheitsbehörde bei der Herausgabe von Merkblättern und Broschüren zu Themen der Prävention aktiv. Allerdings wurde nicht zu jedem Thema eine eigene Publikation angefertigt, dies wäre allein aus Kostengründen gar nicht möglich gewesen. Ein Großteil der Aufklärungsmedien bezog man vom Deutschen Gesundheits-Museum, später von der BZgA, aber auch von anderen Institutionen.[180] So wurden bspw. 1964 von der Broschüre

---

177 Vgl. Schreiben von Ursula und Wolfang Michaels an Herrn Obermedizinalrat Dr. Gemsjäger von der Hamburger Gesundheitsbehörde vom 23.01.1955. In: StHH 352–6/1044: Herausgabe von Merkblättern und Broschüren zur gesundheitlichen Volksbelehrung, Bd. 2 (1955–1961).

178 Am 21.08.1958 wendete sich eine Redakteurin des Frauenfunks des Norddeutschen Rundfunks an die Hamburger Gesundheitsbehörde, da in einer Sendung über Gesundheitsfürsorge berichtet werden sollte und sie auf der Suche nach Informationsmaterial über die Gesundheitsfürsorge in Hamburg war. Vgl. Aktenvermerk der Fürsorge-Inspektorin Hormann von der Hamburger Gesundheitsbehörde über den Besuch einer Redakteurin des Frauenfunks des NDR in der Hamburger Gesundheitsbehörde am 21.08.1958. In: StHH 352–6/1029: Soziale Hygiene und Gesundheitsfürsorge – Allgemeines, Bd. 3 (1961–1962).

179 Internes Schreiben mit dem Betreff: „Ansprache von – S – beim Senatsempfang der englischen Professoren" von Dr. Atmer, Mitarbeiter der Gesundheitsbehörde Hamburg (18.02.1963). In: StHH 352–6/1029: Soziale Hygiene und Gesundheitsfürsorge – Allgemeines, Bd. 4 (1963–1964).

180 Bspw. bestellte die Gesundheitsbehörde Hamburg 1952 5.000 Exemplare der Broschüre „Zehn Gebote für die junge Mutter" von der Deutschen Vereinigung für die Gesundheitsfürsorge des Kindesalters. Vgl. Schreiben „Aufklärungsmaterial zur Säuglings- und

„Gymnastik mit dem Kleinkind", die von der Deutschen Vereinigung für die Gesundheitsfürsorge des Kindes herausgegeben wurde, 5.000 Exemplare von der Hamburger Gesundheitsbehörde bestellt. Zudem etablierte sich die Praxis, von anderen Landesgesundheitsbehörden Merkblätter und Broschüren zu adaptieren und an die eigenen länderspezifischen Bedürfnisse anzupassen. Auch so konnten Kosten eingespart werden. Bis Mitte der 1950er Jahre produzierte die Hamburger Gesundheitsbehörde vier Merkblätter: „Über die frühzeitige Erkennung des Gebärmutterkrebses", „Mütter, stillt Eure Kinder voll und lange!", „Merkblatt für die orthopädischen Haltungskurse" und „Merkblatt für werdende Mütter".[181] Der Fokus der Gesundheitsaufklärung lag hier auf der Zielgruppe der Frauen, meist besonders der der Mütter. Das Merkblatt „Über die frühzeitige Erkennung des Gebärmutterkrebses" informierte Frauen über erste mögliche Symptome des Gebärmutterkrebses und ermutigte sie zur Teilnahme an der Früherkennung mit dem Hinweis, ein rechtzeitiges Erkennen ermögliche eine erfolgreiche Behandlung und Heilung. Hiermit wurde dann auch gleich eine Information über die Krebsberatungsstellen verbunden.[182] Die Publikation „Mütter, stillt Eure Kinder voll und lange!" aus dem Jahr 1954 klärte zunächst ebenfalls wieder in einem sachlich-vermittelnden Ton über die Vorteile der Ernährung mit Muttermilch gegenüber der Fütterung anderer Nahrung mit der Flasche auf. In diesem Bereich der Prävention ging man aber weiter: Es wurde den Müttern eine sogenannte „Stillprämie" in Aussicht gestellt, wenn sie ihre Kind möglichst lange voll stillen würden:

Die Sätze der Stillprämie, die, unabhängig von wirtschaftlichen oder beruflichen Unterschieden, jeder Hamburger Mutter für jeden Monat, in welchem nach dem ersten Lebensmonat des Kindes weiter **voll** [Hervorheb. im Orig.] gestillt wird, gezahlt werden, betragen für den

| vollendeten | 2. Lebensmonat | DM **5.** – |
| „ | **3.** „ | DM **10.**– |
| „ | **4.** „ | DM **15.** –[183] |

Kleinkinderfürsorge (o. D.). In: StHH 352–6/1068: Aufklärungsmaterial zur Säuglings- und Kleinkinderfürsorge, Bd. 1 (1950–1958).

181 Vgl. Schreiben von Obermedizinalrat Dr. Gemsjäger von der Hamburger Gesundheitsbehörde an den Bundesausschuss für gesundheitliche Volksbelehrung über in den Ländern benötigtes Aufklärungsmaterial vom 22.08.1956. In: StHH 352–6/1047: Bundesausschuß für gesundheitliche Volksbelehrung e. V., später: Bundesvereinigung für Gesundheitserziehung e. V., Bd. 2 (1955–1957).

182 Freie und Hansestadt Hamburg, Gesundheitsbehörde: Über die frühzeitige Erkennung des Gebärmutterkrebses. Hamburg o. J.

183 Freie und Hansestadt Hamburg, Gesundheitsbehörde: Mütter, stillt Eure Kinder voll und lange! Hamburg 1954. Alle weiteren Hervorheb. im Orig. Die Auszahlung einer Stillprämie galt bereits in der Weimarer Republik als ein Mittel der Säuglingsfürsorge. Vgl. Stöckel: Weibliche Gesundheitsfürsorge (2002), S. 56.

1954 lag der durchschnittliche Bruttomonatsverdienst von vollzeitberufstäti-
gen Frauen bei umgerechnet 110 Euro.[184] Die Stillprämien stellten demnach
eine nicht zu verachtende Einkommensquelle dar. Eine biopolitische Zielsetzung sollte hier mit finanziellen Anreizen erreicht werden. Das Motiv der
Gesundheit wurde zur Nebensache. Daneben brachte das System der Stillprämie noch einen weiteren Vorteil für die Gesundheitsbehörde: Wer die Stillprämie erhalten wollte, musste regelmäßig die Mütterberatungsstellen aufsuchen,
nur dann wurde einem der Prämienschein ausgehändigt. Dies führte dazu,
dass die Mütter mit ihren Kindern vermehrt in den Mütterberatungsstellen
vorstellig wurden und so die Gesundheitsbehörde auf die Mütter auch in anderen Bereichen einwirken konnte. Durch dieses System lässt sich möglicherweise die hohe Erfolgsquote der Mütterberatungsstellen erklären.

Die Broschüre „Gesunde Kinderkost"[185] produzierte die Hamburger Gesundheitsbehörde 1960 selbst und brachte sie in Umlauf. Sie folgte inhaltlich
weitgehend der bereits 1954 erschienenen Publikation „Mütter, stillt Eure
Kinder voll und lange!" und propagierte das Stillen als natürlichste und beste
Ernährung für einen Säugling. Des Weiteren hielt sie Hinweise für den richtigen Übergang vom Stillen zur Breiernährung bereit.

Im Jahr 1959 erschien eine weitere von der Hamburger Gesundheitsbehörde selbst produzierte, Broschüre, die den Titel „Über die Ernährung junger Kinder" trug. Auch in dieser Publikation war es das zentrale Anliegen der
Gesundheitsbehörde, die Mütter von einer möglichst langen Ernährung der
Kinder mit Muttermilch zu überzeugen. Um dies zu erreichen, sollte die Mutter auf Arbeit verzichten und Hilfe erhalten:

> Geburt, Wochenbett, vor allem das nachfolgende Stillen sind Aufgaben, die die Mutter
> voll in Anspruch nehmen. Von anderer Arbeit soll sie in dieser Zeit, so weit es möglich
> ist, entlastet werden. [Hervorheb. im Orig.] Die im Mutterschutzgesetz festgelegten Er-
> leichterungen sind nur eine Grundlage; sie beziehen sich auch nur auf die berufstätige
> Frau. Auch innerhalb der Familie soll einer jungen Mutter weitgehend Hilfe gewährt
> werden, sei es durch den Ehemann, durch weibliche Verwandte oder durch eine be-
> zahlte Kraft.[186]

Für die praktische Umsetzung von Präventionspolitik war die Teilnahme der
Mitarbeiter an Weiter- und Fortbildungen unerlässlich. Hier gab es im Bereich
der geschlechterspezifischen Präventionsarbeit bereits in den 1960er Jahren
erste Tagungen und Konferenzen. Vom 17. bis 21. Juni 1963 fand in Trier ein
internationales Seminar für Gesundheitserziehung statt, welches vom Bundesausschuss für gesundheitliche Volksbelehrung organisiert wurde und den Titel

---

184 Vgl. Statistisches Bundesamt: Durchschnittliche Bruttomonatsverdienste. https://www.
  destatis.de/DE/ZahlenFakten/GesamtwirtschaftUmwelt/VerdiensteArbeitskosten/
  VerdiensteVerdienstunterschiede/Tabellen/Bruttomonatsverdienste.html (letzter Zugriff:
  18.01.2016).
185 Freie und Hansestadt Hamburg, Gesundheitsbehörde: Gesunde Kinderkost. Hamburg
  1960. Auch in dieser Broschüre wurden die Stillprämien und damit auch die Nutzung
  der Mütterberatungsstellen beworben.
186 Freie und Hansestadt Hamburg, Gesundheitsbehörde: Über die Ernährung junger Kinder. Hamburg 1959.

„Frau und Gesundheitserziehung" trug. Das Programm war umfangreich ge-staltet und befasste sich nicht nur mit Fragen der Reproduktion und der Mut-terrolle, wie dies sonst oftmals der Fall war. Vielmehr standen spezifische Le-benssituationen im Mittelpunkt der Vorträge: „Die gesundheitliche Situation der Frau in der Großstadt und auf dem Lande"; „Psychologische Probleme der alleinstehenden Frau"; „Gesundheitserzieherische Fragen des jungen Mädchens und der jungen Frau" oder auch „Die weibliche Teilzeitbeschäfti-gung als gesundheitserzieherische Forderung" waren einige Beispiele der Vor-träge und Workshopthemen. Ziel des Seminars war es, die Rolle der Frau als Gesundheitserzieherin innerhalb der Familie zu stärken: „Die wichtigste Voraussetzung dafür, daß die Frau in der Familie als Gesundheitserzieherin wirken kann, ist, daß sie selbst über die notwendige Sicherheit in ihren Auffas-sungen und in dem – was sie zu tun hat – verfügt."[187] Mit dem Gedanken an eine ‚Professionalisierung' der Hausfrauenrolle zeichneten sich hier ähnliche Forderungen ab, wie sie auch 1965 von der Frauen-Enquête formuliert wur-den.

Nur zwei Jahre später veranstaltete der Bundesausschuss für gesundheitli-che Volksbelehrung eine vergleichbare Veranstaltung zur Gesundheit des Mannes: Vom 29. Juni bis 02. Juli 1965 fand in Bad Godesberg die Arbeitsta-gung „Der Mann von heute – seine spezifische Gefährdung und seine Krank-heiten" statt. Das Einladungsschreiben des ärztlichen Beraters des Bundesaus-schusses, Dr. Schneider, verdeutlichte die vielfältigen Themen der Tagung:

> Wie Sie aus dem Programm ersehen, sind die gesundheitlichen Probleme des Mannes und des Jugendlichen in der Industrie besonders berücksichtigt und werden von namhaf-ten Fachleuten in Theorie und Praxis erörtert. Die Tagung wird die bekannten zivilisa-tionsbedingten Gefährdungen wie Herzkreislaufstörungen, Schäden des Bewegungs- und Haltungssystems, die Folgen des Mißbrauchs von Alkohol, Nikotin und Arzneimitteln, die Fragen der richtigen Freizeit- und Urlaubsgestaltung, die Probleme der Ernährung in Theorie und Praxis, in Demonstrationen mit Hilfe von Übungen, von Filmen und einer Buchausstellung eingehend erörtern.[188]

Zwar war das Programm auf dieser Fortbildungsveranstaltung weit gefächert, doch die Themen ‚Arbeit' und ‚Leistung' standen bei den Vorträgen im Mit-telpunkt. So standen Vorträge wie „Der Mann im Alter", „Erhaltung von Ge-sundheit und Leistungsfähigkeit durch richtige Ernährung"[189] oder „Freizeit,

---

187  Vgl. Ferdinand Oeter: Gesundheitserziehung der Frau in der Familie. In: Bundesaus-schuss für gesundheitliche Volksbelehrung e. V. (Hg.): Frau und Gesundheitserziehung. Bericht über Internationales Seminar für Gesundheitserziehung vom 17.–21. Juni 1963. Bad Godesberg 1963, S. 87.

188  Schreiben von Dr. Schneider, ärztlicher Berater des Bundesausschusses für gesundheitli-che Volksbelehrung, an Dr. Atmer, Leitender Medizinaldirektor der Gesundheitsbe-hörde Hamburg vom 10.05.1965 mit dem Betreff: „Arbeitstagung ‚Der Mann von heute – seine spezifische Gefährdung und seine Krankheiten'". In: StHH 352–6/1047: Bundesausschuß für gesundheitliche Volksbelehrung e. V., später: Bundesvereinigung für Gesundheitserziehung e. V., Bd. 4 (1962–1963).

189  Dass sich Frauen bereits in den 1960er Jahren um gesunde Ernährung bemühten, zeigt Ulrike Lindner. Lindner: Rationalisierungsdiskurse (2003), S. 92.

Erholung und Urlaub" auf der Agenda. Am letzten Tag der Veranstaltung fand ein Vortrag mit dem Titel „Die Bedeutung der Frau für die Gesundheit des Mannes" statt, dessen Thema bereits im Einladungsschreiben des Bundesausschusses besondere Erwähnung fand. Allerdings ist nicht ersichtlich, wie die Rolle der Frau bewertet wurde. Doch allein das Stattfinden des Vortrages zeigt das bereits Mitte der 1960er Jahre vorhanden gewesene Bewusstsein für das unterschiedliche Rollenhandeln von Männern und Frauen im Bereich Gesundheit. Plausibel ist außerdem, dass Frauen Verantwortung für die Gesundheit – z. B. bei Ernährungsfragen – ihrer Männer zugeschrieben wurde.

Der Weltgesundheitstag, der in der BRD jährlich seit 1954 am 7. April begangen wird, gilt als einer der wichtigsten Aktionstage zum Themengebiet Prävention. Die *World Health Organization* (WHO), an deren Gründung dieser Tag erinnern soll, gibt dafür jedes Jahr ein anderes Leitthema vor. In der Bundesrepublik wird dieses dann ins Deutsche übertragen und an die spezifisch deutschen Gegebenheiten angepasst.[190] Dies geschah in den 1960er Jahren durch Besprechungen von Vertretern verschiedener Institutionen auf kommunaler- und Länderebene unter Vorsitz des Bundesausschusses für gesundheitliche Volksbelehrung. Für den Weltgesundheitstag 1967 wurde z. B. von der WHO das Thema „Partners in health" vorgegeben, welches in der BRD mit „Gesundheit – gemeinsame Aufgabe aller" übersetzt wurde. Auf einer Arbeitsbesprechung der verschiedenen Institutionen wurden Themenvorschläge für die zum Weltgesundheitstag erscheinende Broschüre gemacht, wobei auch das Thema „Rolle der Hausfrau und Mutter als Hüterin der Gesundheit" vorgeschlagen wurde.[191] Dies fand letztendlich Einzug in die Broschüre. Und zu diversen Vorträgen wurde dieses Thema ebenfalls ins Zentrum gerückt:

> Die Bedeutung der Frau und Mutter als Hüterin der Gesundheit in der Familie unterstreicht Prof. Dr. med. K. Nitsch, Chefarzt des DRK-Cecilienstifts Hannover und Vorsitzender der Deutschen Gesellschaft für Sozialpädiatrie. Aus diesem Grunde fordert der bekannte Pädiater, daß die Frauen durch entsprechende Ausbildungsmöglichkeiten und entsprechendes Informationsmaterial besser vorbereitet werden sollten, ihre Aufgabe im Dienste der Gesundheit ihrer Familie, insbesondere ihrer Kinder, und der Volksgesundheit zu erfüllen. So sei beispielsweise allzu wenig bekannt, daß schon im Säuglingsalter

---

190 Genauer zur Geschichte des Weltgesundheitstages: Bundesvereinigung Prävention und Gesundheitsförderung e. V. (Hg.): Der Weltgesundheitstag 1954–2008. Seit vielen Jahrzehnten ein wichtiger Impuls für die Gesundheitsförderung in Deutschland. Bonn 2008.

191 Niederschrift über die Besprechung betr. Durchführung des Weltgesundheitstages 1967 im Bundesgebiet in den Räumen der Ärztekammer Westfalen/Lippe, Münster/Westf., am 7. Oktober 1966. In: StHH 352–6/1053: Weltgesundheitstag 1967 „Gesundheit – gemeinsame Aufgabe aller", Bd. 4 (1966–1967). Bereits ein Jahr zuvor wurde versucht, die gesundheitlichen Belange der Frau stärker in die Konzeption miteinzubeziehen. Zum Thema „Der Mensch in seiner Stadt" wurde vorgeschlagen, die außerhäuslichen Probleme der Frau v. a. unter Berücksichtigung von arbeits- und wirtschaftspolitischen Aspekten zu thematisieren. Ob dies letztendlich geschah, geht aus den eingesehenen Quellen nicht hervor. Vgl. Niederschrift über die Arbeitsbesprechung zur Durchführung des Weltgesundheitstages 1966 am 12. Oktober 1965 in den Räumen der Ärztekammer Westfalen-Lippe, Münster/Westfalen. In: StHH 352–6/1053: Der Mensch in seiner Stadt, Bd. 3 (1965–1966).

durch das Fehlen der Mutter in der Pflege schwere Entwicklungsstörungen entstehen können.[192]

Demnach sollte der Status der Frau als Gesundheitsexpertin der Familie durch Aufklärung und Schulung noch weiter gestärkt werden.

Geschlechterspezifische Präventionsangebote der Volkshochschule Hamburg

Auch wenn in den 1950er und 1960er Jahren das Angebot der VHS Hamburg bei Weitem nicht so stark wie zur heutigen Zeit ausgebaut war, führte sie bereits unterschiedliche Kurse zur Gesundheitsbildung durch. Bei deren Betrachtung ist es sinnvoll, zwischen allgemeinen Gesundheitsbildungskursen und Gymnastikkursen zu unterscheiden, da die Kurse zur Gymnastik zwar durchaus in den Bereich der Prävention fallen, bei einer allgemeinen Betrachtung aufgrund des hohen Angebots dieses Themas aber sonst das Gesamtergebnis verfälschen würden.

Die Anzahl der Gesundheitsbildungskurse der VHS Hamburg nahm innerhalb der 1950er Jahre konstant zu. Während im Kursjahr 1950/1951 lediglich drei unterschiedliche Kurse angeboten wurden, waren es 1956/1957 bereits zwölf.[193] Dies verdeutlicht nicht nur die Expansion der VHS, sondern ebenfalls die wachsende Bedeutung der Gesundheitsthematik. Die Kursleitung der allgemeinen Gesundheitskurse wurde, im Gegensatz zu den Gymnastikkursen, in den 1950er Jahren deutlich häufiger von Männern übernommen. Dies ist aber kein Indiz für ein größeres Interesse von Männern an Themen der Gesundheit, sondern vielmehr eine Auswirkung der höheren Berufstätigkeit von Männern, u. a. auch im Bereich der Pädagogik.

Die Zahl der Kurse zur Gymnastik lag mit 14 Gesamtkursen bereits 1950/1951 auf einem hohen Level und konnte bis 1956/1957 sogar auf 22 Gesamtkurse gesteigert werden. Lediglich im Kursjahr 1949/1950 gab es einen männlichen Kursleiter, alle anderen Gymnastikkurse dieses Jahrzehnts wurden ausschließlich von Frauen geleitet. Dass das Geschlecht des Kursleiters keine unerhebliche Rolle für die Inanspruchnahme der Kurse spielt, zeigte eine Untersuchung aus dem Jahr 1997. Dort wurden sowohl männliche als auch weibliche Teilnehmer von Gesundheitsförderungskursen danach befragt, welche Bedeutung für sie das Geschlecht des Kursleiters hätte. Zwar gaben 81 Prozent an, das Geschlecht sei für sie unerheblich, doch immerhin 14 Prozent sprachen sich für eine weibliche Kursleitung, v. a. im Bereich Bewegung aus. Die Angaben der Präferenzen der weiblichen und männlichen Teilnehmer differierten in dieser Befragung nur schwach.[194]

---

192 O. V.: Die Bedeutung der Frau und Mutter für die Gesundheit. In: Gesundheits-Presse-Dienst 6 (1967), S. 11.

193 Für die Jahre (Winter) 1957 bis (Sommer) 1960 konnten keine Daten ermittelt werden.

194 Vgl. Andrea Samland: Geschlechtsspezifische Analyse der Angebote und Inanspruchnahme von Präventions- und Gesundheitsförderungskursen in der Stadt Magdeburg im 1. Halbjahr 1994. Diss. Magdeburg 1997, S. 46.

Die Anzahl der unterschiedlichen Gesundheitskurse bewegte sich während der 1960er Jahre in etwa auf der Höhe wie zum Ende der 1950er Jahre. Auch die Zahl der unterschiedlichen Gymnastikkurse stieg nur leicht an. Trotz dieser Zahlen expandierte die Hamburger Volkshochschule in den 1960er Jahren weiter. So bot man viele der Kurse zu Gesundheitsthemen mehrfach an, wodurch die Gesamtanzahl der durchgeführten Kurse auf im Durchschnitt über 20 pro Kursjahr stieg. Die Anzahl der Gymnastikkurse stieg ebenso, teilweise bis auf über 30 Kurse pro Kursjahr. Die Kursleitung hatten Anfang des Jahrzehnts noch mehr Männer inne, erst im Jahr 1967/1968 änderte sich dies. Ab diesem Jahr waren und sind bis zum jetzigen Zeitpunkt Frauen häufiger die Kursleiterinnen von Gesundheitskursen der VHS Hamburg. Die Gymnastikkurse wurden in den 1960er Jahren sogar ausschließlich von Frauen geleitet.

Tab. 3: Kurse (Themenbereich Gesundheit inkl. Gymnastik) der VHS Hamburg in den 1950er Jahren[195]

| Jahr | Anzahl Kurse (unter-schiedlich)[196] | Anzahl Kurse (gesamt) | Kursleitung männlich | Kursleitung weiblich |
|---|---|---|---|---|
| 1949/1950 | 11 | 11 | 2 | 9 |
| 1950/1951 | 16 | 17 | 1 | 16 |
| 1951/1952 | 16 | 19 | 5 | 14 |
| 1952/1953 | 15 | 22 | 10 | 12 |
| 1953/1954 | 11 | 27 | 7 | 20 |
| 1954/1955 | 13 | 34 | 10 | 24 |
| 1955/1956 | 17 | 40 | 14 | 26 |
| 1956/1957 | 14 | 40 | 12 | 28 |
| Sommer 1957 | 7 | 22 | 6 | 16 |
| Winter 1957/1958 | – | – | – | – |
| 1958/1959 | – | – | – | – |
| 1959/1960 | – | – | – | – |

Quelle: eigene Berechnungen

195 Für die Jahre, für die hier keine Zahlen vorliegen, konnten die Kursprogramme nicht für die Analyse zugänglig gemacht werden.
196 Da viele Kurse aufgrund ihrer Beliebtheit mehrfach angeboten wurden, gibt diese Spalte die Anzahl der unterschiedlichen Kurse an, die von der VHS Hamburg durchgeführt wurden. Jeder Kurs wurde nur einmal gezählt, auch wenn er im gleichen Jahr mehrfach stattfand.

Tab. 4: Kurse (Themenbereich Gesundheit inkl. Gymnastik) der VHS Hamburg in den 1960er Jahren

| Jahr | Anzahl Kurse (unter-schiedlich) | Anzahl Kurse (gesamt) | Kursleitung männlich | Kursleitung weiblich |
|---|---|---|---|---|
| Sommer 1960 | – | – | – | – |
| Winter 1960/1961 | 5 | 30 | 4,5[197] | 25,5 |
| 1961/1962 | – | – | – | – |
| 1962/1933 | 56 | 56 | 16,5 | 39,5 |
| 1963/1964 | 19 | 59 | 16 | 43 |
| 1964/1965 | 17 | 45 | 15 | 30 |
| 1965/1966 | 27 | 46 | 13,5 | 32,5 |
| 1966/1967 | 27 | 44 | 10 | 34 |
| 1967/1968 | 25 | 46 | 10,5 | 35,5 |
| 1968/1969 | 23 | 42 | 6 | 36 |
| 1969/1970 | 22 | 39 | 6 | 33 |

Quelle: eigene Berechnungen

Tab. 5: Kurse (Themenbereich Gesundheit exkl. Gymnastik) der VHS Hamburg in den 1950er Jahren

| Jahr | Anzahl Kurse (unter-schiedlich) | Anzahl Kurse (gesamt) | Kursleitung männlich | Kursleitung weiblich |
|---|---|---|---|---|
| 1949/1950 | 4 | 4 | 1 | 3 |
| 1950/1951 | 3 | 3 | 1 | 2 |
| 1951/1952 | 8 | 10 | 5 | 5 |
| 1952/1953 | 9 | 12 | 10 | 2 |
| 1953/1954 | 5 | 9 | 7 | 2 |
| 1954/1955 | 8 | 17 | 10 | 7 |
| 1955/1956 | 14 | 23 | 14 | 9 |
| 1956/1957 | 12 | 18 | 12 | 6 |
| Sommer 1957 | 6 | 9 | 6 | 3 |
| Winter 1957/1958 | – | – | – | – |
| 1958/1959 | – | – | – | – |
| 1959/1960 | – | – | – | – |

Quelle: eigene Berechnungen

197 Im Fall von angegebenen Dezimalzahlen wurde die Kursleitung zusammen von einem Mann und einer Frau übernommen.

Tab. 6: Kurse (Themenbereich Gesundheit exkl. Gymnastik) der VHS Hamburg in den 1960er Jahren

| Jahr | Anzahl Kurse (unter-schiedlich) | Anzahl Kurse (gesamt) | Kursleitung männlich | Kursleitung weiblich |
|---|---|---|---|---|
| Sommer 1960 | – | – | – | – |
| Winter 1960/1961 | 4 | 6 | 4,5 | 1,5 |
| 1961/1962 | – | – | – | – |
| 1962/1933 | 9 | 22 | 16,5 | 5,5 |
| 1963/1964 | 12 | 26 | 16 | 10 |
| 1964/1965 | 10 | 23 | 15 | 8 |
| 1965/1966 | 18 | 24 | 13,5 | 10,5 |
| 1966/1967 | 15 | 22 | 10 | 12 |
| 1967/1968 | 13 | 23 | 10,5 | 12,5 |
| 1968/1969 | 11 | 16 | 6 | 10 |
| 1969/1970 | 11 | 15 | 6 | 9 |

Quelle: eigene Berechnungen

Grundsätzlich standen fast alle Kurse jedem Interessierten, egal welchen Geschlechts, offen. Eine Ausnahme bildeten die Kurse des Hamburger Frauenrings, die bereits ab 1949/1950 ausschließlich für Frauen angeboten wurden. Dort standen Themen wie „Geschichte der Hamburger Frauenbewegung" oder „Möglichkeiten zur ehrenamtlichen Mitarbeit der Frau" auf dem Programm. Gesundheitsspezifische Themen waren nicht Inhalt der Kurse des Hamburger Frauenrings in den 1950er Jahren. Das Thema Prävention wurde hingegen bei den allgemeinen Kursen sehr wohl aufgegriffen. Der Kurs „Gesundheitliche Lebensführung von Kindern und Jugendlichen", der im Wintertrimester 1955 stattfand, war explizit auf präventive Inhalte ausgelegt:

> Die neue Situation im ärztlichen Denken: nicht nur fragen, was schadet, mehr noch überlegen, was nutzt, was fördert – Kind, Familie und Heim – Freilichtleben, Freiluftleben, Leibeserziehung – Seelische Hygiene – Besondere Erziehungsprobleme – Jugend und Liebe – Faustregeln zur Sicherung vollwertiger Ernährung – Krankheiten und Schwächezustände bei Kindern und Jugendlichen.[198]

Auch in den 1960er Jahren galten die Kinder als wichtigste Zielgruppe der Prävention und damit Mütter als Ansprechpartner. 1965/1966 bot die Hamburger Volkshochschule den Kurs „Die ersten Jahre sind entscheidend" an, in dem vielfältige Tipps über die gesundheitsgerechte Erziehung von Kleinkindern vermittelt wurden:

---

198 Hamburger Volkshochschule: Arbeitsplan Herbst- und Wintertrimester 1955/1956. Hamburg 1955, S. 47.

> Pflege und Erziehung des Säuglings und Kleinkindes. Ernährung und körperliche Entwicklung – Kinderkrankheiten und Anomalien. Erziehung [sic] geistige Entwicklung (Hilfen zum Hineinwachsen in die Familie, Umgang mit Geschwistern und Spielgefährten, vom rechten Spielzeug, Reinlichkeitserziehung, der notwendige Gehorsam). Sorgenkinder: Der schlechte Esser, der Zänkische, der Trotzkopf. Gespräche mit einem Kinderarzt und einer Erziehungsberaterin – Filmvorführungen.[199]

Dieser Kurs setzte pädagogisch auf die reine Wissensvermittlung und klärte über ähnliche Themen wie Mütterschulen auf. Daher waren wahrscheinlich der Großteil der Kursteilnehmer Frauen.

Auch die anderen Gesundheitsbildungskurse dienten vorrangig der Darstellung von Wissen und waren daher auf die Informationsvermittlung ausgelegt. Man ging davon aus, dass die Menschen, sobald sie wussten, welches Verhalten gesundheitsschädlich bzw. -förderlich ist, rational danach handeln würden. Dementsprechend war bspw. der Kurs „Verhütung und Bekämpfung von Infektionskrankheiten" darauf ausgelegt, die Menschen über die Ursachen und Wirkungen von Infektionskrankheiten zu informieren:

> Die Erreger der wichtigsten Infektionskrankheiten – Erkrankungen der Typhusgruppe und bakterielle Lebensmittelvergiftungen – Die wichtigsten Epidemien der Vergangenheit – Übertragungswege und Bekämpfung der Infektionskrankheiten – Wohnungshygiene unter besonderer Berücksichtigung der Tuberkulose.[200]

Allein der Kurs „Körper- und Schönheitspflege der Frau", der im Kursjahr 1954/1955 erstmalig angeboten wurde, richtete sich explizit an Frauen. Zwar wurde innerhalb dieses Kurses nicht explizit auf Prävention und Gesundheitsförderungsstrategien abgehoben, doch setzte er sich mit dem richtigen – gemeint war damit auch ,gesundheitlich richtigen' – Umgang mit dem eigenen Körper auseinander.[201] Da Schönheitspflege in den 1950er Jahren eng mit Hygiene verbunden war,[202] stellte der Ankündigungstext nicht nur die äußerlichen Aspekte der Schönheitspflege, sondern im weitesten Sinne auch deren Auswirkung auf die Gesundheit in den Mittelpunkt:

> Wer sich pflegt hat mehr vom Leben! Wir erkennen und gestalten unsern Typ. – Reinigen, aber richtig –. Die alltägliche und die sonntägliche Ernährung der Haut. – Make-up

---

199 Hamburger Volkshochschule: Arbeitsplan Herbst- und Wintertrimester 1965/1966. Hamburg 1965, S. 115.

200 Hamburger Volkshochschule: Arbeitsplan Winterhalbjahr 1949/1950. Hamburg 1949, S. 16.

201 Die Grenzen zwischen Schönheitspflege, die einen hygienisch-gesundheitlichen Aspekt besitzt und Kosmetik, die allein aus Attraktivitätsgründen angewandt wird, sind nicht immer genau zu bestimmen. Vgl. Marina Adler, Karl Lenz: Einführung in die sozialwissenschaftliche Geschlechterforschung. Bd. 2, Geschlechterbeziehungen. Weinheim, München 2011, S. 59 f. Körperpflege aus Gründen der Gesundheitsvorsorge wurde von Ärzten spätestens seit den Choleraerfahrungen der 1830er Jahre propagiert. Vgl. Hausen: Große Wäsche (1987), S. 276.

202 In den 1950er Jahren kam es auch zum wirklichen Durchbruch des Massenkonsums von Hygieneartikeln. Vgl. Ulrike Thoms: Körper, Kultur, Konsum: Die Konsumgeschichte der alltäglichen Hygiene. In: Heinz-Gerhard Haupt, Claudius Torp (Hg.): Die Konsumgesellschaft in Deutschland 1890–1990. Ein Handbuch. Frankfurt a. M., New York 2009, S. 107.

auch in unseren Breiten. – Die Mimik als Kosmetikum, Gesichtsbeherrschung und -gym-
nastik. – Die Hände nicht vergessen. – Die Lastenträger Bein und Fuß. – Die Haarpflege. – Hausmittel für die allgemeine Körperpflege. – Küchenzettel im Dienst der
Schönheitspflege. – Bäder in Licht, Luft, Wasser und Dampf. – Apparate für die Körperpflege. – Massagen. – Die Frauenärztin hat das Wort.[203]

Bereits die Einbeziehung einer Gynäkologin lässt die ausführliche Thematisierung von gesundheitlichen Aspekten wahrscheinlich sein. Des Weiteren
zeigt sich hier, ähnlich wie bei der Untersuchung von Simone Moses zu den
Gesundheitsbildungskursen der Volkshochschule Aalen, dass in den 1950er
Jahren „die Frauen und deren spezifische Situation bereits Eingang in die
Gedankenwelt der für das Volkshochschulprogramm Verantwortlichen gefunden hatten."[204]

Ein erster, explizit auf Männer zugeschnittener Kurs fand im Winterhalbjahr 1966/1967 statt. Dieser behandelte das Thema „Aussehen und Ansehen
des Mannes" und war inhaltlich ähnlich wie die Schönheitspflegekurse für
Frauen angelegt. Die Bandbreite der behandelten Themen ging jedoch über
die rein körperlichen Schönheitspraktiken hinaus und betonte damit, dass für
den Erfolg von Männern nicht nur deren äußere Attraktivität von Bedeutung
war:

Aufklärung über Wert und Unwert der „Herrenkosmetik". Warum jeder Mann über 30
für sein Gesicht verantwortlich ist – Aufbau und Leistung von Haut und Haar – Pflege
von Haut und Haar – Chemie der Körperpflegemittel – Wiederherstellungs- und kosme-
tische Chirurgie – Aussehen und Benimm bieten Chancen – Körperbeherrschung macht
gute Figur – Der Mann als Käufer.[205]

Im Vergleich mit dem Kursangebot einer kleinstädtischen Volkshochschule
zeigt sich hier eine größere Innovationskraft in der geschlechterspezifischen
Ansprache.[206] Dies kann aber auch mit den politischen Gegebenheiten im
stark konservativ geprägten Baden-Württemberg und im eher sozialdemokra-
tisch geprägten Hamburg zusammenhängen.

Im Winterhalbjahr 1963/1964 fand an der VHS Hamburg der erste Kochkurs statt. Neben den Gymnastikkursen etablierte sich damit eine weitere
Kursform, bei der die Teilnehmer durch aktives Mitmachen direkt präventiv
tätig werden konnten. Diese Art der Kursgestaltung sollte sich im Laufe der
Zeit mehr und mehr durchsetzen. Während die Kochkurse in späteren Jahrzehnten nur noch auf die praktische Tätigkeit des Kochens abzielten, wurden
in den 1960er Jahren aber zusätzlich noch Informationen zur Ernährung vermittelt:

---

203 Hamburger Volkshochschule: Arbeitsplan Herbst- und Wintertrimester 1954/1955.
    Hamburg 1954, S. 16.
204 Moses: Prävention (2012), S. 141 f.
205 Hamburger Volkshochschule: Arbeitsplan Herbst- und Wintertrimester 1966/1967.
    Hamburg 1966, S. 113.
206 Im VHS-Programm der Volkshochschule Aalen ließ sich für die 1960er Jahre kein einzi-
    ger auf Männer zugeschnittener Kurs finden. Vgl. Moses: Prävention (2012), S. 142.

Besprechung von pflanzlichen und tierischen Nahrungsmitteln, Grundnährstoffe. – Kochen soll zur Freude werden: Zusammenstellung und Zubereitung von schmackhaften Gerichten für Mahlzeiten verschiedener Kostformen: z. B. für Kinder, Erwachsene, Berufstätige usw. Die zubereiteten Speisen werden gemeinsam verzehrt. Unkostenbeitrag 15,– bis 20 ,– DM."[207]

Die Teilnehmer sollten also nicht nur lernen, wie man gut schmeckende Mahlzeiten herstellt, sondern auch, welche Inhaltsstoffe Lebensmittel enthalten und wofür diese benötigt werden. Die Kochkurse richteten sich weder direkt an Frauen noch an Männer. Da das Kochen für die Familie in den 1950er und 1960er Jahren fast ausschließlich Aufgabe der Frau war,[208] ist anzunehmen, dass der Kurs fast ausschließlich von Frauen besucht wurde.

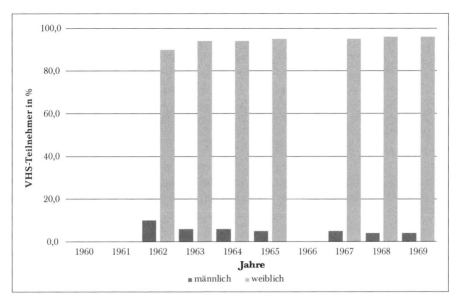

Abb. 5: Nutzung der Gesundheitskurse der VHS Hamburg in den 1960er Jahren

Die v. a. auf Frauen ausgerichtete Programmatik des Gesundheitsbereiches der Hamburger Volkshochschule in den 1960er Jahren wird durch die VHS-Statistik zu den Teilnehmenden bestätigt. Im Jahr 1960 waren 90 Prozent der Teilnehmer weiblich, in den Jahren 1968 und 1969 waren es sogar 96 Prozent.[209] Diese extrem hohen Zahlen verdeutlichen, dass Männer im Gesund-

<hr />

207 Hamburger Volkshochschule: Arbeitsplan Herbst- und Wintertrimester 1963/1964. Hamburg 1963, S. 101.
208 Auf die Frage: „Wer kocht im allgemeinen bei Ihnen im Haushalt" antworteten bei einer Umfrage 1957 lediglich 2 Prozent der Männer mit „Ich selbst". Vgl. Peter Neumann, Elisabeth Noelle (Hg.): Jahrbuch der öffentlichen Meinung 1957. Allensbach am Bodensee 1957, S. 25.
209 Ob in anderen Programmbereichen der VHS in den 1960er Jahren die geschlechterspezifische Verteilung ebenso eindeutig war, kann nicht gesagt werden. Eine Untersuchung aus den 1980er Jahren zeigte, dass Frauen in vielen Programmbereichen die Mehrzahl

heitsbereich innerhalb der Erwachsenenbildung so gut wie gar nicht erreicht wurden und insbesondere in den 1950er und 1960er Jahren die Angebotsformen der Volkshochschule zum großen Teil Frauen angesprochen haben.[210]

Betrachtet man summarisch diese Aktivitäten in Hamburg auf dem Feld der Prävention, lässt sich leicht erkennen, dass Frauen deutlich im Zentrum der kommunalen Präventionsträger standen und ihre Gesundheitsbildung gefördert werden sollte. Insbesondere Schwangere und Mütter wurden beachtet. Der Familie wurde also in den 1950er Jahren ein sehr hoher Wert beigemessen. Frauen sollten sich auf das Leben als Hausfrau und Mutter innerhalb der Familie konzentrieren. Und ein Teil der Frauen war nach den schwierigen Kriegs- und Nachkriegsjahren zunächst auch bereit dazu.[211] Die VHS Hamburg vermittelte zunächst einmal medizinisches Wissen an alle Interessierten, sodass diese ihren Alltag gesundheitsbewusster gestalten konnten. Ihre Arbeit war also vordergründig auf kein Geschlecht ausgelegt. Thematisch zielten die Kurse der VHS neben den Infektionskrankheiten auf die gesunde Entwicklung von Kindern ab. Da die Kindererziehung in den 1950er Jahren ein eindeutig den Frauen zugeordnetes Feld war, kann von einer deutlich frauenspezifischen Ansprache dieser Kurse ausgegangen werden. Auch hier zeigt sich wiederum die hohe Bedeutung der Mutterrolle bei gleichzeitiger völliger Ausblendung der Väter.

Ab den 1960er Jahren wurde in den Landesbehörden zunehmend häufiger über das Geschlecht nachgedacht. Insbesondere die Aktivitäten des Bundesausschusses für gesundheitliche Volksbelehrung, in die auch die auf dem Feld der Prävention tätigen Institutionen der einzelnen Bundesländer eingebunden waren, können als wegweisend und prägend angesehen werden. Es zeigt sich, dass bereits in diesem Jahrzehnt vereinzelt geschlechterspezifisches Gesundheitsverhalten eine Rolle spielte und teilweise von den Präventionsträgern aufgegriffen wurde. Im Gegensatz zu den 1950er Jahren standen nicht mehr nur exklusiv Frauen im Fokus der Präventionsträger, auch wenn deren Ansprache weiterhin überwog.

Wenn auf dem Feld der Prävention Männer angesprochen wurden, dann fast ausschließlich zum Thema Managerkrankheit. Auch dies unterstreicht die Bedeutung der konservativen Vorstellung von Familie, in der der Mann für die Berufsarbeit und die Frau für die Hausarbeit und die Kinder zuständig war.

Die Aktivitäten im Bereich der frauenspezifischen Prävention sollten fast ausschließlich die Frau auf dem Gebiet der Gesundheit bilden, um zu Hause für die Familie ausreichend sorgen zu können. Die Präventionstätigkeiten in Hamburg förderten also dieses Geschlechtermodell.

---

der Teilnehmer stellten, im Gesundheitsbereich dies jedoch am deutlichsten war. Vgl. S. 236.

210 Vgl. Forschungsverbund Laienpotential, Patientenaktivierung und Gesundheitsselbsthilfe: Netzwerkförderung (1989), S. 93.

211 Vgl. Frevert: Frauen (1990), S. 121.

## 1.2.2 Maßnahmen in Schleswig-Holstein

Auch in Schleswig-Holstein nahm in den 1950er Jahren ähnlich wie in Hamburg die Aufklärung über Krebs den Großteil der präventiven Tätigkeit der Landesinstitutionen ein. Eine erste Maßnahme der Aufklärung war die Ausgabe von Aufklärungsmaterialien, die, wie anderenorts ebenfalls üblich, nicht zwingend selbst gestaltet und produziert, sondern auch aus anderen Bundesländern übernommen wurden.[212] Bei Aufklärungsveranstaltungen in Schleswig-Holstein wurden Merkblätter von der Gesellschaft für die Bekämpfung der Krebskrankheiten aus Nordrhein-Westfalen verteilt, da diese dem Schleswig-Holsteinischen Landesausschuss für Krebsbekämpfung und Krebsforschung kostenlos überlassen worden waren.[213] Die Hervorhebung der „kostenlosen Überlassung" in den Quellen lässt eine ähnliche Knappheit der finanziellen Mittel für die Gesundheitsaufklärung wie in Hamburg auch in Schleswig-Holstein erwarten.

Als weitere Maßnahme der Krebsaufklärung wurden Vorträge organisiert und abgehalten. Im Jahresbericht des Schleswig-Holsteinischen Landesausschusses für Krebsbekämpfung und Krebsforschung aus dem Jahr 1959/1960 heißt es zu den von Ärzten gehaltenen Vorträgen: „Es wurden 28 Vorträge mit Lichtbildern, vor allem vor Hausfrauen- und Landfrauenverbänden gehalten. Die Vorträge wurden recht gut besucht. Die Durchschnittsbesucherzahl ist etwa 80."[214] Darüber hinaus erfährt man durch einen Brief des Landesverbandes Schleswig-Holstein des Deutschen Roten Kreuzes an das Landesgesundheitsamt Kiel von vor Gemeindeschwestern gehaltenen Vorträgen zur Krebsaufklärung.[215] Auch wenn diese Quellenbelege recht spärlich sind, so können sie doch zumindest als Indizien dafür gesehen werden, dass das Publikum der Vorträge fast ausschließlich weiblich war.

In den 1960er Jahren wurden weiter Vortragsabende veranstaltet:

> Von 16 Kreisen wird über regelmässige Durchführung der gesundheitlichen Volksbelehrung berichtet. Diese erfolgt in der Form, dass von den Ärzten der Gesundheitsämter häufig Vorträge an Schulen, vor Eltern und Lehrern gehalten werden. Darüber hinaus werden Kollegs an der pädagogischen Hochschule in Kiel, Vorträge an Frauenfachschulen, an der Wohlfahrtsschule, vor Heimpersonal, Kindergärtnerinnen, Teilnehmern der

---

212 So befindet sich im Bestand des Sozialministeriums Schleswig-Holstein das Merkblatt „Merkblatt für Frauen", welches für die Nutzung der Krebsberatungsstellen in Düsseldorf warb. Vgl. Merkblatt für Frauen! In: LASH 761/9602: Maßnahmen zur Krebsvorsorge und -fürsorge: Allgemeines, Bd. 3 (1950–1951).

213 Vgl. Jahresbericht des Schleswig-Holsteinischen Landesausschusses für Krebsbekämpfung und Krebsforschung für das Geschäftsjahr 1959/60. In: LASH 761/9138: Landesausschuss für Krebsbekämpfung und -forschung: Sitzungsprotokolle (1951–1962).

214 Vgl. ebd.

215 Vgl. Schreiben des Landesverbandes Schleswig-Holstein des Deutschen Roten Kreuzes an Herrn Dr. Reuter, Landesgesundheitsamt Kiel vom 03.01.1957. In: LASH 761/9607: Maßnahmen zur Krebsvorsorge und -fürsorge, Bd. 8 (1956–1958).

Volkshochschulen und interessierten Verbänden sowie Jugendorganisationen gehalten.[216]

Das Publikum der Vorträge bestand damit zum großen Teil aus weiblichen Multiplikatoren; damit wurde die Besetzung des Themas Gesundheit als ein weibliches weiter verfestigt.[217]

Die Durchführung von Vorträgen war auch die Hauptaufgabe der 1966 gegründeten Schleswig-Holsteinischen Landesvereinigung für Gesundheitserziehung und Gesundheitspflege e. V., wofür in Zusammenarbeit mit dem Landesverband der Volkshochschulen ein ärztlicher Vortragsdienst eingerichtet wurde.[218]

Ähnlich wie in Hamburg etablierten sich Ende der 1940er bzw. zu Beginn der 1950er Jahre in Schleswig-Holstein Krebsberatungsstellen. 1949 setzte sich die Stadt Rendsburg dafür ein, im Stadtkrankenhaus eine Krebsberatungsstelle einzurichten, welche an die Frauenabteilung angegliedert werden sollte, da dort ein Kolposkop vorhanden war, das eine schnelle Untersuchung auf Formen des Unterleibkrebses ermöglichte. Dieser Umstand hatte eine zunächst exklusiv auf Frauen beschränkte Krebsberatung zur Folge: „Aufgabe der Krebsberatungsstelle soll sein, jede Frau auf den Verdacht einer Krebserkrankung oder Krebsgefährdung hin mehrere Male im Jahr zu untersuchen."[219] Mehrmalige Untersuchungen führten dazu, dass die Inanspruchnahme von Früherkennungsuntersuchungen zu einer routinierten Praktik werden konnte. Die Krebsberatung sollte generell aber weiter ausgebaut werden, wie auf einer Sitzung des Unterausschusses für Krebsbekämpfung des Landesgesundheitsbeirates festgestellt wurde:

> Es wäre auch verfehlt, die Beratung nur auf Frauen abzustellen. Neben der gynäkologischen hat auf jeden Fall die chirurgische Beratung ihre Bedeutung, ob darüber hinaus noch eine internistische durchgeführt wird, soll Sache der einzelnen Beratungsstellen sein. Auf jeden Fall ist sie in Kiel an der Med. Universitätsklinik erfolgversprechend und wird aufrecht erhalten.[220]

216 Jahresgesundheitsbericht für Schleswig-Holstein für das Jahr 1965. In: LASH 761/9353: Jahresgesundheitsberichte: Einzelberichte der Kreise Husum, Norderdithmarschen, Oldenburg, Pinneberg, Plön (1964–1965).

217 Auch ein Hinweis des Landkreises Plön im Jahresgesundheitsbericht 1964, dass auf Veranstaltungen von Frauenvereinen Vorträge gehalten wurden, unterstützt diese Annahme. Vgl. Jahresgesundheitsbericht des Landkreises Plön für das Jahr 1964. In: LASH 761/9353: Jahresgesundheitsberichte: Einzelberichte der Kreise Husum, Norderdithmarschen, Oldenburg, Pinneberg, Plön (1964–1965).

218 Vgl. Landesvereinigung für Gesundheitsförderung Schleswig-Holstein e. V.: 40 Jahre. 1966–2006. Kiel 2006, S. 3.

219 Schreiben des Stadtkämmerers der Stadtverwaltung Rendsburg an die Landeskrankenkasse Rendsburg vom 13.08.1949 mit dem Betreff: „Einrichtung einer Krebsberatungsstelle in der Frauenabteilung des Stadtkrankenhauses Rendsburg". In: LASH 761/9600: Maßnahmen zur Krebsvorsorge und -fürsorge: Allgemeines, Bd. 1 (1934–1950).

220 Protokoll über die Sitzung des Landesgesundheitsbeirates – Unterausschuss für Krebsbekämpfung –, am Dienstag, dem 27. November 1951, 14.30 Uhr im Saal I des Rathauses Kiel. In: LASH 761/9138: Landesausschuss für Krebsbekämpfung und -forschung: Sitzungsprotokolle (1951–1962).

So wurde in anderen Krebsberatungsstellen, z. B. in der Ambulanz der Chirurgischen Klinik des Krankenhauses Ost in Lübeck, neben der gynäkologischen Vorsorgeuntersuchung für Frauen zeitgleich eine Krebsberatung für Männer eingeführt.[221] Insgesamt wurden im ersten Jahr der Krebsberatungsstelle in 50 Sprechstunden über 450 Personen untersucht, was den Erfolg der Einrichtung deutlich aufzeigt.[222] Ende der 1950er Jahre lagen die Untersuchungszahlen bereits wesentlich darüber. Die Beratungsstelle in Rendsburg berichtete bspw. über insgesamt 2518 Untersuchungen im Jahr 1958. Aufgrund der hohen Nachfrage wurden Sprechstunden an jedem Werktag abgehalten.[223] Allein aus Flensburg liegen nach Geschlechtern getrennte Daten vor: „Insgesamt haben 70 Frauen und 17 Männer, insgesamt also 87 die Krebssprechstunde aufgesucht. Unter den Männern wurde kein verdächtiger Befund erhoben. Bei den Frauen sind 5 Befunde erhoben worden, die wegen eines bösartigen Prozesses der Behandlung zugeführt wurden:"[224] Die Beratungsstelle wurde also deutlich häufiger von Frauen frequentiert, auch wenn sie an einer Chirurgischen Abteilung angesiedelt war. Das im Allgemeinen große Interesse am Thema Krebsvorsorge bei Frauen wird durch eine Anfrage der Ortsgruppe Westerland des Deutschen Frauenrings an die schleswig-holsteinische Landesregierung aus dem Jahr 1955 bestätigt:

> Wir hatten hier am 30.3. ds. J. einen Vortrag des Herrn Dr. Stange von der dortigen Universitäts-Frauenklinik und hörten bei dieser Gelegenheit von der vorbildlichen Einrichtung der kostenlosen Untersuchung zwecks rechtzeitiger Erkenntnis der Erkrankung an Krebs. Bei dieser Gelegenheit tauchte naturgemäss sofort die Frage auf, ist es möglich, dass derartige Einrichtungen auch hier auf der Insel geschaffen werden.[225]

Auch wenn, wie das Antwortschreiben des Medizinalrats Dr. Reuter erwarten lässt, aus Kostengründen zeitnah keine Krebsberatungsstelle auf Sylt geschaffen wurde,[226] werden die Frauen der Ortsgruppe sich wohl trotzdem weiter-

---

221 Vgl. Heinz Kirchhoff: „Kampf dem Krebs. Ein Jahr Geschwulstberatungsstelle in Lübeck" (1951). In: LASH 761/9603: Maßnahmen zur Krebsvorsorge und -fürsorge: Allgemeines, Bd. 4 (1951–1952).

222 Vgl. ebd.

223 Vgl. Schreiben von Dr. Junghans, Leiter der Frauenklinik des Stadtkrankenhauses Rendsburg an das Landesamt für Gesundheitswesen Schleswig-Holstein mit dem Betreff: „Untersuchungen in der Krebsberatungsstelle der Frauenklinik des Stadtkrankenhauses Rendsburg im Kalenderjahr 1958" vom 20.02.1959. In: LASH 761/9608: Maßnahmen zur Krebsvorsorge und -fürsorge: Allgemeines, Bd. 9 (1958–1967).

224 Antwort der Krebsberatungsstelle in der Chir. Abt. der Diakonissenanstalt Flensburg auf das Schreiben vom 22.01.1959 von Dr. Kiessig vom Landesamt für Gesundheitswesen an die Leiter der Krebsberatungsstellen. In: LASH 761/9608: Maßnahmen zur Krebsvorsorge und -fürsorge: Allgemeines, Bd. 9 (1958–1967).

225 Schreiben der Ortsgruppe Westerland des Deutschen Frauenrings an Herrn Prof. Dr. Reuter vom 13.04.1955 mit dem Betreff: „vorbeugende Untersuchungen wegen der Krebsgefahr". In: LASH 761/9605: Maßnahmen zur Krebsvorsorge und -fürsorge: Allgemeines, Bd. 6 (1954–1961).

226 Schreiben des Oberregierungs- und Medizinalrats Dr. Reuter an die 1. Vorsitzende des Deutschen Frauenringes der Ortsgruppe Westerland Frau B. Nevoigt vom 18.04.1955.

hin mit der Früherkennung auseinandergesetzt haben, da sie ja bereits bei Vorträgen für dieses Thema sensibilisiert wurden.

Insbesondere den Ausbau der zytologischen Untersuchung in der Gynäkologie trieb man in den 1960er Jahren weiter voran.[227] Im Jahr 1960 wurden in allen schleswig-holsteinischen Krebsberatungsstellen insgesamt 2.878 Untersuchungen auf Krebs durchgeführt, wobei 69 Erkrankungen festgestellt werden konnten.[228] Nach Geschlechtern getrennte Zahlen liegen für diese Zeit nicht vor.

Die Früherkennung von Krebserkrankungen war in den 1950er und 1960er Jahren v. a. durch die relativ einfache Möglichkeit der Untersuchung auf Geschwulste im Bereich der Gebärmutter verstärkt ein Thema, mit dem sich Frauen beschäftigten. So konnte in Schleswig-Holstein jede Krebsberatungsstelle von Frauen, aber nicht jede von Männern in Anspruch genommen werden. Des Weiteren wurden die Frauen in Vorträgen, in Ausstellungen und durch die Ausgabe von Merkblättern für die regelmäßige Nutzung der Vorsorgeuntersuchung sensibilisiert.

Neben den Krebsberatungsstellen spielten, ähnlich wie in Hamburg, die Mütterberatungsstellen eine wichtige Rolle. Das Gesundheitsamt des Landkreises Plön sah in der Arbeit der Mütterberatungsstellen neben dem schulärztlichen sogar den Schwerpunkt in der gesundheitlichen Aufklärung.[229]

Insgesamt gesehen, wurden in Schleswig-Holstein in den 1960er Jahren die in den 1950er Jahren eingeschlagenen Strategien innerhalb der Prävention und Gesundheitsaufklärung weiter verfolgt. Dazu zählten die Ausgabe von Aufklärungsmaterialien, die Durchführung von Vorträgen und die Organisation der Krebs- und Mütterberatungsstellen. In diesen beiden Jahrzehnten wurde noch kein gezielter Fokus auf ein bestimmtes Geschlecht gelegt, wobei sich die Maßnahmen implizit überwiegend an Frauen richteten.

In: LASH 761/9605: Maßnahmen zur Krebsvorsorge und -fürsorge: Allgemeines, Bd. 6 (1954–1961).

227 Vgl. Jahresbericht des Schleswig-Holsteinischen Landesausschusses für Krebsbekämpfung und Krebsforschung für das Geschäftsjahr 1960. In: LASH 761/9608: Maßnahmen zur Krebsvorsorge und -fürsorge: Allgemeines, Bd. 9 (1958–1967).

228 Vgl. ebd.

229 Vgl. Jahresgesundheitsbericht des Landkreises Plön für das Jahr 1964. In: LASH 761/9353: Jahresgesundheitsberichte: Einzelberichte der Kreise Husum, Norderdithmarschen, Oldenburg, Pinneberg, Plön (1964–1965).

## 1.3 Geschlechterspezifische Prävention auf privatwirtschaftlicher und medizinischer Ebene

### 1.3.1 Die Inhalte der Apotheken-Umschau

Im Ersterscheinungsjahr der *Apotheken-Umschau* 1956 enthielten insgesamt 19 Artikel präventive Themen, wovon sich zehn explizit an Frauen richteten.[230]

Tab. 7: Auswertung Apotheken-Umschau 1956[231]

| geschlechterneutral adressierte Artikel | 9 | implizit männlich | 2 |
|---|---|---|---|
| | | implizit weiblich | 1 |
| | | tatsächlich neutral | 6 |
| geschlechterspezifisch adressierte Artikel | 10 | explizit männlich | 0 |
| | | explizit weiblich | 10 |
| | | differenzierend | 0 |

Quelle: eigene Berechnungen

Diese auffallend vorherrschende Ansprache von Frauen in der *Apotheken-Umschau* ergibt sich v.a. durch das häufige Aufgreifen des Themenfeldes Schönheit und Gesundheit. Im Artikel „Verschönt Sport die Figur der Frau?" wird bspw. der Frage nachgegangen, ob Frauen Sport treiben sollten:

> Kein vernünftiger Mensch wird gegen eine normale sportliche Betätigung etwas einzuwenden haben. Ganz im Gegenteil. Unser Zeitalter verlangt auch von der älteren Frau eine Aktivität, die man selbst noch eine Generation vor uns kaum für möglich gehalten hätte. Um sich die körperliche Spannkraft zu erhalten, sind Licht- und Sonnenbäder ideal, ist Schwimmsport ausgezeichnet, und Golf-, Tennis- sowie einige Ballspiele, Leichtathletik, und Eiskunstlauf werden, vernünftig angewandt, niemals schaden. Wir sehen also: es gibt genug sportliche Betätigungen, die die Schönheit der Frau fördern, indem sie ihr nicht nur bis ins hohe Alter hinein die Frische und Spannkraft, sondern auch ihren Körper schlank und jugendlich erhalten.[232]

Nach Ansicht der Verfasser sollten Frauen aus gesundheitlichen Gründen also sehr wohl Sport treiben. Die gesundheitlichen Ziele intendierten in der Argumentation mit Begriffen wie „Frische", „Spannkraft", „Schlankheit" und „Jugendlichkeit" aber insbesondere Aspekte von Attraktivität. Daher empfahlen die Autoren auch nicht alle Sportarten zur Ausübung durch Frauen, sondern nur ausgewählte, die das Schönheitsideal beförderten. Um Frauen vor einem Zuviel an Sport zu warnen, wurden daher ebenso mögliche negative Auswirkungen auf die Attraktivität beschrieben:

---

230 Die gebildeten Analysekategorien orientieren sich an denen, die bei der Analyse der Aufklärungspublikationen auf Bundesebene verwendet wurden. Siehe Kap. 1.1.2.

231 Im Jahr 1956 erschien die *Apotheken-Umschau* in zwölf Ausgaben je 15 Seiten. Die erste Ausgabe wurde in die Auswertung nicht mit einbezogen, da sie nicht eingesehen werden konnte.

232 O.V.: Verschönt Sport die Figur der Frau? In: Apotheken-Umschau, Heft 6 (1956), S. 5.

Nach der Statistik eines berühmten New Yorker Schönheitsinstituts sehen 87 Prozent aller Sportlerinnen im Alter von 18 bis 25 Jahren um 5 bis 15 (!) Jahre älter aus als ihre
nicht so sportbegeisterten Mitschwestern! Die Züge weisen die Zeichen häufiger Überan-
strengung auf, sie sind hart und unweiblich geworden. Die Augen sind oft zusammenge-
kniffen und von stahlhartem Glanz. Falten überziehen die Stirn, Kerben graben sich um
die Mundwinkel.[233]

Neben Sport war Mode ein wichtiges Thema für die Gesundheit der Frau innerhalb der *Apotheken-Umschau* im Jahr 1956. Der Artikel „Gesundheit und
Mode – Vom Wunder des Werdens" thematisierte Schwangerschaftsmode
und sprach damit Frauen aus einem biologischen Grund heraus an. Im Artikel „Gesundheit und Mode – Frühling nicht vorverlegt" wurden Frauen dazu
ermahnt, den Temperaturen angemessene Kleidung zu tragen und nicht aus
Gründen der Mode die Gesundheit zu gefährden:

Es gibt Tage, an denen man mittags nicht einmal mehr eine Wolljacke über der Nylonbluse aushalten möchte und nach Sonnenuntergang die Temperatur doch noch Frost-
grade erreicht, so daß man schlotternd nach Hause eilt und reumütig zum warmen
Schlafrock und gefütterten Pantoffeln zurückkehrt.[234]

Das verwendete Beispiel der Nylonbluse sowie die Illustrationen des Artikels,
die ausschließlich Frauen abbildeten, schlossen Männer praktisch als Zielgruppe des Artikels aus.

Implizit eher auf Männer ausgelegt waren v. a. die Artikel, die sich mit dem
Thema Rauchen beschäftigten. Die implizite Ansprache der Männer erfolgte
hier vor allem durch die Visualisierungen, die nur Männer als Raucher zeigten.[235] Dies verwundert nicht, wenn man bedenkt, dass in den 1950er Jahren
der prototypische Raucher noch vorrangig männlich war und erst in den
1960er Jahren das Bild der rauchenden Frau zunehmend alltäglicher wurde.[236]

Sowohl im Jahrgang 1960 als auch 1965 überwog die frauenspezifische
Ansprache in der *Apotheken-Umschau*. Während 1960 die Frauen v. a. implizit
öfter angesprochen wurden als die Männer, geschah dies 1965 meist explizit.

Tab. 8: Auswertung Apotheken-Umschau 1960[237]

| geschlechterneutral adressierte Artikel | 22 | implizit männlich | 0 |
|---|---|---|---|
| | | implizit weiblich | 7 |
| | | tatsächlich neutral | 15 |
| geschlechterspezifisch adressierte Artikel | 1 | explizit männlich | 0 |
| | | explizit weiblich | 1 |
| | | differenzierend | 0 |

Quelle: eigene Berechnungen

233 Ebd.
234 O. V.: Gesundheit und Mode – Frühling nicht vorverlegt. Apotheken-Umschau, Heft 3
    (1956), S. 8.
235 Bspw.: o. V.: Spritze gegen Zigarettenhunger. In: Apotheken-Umschau, Heft 3 (1956), S. 12.
236 Vgl. Elliot: From youth protection 45 (2010), S. 71.
237 Der Jahrgang 1960 erschien in zwölf Ausgaben je 15 Seiten.

Tab. 9: Auswertung Apotheken-Umschau 1965[238]

| geschlechterneutral adressierte Artikel | 22 | implizit männlich | 2 |
|---|---|---|---|
| | | implizit weiblich | 3 |
| | | tatsächlich neutral | 17 |
| geschlechterspezifisch adressierte Artikel | 7 | explizit männlich | 0 |
| | | explizit weiblich | 7 |
| | | differenzierend | 0 |

Quelle: eigene Berechnungen

Die meisten Artikel der frauenspezifischen Ansprache behandelten, wie bereits im Jahr 1956, das Thema Attraktivität, wobei in den 1960er Jahren nicht die Mode, sondern die Kosmetik im Mittelpunkt der Berichterstattung stand.

Bevor in den 1970er Jahren die geschlechterspezifische Rollenverteilung auch aus gesundheitlicher Perspektive in die Kritik geriet, wurde sie in den 1960er Jahren in der *Apotheken-Umschau* sogar als positiv für die Frauen gedeutet:

> „Ein Glück, daß es für Frauen niemals einen Ruhestand gibt. Hausfrauen gehen niemals in Pension. Auch wenn sie schon die Siebzig überschritten haben, hält der tägliche Rhythmus des Bettenmachens, Staubwischens, Kochens und Geschirrspülens täglich in Schwung – und damit gesund. Das haben Frauen den Männern voraus." Diese Feststellung stammt von einer berühmten Kollegin, der amerikanischen Ärztin Dr. Yanet Travel, deren bekanntester Patient John F. Kennedy war. Sie hat in ihrer Praxis immer wieder festgestellt, daß Frauen mit zunehmenden [sic] Alter nicht nur körperlich, sondern auch geistig frischer und unternehmungslustiger bleiben als Männer. […] Hausarbeit ist also nicht nur Last und Mühe, sie ist eine Medizin, ein Jungborn, der allen Frauen das angenehme Gefühl schenkt, den Männern etwas vorauszuhaben. Hausfrauen kommen nicht zum Rasten. Zum „Rosten" kommen sie deshalb auch nicht. Wer beweglich und elastisch ist, wer bei jedem Schritt die Leichtigkeit und Geschmeidigkeit seines durchtrainierten Körpers spürt, wird auch innerlich nicht langweilig und phlegmatisch werden. Er wird mit Schwung an die Aufgaben des Lebens herangehen, die auch das neue Jahr wieder für jeden von uns bereithält. Denn Schwung hält jung, und wer jung ist, ist gesund.[239]

Dieser Argumentationsweise – nota bene einer Frau – folgend, wurden Frauen darin bestärkt, weiterhin die Hausarbeit durchzuführen, um ihre Gesundheit zu stärken. Gleichzeitig sollte dadurch ein positives Selbstwertgefühl erzeugt werden, was den Frauen helfen sollte, die täglichen Aufgaben zu meistern. Dass diese Aufgaben dann wohl wieder hauptsächlich in der Durchführung der Hausarbeit lagen, wurde hingegen nicht erwähnt.

---

238 Der Jahrgang 1965 erschien in zwölf Ausgaben mit unterschiedlichen Seitenzahlen. Heft Januar: 23 Seiten; Heft Februar: 29 Seiten; Heft März: 27 Seiten; Heft April: 23 Seiten; Heft Mai: 27 Seiten; Heft Juni: 23 Seiten; Heft Juli: 19 Seiten; Heft August: 19 Seiten; Heft September: 23 Seiten; Heft Oktober: 27 Seiten; Heft November: 31 Seiten; Heft Dezember: 31 Seiten.
239 O. V. Mit Schwung ins Neue Jahr. In: Apotheken-Umschau, Heft 1 (1965), S. 4.

Die wenigen Artikel, die sich in den 1960er Jahren eher an Männer richteten, standen in engem Zusammenhang mit deren Berufstätigkeit.[240] „Nerven müßte man haben" ist z. B. der Titel eines Artikels, der über die zunehmenden Herz- und Kreislauferkrankungen berichtete.[241] Als Ausgangspunkt
dieser Beschreibung dienten zwei Bauarbeiter, die hoch oben auf einem Ge-
rüst arbeiteten und damit ‚starke Nerven' zeigten.

### 1.3.2 Die Inhalte der Public Health-Zeitschriften Bundesgesundheitsblatt und
### Das öffentliche Gesundheitswesen

1958 erschien das *Bundesgesundheitsblatt* in 24 Ausgaben; das Thema Prävention spielte darin allerdings nur eine untergeordnete Rolle, sodass lediglich elf
Artikel zu diesem Themenbereich zu finden waren. Von diesen elf Artikeln
waren sechs geschlechterneutral formuliert, wobei auch der Großteil nicht
implizit über ein Geschlecht berichtete. Von den fünf restlichen Artikeln berichteten drei explizit über Frauen und zwei explizit über Männer.

Tab. 10: Auswertung Bundesgesundheitsblatt 1958

| | | | |
|---|---|---|---|
| geschlechterneutral ausgelegte Artikel | 6 | implizit männlich | 0 |
| | | implizit weiblich | 1 |
| | | tatsächlich neutral | 5 |
| geschlechterspezifisch ausgelegte Artikel | 5 | explizit männlich | 2 |
| | | explizit weiblich | 3 |
| | | differenzierend | 0 |

Quelle: eigene Berechnungen

Inhaltlich geht es in den Artikeln, die über Frauen bzw. Männer berichteten,
vornehmlich um die Darstellung epidemiologischer Daten aus geschlechterspezifischer Perspektive. So wurde bspw. über den Tabakverbrauch in Dänemark berichtet:

> Der Prozentsatz der Raucher schwankt mit dem Lebensalter und ist bei Männern mit 35
> Jahren, bei Frauen mit 25 Jahren am höchsten. Danach tritt bei Männern ein geringer,
> bei Frauen ein stärkerer Rückgang der Raucher ein. Im Alter über 70 Jahren rauchen
> ebenso viel Männer wie unter 20 Jahren, Frauen über 70 rauchen dagegen selten.[242]

Weiter trafen die Autoren Aussagen über das unterschiedliche Rauchverhalten von Männern und Frauen, jedoch leiteten sie daraus keine Präventionsstrategien ab.

---

240 Vgl. Moses: Prävention (2012), S. 143 f.
241 O. V. Nerven müßte man haben. In: Apotheken-Umschau, Heft 9 (1960), S. 9.
242 O. V.: Der Tabakverbrauch in Dänemark. In: Bundesgesundheitsblatt 2 (1958), S. 30.

Auch in den 1960er Jahren ließen sich nur wenige Artikel zum Bereich Prävention finden. Im Untersuchungsjahr 1960 waren diese stark auf Frauen ausgelegt und im Jahr 1965 lässt sich ebenfalls eine stärkere explizite Ausrichtung auf Frauen innerhalb der Artikel zu Prävention im *Bundesgesundheitsblatt* erkennen.

Tab. 11: Auswertung Bundesgesundheitsblatt 1960

| geschlechterneutral ausgelegte Artikel | 3 | implizit männlich | 0 |
|---|---|---|---|
| | | implizit weiblich | 0 |
| | | tatsächlich neutral | 3 |
| geschlechterspezifisch ausgelegte Artikel | 10 | explizit männlich | 1 |
| | | explizit weiblich | 9 |
| | | differenzierend | 0 |

Quelle: eigene Berechnungen

Tab. 12: Auswertung Bundesgesundheitsblatt 1965

| geschlechterneutral ausgelegte Artikel | 6 | implizit männlich | 0 |
|---|---|---|---|
| | | implizit weiblich | 0 |
| | | tatsächlich neutral | 6 |
| geschlechterspezifisch ausgelegte Artikel | 3 | explizit männlich | 0 |
| | | explizit weiblich | 3 |
| | | differenzierend | 0 |

Quelle: eigene Berechnungen

Verantwortlich für diese frauenspezifische Ausrichtung waren Artikel, die bspw. über die Sterblichkeit von bestimmten Gruppen, wie die der Landfrauen,[243] oder auch über Schwangerschaftsvorsorge[244] berichteten.

Artikel, die vornehmlich von Männern handelten, berichteten über Zivilisationskrankheiten und deren Ursachen. Der Artikel „Die Sterblichkeit der über 50jährigen" fasst die diskutierten Gründe für die Zunahme der Sterblichkeit der älteren Männer zusammen:

> Es dürfte daher richtiger sein, den Grund für die Zunahme der Sterblichkeit der älteren Männer eher in der übermäßigen beruflichen Belastung bestimmter Personenkreise zusammen mit den ungünstigen Nachwirkungen der Kriegs- und Nachkriegsjahre zu suchen. Damit würde sich insbesondere die starke Zunahme der Sterbefälle durch Herzkrankheiten erklären lassen. Des weiteren ist an Zivilisationsschäden durch den wachsenden Verbrauch von Genußmitteln und einen übermäßigen Fleisch- und Fettkonsum

---

243 Vgl. o. V.: Sterblichkeit bei Landfrauen. In: Bundesgesundheitsblatt 2 (1960), S. 30.
244 Vgl. o. V.: Die unverheiratete Mutter und ihr Kind. In: Bundesgesundheitsblatt 8 (1960), S. 122 f.

zu denken, womit die Zunahme der Sterbefälle an Krebs und an Krankheiten der Verdauungsorgane zusammenhängen könnte.[245]

Demnach waren die Gründe in den hohen beruflichen Belastungen der Männer und im zunehmenden Konsum von Genussmitteln zu suchen. Der damals diskutierte Terminus der Managerkrankheit wurde hier jedoch ausdrücklich nicht geschlechterspezifisch gedeutet:

> Das gehäufte Auftreten von Herzschlag, Gehirnschlag, Magenkatarrh, Magengeschwür, Asthma usw. ist in den letzten Jahren vielfach als „Manager- oder Unternehmerkrankheit" diskutiert worden. Es muß dabei gesagt werden, daß diese Erkrankungsbereitschaft nicht an eine bestimmte Berufsgruppe gebunden ist, sondern bei gehetzten, überlasteten und verantwortungsfreudigen Menschen aller sozialen Schichten angetroffen wird, die sich in einer gewissen Lebens- bzw. Anpassungskrise befinden.[246]

Prävention spielte im ersten Jahrgang der Zeitschrift *Das öffentliche Gesundheitswesen* 1967 nur eine marginale Rolle, sodass insgesamt lediglich fünf Artikel dazu erschienen, die größtenteils geschlechterneutral formuliert waren. Das Geschlecht spielte als Kategorie hier also kaum eine Rolle.

Tab. 13: Auswertung Das öffentliche Gesundheitswesen 1967

| geschlechterneutral ausgelegte Artikel | 4 | implizit männlich | 1 |
|---|---|---|---|
| | | implizit weiblich | 1 |
| | | tatsächlich neutral | 2 |
| geschlechterspezifisch ausgelegte Artikel | 1 | explizit männlich | 0 |
| | | explizit weiblich | 1 |
| | | differenzierend | 0 |

Quelle: eigene Berechnungen

In den Artikeln der *Public Health*-Zeitschriften waren geschlechterspezifische Themen in den 1950er und 1960er Jahren selten. Wenn das Geschlecht doch eine Rolle spielte, dann in der Regel bei der Nennung von epidemiologischen Daten. Unterschiedliches Gesundheitsverhalten der Geschlechter wurde hingegen nicht thematisiert. Für Sozialmediziner war das Geschlecht zu dieser Zeit noch eine Kategorie, die keine große Rolle spielte.

---

245 Karl Schwartz: Die Sterblichkeit der über 50jährigen. In: Bundesgesundheitsblatt 7 (1960), S. 102.

246 Max Hochrein: Prophylaxe der Herz-Kreislauferkrankungen. In: Bundesgesundheitsblatt 7 (1960), S. 103.

## 1.4 Aneignung auf Individualebene

Quantitative Analyse der Eingaben

Aufgrund der bereits erwähnten schwierigen Überlieferungssituation der Eingaben kann aus folgenden Zahlen weder auf eine gewisse Repräsentativität noch auf die Wichtigkeit bestimmter Themenfelder im Vergleich zu anderen geschlossen werden. Trotz dieser Einschränkungen können sie zumindest Anhaltspunkte für die Bedeutung einzelner Themen liefern. Dadurch lassen sich Rückschlüsse auf die Individualisierung bzw. Subjektivierung bestimmter Gesundheitspraktiken ziehen.

Aus den 1960er Jahren liegen insgesamt 60 Eingaben vor, von denen 37 von Männern und 21 von Frauen verfasst wurden. Die häufigsten Themenfelder, zu denen Eingaben im Quellenkorpus vorliegen, sind das Impfen, Drogenkonsum und Rauchen. Die geschlechterspezifischen Schreibraten der 1960er Jahre zeigen hier deutliche Unterschiede: Während zum Thema Rauchen ausschließlich Männer als Absender auftraten, war das Verhältnis der Absender beim Thema Impfen mit neun Männern zu acht Frauen relativ ausgeglichen und beim Thema Drogenkonsum lag sogar die weibliche Schreibrate über derjenigen der Männer. Ob diese geschlechterspezifisch unterschiedlichen Schreibraten jedoch auf die spezifischen Themen zurückgeführt werden können, erscheint aufgrund der geringen Fallzahlen als eher unwahrscheinlich.

Tab. 14: Eingaben aus den 1960er Jahren nach Thema und Geschlecht des Autors

| Thema | männlich | weiblich | unbekannt |
|---|---|---|---|
| Aids | 0 | 0 | 0 |
| Alkohol | 0 | 1 | 0 |
| Anderes | 9 | 1 | 0 |
| Bewegung | 1 | 0 | 0 |
| Drogen | 4 | 7 | 1 |
| Ernährung | 0 | 0 | 0 |
| Rauchen | 9 | 0 | 0 |
| Impfen | 9 | 8 | 1 |
| Krebs | 4 | 1 | 0 |
| Schwangerschaft/Verhütung | 1 | 3 | 0 |
| gesamt | 37 | 21 | 2 |

Quelle: eigene Berechnungen

### 1.4.1 Eingaben zur Tabakprävention

Aus den 1960er Jahren liegen insgesamt neun Eingaben im Quellenkorpus vor, die alle von Männern verfasst wurden. Auch wenn diese Verteilung wohl der geringen absoluten Fallzahl geschuldet ist, tragen sicherlich themenspezifische Erklärungen ebenso zu diesem Verhältnis bei. Rauchen war lange Zeit eine stark geschlechterspezifisch geprägte Praxis, die vorwiegend von Männern ausgeübt wurde. So existierten bspw. in der zweiten Hälfte des 19. Jahrhunderts in vielen Anwesen der oberen sozialen Schichten sogenannte Herrenzimmer, in die sich die Männer nach dem gemeinsamen Essen unter Ausschluss der Frauen zum genussvollen Zigarre-Rauchen zurückzogen.[247] Zu Beginn des 20. Jahrhunderts wurden von der Tabakindustrie erste Versuche unternommen, die Frauen als Zielgruppe anzusprechen. In der Werbung wurde propagiert, „dass eine Dame mit einer Zigarette im Mund auch im öffentlichen Raum bei Kultur- und Sportveranstaltungen und auf der Straße an der Rauchgeselligkeit der Herren teilnehmen könne."[248] Mit Beginn des Ersten Weltkrieges und der einsetzenden Verknappung des Zigarettenangebotes wurden diese Werbeversuche jedoch wieder beendet.[249] So galt das Rauchen bis in die 1950er Jahre auch in der Bundesrepublik als ein Symbol für die männliche Genussfähigkeit und die Zigarette als eindeutiger Männlichkeitsmarker: „Der Erste Weltkrieg hatte das Image des Rauchens verändert, die Zigarette wurde von rebellischer Jugendlichkeit zu heroischer Maskulinität umgedeutet. Zudem konzentrierte sich die Werbung auf die jüngere männliche Bevölkerung."[250] Erst während der 1960er Jahre kam es zu einer allmählichen Verbreitung des Rauchens – v.a. von Zigaretten – für Frauen. Diese Entwicklung zeigt sich in den Eingaben jedoch erst in späteren Jahrzehnten.

Um einen analytischen Zugriff auf die Inhalte der Eingaben zu erhalten, soll zunächst der Schreibanlass näher betrachtet werden.[251] V.a. wiederkehrende Argumentationsmuster sind hierbei aufschlussreich.[252] Bei der Analyse werden drei unterschiedliche Anlässe unterschieden: die *Bitte um Informationen*, die *Aufforderung zum staatlichen Handeln* und der *Wunsch nach persönlicher Hilfe* in einem konkreten Fall.

---

247 Vgl. Brigitta Kolte: Rauchen zwischen Sucht und Genuss. Wiesbaden 2006, S. 24. Sowie: Karin Hausen: Zigaretten und männlich-weibliche Turbulenzen in Deutschlands bürgerlicher Ordnung des Rauchens vor 1914. In: Jens Flemming, Pauline Puppel, Werner Troßbach, Christina Vanja, Ortrud Wörner-Heil (Hg.): Lesarten der Geschichte. Ländliche Ordnungen und Geschlechterverhältnisse. Festschrift für Heide Wunder zum 65. Geburtstag. Kassel 2004, S. 156.
248 Hausen: Zigaretten (2004), S. 172.
249 Ebd.
250 Briesen: Das gesunde Leben (2010), S. 220.
251 Der Zugang über die Schreibanlässe wird in allen analysierten Themenfeldern gewählt. Dementsprechend beziehen sich die Schreibanlasskategorien nicht nur auf das Themengebiet des Rauchens, sondern werden auch bei den anderen Themenfeldern angewandt.
252 Vgl. Bruns: Krankheit (2012), S. 361f.

Unter der Kategorie *Bitte um Informationen* werden diejenigen Eingaben subsumiert, in denen Informationsmaterialien angefordert wurden oder aber um Beantwortung reiner Wissensfragen gebeten wurde. Die Schreibanlasskategorie *Aufforderung zum staatlichen Handeln* fasst alle Eingaben zusammen, in denen die angeschriebenen staatlichen Behörden von den Absendern aufgefordert wurden, eine allgemeingültige Handlung vorzunehmen (i. d. R. hieß das, ein Gesetz oder eine Verordnung zu erlassen). Die letzte Kategorie *Wunsch nach persönlicher Hilfe* beinhaltet die Eingaben, in denen ein konkreter Fall vorgetragen wurde, bei welchem sich die Absender Hilfe von den Behörden erhofften. Hier ist das Kriterium der Allgemeingültigkeit nicht gegeben, da sie lediglich für ihren persönlichen Fall einstanden. Jede der Eingaben geht letztendlich auf einen dieser Schreibanlässe zurück. Bei Eingaben, die mehreren Schreibanlasskategorien zugeordnet werden können, wurde der „Hauptschreibanlass" gewertet.

Die neun Eingaben zum Rauchen aus den 1960er Jahren ließen sich entweder der Kategorie *Bitte um Informationen* oder *Aufforderung zum staatlichen Handeln* zuordnen. Die Informationsbitten bezogen sich v. a. auf wissenschaftliche Erkenntnisse über die Schädlichkeit des Rauchens. In den anderen Eingaben, die die staatlichen Behörden zum Handeln aufforderten, wurde implizit der vermeintlich liberale Umgang des Staates mit der Praxis des Rauchens kritisiert. In einer Wohlstandsgesellschaft führe das zu einer Jugend, so der Absender W. M.,[253] welche sich einem ziellosen Leben hingäbe, das keine Ordnung mehr besäße.[254] Auch Herr K. K. war um die „Volksgesundheit" besorgt, stellte aber ebenso insbesondere die Jugend als durch den Staat schützenswerte Gruppe dar: „Das Tabakrauchen muß eindeutig als das entlarvt werden, was es wirklich ist: Eine naturwidrige Unsitte, die in der Volksgesundheit den größten Schaden anrichtet. Hierbei ist insbesondere unsere Jugend durch die verlockendsten Reklamen auf das höchste[255] gefährdet."[256] Und obwohl die Behörden mit der Herausgabe der Broschüre „Zum Problem des Rauchens" bereits etwas unternommen hatten, kritisierte Herr K. K. dies. Der Text stelle das Rauchen zwar als gesundheitsschädlich dar, jedoch in einer verharmlosenden Weise, die niemanden vom Rauchen abhielte.[257] Mit dem Hinweis auf die gesetzliche Regelung in den USA, wo seit einiger Zeit jede Zigarettenschachtel mit einem Warnhinweis ausgestattet sein musste, verwies Herr K. K. auf die Branche, die es mit Gesetzen zu reglementieren gel-

---

253 Zum Schutz von Persönlichkeitsrechten wurden die Namen der Absender durch die Abkürzung von Vor- und Nachnamen anonymisiert. Wenn Vor- oder Nachname nicht bekannt ist, wurde er durch ein „?" ersetzt.

254 Vgl. Schreiben von Herrn W. M. vom 26.05.1965. In: BArch B 310/289: Allgemeine gesundheitspolitische Themen – Eingaben und Anfragen (1964–1969).

255 Innerhalb der Unterkapitel zu den Eingaben wurde bei der Übernahme von Zitaten fehlerhafte Rechtschreibung aufgrund besserer Lesbarkeit nicht kenntlich gemacht.

256 Schreiben von Herrn K. K. vom 30.03.1966. In: BArch B 310/289: Allgemeine gesundheitspolitische Themen – Eingaben und Anfragen (1964–1969).

257 Vgl. ebd.

te.[258] Und auch Herr W. M., der ein Verbot öffentlicher Zigarettenwerbung vorschlug, wies in die gleiche Richtung.[259]

Gesundheitsaufklärung reichte den Absendern also nicht aus, sie forderten vom Staat strengere Gesetze, um das Rauchen einzudämmen.

### 1.4.2 Eingaben zum Impfen

Impfen ist eine explizite Form der Primärprävention, die nur durch die Inanspruchnahme des professionellen medizinischen Systems wahrgenommen werden kann. Das Quellenkorpus zu diesem Themenschwerpunkt besteht aus 18 Eingaben, die geschlechterspezifisch nahezu gleich (neun Eingaben von Männern, acht von Frauen) verteilt sind. Da in allen Eingaben die Impfung des Kindes und nicht die des Absenders thematisiert wurde, überrascht an dieser Stelle die hohe Schreibrate der Männer, da es nach den Vorstellungen der Ärzte wohl auch in der Praxis v. a. die Mütter waren, die sich um die gesundheitlichen Belange der Kinder – dies gilt im Besonderen für Arztbesuche – kümmerten. In diesem Sinne stellte eine US-amerikanische Studie aus dem Jahr 1960[260] eine deutlich höhere Korrelation zwischen mütterlichem und kindlichem Impfstatus als zwischen väterlichem und kindlichem fest. Dies gelte unabhängig von der sozialen Stellung der Familie. Das kann als deutliches Indiz dafür gesehen werden, dass v. a. die Mutter für den Impfstatus des Kindes zuständig ist, da sie ja für sich in Bezug auf das Impfen die gleichen Entscheidungen treffen werde wie für ihr Kind. Weiter zeigt dies auch den höheren Anteil von Frauen an der Gesundheitsarbeit innerhalb der Familie.[261] Daher ist die hohe Schreibrate der Männer hier wohl wieder mit der Quellengattung zu erklären, v. a. da die Eingaben aus den 1960er Jahren und damit noch aus der Frühphase des Untersuchungszeitraumes stammen.[262]

---

258 Vgl. ebd.

259 Vgl. Schreiben von Herrn W. M. vom 26.05.1965. In: BArch B 310/289: Allgemeine gesundheitspolitische Themen – Eingaben und Anfragen (1964–1969).

260 Vgl. John T. Fulton, Albert L. Johnson, Herman A. Tyroler: Patterns of Preventive Health Behavior in Populations. In: Journal of Health and Human Behavior 6 (1965), 128–140.

261 Vgl. Vera Grunow-Lutter: Frauen und Gesundheitsselbsthilfe in der Familie. In: Frank Nestmann, Christiane Schmerl (Hg.): Frauen – Das hilfreiche Geschlecht. Dienst am Nächsten oder soziales Expertentum? Reinbek bei Hamburg 1991, S. 151–170.

262 Ähnlich argumentiert Maehle bei der Erklärung der Tatsache, dass die Anzahl der Frauen innerhalb der aktiven Impfgegnerschaft im 19. Jahrhundert äußerst gering war: „Eine mögliche Erklärung wäre allerdings, daß der Impfzwang als Eingriff in das Selbstbestimmungsrecht der Familie empfunden wurde und darum in der patriarchalisch strukturierten Gesellschaft des ausgehenden 19. und frühen 20. Jahrhunderts die Männer als Familienoberhäupter auf den Plan rief." In abgeschwächter Form galt dies wohl auch noch für die Frühphase der Bundesrepublik. Andreas-Holger Maehle: Präventivmedizin als wissenschaftliches und gesellschaftliches Problem: Der Streit über das Reichsimpfgesetz von 1874. In: Medizin, Gesellschaft und Geschichte 9 (1990), S. 139.

Die Schreibanlässe der Eingaben zum Impfen bezogen sich vorrangig auf die Kategorien *Bitte um Informationen* (47,1 Prozent) und *Wunsch nach persönlicher Hilfe* (41,1 Prozent).

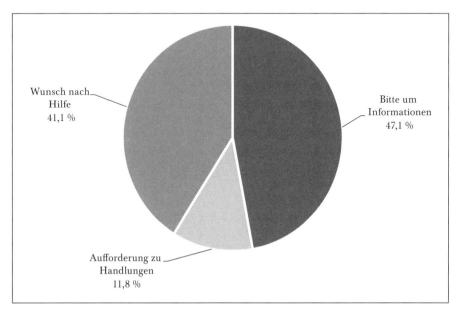

Abb. 6: Verteilung der Schreibanlässe zum Themenbereich „Impfen" in den 1960er Jahren in Prozent (gesamt)

Auch in der geschlechterspezifisch differenzierten Aufschlüsselung ändert sich nahezu nichts an dieser Verteilung. Zur Kategorie *Bitte um Informationen* gehörten 44,4 Prozent der von Männern und 50 Prozent der von Frauen verfassten Eingaben. Und zur Kategorie *Wunsch nach persönlicher Hilfe* wurden 44,4 Prozent der von Männern und 37,5 Prozent der von Frauen abgeschickten Eingaben gezählt.

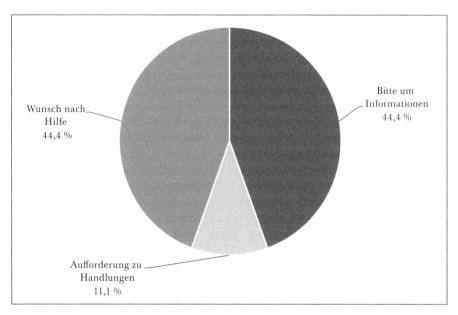

Abb. 7: Verteilung der Schreibanlässe von Männern zum Themenbereich „Impfen" in den 1960er Jahren in Prozent

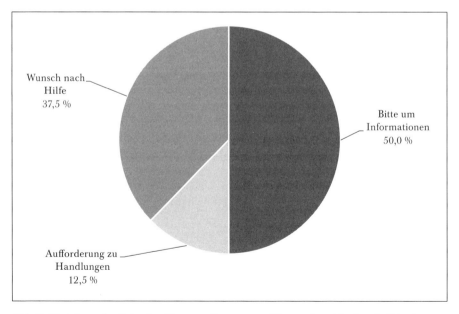

Abb. 8: Verteilung der Schreibanlässe von Frauen zum Themenbereich „Impfen" in den 1960er Jahren in Prozent

Nicht nur die Schreibanlässe, sondern auch die konkreten Inhalte zum Impfen ähneln sich in den Eingaben von Männern und Frauen sehr. Da es sich um die Impfung des Kindes handelte, ist bei einem großen Teil der Eingaben ein gemeinsames Besprechen bzw. Verfassen von beiden Elternteilen wahrscheinlich. Der Großteil der Eingaben betraf fehlenden Impfstoff für die Poliomyelitis-Impfung, was wohl auf die Polio-Epidemie im Jahr 1961 zurückzuführen war.[263] Da 1962 erstmalig mit der Schluckimpfung begonnen wurde, aber viele Kinder bereits eine oder zwei der drei notwendigen Impfungen mit dem alten Salk-Impfstoff erhalten hatten, kamen viele Fragen zum weiteren Verfahren auf, bspw.: „Reich eine Impfart nicht aus? Muss ich also die dritte Impfung bei drei Familienmitgliedern durchführen lassen und ausserdem die Schluckimpfung?"[264] Nahezu zeitgleich wurde vor Einführung der Schluckimpfung der alte Salk-Impfstoff knapp, sodass sich viele Menschen, die bereits eine oder zwei Impfungen erhalten hatten, nun gezwungen sahen, sich an staatliche Behörden zu wenden, um die benötigte Impfung zu erhalten:

> Meinen Jüngsten liess ich die erste Spritze des Salkserums privat verabfolgen, da keine staatliche Unterstützung finden konnte. Nun ist ein zweiter Faktor eingetreten, der alles wieder gefährdet. In keiner Apotheke am Ort und bei keinem Grosshändler der näheren Umgebung ist eine Ampulle für die zweite Impfung zu erhalten. Ein diesbezüglicher Brief an das Arzneimittelwerk Boehringer blieb erfolglos, da auch dort keine Vorräte vorhanden sind. Hinzu kommt, dass die Firmen Bayer und Behring auf Grund der von Ihnen durchgeführten Schluckimpfung keinen Impfstoff mehr herstellen. Ich darf darauf hinweisen, dass meine Lage keinen Einzelfall darstellt.[265]

Dem letzten Hinweis von Herrn G.R. ist zuzustimmen, da in einer Vielzahl der anderen Eingaben Ähnliches berichtet wurde – so auch von Frau M.M. aus Bonn: „Es wird kein Einzelfall sein, den ich Ihnen vorgetragen habe, ich könnte mir denken, daß viele Mütter mit mir ihre Sorgen teilen und deshalb wäre ich Ihnen dankbar, wenn Sie mir einen Rate geben könnten."[266] Bemerkenswert an dieser Äußerung ist der Hinweis auf die „Sorgen der vielen Mütter", der die stärkere Zuständigkeit der Frau für die Gesundheit der Kinder implizit hervorhebt. Das Knappwerden des Impfstoffes hing mit dem großen Erfolg der Impfkampagne gegen Kinderlähmung zusammen, die v. a. auf das Schüren von Ängsten setzte.[267]

---

263 Vgl. Fabian Feil, Adolf Windorfer: Der Kampf gegen Poliomyelitis – die Ausrottung einer Zivilisationsseuche. In: Bundesgesundheitsblatt – Gesundheitsforschung – Gesundheitsschutz 43 H. 1 (2000), S. 2.

264 Schreiben von Herrn G.R. vom 06.02.1962. In: BArch B 142/1897: Schutzimpfung gegen Kinderlähmung – Bereitstellung und Prüfung von Impfstoff (1962–1963).

265 Schreiben von Herrn G.R. vom 24.04.1962. In: BArch B 142/1897: Schutzimpfung gegen Kinderlähmung – Bereitstellung und Prüfung von Impfstoff (1962–1963).

266 Schreiben von Frau M.M. vom 27.04.1962. In: BArch B 142/1897: Schutzimpfung gegen Kinderlähmung – Bereitstellung und Prüfung von Impfstoff (1962–1963).

267 Vgl. Thießen: Vorsorge (2013), S. 422.

In allen diesen Eingaben haben sich die Absender und Absenderinnen bereits für eine Impfung, egal in welcher Form, entschieden.[268] Impfen wurde allerdings in der Bevölkerung als eine Präventionsmaßnahme wahrgenommen, die im Gegensatz zu anderen Strategien wie dem Rauchstopp oder eine gesunde Ernährung, durchaus mit Gefahren verbunden sein konnte und die daher nicht selbstverständlich als Maßnahme des „präventiven Selbst" verstanden werden konnte. So ist es möglich, eine bewusste Entscheidung gegen eine Impfung als Präventionsmaßnahme zu deuten, da man sich nicht der Gefahr der Erkrankung durch die Impfung aussetzen wollte. Impfungen eröffnen damit „ein gesellschaftliches Spannungsfeld"[269]. In diesem Sinne wandte sich Frau W. G. an das Bundesministerium für Gesundheitswesen:

> Sehr geehrter Herr Ministerialdirektor!
> In der Zeitung „Die Welt" vom 28.10. las ich, dass Sie die Passivität der Bevölkerung wegen der Impfung kritisierten. Bevor man sich zu einer Impfung entschliesst, muss man sich jdoch aber über das Für und Wider im Klaren sein, denn es wird ja auch Gründe dagegen geben. Ich habe aber noch keinen Artikel in der Zeitung gefunden, welcher beide Seiten behandelte. Man lässt sich doch nicht einfach impfen, nur weil irgend eine Behörde sage „Tue das".[270]

In dieser Aussage zeigen sich deutliche Tendenzen der Subjektivierung von präventiven Praktiken und damit verbunden die Forderung nach Selbstbestimmung über das eigene Leben. Wie Malte Thießen überzeugend darlegt, ist die Herausbildung des „präventiven Selbst", zumindest auf das Impfen bezogen, bereits in der ersten Hälfte des 20. Jahrhunderts zu verorten.[271] Zwar gab es in der BRD sogar noch bis 1983 eine Impfpflicht gegen die Pocken, sodass die Absenderin sich – juristisch gesehen – durchaus noch von einer Behörde vorschreiben lassen musste, sich impfen zu lassen, allerdings stand diese Impfpflicht in der BRD bereits seit ihrer Einführung 1874 – also 100 Jahre vorher – zur Diskussion[272]: „Dabei ging es um die Frage, was schwerer wiege: die Interventionskompetenz des Staats und seine Pflicht zum Schutz der Allgemeinheit oder die Autonomie des Staatsbürgers und dessen körperliche Unversehrtheit."[273] Die Diskussionen darüber waren beim Impfen insbesondere deswegen so groß, da immer wieder Impfschäden auftauchen konnten. Durch die Inanspruchnahme einer Präventionsmaßnahme begab

---

268 V. a. die Einführung der Schluckimpfung und auch von Mehrfachimpfungen trugen dazu bei, die Impfbereitschaft in der Bevölkerung zu erhöhen. Vgl. Malte Thießen: Die immunisierte Gesellschaft als Interventionsfeld: Impfprogramme, Bevölkerungsvorstellungen und Bevölkerungspolitik nach 1945. In: Thomas Etzemüller (Hg.): Vom „Volk" zur „Population". Interventionistische Bevölkerungspolitik in der Nachkriegszeit. Münster 2015, S. 257.

269 Ebd., S. 243.

270 Schreiben von Frau W. G. vom 19.11.1961. In: BArch B 142/1897: Schutzimpfung gegen Kinderlähmung – Bereitstellung und Prüfung von Impfstoff (1962–1963).

271 Vgl. Thießen: Vom immunisierten Volkskörper (2013), S. 39.

272 Genauer zur Implementierung des Reichsimpfgesetztes von 1874 und dessen gesellschaftlicher Diskussion: Vgl. Maehle: Präventivmedizin (1990), S. 127–148.

273 Thießen: Vorsorge (2013),S. 412.

man sich letztendlich in die Gefahr, als zuvor gesunder Mensch schwer zu erkranken. Der Staat versuchte darauf zu reagieren, indem Entschädigungsleistungen für Impfschäden in Aussicht gestellt wurden. Auch in einigen Eingaben erkundigte man sich danach. Dabei war allerdings klar, mit diesen Leistungen wohl kaum etwas an der persönlichen Einstellung der Menschen zum Impfen ändern zu können. Frau E. K. brachte dazu ihre Gedanken in ironischer Form auf den Punkt:

> Auf Grund Ihrer Erklärung über Schadensersatz bei Schädigung durch die Schluckimpfung, habe ich heute das Formular vom Gesundheitsamt unterschrieben. Dabei stütze ich mich also auf Ihr Wort als Ministerin die mir für ein eventuelles krankes Kind ein Gesundes, und für ein Totes ein Lebendiges ersetzt. Oder sollte ich mich da irren und Sie wollen Geld für ein Menschenleben bieten? Dann wäre allerdings mein Vertrauen zu regierenden Prsönlichkeiten vollends zerstört.[274]

### 1.4.3 Eingaben zur Drogenprävention

Zum Thema Drogenkonsum gingen in den 1960er Jahren vier Eingaben von Männern und sieben von Frauen ein (bei einem Absender ist das Geschlecht unbekannt).

Frauen verfassten deutlich mehr Aufforderungen zum staatlichen Handeln und Wünsche nach persönlicher Hilfe. Inhaltlich berichteten sie häufig über die zunehmende Problematik der Rauschgiftsucht durch die Modedroge LSD. Die Auseinandersetzung damit wurde durch den Ende der 1960er Jahre mit dem verstärkten Aufkommen der Droge in der Bundesrepublik einsetzenden medialen Diskurs ausgelöst, da die Absenderinnen auf diverse Zeitungs- und Zeitschriftenartikel verwiesen. Die Verfasserinnen der Eingaben wandten sich jedoch nicht an die Behörden, weil sie vornehmlich ihre eigene Gesundheit durch das Rauschgift gefährdet sahen, sondern sie bezogen sich immer wieder auf die vor solchen Gefahren zu schützende Jugend:

> Unter Schulkindern wird vom LSD gewispert. Man unterhält sich über die Wirkung, wie, wann und in welchen Mengen man es nehmen kann, und welcher Art Traumvorstellungen man dann erlebt. Auch der Preis spielt eine Rolle. Das LSD beginnt sich in die Reihen der verbotenen Rauschgifte zu drängen, ohne in irgendeiner Beziehung medizinisch nutzbar zu sein. Das opiatähnliche Dinge der Jugendgesundheit oder Gesundheit im allgemeinen nicht unbedingt zuträglich sind, ist bekannt.[275]

Auch wenn ganz allgemein über die Jugend geschrieben wurde, ordnete man sie immer wieder in den Kontext der Familie ein: „Ich möchte Ihnen hier nur erklären, wie leicht es ist, sich selbst, die Gesundheit und die Familie durch den Mißbrauch von Medikamenten und medikamenten-ähnlichen Drogen zu ruinieren. Dies fängt beim billigen Vermouth an und endet neuerdings beim

---

274 Schreiben von Frau E. K. vom 16.03.1961. In: BArch B 142/1897: Schutzimpfung gegen Kinderlähmung – Bereitstellung und Prüfung von Impfstoff (1962–1963).
275 Schreiben von Frau A. H. aus München vom 21.04.1967. In: BArch B 353/3029: Bekämpfung der Rauschgiftsucht – Stellungnahmen der Länder, Kleine Anfragen, Eingaben von Anfragen von Privatpersonen und Institutionen (1964–1971).

LSD.“[276] Der Familienkontext wurde auch angeführt, wenn es darum ging, die
Schädlichkeit von Drogen in einen größeren Zusammenhang zu stellen:

> Voll Entsetzen stelle ich mir vor, dass durch die Einnahme der in dem Bericht erwähnten
> Drogen Charakter- und Persönlichkeitsveränderungen bei denjenigen unserer Kinder
> hervorgerufen werden könnte, die aus Dummheit, Neugier, Nachahmungstrieb diese
> Dinge versuchen.
>
> Muss man nicht von Jugendlichen, denen man erlaubt, sich zeitweilig mittels Drogen in
> eine irreale Welt entrückenzulassen, befürchten, dass sie zwangsläufig an den harten Er-
> fordernissen des realen Lebens desinteressiert werden und in Verantwortungslosigkeit
> sich selbst, ihrer Familie und ihrem Staat gegenüber verfallen?[277]

Die Gefährlichkeit einer Rauschgiftsucht wurde von Frau M. M. hier von einer individuellen Gefahr, die negative Auswirkungen auf die Familie bis hin
zur gesamten „Volksgesundheit“ hätte, skizziert.

Im Kontext der Familie spielt sicherlich auch die Bedeutung von Mutterschaft und dem damit zusammenhängenden Verantwortungsgefühl eine wichtige Rolle. So schrieb Frau M. M. zum Abschluss ihrer Eingabe:

> Bitte, setzen Sie all Ihre Machtbefugnisse ein, so schrecklichen abzuwenden. Wir Mütter
> hüten und behüten die körperliche und geistige Gesundheit unserer Kinder mit allen uns
> zur Verfügung stehenden Kräften und Mitteln, bitte, unterstützen Sie uns hierin kraft
> Ihres Amtes![278]

Hier zeigt sich deutlich ein Verantwortungsgefühl, welches aus der vorrangigen Zuständigkeit der Mutter für die Gesundheit des Kindes hervorging.
Diese Zuständigkeit galt im Untersuchungszeitraum zwar allgemein für Gesundheit, doch wenn es um konkrete Gefahren ging, wurde sie offenbar stärker empfunden.

Aus den Eingaben der 1960er Jahre wird ersichtlich, dass Prävention und
Gesundheitsförderung, sehr wohl Themen waren, mit denen sich auch Männer beschäftigten. So schrieben sie in diesem Jahrzehnt deutlich mehr Eingaben an staatliche Behörden als Frauen.

Beim Thema Rauchen forderten die Männer strengere Gesetze durch den
Staat, um die Verbreitung des Rauchens zu verhindern. Beim Thema Drogenkonsum waren es hingegen die Frauen, die sich stärker dafür einsetzten, diesen von staatlicher Seite aus zu bekämpfen. Bei ihren Argumentationen führten sie häufig die Familie als wichtigste Instanz an, die der Drogenkonsum
Einzelner zerstören könne.

Da in den Eingaben zum Impfen immer die Impfung des Kindes thematisiert wurde, waren sowohl die Anzahl als auch die Inhalte der Eingaben von
Männern und Frauen ähnlich. Wenn es um die Gesundheit innerhalb der Familie ging, waren Männer also durchaus beteiligt.

---

276 Ebd.
277 Schreiben von Frau M. M. vom 01.08.1969. In: BArch B 353/3029: Bekämpfung der
    Rauschgiftsucht – Stellungnahmen der Länder, Kleine Anfragen, Eingaben von Anfra-
    gen von Privatpersonen und Institutionen (1964–1971).
278 Ebd.

## 1.5 Zwischenfazit 1950er und 1960er Jahre

Maschewsky-Schneider, Sonntag und Klesse fällen über die Präventionsangebote der 1960er Jahre ein Urteil, das durch die hier durchgeführte Analyse in weiten Teilen revidiert werden muss:

> Das Menschenbild der Prävention der 60er bis in die späten 70er Jahre war in dieser Hinsicht unmißverständlich – die Frauen kamen als Zielgruppe für Prävention nicht vor. Gesundheitspädagogischen Angeboten und Aufrufen in den Medien, etwa zur Rauchentwöhnung oder zum Alkoholverzicht, lag wie selbstverständlich ein männliches Menschenbild zugrunde. Die Frauen wurden lediglich in ihren Rollenfunktion als Mutter, Schwangere oder Partnerin des Ehemannes gesehen, deren Aufgabe es ist, für die Gesundheit anderer zu sorgen, ihre eigene aber nicht zum Thema zu machen.[279]

Zwar ist die oftmalige Ansprache der Frau während der 1960er Jahre als Hausfrau und Mutter, die sich um die Gesundheit der Familie kümmern sollte, nicht zu bestreiten, doch gab es ebenso Angebote, wie z. B. die Gymnastikkurse der VHS Hamburg, die die eigene Gesundheit der Frau in den Mittelpunkt rückte. Im Gegenteil war sogar ein Großteil der Präventionsangebote insgesamt auf Frauen ausgelegt.

Nach der Konsolidierung des Gesundheitswesens in der Nachkriegszeit wurde man in der BRD schnell wieder auf dem Feld der Prävention tätig. Die 1950er und 1960er Jahre waren durch Aushandlungsprozesse zwischen Ärzten und dem Öffentlichen Gesundheitsdienst über die Vormachtstellung im Präventionssektor geprägt, welche die Ärzte oftmals für sich entschieden. Doch zumindest im Bereich der Gesundheitsaufklärung konnte der Staat durch die Gründung des Deutschen Gesundheits-Museums 1949 die federführende Rolle übernehmen. In einem Konzeptpapier des DGM wurde 1956 die Ausrichtung der Gesundheitsaufklärung auf Frauen gefordert, was letztendlich zum Großteil umgesetzt wurde. Auf allen Untersuchungsebenen ließ sich die quantitativ deutlich häufigere Ausrichtung von Präventionsinhalten an Frauen feststellen. So richteten sich die meisten der untersuchten DGM- bzw. BZgA-Broschüren an Frauen. Und auch in den analysierten Jahrgängen der *Apotheken-Umschau* und des *Bundesgesundheitsblattes* fanden sich mehr Artikel, die Prävention für Frauen betrafen. Bei den betrachteten Präventionstätigkeiten der Bundesländer Hamburg und Schleswig-Holstein zeichnet sich ein ähnliches Bild ab. Der in Hamburg in den 1950er Jahren tätige Verein „Gesundes Leben" organisierte Ausstellungen und Vorträge, die häufig auf die

---

279 Ulrike Maschewsky-Schneider, Ute Sonntag, Rosemarie Klesse: Das Frauenbild in der Prävention – Psychologisierung der weiblichen Gesundheit? In: Elmar Brähler, Hildegard Felder (Hg.): Weiblichkeit, Männlichkeit und Gesundheit. 2. vollst. überarb. u. erweit. Aufl. (= Psychosoziale Medizin und Gesundheitswissenschaften; Bd. 5) Opladen und Wiesbaden 1999, S. 101 f. Des Weiteren ist auch der Einschätzung, dass diese Nichtbeachtung der Frauen in der Prävention bis in die späten 1970er Jahre gegolten habe, nicht zuzustimmen, da sich die Auswirkungen der Frauenbewegung zumindest im Bereich der Gesundheitsaufklärung früher bemerkbar machten. Ausführlicher dazu: Siehe das Kapitel „Der Mann als Negativbeispiel: Die Entstehung des Defizitdiskurses (1970–1979)".

Lebenswelt von Frauen ausgelegt waren. Die von den Hamburger Gesundheitsbehörden eingerichteten Mütterberatungsstellen und Fürsorgestellen für
Schwangere richteten sich ebenfalls an Frauen. Die Krebsvorsorge war zunächst an die Schwangerenfürsorge gekoppelt. Die Hamburger Volkshochschule bot häufig Kurse an, die sich implizit und explizit an Frauen richteten.
Innerhalb der Präventionsarbeit in Schleswig-Holstein nahmen die Mütterberatungsstellen einen wichtigen Platz ein. Die in Schleswig-Holstein organisierten Vorträge zu Prävention wurden zumeist vor einem weiblichen Publikum
abgehalten. Es zeigt sich also deutlich, dass Frauen klar im Vordergrund der
Präventionsangebote standen.

Auf allen Ebenen waren die Mütter die wichtigste Zielgruppe innerhalb
der Präventionsaktivitäten. Die hohe Bedeutung, die die Mutterrolle in diesem Bereich einnahm, spiegelte auch die allgemeinen Wertvorstellungen der
ersten Nachkriegsjahrzehnte wider, in denen die Familie als wichtigste Keim-
zelle des Staates angesehen und gefördert wurde.[280] Durch Schwangerenfürsorge, Mütterberatung, Ausstellungen, Vorträge, Kurse und Publikationen
wurden die Frauen auf ihre Rolle als Mutter vorbereitet. Auch wenn in erster
Linie das gesundheitliche Wohl des Kindes im Vordergrund stand, wurde den
Müttern vermittelt, auf ihre eigene Gesundheit zu achten. Die Hausfrauen
waren ebenso eine wichtige Ansprechgruppe in der Prävention. Das v. a. von
konservativen Politikern, Kirchen und Gewerkschaften gewünschte Bild der
*homemaking mom* fand jedoch keineswegs immer Eingang in Präventionsdar-
stellungen. So wurden bspw. in Veröffentlichungen des DGM auch berufstätige Frauen unproblematisch dargestellt. Doch gleich ob Berufstätige oder
Hausfrau, das Aussehen spielte innerhalb der frauenspezifischen Gesundheitsaufklärung in beiden Jahrzehnten eine prominente Rolle.[281] Mode, Schlankheit und Körperpflege gehörten zu den wichtigsten Inhalten der Präventionsanbieter. So war das Frauenbild der Prävention insgesamt ähnlich geprägt wie
jenes in der Werbung: von Attraktivität und der Hausfrauen- und Mutterrolle.[282]

Männer hingegen gerieten selten in den Fokus der Präventionsanbieter.
Auf Ebene der Bundesländer gab es Bemühungen, die Krebsberatungsstellen
auch für Männer zu öffnen. Wenn Männer in der Gesundheitsaufklärung angesprochen wurden, dann überwiegend in ihrer Funktion als Berufstätige.
Das Krankheitsbild der Managerkrankheit wurde in einigen Broschüren, Vorträgen und Weiterbildungen thematisiert. Bestimmte Aspekte dieser Krankheit wurden ebenfalls vereinzelt aufgegriffen, ohne jedoch immer das Krankheitsbild zu benennen. So führte bspw. ein Artikel des *Bundesgesundheitsblattes*

280  Vgl. Silies (2010): Liebe, S. 44.
281  Vgl. Jenny Linek, Pierre Pfütsch: Geschlechterbilder in der Gesundheitsaufklärung im
     deutsch-deutschen Vergleich (1949–1990). In: Medizin, Gesellschaft und Geschichte 34
     (2016), S. 81 f.
282  Vgl. Waltraud Cornelissen: Traditionelle Rollenmuster – Frauen- und Männerbilder in
     den westdeutschen Medien. In: Gisela Helwig, Hildegard Maria Nickel (Hg.): Frauen in
     Deutschland 1945–1992. Berlin 1993, S. 57.

berufliche Belastungen als Grund für den schlechteren Gesundheitszustand von Männern an. Implizit richteten sich auch Gesundheitsaufklärungsveröffentlichungen zum Thema Rauchen an Männer, in dem sie vorrangig Männer als Raucher abbildeten. Rauchende Frauen wurden in dieser Zeit hingegen nicht thematisiert.

Die analysierten Eingaben zu den Themen Prävention und Gesundheitsförderung zeigen ein differenzierteres Bild. In den 1960er Jahren schrieben deutlich mehr Männer als Frauen Eingaben an Behörden zu diesen Themen. Trotz der Einschränkung einer stärkeren ‚Zuständigkeit‘ der Männer für die öffentliche Kommunikation der Familie kann festgestellt werden, dass Männer sich sehr wohl mit diesen Themen auseinandersetzten. Während die hohe Schreibrate der Männer zum Thema Rauchen nicht verwundert, ist die ausgeglichene Schreibrate zu Fragen der Impfung von Kindern durchaus bemerkenswert. Besonders auf diesem, ansonsten den Frauen zugeschriebenen Feld der Prävention, setzten sich Männer für präventive Belange ein.

Allgemein können die Präventionsangebote aus dieser Zeit als biopolitische Maßnahmen, die zur Konstituierung eines genuin weiblichen Präventionshabitus‘ führten, gedeutet werden oder zumindest als solche, die diesen verstärkten. Die Analyse der Eingaben zeigte jedenfalls, dass sich Männer auch mit Themen der Prävention beschäftigten. Das galt sowohl für Probleme, die sie vorrangig selbst betrafen, wie das Rauchen, sowie die besonderen Gefährdungen ihrer Kinder im Kontext des Impfens.

## 2. Der Mann als Negativbeispiel: Die Entstehung des Defizitdiskurses (1970–1979)

### 2.1 Geschlechterspezifische Prävention auf Bundesebene

#### 2.1.1 Institutionelle Ebene

Mit der Zunahme von chronisch-degenerativen Krankheiten wie Krebs, Herz-Kreislauf-Erkrankungen oder Diabetes mellitus wurde Ende der 1960er / Anfang der 1970er Jahre sowohl im medizinischen als auch im politischen Diskurs über Prävention die Vorsorge im Sinne von Früherkennung, d. h. Sekundärprävention, immer wichtiger.[1] Und auch hier setzten Diskussionen um die Frage ein, wer die Früherkennungsuntersuchungen durchzuführen und zu bezahlen habe. Es waren erneut die Kassenärzte, die sich hier durchsetzen konnten.[2] Mit dem zweiten Krankenversicherungsänderungsgesetz (KVÄG) aus dem Jahr 1970 wurden diverse Früherkennungsuntersuchungen (bspw. jährliche Krebsfrüherkennungsuntersuchungen für Frauen ab dem 30. Lebensjahr und für Männer ab dem 45. Lebensjahr) als Pflichtleistungen der gesetzlichen Krankenkassen eingeführt, die dann durch die Kassenärzte erbracht wurden.[3] Damit wurden Präventionsmaßnahmen zu Pflichtleistungen der GKV.[4] Die Inanspruchnahme der von den Krankenkassen finanzierten Untersuchungen blieben zunächst allerdings weit hinter den Erwartungen der Politik zurück; daher sollte die Gesundheitsaufklärung die Menschen überzeugen, an den Früherkennungsuntersuchungen teilzunehmen.[5] So schrieb 1976 die Agentur Brose und Partner / Benton & Bowles Public Relations Services an die BZgA:

> Noch immer wird die Bedeutung der Früherkennung in der breiten Bevölkerung unterschätzt, Indiz dafür ist [sic] die nach wie vor mangelhaften Inanspruchnahmen der gesetzlichen Vorsorgeuntersuchungen. Mit dem bereits vorliegenden Faltblatt „Entwicklungs-Kalender für Kinder bis zum 18. Monat – Merkblatt für junge Mütter" wurde ein erster Schritt zur Aufklärung in diesem Bereich getan.[6]

Die Rolle der Gesundheitsaufklärung wurde dadurch insgesamt gestärkt: „Sie profitierte von dem Ruf nach mehr Prävention und vor allem von den Programmen der Präventivmedizin, die mit dem Einsatz neuer psychologischer

---

1   Vgl. Ruckstuhl: Gesundheitsförderung (2011), S. 32.
2   Vgl. ebd., S. 33.
3   Vgl. Behringer, Igl, Vincenti: Gesundheitswesen Band 5 (2006), S. 521. Sowie: Vgl. Moses: Prävention (2012), S. 131.
4   Vgl. Christiane Perschke-Hartmann: Die doppelte Reform: Gesundheitspolitik von Blüm zu Seehofer. Opladen 1994, S. 133 f.
5   Vgl. Ruckstuhl: Gesundheitsförderung (2011), S. 34.
6   Schreiben der Brose und Partner / Benton & Bowles Public Relations Services an die BZgA. 1976. In: BArch B 310/194: Projekte 1975–1976 (1975–1977).

und kommunikativer Methoden auf Veränderungen von gesundheitsriskanten Verhaltensweisen abzielten."[7]

Ab Mitte der 1970er Jahre kam es dann in der BRD zu einer ,Krise' der Medizin oder genauer zu einer „Krise des Gesundheitswesens"[8]. Als Gründe für diese Entwicklung wurden ausbleibende Reformen, fehlende Strukturen für die Prävention und nicht zuletzt der rasante Anstieg der Kosten genannt.[9] Als Folge der problematischen Kostenentwicklung wurde der anvisierte Ausbau der Früherkennungsuntersuchungen zunächst immer wieder hinausgezögert, bis man ihn schließlich ganz fallen ließ.[10] Neben anderen gesellschaftlichen Veränderungsprozessen wie z. B. der Ablösung der Industrie- durch die Dienstleistungsgesellschaft oder die Bildungsexpansion[11] führte auch diese Krise im medizinischen System zum Aufkommen bzw. zur Erstarkung sozialer Bewegungen, die sich kritisch mit dem System auseinandersetzten. Eine solche politische Bewegung war die Frauenbewegung, die durch den allgemeinen Wertewandel innerhalb der Gesellschaft und angestoßen durch die Studentenbewegung der 1968er-Bewegung entstand, sich jedoch auf andere Themen berief als die Frauenbewegung zu Beginn des Jahrhunderts.[12] Ende der 1960er Jahre begannen Studentinnen in den USA und Europa damit, die Vorstellungen einer naturgegebenen Weiblichkeit und deren Konsequenzen infrage zu stellen.[13] Ute Gerhard versteht unter Frauenbewegung alle kollektiven, in Gruppen, Organisationen oder Netzwerken organisierten Bestrebungen, „die Frauen in allen Lebensbereichen, in Staat, Gesellschaft und Kultur sowie in der Privatsphäre gleiche Rechte und Anerkennung sowie gleiche Teilhabe an gesellschaftlichen und ökonomischen Ressourcen und politischer Macht verschaffen."[14] Insbesondere die schleichende Abwertung der Haus-

---

7    Ruckstuhl: Gesundheitsförderung (2011), S. 48.
8    Ebd., S. 38.
9    Vgl. ebd.
10   Vgl. Behringer, Igl, Vincenti: Gesundheitswesen Band 5 (2006), S. 522.
11   Vgl. Elisabeth Zellmer: Protestieren und Polarisieren: Frauenbewegung und Feminismus der 1970er Jahre in München. In: Julia Paulus, Eva-Maria Silies, Kerstin Wolff (Hg.): Zeitgeschichte als Geschlechtergeschichte. Neue Perspektiven auf die Bundesrepublik. (= Geschichte und Geschlechter; Bd. 62) Frankfurt a. M., New York 2012, S. 284.
12   Vgl. Kerstin Wolff: Ein Traditionsbruch? Warum sich die autonome Frauenbewegung als geschichtslos erlebte. In: Julia Paulus, Eva-Maria Silies, Kerstin Wolff (Hg.): Zeitgeschichte als Geschlechtergeschichte. Neue Perspektiven auf die Bundesrepublik. (= Geschichte und Geschlechter; Bd. 62) Frankfurt a. M., New York 2012, S. 272. Zur Entstehung der Frauenbewegung: Imke Schmincke: Von der Befreiung der Frau zur Befreiung des Selbst. Eine kritische Analyse der Befreiungssemantik in der (Neuen) Frauenbewegung. In: Jens Elberfeld, Pascal Eitler (Hg.): Zeitgeschichte des Selbst. Therapeutisierung – Politisierung – Emotionalisierung. Bielefeld 2015, S. 217–237.
13   Vgl. Susanne Schröter: Gender und Diversität. Kulturwissenschaftliche und historische Annäherungen. In: Sünne Andresen, Mechthild Koreuber, Dorothea Lüdke (Hg.): Gender und Diversity: Albtraum oder Traumpaar? Interdisziplinärer Dialog zur „Modernisierung" von Geschlechter- und Gleichstellungspolitik. Wiesbaden 2009, S. 80.
14   Ute Gerhard: Frauenbewegung. In: Roland Roth, Dieter Rucht (Hg.): Die sozialen Bewegungen in Deutschland seit 1945. Ein Handbuch. Frankfurt a. M., New York 2008, S. 188 f.

frauentätigkeit führte zur Unzufriedenheit vieler Frauen, die unter dem Gefühl litten, vom Mann ökonomisch abhängig zu sein. Auch die Aufwertung der Berufsarbeit an sich hatte damit etwas zu tun: Während die früheren Tätigkeiten in der Industrie und der Landwirtschaft wenig beliebt waren, galten die verstärkt verfügbaren Arbeiten im tertiären Sektor als sozial, kommunikativ, sauber und darüber hinaus als gut bezahlt.[15] Ein weiterer Grund ist im sinkenden Heiratsalter und in den sinkenden Kinderzahlen zu suchen, weshalb viele Frauen noch relativ jung waren, als die Phase der Kinderbetreuung vorüber war.[16] Der Wunsch nach einer beruflichen Tätigkeit wurde bei vielen Frauen dadurch immer größer:

> Je mehr verheiratete Frauen sich jedoch, ermuntert durch die Nachfrage der Wirtschaft, dem Arbeitsmarkt zur Verfügung stellten, desto stärker gerieten bislang stabile weibliche Rollenbilder unter Druck, desto merklicher büßte der traditionelle Geschlechter-Vertrag seine bindende Kraft ein.[17]

In der Retroperspektive deutete sich dies bereits ab Ende der 1950er Jahre an. Eigentlich vermochte das Ernährer-Hausfrauen-Modell zu diesem Zeitpunkt erstmals das zu leisten, was es versprochen hatte: Für viele Frauen, die einen erwerbstätigen Ehemann hatten, war Erwerbsarbeit keine zwingende wirtschaftliche Notwendigkeit mehr. Das politisch gewünschte Geschlechterarrangement, welches durch Ehe-, Steuer-, Krankenversicherungs- und Rentenrecht bewusst gefördert wurde,[18] verlor dennoch an Tragfähigkeit innerhalb der Gesellschaft. In diesem Sinne stieg ab dieser Zeit die Zahl der in Teilzeit arbeitenden Frauen, weil die Arbeit ihnen zumeist eine Alternative zum Hausfrauendasein bot und zum anderen einen Beitrag zum Haushaltseinkommen und zur individuellen Lebensgestaltung leisten konnte.[19] Doch auch die Teilzeitarbeit konnte den Frauen langfristig nicht das bieten, was sie sich wünschten, da es dabei in erster Linie darum ging, Familie und Erwerbsarbeit in Einklang zu bringen.[20] Hierbei arbeiteten die meisten Frauen jedoch nicht in den Berufen, die ihrer Qualifikation entsprachen, sondern verrichte-

---

15  Vgl. Ute Frevert: Umbruch der Geschlechterverhältnisse? Die 60er Jahre als geschlechterpolitischer Experimentierraum. In: Karl Christian Lammers, Axel Schildt, Detlef Siegfried (Hg.): Dynamische Zeiten. Die 60er Jahre in den beiden deutschen Gesellschaften. (= Hamburger Beiträge zur Sozial- und Zeitgeschichte; Bd. 37) Hamburg 2000, S. 646.

16  Vgl. Frevert: Umbruch (2000), S. 646.

17  Frevert: Frauen (1990), S. 124.

18  Vgl. Martin Dinges: Wandel der Herausforderungen an Männer und Männlichkeit in Deutschland seit 1930. In: Matthias Stiehler, Lothar Weißbach (Hg.): Männergesundheitsbericht 2013. Im Fokus: Psychische Gesundheit. Bern 2013, S. 38.

19  Vgl. Karin Hausen: Arbeit und Geschlecht. In: Jürgen Kocka, Claus Offe unter Mitarbeit von Beate Redslob (Hg.): Geschichte und Zukunft der Arbeit. Frankfurt a. M., New York 2000, S. 353. Ebenso: Vgl. Kirsten Heinsohn: Kommentar: Nachkriegszeit und Geschlechterordnung. In: Julia Paulus, Eva-Maria Silies, Kerstin Wolff (Hg.): Zeitgeschichte als Geschlechtergeschichte. Neue Perspektiven auf die Bundesrepublik. (= Geschichte und Geschlechter; Bd. 62) Frankfurt a. M., New York 2012, S. 95.

20  Vgl. Maier: Zwischen Arbeitsmarkt und Familie (1993), S. 258–271.

ten einfachere Arbeiten ohne Aufstiegschancen.[21] Selbstverwirklichung war dadurch wiederum nicht möglich.

Neben weiteren politischen Bewegungen wie bspw. der Friedensbewegung formierte sich eine Gesundheitsbewegung, die sich aus salutogenetischer Perspektive[22] von der durch Kuration geprägten Schulmedizin abgrenzen wollte. Als Höhepunkte dieser Entwicklung können die Einrichtung eines ersten Gesundheitsladens und die Abhaltung eines ersten „Gesundheitstages" vom 14. bis 18. Mai 1980 in Westberlin gesehen werden.[23]

Als Zusammenlegung der Ziele von Frauen- und Gesundheitsbewegung kann die Frauengesundheitsbewegung verstanden werden, welche die Forderungen nach Gleichberechtigung der Frauen mit der Kritik an der Schulmedizin verband: „Insbesondere in der Frauenbewegung war die Selbstbestimmung über den Körper ein zentrales Thema. Es bildete sich eine Bewegung für die Selbsthilfe, die einen anderen Umgang mit Gesundheit und Krankheit suchte."[24] Als Ausgangspunkt der Entstehung der Frauengesundheitsbewegung fungierte ein patriarchalisch geprägtes Medizinsystem,[25] in dem Männer (als Ärzte) die Deutungshoheit über den weiblichen Körper ausübten. Dieser wurde, so die Soziologin Christiane Schmerl, als „sexueller reproduktiver Körper"[26] funktionalisiert. Aus diesem Grund waren die Stärkung des weiblichen Geschlechts innerhalb der Medizin und der Rückgewinn der Deutungsmacht über den eigenen Körper die Hauptziele der Frauengesundheitsbewegung. Die Bewegung erhielt durch den 1973 in den USA erschienenen pro-

---

21  Vgl. Oertzen: Teilzeitarbeit (1999), S. 93.
22  Das Konzept der Salutogenese geht auf den Gesundheitswissenschaftler Aaron Antonovsky zurück. Vgl. Aaron Antonovky: Salutogenese: Zur Entmystifizierung der Gesundheit. Tübingen 1997. „Danach verfügen Menschen um einen desto stärkeren ‚sense of coherence' als unspezifische Gesundheitsressource, bleiben also auch unter hohen Gesundheitsbelastungen desto wahrscheinlicher gesund, je mehr sie Anforderungen und Zumutungen einigermaßen vorhersehen und einordnen können (‚comprehensibility'), über je mehr Möglichkeiten der Reaktion und der Einflussnahme sie verfügen (‚manageability') und je mehr sie die Möglichkeit sehen, individuelle bzw. kollektive Ziele anzustreben (‚meaningfulness')." Rosenbrock: Prävention und Gesundheitsförderung (2003), S. 346. Genauer zum Modell in der Präventionsforschung: Jürgen Bengel, Regine Strittmatter, Hildegard Willmann: Was erhält Menschen gesund? Antonovskys Modell der Salutogenese – Diskussionsstand und Stellenwert. (= Forschung und Praxis der Gesundheitsförderung; Bd. 6) Köln 2001. Kritisch mit dem Modell setzt sich Eriksson auseinander: Monica Eriksson: Unravelling the Mystery of Salutogenesis. The evidence base of the salutogenetic research as measured by Antonovsky's Sense of Coherence Scale. Turku 2007, S. 41–46.
23  Vgl. Ruckstuhl: Gesundheitsförderung (2011), S. 64.
24  Ebd., S. 59.
25  Vgl. Kolip, Kuhlmann: Gender (2005), S. 36.
26  Christiane Schmerl: Die Frau als wandelndes Risiko. In: Klaus Hurrelmann, Petra Kolip (Hg.): Geschlecht, Gesundheit und Krankheit: Männer und Frauen im Vergleich. Bern, Göttingen u. a. 2002, S. 33.

grammatischen Band „Our bodies, ourselves"[27], dem Handbuch des Boston Women's Health Collective (BWHC), größeren Zulauf.

Die größte mediale Beachtung in der Öffentlichkeit erhielt die Frauengesundheitsbewegung in der BRD aber bereits 1971 durch ihre Aktionen gegen den Paragraphen 218 Strafgesetzbuch (StGB), die durch die Selbstanzeige von 374 Frauen eingeleitet wurden. Damit wuchs die Bewegung über das akademische Milieu hinaus und vereinte Studentinnen, Frauen aus den unterschiedlichsten Berufsgruppen und Hausfrauen.[28] In den Diskussionen um den Paragraphen 218 StGB ging es um die möglichen strafrechtlichen Konsequenzen einer Abtreibung und um die Frage, wann eine Abtreibung rechtlich legal sein sollte.[29] 1976 wurde eine indikationsbezogene Fristenregelung vom Bundestag verabschiedet. Teilen der Frauenbewegung ging diese Lösung nicht weit genug und so forderten sie unter der Parole: „Mein Bauch gehört mir!" die völlige Straffreiheit einer Abtreibung. Sie wollten die Entscheidungsmacht über ihren eigenen Körper nicht einer von Männern dominierten Medizin überlassen. An dieser medizinischen Fragestellung lässt sich ein deutlicher kultureller Wandel festmachen: „In den Aktionen gegen den § 218 flossen die politische Entschlossenheit von Frauen und ein weit über die Frauengesundheitsbewegung hinaus getragener Wandel kultureller Normen zusammen."[30] Die Aktionen im Zusammenhang mit der Paragraph 218 StGB Regelung wurden zum Kristallisationspunkt der neuen Frauenbewegung:

> Zum erstenmal [sic] in der Geschichte der Bundesrepublik gelang es, „Frauenfragen" sichtbar und öffentlichkeitswirksam zu organisieren und politikfähig zu machen. […] Was unabhängig von dem konkreten Ergebnis kollektiver Aktionen und Petitionen übrigblieb, war ein geschärftes und weit verbreitetes Bewußtsein für Themen und Probleme, die alle Frauen, gleich welchen Alters, welcher sozialen Stellung und Berufszugehörigkeit, angingen und nach gemeinsamer politischer Bearbeitung verlangten.[31]

In der Praxis gewann die Selbsthilfe innerhalb der Frauengesundheitsbewegung eine zentrale Bedeutung. Sie diente dazu, das Selbstbewusstsein von Frauen zu stärken, ihr Wissen über ihren Körper und ihre Psyche zu vergrößern und sie damit zu ihrer eigenen Expertin zu machen.[32] Die Selbsthilfe, die als Alternative zur professionellen Hilfe und nicht allgemein zur Fremdhilfe verstanden wurde, begann hier ihren Aufstieg.[33] Seit den 1980er Jahren

---

27    The Boston Women's Health Book Collective (Hg.): Our bodies, ourselves. New York 1973.
28    Vgl. Gerhard: Frauenbewegung. (2008), S. 202.
29    Bereits in der Weimarer Republik wurde von kleinen Bevölkerungskreisen am linken Rand des politischen Spektrums die Aufhebung des Paragraphen 218 StGB gefordert. Vgl. Dienel: Das 20. Jahrhundert (1993), S. 162 f.
30    Kolip, Kuhlmann: Gender (2005), S. 42.
31    Frevert: Frauen (1990), S. 126.
32    Vgl. Frauenakademie München e. V.: Archiv der Münchener Frauengesundheitsbewegung 1968–2000. München 2011, S. 9.
33    Vgl. Bernhard Borgetto: Selbsthilfe als bürgerschaftliches Engagement. In: Zeitschrift für Sozialreform 49 H. 3 (2003), S. 476. Sowie: Vgl. Dieter Grunow, Vera Grunow-Lutter: Geschlechtsspezifische Formen von Selbstvorsorge und Selbsthilfe. In: Klaus Hurrel-

kam es in der Selbsthilfebewegung zu starken Professionalisierungstendenzen, die zu einer zunehmenden Integration der Selbsthilfegruppen in das Gesundheitssystem führten.[34] Durch die Entstehung der Selbsthilfegruppen wurde der weibliche Körper ansatzweise dem Zugriff der Ärzte entzogen und die exklusive Deutungsmacht der Schulmedizin in Frage gestellt.[35] Das Spekulum zur Betrachtung des Muttermundes wurde in jener Zeit zum „Symbol der Befreiung vom medizinischem Herrschaftswissen"[36] und dadurch auch zur politischen Waffe.[37] Die Frauengesundheitsbewegung wertete v. a. die entstandenen Frauengesundheitszentren, therapeutischen Frauengruppen und die Gründung von feministischen Buchverlagen und Zeitschriften als sichtbarste Erfolge.[38] Damit wurden zum einen frauenspezifische Alternativen zur Schulmedizin geschaffen und zum anderen die Bedeutung von Prävention und Gesundheitsförderung wieder gesteigert, da die Frauenbewegung sich verstärkt auch darauf bezog.[39] Eine weitere Folge der Tätigkeit der Frauengesundheitsbewegung war die Entstehung und Etablierung der Frauengesundheitsforschung.[40] Durch diese Forschungen wurde die Funktionalität des Frauenbildes innerhalb der Medizin herausgearbeitet:

> Die Medizin habe dazu beigetragen, ein Frauenbild zu prägen, in dem diese als schwach, krank und leidend dargestellt werde. Mit der Prägung eines solchen Frauenbildes sollten diese von gesellschaftlichen Entscheidungsprozessen ferngehalten und in den familiären und häuslichen („Schon")Raum verwiesen werden.[41]

Des Weiteren betonte die Frauengesundheitsforschung die variierenden gesundheitlichen Belastungen der Geschlechter und leitete diese aus den unterschiedlichen sozialen Benachteiligungen ab.[42] So kam es dazu, dass ab den 1970er Jahren zunehmend über das Geschlecht als wichtige Kategorie im Gesundheits- und Krankheitsverhalten der Menschen nachgedacht wurde.[43] Die reflektiertere Einbeziehung des Geschlechts als Kategorie in der staatlichen Gesundheitsaufklärung kann als eine Folge dieser Entwicklung gesehen

mann, Petra Kolip (Hg.): Geschlecht, Gesundheit und Krankheit. Männer und Frauen im Vergleich. Bern, Göttingen u. a. 2002, S. 548.

34  Vgl. Borgetto: Selbsthilfe (2003), S. 476.
35  Vgl. Kolip, Kuhlmann: Gender (2005), S 38.
36  Ebd., S. 32.
37  Vgl. ebd., S. 35.
38  Vgl. ebd., S. 44.
39  Vgl. ebd., S. 39.
40  Vgl. Blättner, Sonntag: Gesundheitshandeln (1998), S. 181.
41  Ulrike Maschewsky-Schneider: Frauen – das kranke Geschlecht? Mythos oder Wirklichkeit? In: Dies. (Hg.): Frauen – das kranke Geschlecht? Mythos und Wirklichkeit. Ein Beitrag aus gesundheitswissenschaftlicher Perspektive. Opladen 1996, S. 7.
42  Vgl. Adler, Lenz: Einführung Band 2 (2011), S. 77.
43  Vgl. Theodor Klotz: Der frühe Tod des starken Geschlechts. Göttingen 1998, S. 7. Ebenso: Vgl. Maschewsky-Schneider, Sonntag, Klesse: Das Frauenbild (1999), S. 101f. Der Frauenbewegung gelang damit, Geschlecht explizit zu thematisieren und zum Gegenstand einzelner Forschungsbereiche zu machen. Vgl. Lenz: Zwischen Men's Studies (2007), S. 45.

werden.[44] Männer und Frauen wurden nun differenzierter als mögliche unterschiedliche Zielgruppen wahrgenommen und teilweise auch angesprochen. Dafür verantwortlich war ebenso die Tatsache, dass 1969 unter Käthe Strobel das Bundesministerium für Gesundheitswesen mit dem Bundesministerium für Jugend und Familie zum Bundesministerium für Jugend, Familie und Gesundheit verschmolz. Durch diese bürokratische Umorganisation bestand die Chance, Geschlechtsrollen selbst zum Inhalt der Gesundheitsaufklärung zu machen.

Als weiterer wichtiger Punkt für eine Individualisierung der Gesundheitsaufklärung kann die Durchsetzung des Risikofaktorenmodells in der Bundesrepublik in den 1970er Jahren verstanden werden.[45] Es trug der Tatsache Rechnung, dass kardiovaskuläre Krankheiten in der Bevölkerung signifikant zunahmen und verstärkt als gesellschaftliches Problem wahrgenommen wurden.[46] Damit löste dieses auf Zivilisationskrankheiten ausgelegte Modell in der medizinischen Forschung das zuvor vorherrschende auf Infektionskrankheiten bezogene Erregermodell ab. Hurrelmann definiert den Begriff des Risikofaktors als kalkulierbares Risiko einer Person mit einem bestimmten Charakteristikum, in einem bestimmten Zeitraum an einer bestimmten Krankheit zu erkranken.[47] Sofern dieses Risiko signifikant größer ist als bei Personen ohne dieses Charakteristikum, wird dieses als Risikofaktor bezeichnet.[48] Sind mehrere dieser Risikofaktoren vorhanden, wozu bspw. Bluthochdruck oder auch das Rauchen zählen, erhöht sich das Risiko einer möglichen Erkrankung deutlich.[49] Kritik am Risikofaktorenmodell richtete sich v.a. gegen die „Medikalisierung von Menschen, die sich gesund fühlen, bei denen aber ein physiologischer Messwert – Blutdruck oder Cholesterinspiegel – eine mehr

---

44	Vgl. Pierre Pfütsch: Männerspezifische Gesundheitsaufklärung durch die BZgA – Ein Beitrag zur Verfestigung des Gesundheitsdefizitdiskurses? (1970–1990). In: Medizinhistorisches Journal 50 H. 1+2 (2015), S. 184.

45	Der aus den USA stammende Begriff wurde erstmalig in einer Publikation der Framingham-Studie verwendet und etablierte sich auch in Europa schnell. Vgl. Ruckstuhl: Gesundheitsförderung (2011), S. 41.

46	Vgl. Jeanette Madarász: Gesellschaftliche Debatten um Krankheit: Das Risikofaktorenkonzept zwischen Politik, Wirtschaft und Wissenschaft 1968–1986. In: Medizin, Gesellschaft und Geschichte 28 (2009), S. 192.

47	Vgl. Erhart, Hurrelmann, Ravens-Sieberer: Sozialisation und Gesundheit (2008), S. 426. Faltermaier verweist mit Recht darauf, dass langfristige Wirkungsprozesse, sowie subjektive und gesellschaftliche Hintergründe im Risikofaktorenmodell nicht berücksichtigt werden. Vgl. Faltermaier: Gesundheit und Gesundheitshandeln (2007). S. 279. Ebenso kritisch: Vgl. Eberhard Wenzel: Zur Entwicklung der Leitbilder von Gesundheit und Prävention/Prophylaxe in der Bundesrepublik Deutschland. In: Thomas Elkeles, Jens-Uwe Niehoff, Rolf Rosenbrock, Frank Schneider (Hg.): Prävention und Prophylaxe. Theorie und Praxis eines gesundheitspolitischen Grundmotivs in zwei deutschen Staaten 1949–1990. Berlin 1991, S. 34 f.

48	Vgl. Erhart, Hurrelmann, Ravens-Sieberer: Sozialisation und Gesundheit (2008), S. 426.

49	V.a. die Kombination verschiedener Risikofaktoren erhöht die Wahrscheinlichkeit einer Erkrankung beträchtlich. Vgl. Faltermaier: Gesundheitsbildung (2003), S. 509.

oder weniger zufällig bestimmte Schwelle überschreitet."[50] So kann letztendlich alles, was von Sollwerten abweicht, zum Risikosignal und damit zum Ausgangspunkt für Prävention werden.[51] Gegenwärtig werden die Risikofaktoren nach der somatischen Ebene (z. B. hoher Blutdruck, hoher Cholesterinspiegel), der psychosozialen Ebene (z. B. Stress, Typ-A-Persönlichkeit) und der verhaltensmäßigen Ebene (z. B. Rauchen, Bewegungsmangel) unterschieden.[52] Um diese Faktoren näher bestimmen zu können, wurden in vielen Industrieländern große Herz-Kreislauf-Interventionsstudien durchgeführt.[53] Neben der Framingham-Herzstudie, die bereits 1948 in den USA startete und bis in die Gegenwart läuft, wurde in Europa z. B. das Nordkarelien-Projekt (1972) oder die WHO-Studie Eberbach/Wiesloch (1975) durchgeführt.[54] Mit zeitlicher Verzögerung begann dann nach fünfjähriger Vorbereitungsphase 1984 eine von bundesdeutschen Behörden initiierte Studie.[55] Ziel der Deutschen Herz-Kreislauf-Präventionsstudie (DHP) war es, die Zielpopulation aufzuklären und zu gesundheitsgerechtem Verhalten zu motivieren, um die Risikofaktoren für Herz-Kreislauf-Krankheiten zu senken.[56] Obwohl diese Ziele weitestgehend erreicht wurden, griff sie weder die Politik noch die Scientific Community ernsthaft auf und rezipierte sie.[57] Trotzdem gewann das Setting Gemeinde durch die Durchführung der Interventionsstudie als Interventionsebene der Prävention an Bedeutung.[58]

---

50  Carsten Timmermann: Risikofaktoren: Der scheinbar unaufhaltsame Erfolg eines Ansatzes aus der amerikanischen Epidemiologie in der deutschen Nachkriegsmedizin. In: Martin Lengwiler, Jeanette Madarász (Hg.): Das präventive Selbst. Eine Kulturtechnik moderner Gesundheitspolitik. Bielefeld 2010, S. 270.
51  Vgl. Bröckling: Prävention (2004), S. 212.
52  Vgl. Faltermaier: Gesundheitsbildung (2003), S. 507.
53  Genauer zu den epidemiologischen Interventionsstudien: Madarász-Lebenhagen: Geschlechterbilder (2015), S. 89–94.
54  Weitere Studien, v. a. zur BRD, finden sich bei Troschke. Jürgen von Troschke: Präventive Gemeindestudien in der Bundesrepublik Deutschland. In: Alfons Labisch (Hg.): Kommunale Gesundheitsförderung – aktuelle Entwicklungen, Konzepte, Perspektiven – Eine Aufsatzsammlung. (= Deutsche Zentrale für Volksgesundheitspflege e. V. Schriftenreihe; Bd. 52) Frankfurt a. M. 1989, S. 37–50.
55  In der Vorbereitungsphase entstanden Konflikte mit der Ärzteschaft, die durch die Einrichtung von Gesundheitszentren in den Interventionsregionen ihre Versorgungshoheit auf dem Feld der Prävention gefährdet sahen. Vgl. Jürgen Breckenkamp, Patrick Brzoska, Oliver Razum: Die Professionalisierung der Epidemiologie in Deutschland im Kontext von Public Health. In: Claudia Hornberg, Thomas Schott (Hg.): Die Gesellschaft und ihre Gesundheit. 20 Jahre Public Health in Deutschland: Bilanz und Ausblick einer Wissenschaft. Wiesbaden 2011, S. 148. Sowie: Jürgen von Troschke: Der Beitrag der Medizin zur Public Health. In: Petra Kolip (Hg.): Gesundheitswissenschaften. Eine Einführung. Weinheim, München 2002, S. 29. Und: Troschke: Organisation (1991), S. 79.
56  Vgl. Jürgen von Troschke: Das Risikofaktorenmodell als handlungsleitendes Paradigma der Prävention in Deutschland. In: Siegrid Stöckel, Ulla Walter (Hg.): Prävention im 20. Jahrhundert. Historische Grundlagen und aktuelle Entwicklungen in Deutschland. Weinheim, München 2002, S. 194.
57  Vgl. ebd., S. 198.
58  Vgl. Alfons Labisch: Kommunale Gesundheitsförderung – Entwicklungslinien, Konzepte, Perspektiven. In: Ders. (Hg.): Kommunale Gesundheitsförderung – aktuelle Ent-

Warum förderte das Risikofaktorenmodell nun die Individualisierung des Gesundheitsverhaltens? Zunächst hatte es allgemeine Auswirkungen auf den Umgang mit Gesundheit und Krankheit:

> Das Risikofaktorenmodell und die Identifikation der Prädiktoren, insbesondere der spezifischen Verhaltensweisen, eröffneten neue Möglichkeiten für bevölkerungsbezogene Präventionsmaßnahmen. Ziel dieser Maßnahmen war es, die identifizierten und veränderbaren Faktoren positiv zu beeinflussen. Im Fall der Herz-Kreislauf Krankheiten ging es darum, relevante Verhaltensweisen zu beeinflussen, um diesen Krankheiten vorbeugen zu können.[59]

Das Modell rückte die Lebensführung des Einzelnen als präventiven Faktor in den Mittelpunkt.[60] Gesundheit wurde von nun an immer mehr als eine durch das einzelne Individuum beeinflussbare Kategorie verstanden.[61] Der Cholesterinspiegel konnte durch gesunde Ernährung, Übergewicht durch Sport, Stress durch Entspannung und Rauchen durch Willensstärke selbst bekämpft werden. Initiiert durch den Aufstieg des Risikofaktorenmodells setzte „eine liberale Wende des Präventionsdiskurses ein, durch die individuelle Verhaltensempfehlungen auf Kosten institutioneller, sozialstaatlicher Reformen zunehmend in den Vordergrund rückten."[62] Die sich an diesem Modell orientierenden Aufklärungskampagnen legten dementsprechend einen größeren Akzent auf das individuelle Verhalten der einzelnen Personen: „The resultant rise of the ‚risk factor' in epidemiology was central to new styles of public health that focused on risk rather than direct causation."[63] Eng mit der Etablierung des Risikofaktorenmodells ist die weitere Herausbildung des „präventiven Selbst" verbunden, welches aus sich selbst heraus ständig auf seine Gesundheit bedacht ist und sein Leben dahingehend zu optimieren versucht.[64] Entscheidend dabei ist, dass die Gesundheitsaufklärung als biopolitische Maßnahme im Sinne der Verhaltensprävention zur Identitätskonstruktion beiträgt: „Health education is an educational experience that gives professionals and patients/clients elements for building up representations of what is expected form ‚healthy' and ‚sick' people."[65] Der Blick der Gesundheitsaufklärung richtete sich nun verstärkt auf die gesellschaftlichen und sozialen Lebensbedingungen der Menschen, was dazu führte, dass Gesundheit und Krankheit in einem größeren gesellschaftlichen Bedeutungsrahmen gesehen wurden.[66]

wicklungen, Konzepte, Perspektiven – Eine Aufsatzsammlung. (= Deutsche Zentrale für Volksgesundheitspflege e. V. Schriftenreihe; Bd. 52) Frankfurt a. M. 1989, S. 29.

59  Kolip, Kuhlmann: Gender (2005), S. 42.
60  Vgl. Madarász-Lebenhagen: Geschlechterbilder (2015), S. 88.
61  Vgl. Pfütsch: Männerspezifische Gesundheitsaufklärung (2015), S. 182.
62  Lengwiler, Madarász: Präventionsgeschichte (2010), S. 22 f.
63  Berridge, Loughlin: Introduction (2005), S. 3. Ebenso: Vgl. Ruckstuhl: Gesundheitsförderung (2011), S. 54. Auch in Großbritannien wurde in der Gesundheitsaufklärung seit den 1970er Jahren verstärkt auf die individuelle Selbstbestimmung geachtet. Vgl. Berridge: Marketing Health (2007), S. 2.
64  Vgl. Lengwiler, Madarász: Präventionsgeschichte (2010) S. 11–28.
65  Gastaldo: Is health education (1997), S. 118.
66  Vgl. Ruckstuhl: Gesundheitsförderung (2011), S. 57.

Dies hieß im weitesten Sinne auch, das Geschlecht der Subjekte zu berücksichtigen.

Zunächst führten die Frauengesundheitsbewegung und die wichtigen politischen Denkanstöße, die von ihr ausgingen, innerhalb der BZgA zur Intensivierung der wissenschaftlichen Grundlagenarbeit zum Bereich Frauengesundheit. Diese neue Form der Gesundheitsaufklärung hing aber auch mit der 1967 erfolgten Umwandlung des DGM in die BZgA zusammen, in deren Folge es zu einer Professionalisierung auf mehreren Ebenen kam.[67] Im Zuge dessen entstanden 1970 (noch vor der § 218-Kampagne im *Stern*) eine Repräsentativbefragung zur Situation werdender Mütter,[68] 1973 eine psychologische Studie über die Rezeption des Rauchens bei Frauen,[69] 1974 eine Inhaltsanalyse diverser Zeitschriften u. a. zum Rollenbild der Frau[70] und 1977 eine Befragung zum Thema Mädchen und Alltagsdrogen[71].

Allgemein zeigten sich, ähnlich wie in Großbritannien bereits ein Jahrzehnt zuvor, starke Professionalisierungstendenzen in der Gesundheitsaufklärung. Eine Broschüre wurde zu einem „massenmedial fokussierten, schlankeren, von der Marktforschung vorher getesteten Produkt eines Werbeträgers"[72]. Damit ist es wahrscheinlich, dass mit dieser Professionalisierung auch konkret über die Darstellung von Geschlechterrollen und deren Auswirkung in der Gesundheitsaufklärung nachgedacht wurde. Die „Frauenfrage" war in der staatlichen Gesundheitsaufklärung angekommen. Auch wenn aus den Akten der BZgA aus dieser Zeit keine expliziten Aussagen zur geschlechterspezifischen Zielgruppenspezifität hervorgehen, ist anzunehmen, dass das Aufkommen der Frauenbewegung Einfluss auf ihre Arbeit nahm. Daher spricht Frevert zu Recht davon, dass die Frauenbewegung ab Mitte der 1970er Jahre als „feministischer Stachel und Katalysator im öffentlichen Leben der Bundesrepublik"[73] gewirkt habe.

Bereits im Jahr 1964 wurde vom Bundestag beschlossen, die Bundesregierung mit der Einrichtung einer Enquête-Kommission zu beauftragen, die über die Situation der Frau in Beruf, Familie und Gesundheit berichten sollte. Dieses Dokument wurde zwar in vielen Bereichen als wenig programmatisch kritisiert, jedoch schuf es „ein breites öffentliches Bewußtsein für das Ausmaß

---

67  Vgl. Sammer: Die „Modernisierung" (2015), S. 265.
68  Vgl. Bundeszentrale für gesundheitliche Aufklärung: Die Situation werdender Mütter (1970). In: ABZgAI/73: Studie: Die Situation werdender Mütter (1970).
69  Vgl. Bundeszentrale für gesundheitliche Aufklärung: Frauen und Rauchen – Eine psychologische Leitstudie über die Rezeption des Rauchens bei Nichtraucherinnen und Raucherinnen (1973). In: ABZgA N/30: Psychologische Leitstudie Rauchen (1973). Genauer zu den Studien zum Thema Rauchen: Vgl. Sammer: Die „Modernisierung" (2015), S. 275–279.
70  Vgl. Bundeszentrale für gesundheitliche Aufklärung: Themenzentrierte Inhaltsanalyse der Zeitschriften „Eltern", „Für Sie", „Frau im Spiegel", „Brigitte", „Stern", „Gong" (1974). In: ABZgA I/66: „Frau im Spiegel", „Brigitte", „Stern", „Gong" (1974).
71  Vgl. Bundeszentrale für gesundheitliche Aufklärung: Mädchen und Alltagsdrogen (1977). In: ABZgA K/5: Studie: Mädchen und Alltagsdrogen (1977).
72  Berridge: Medizin (2010), S. 213.
73  Frevert: Frauen (1990), S. 127.

der gesellschaftlichen Veränderung."[74] Nach Vorlage des Endberichtes der Enquête-Kommission über die Situation der Frau in Beruf, Familie und Gesundheit am 22. September 1966 begann die BZgA, ihre Bemühungen für mögliche frauenspezifische Kampagnen zu intensivieren. In diesem Zusammenhang entstand 1971 eine Rohskizze mit dem Titel „Die Aufgabe der Frau für die Gesundheit in Familie und Gesellschaft", in welcher erste Probleme und Lösungsmöglichkeiten für den Bereich der Frauengesundheit aufgezeigt wurden. Als zentrales gesundheitliches Problem nannte man die hohen psychischen Belastungen der Frau, die mit Identitätskrisen im Zusammenhang mit dem Rollenbild der Frau begründet wurden. Die Aufwertung der Frauenrolle galt als einziger Ausweg. Um dieses Ziel zu erreichen, schlug man verschiedene Kampagnen vor, die von einer „Minimalkampagne" zur Aufwertung der Frauenrolle bis zu einer „Maximalkampagne", die die völlige Gleichberechtigung von Mann und Frau propagieren sollte, reichten. Als Ideal wurde intern die sogenannte „Reformkampagne" angesehen, die ein geändertes Frauenleitbild, aber nicht im Sinne der völligen Gleichberechtigung, anstreben sollte. Da in der Kampagne nicht explizit die Gesundheit der Frau, sondern vielmehr die „Aufgaben der Frau für die Gesundheit in Familie und Gesellschaft" im Mittelpunkt stehen sollten, sei an dieser Stelle auf den vorgeschlagenen Inhalt einer solchen Reformkampagne verwiesen:

> Für die Frau ist völlig konform wie beim Mann eine schulische und berufliche Zukunftsplanung unerläßlich. Dabei ist daran zu denken, daß sie die Tätigkeitsfelder besonders intensiv kennenlernen muß, die von ihr in der Familie wahrzunehmen sind, also z. B. Körperpflege und Hygiene, Gesundheits- und Krankenpflege des Kindes, gesunde Ernährung usw. Das empirische Wissen, welches bislang von Generation zu Generation übertragen wird, reicht heute zur angemessenen Erfüllung dieser Aufgaben nicht mehr aus. Eine Professionalisierung des Hausfrauenberufs sollte eine arbeitshypothetische Zwischenstufe markieren.[75]

Die vorrangige Zuständigkeit der Frau für gesundheitliche Themen innerhalb der Familie sollte also von staatlicher Seite weiter gefördert werden.

In einem Exposé zu dieser Kampagne, welches in einem fortgeschritteneren Stadium entstand, wurden „ungenügende Kenntnisse in Erziehungslehre, in Haushaltsführung, Gesundheitslehre und schulischen Belangen"[76] als ein möglicher Grund dafür angeführt, dass Frauen in der zweiten Phase ihres Lebens als Ehefrauen, Hausfrauen und Mütter mit sich selbst unzufrieden und unerfüllt seien. Der Gesundheitsbereich sollte also als professionalisierter Kompetenzbereich dazu beitragen, das Selbstvertrauen der Frauen zu stärken und ihre Rolle innerhalb der Familie und Gesellschaft als wichtig wahrzuneh-

---

74  Oertzen: Teilzeitarbeit (1999), S. 110.
75  „Die Aufgabe der Frau für die Gesundheit in Familie und Gesellschaft" – Rohskizze als Arbeitspapier. 1971. In: ABZgA I/62: Studie: Stellungnahme zur geplanten Kampagne der BZgA (1971), S. 9.
76  Exposé DIE AUFGABEN DER FRAU FÜR DIE GESUNDHEIT IN FAMILIE UND GESELLSCHAFT. 1971. In: BArch B 310/31: Medikamenten-, Alkohol- und Drogenmissbrauch: Entwicklung von Kampagnen (1971–1975), S. 14.

men. Die Westag-Werbeagentur[77] lieferte zur geplanten Kampagne ein konkretes Konzept ab, welches die Gesundheit der Frau unter der Annahme, nur eine gesunde Frau könne zur Gesundheit der Familie und Gesellschaft beitragen, in den Mittelpunkt stellte. Allerdings schienen die Planer der Werbeagentur nicht davon überzeugt, die Frau zur professionalisierten Gesundheitsexpertin erziehen zu können: „Wenn schon die Gesundheit in Familie und Gesellschaft zur Aufgabe der Frau erklärt wird, müssen eben diese Institutionen auch die Voraussetzungen solcher Aufgabenbewältigung schaffen und akzeptieren."[78] Trotz der ganzen Vorplanungen wurde diese Kampagne nie realisiert. Aus einer Aktennotiz aus dem Jahr 1977 geht hervor, dass durch personelle Veränderungen im Bundesministerium für Jugend, Familie und Gesundheit die Arbeiten an diesem Schwerpunktthema eingestellt werden mussten.[79] Doch gänzlich konnte eine Fokussierung auf die Zielgruppe Frauen nicht ad acta gelegt werden, da das Jahr 1975 durch die UNO-Vollversammlung zum „Internationalen Jahr der Frau" ausgerufen wurde. Dazu hieß es in einem Planungsvorschlag für das Jahr 1975 vom 1. Januar 1974 unter dem Punkt „Verbesserung der gesundheitlichen Situation der Frau in Familie und Gesellschaft":

> Dieses Projekt hat wegen des „Internationalen Frauenjahres 1975" besondere Bedeutung. Aufklärungskampagne zur Verbesserung der Gesundheit der Frau. Informierung über Möglichkeiten für die Frau, sich autonom zu entfalten; Hilfen zu Stärkung des Selbstvertrauens der Frau und zur Überwindung ihrer sozialen Isolation.[80]

Vor allem der konzeptionelle Punkt „Stärkung des Selbstvertrauens" liefert eine Erklärung für die noch zu zeigende veränderte frauenspezifische Ansprache in der Gesundheitsaufklärung seit den 1970er Jahren. Frauenbilder sollten in der Gesundheitsaufklärung optimistisch gestaltet werden, damit sie als positive Beispiele auf die Rezipientinnen einwirken konnten.[81] Mit der Darstellung von Defiziten arbeitete man bei der Adressierung von Frauen daher kaum mehr. Dieses Abwenden von der ‚Gesundheitsaufklärung mit dem er-

77  Die Westag-Werbeagentur war eine von mehreren Agenturen, mit denen die BZgA häufiger zusammenarbeitete.
78  Rohkonzeption für Aufklärungsmaßnamen der Bundeszentrale für gesundheitliche Aufklärung über die Aufgabe der Frau für die Gesundheit in Familie und Gesellschaft entwickelt von September bis Dezember 1971 von der WESTAG WERBEAGENTUR GWA. 1971. In: BArch B 310/31: Medikamenten-, Alkohol- und Drogenmissbrauch: Entwicklung von Kampagnen (1971–1975).
79  „Mit der Einstellung von Frau Haines, Ref. 237 in das Ref. „Politik für Frauen" im BMJFG haben wir die Weiterarbeit an dem Schwerpunkt einstellen müssen." heißt es in der Aktennotiz aus dem Jahr 1977. Aktennotiz für Herrn Schnocks vom 18.3.1977 mit dem Betreff: „Geplante Aufklärungsaktion der ZGA zur Verbesserung der gesundheitlichen Situation der Frau in Familie u. Gesellschaft". 1977. In: BArch B 310/193: Kampagne „Die Aufgabe der Frau für die Gesundheit in Familie und Gesellschaft", Bd. 2 (1969–1972).
80  Planungsvorschlag für das Jahr 1975 vom 11.1.1974. In: BArch B 310/43: Projekte. – Projektplanungen, -listen und -berichte, Tätigkeitsberichte und Abschlußbilanzen (1970–1975).
81  Vgl. Pfütsch: Männerspezifische Gesundheitsaufklärung (2015), S. 193 f.

hobenen Zeigefinger' spiegelt auch die Liberalisierungstendenzen des Jahrzehnts wider.[82] Auch in anderen Bereichen, in denen das Verhältnis zwischen
Staat und Individuum im Zentrum stand, wie Familie, Erziehung und Sexualität, setzten sich liberale Tendenzen durch.[83] Gesundheitserziehung für
Frauen wurde damit zu einer Sozialtechnologie zur Überwindung von Geschlechterdifferenzen.[84] Die hohe Bedeutung dieses Projektes im Jahr 1975
verdeutlichen die veranschlagten Ausgaben in Höhe von drei Millionen
D-Mark, die im Vergleich zu allen anderen Projekten sehr hoch waren.[85]

    Auch wenn das geplante Ziel – die Professionalisierung der Hausfrauentä-
tigkeit – nicht mittels einer eigenen großen Kampagne zur Gesundheit der
Frau umgesetzt werden konnte, so wurde diese Zielvorstellung doch nicht
beiseitegelegt, sondern in andere Kampagnen integriert. In einem internen
Briefing zur Kampagne „Ernährung und Bewegung" hieß es zu den möglichen Zielgruppen u. a.:

> Erziehung zu richtiger Ernährung beginnt bereits im Kleinkindalter durch entsprechende
> Beratung der Mütter. Sie setzt sich fort in den Schulen wo es Sache der Lehrer ist, dem
> fortschreitenden Wissen der Kinder entsprechend auch die Grundlagen richtiger Ernäh-
> rung zu lehren. Mit am wichtigsten ist aber die Ernährungserziehung im Bereich der
> nichtberuflichen Weiterbildung, in jenen Bereichen also, in denen in erster Linie die
> Hausfrauen angesprochen werden. Ihnen muß die Notwendigkeit, verantwortungsbe-
> wußter zu essen und zu trinken sowie kalorien- und nährstoffbewußter zu leben klar ge-
> macht werden.[86]

Die neuesten Erkenntnisse der Ernährungslehre sollten demnach besonders
Müttern und Hausfrauen vermittelt werden, damit diese dann auf die Gesundheit ihrer Familie förderlich einwirken konnten. Ernährung wurde weiterhin
als Aufgabe der Frauen festgeschrieben.

    Daneben sollte es zu einer gezielten Ansprache der Frauen in einer Kam-
pagne zum Thema „Freizeit" kommen. In einem Planungspapier der Westag-
Werbeagentur zum Thema „Frau zwischen Beruf und Familie" hieß es zur
Freizeitgestaltung:

> Noch immer finden wir bei einer Vielzahl von Paaren und Familien die Gewohnheits-
> pflicht des Mannes, zu bestimmen, was in der Freizeit geschehen soll. Auf seine Phanta-
> sie und Initiative kommt es an, ob die Familie in ihrer Freizeit interessante, entspan-
> nende Dinge tut, oder ob wegen der Passivität des müden, berufstätigen Mannes auch
> die Familie zur Lethargie verurteilt wird. Gleichberechtigte, zufriedene Frauen können
> hier den Mann entlasten, indem sie nicht nur mehr Verständnis für seine Alltagssorgen

---

82  Auch bei der staatlichen Impfpolitik zeigten sich diese liberalen Tendenzen: Malte Thie-
     ßen: Risk as a Resource: On the Interplay between Risks, Vaccinations and Welfare
     States in Nineteenth- and Twentieth-Century Germany. In: Historical Social Research 41
     H. 1 (2016), S. 84 f.
83  Vgl. Herbert: Gesundheit Deutschlands (2014), S. 815.
84  Vgl. Sammer: Die „Modernisierung" (2015), S. 279.
85  Planungsvorschlag für das Jahr 1975 vom 11.1.1974. 1974. BArch B 310/43: Projekte. –
     Projektplanungen, -listen und -berichte, Tätigkeitsberichte und Abschlußbilanzen (1970–
     1975).
86  Briefing zur Kampagne „Ernährung und Bewegung". 1974. In: BArch B 310/38: Kam-
     pagne „Ernährung und Bewegung", Bd. 2 (1972–1975), S. 2 f.

haben, sondern ihm auch viel besser helfen können, abzuschalten und durch Aufgreifen aktiver Vorschläge von seiten der Frau viel schneller zum Ausgleich für die Anspannung des Berufes kommt.[87]

Zum einen wurde die Gestaltung der Freizeit durch den Mann als patriarchalische Ausübung von Macht kritisiert und zum anderen unterstellt, eine Gestaltung der Freizeit durch den berufstätigen Mann müsse aufgrund seiner Ermüdung durch die Arbeit zwangsläufig zu Lethargie in der Familie führen. Die Frau müsse hier nicht nur für ihre eigene Gesundheit, sondern auch für die Gesundheit ihres Mannes und anderer Familienmitglieder eingreifen.

Bereits im Jahr 1971, als die Vorarbeiten zur Kampagne „Die Aufgaben der Frau für die Gesundheit in Familie und Gesellschaft" noch ganz am Anfang standen, wurde als spezieller Themenbereich das Rauchen näher betrachtet. Auf eine Anfrage des Bundesministeriums für Jugend, Familie und Gesundheit, inwiefern man die geplante Kampagne zur Verbesserung der gesundheitlichen Situation der Frau mit einer bestehenden Anti-Raucher-Kampagne verbinden könnte, bestätigte die BZgA dazu bereits erfolgte Überlegungen ihrerseits:

> Wie der Anstieg des Zigarettenkonsums bei den Frauen beweist, hat die Frage der Emanzipation hier eine negative Seite. Um dieser negativen Seite zu begegnen, muß jedoch für die beabsichtigte Aufklärungsaktion eine psychologische Konzeption gefunden werden, die sich nicht gegen diesen an sich positiven Trend der Emanzipation wendet. Es müssen andersartige Argumentationen gefunden werden, um dem gegenwärtigen Trend der Frauen zum Zigarettenrauchen zu nivellieren. Es ist geplant, im Rahmen oder in Verbindung mit den vorbereitenden Forschungen für die Kampagne „Die Aufgabe der Frau für die Gesundheit in Familie und Gesellschaft" diesen Fragen nach den Motivationsstrukturen des Zigarettenrauchens bei Frauen nachzugehen, um mögliche Ansatzpunkte einer wirksamen Ansprache der Frauen zu finden.[88]

Abgesehen von der kleineren, psychologischen Leitstudie aus dem Jahr 1973 wurde von der BZgA jedoch erst 1984 eine umfassendere Studie zum Thema „Frauen und Rauchen" durchgeführt.

Auch bei anderen Themenbereichen bezog man sich vermehrt auf geschlechterspezifische Zielgruppen. Bspw. heißt es in einer Aktennotiz aus dem Jahr 1973: „Mit Anweisung von Fr. Mantek soll die durchzuführende Alkoholstudie um den Aspekt ‚Gründe des zunehmenden Alkoholkonsums bei Frauen' erweitert werden."[89]

Es zeigt sich also eine deutliche Fokussierung auf die Frau innerhalb der staatlichen Gesundheitsaufklärung. Diese Veränderung geschah in derselben Zeit, in der die Frauengesundheitsbewegung aufkam. Dies kann daran liegen,

---

87  Planungspapier der Westag Werbeagentur „Frauen zwischen Beruf und Familie". 1971. In: BArch B 310/241: Kampagne „Mehr Spaß in der Freizeit", Bd. 1 (1971).

88  Schreiben von der BZgA an den Bundesminister für Jugend, Familie und Gesundheit vom 22.10.1971. In: BArch B 310/230: Rauchverhalten von Frauen und Kindern (1972–1973).

89  Aktennotiz vom Referat 1 A 2 „Entwurf eines Untersuchungsansatzes zum Thema: Alkoholkonsum bei Frauen.". 1973. In: BArch B 310/32: Medikamenten-, Alkohol- und Drogenmissbrauch – Entwicklung von Kampagnen, Bd. 2 (1973–1974).

dass sich die BZgA an deren Forderungen orientierte oder aber daran, dass gewisse gesellschaftliche Veränderungsprozesse, die zum Aufkommen der sozialen Bewegungen beigetragen hatten, in der BZgA zu einem Umdenken führten. Doch trotz dieser Konzentrierung gab es durchaus auch Versuche, die Männer als eigenständige Zielgruppe der Gesundheitsaufklärung zu etablieren. So findet sich in einem Protokoll über eine Besprechung zwischen BZgA-Mitarbeitern mit Vertretern der Deutschen Gesellschaft für Ernährung e. V. am 2. August 1973 ein Hinweis auf die Bedeutung der Einbeziehung der Männer als Zielgruppe in eine Kampagne:

> Als weitere Zielgruppe werden die Männer zwischen 40 und 50 Jahren genannt. Die infarktgefährdete Gruppe, bei der in dieser Zeit eine Gegenregulation eintreten sollte. Diese Zielgruppe sei auch ansprechbar, weil sie einmal vorgewarnt sei, eine Verpflichtung der Familie gegenüber und Lebenserfahrung habe.[90]

Es kam also zu einem Appell an die Verantwortung der Väter parallel zu der Verantwortung von Müttern.

### 2.1.2 Die Publikationen der staatlichen Gesundheitsaufklärung

In den 1970er Jahren wurde die Arbeit der BZgA, bezogen auf die Einbeziehung des Geschlechts, reflektierter. Dies ist wohl, wie gezeigt, auf die Etablierung der Frauengesundheitsforschung sowie die Durchsetzung des Risikofaktorenmodells zurückzuführen.[91]

Das Quellenkorpus der 1970er Jahre umfasst 21 Publikationen, die die in Tab. 15 ersichtlichen geschlechterspezifischen Ansprachen aufweisen.

Tab. 15: Geschlechterspezifische Adressierung in den BZgA-Publikationen während der 1970er Jahre

| Kategorie | Anzahl |
|---|---|
| implizite Ansprache beider Geschlechter | 2 |
| explizite Ansprache beider Geschlechter | 8 |
| implizite frauenspezifische Ansprache | 7 |
| explizite frauenspezifische Ansprache | 0 |
| implizite männerspezifische Ansprache | 2 |
| explizite männerspezifische Ansprache | 0 |
| differenzierte geschlechterspezifische Ansprache | 2 |

Quelle: eigene Berechnungen

---

90 Protokoll über eine Besprechung mit Vertretern der Deutschen Gesellschaft für Ernährung am 2.8.1973 in der Bundeszentrale für gesundheitliche Aufklärung, Köln-Merheim. In: BArch B 310/316: Abteilungsleiterbesprechungen, Gruppenleiterbesprechungen, Gruppenbesprechungen. – Protokolle, Bd. 2 (1972–1974), S. 3.
91 Vgl. Moses: Prävention (2011), S. 146.

Bereits in den 1970er Jahren entstanden zwei Publikationen, die der Kategorie *differenzierte geschlechterspezifische Ansprache* zuzuordnen sind. Dies mag zunächst verwundern, da ein Aufkommen dieser Kategorie der geschlechterspezifischen Ansprache eigentlich erst in den 1990er und 2000er Jahren erwartet wurde. Die Broschüren „Unser Leben unsere Entscheidung"[92] und „Kampf dem Krebs, Früherkennung rettet Leben"[93] gehören beide thematisch zum Feld der Sekundärprävention und dabei zur Krebsvorsorge. In der Geschlechterperspektive sind diese Themen anders einzuordnen als die Publikationen aus den Feldern der Primärprävention und Gesundheitsförderung. Unter der Sammelbezeichnung *Krebs* werden populärwissenschaftlich unterschiedliche Formen von Krankheiten bezeichnet, die durch Karzinome hervorgerufen werden. Dabei muss man bedenken, dass bestimmte Krebsarten aufgrund der biologischen Voraussetzungen nur bei einem Geschlecht auftreten können[94] oder aber die Dispositionen zwischen Männern und Frauen höchst unterschiedlich sein können.[95] Wenn in diesen BZgA-Publikationen also zwischen Männern und Frauen unterschieden wird, dann hängt dies nicht zwangsläufig mit der Erkenntnis zusammen, Männer und Frauen aufgrund der kulturellen Konstruktion von Geschlecht differenziert ansprechen zu müssen, sondern basiert vielmehr auf ihrem biologischen Geschlecht. In beiden Broschüren ging es v. a. um Aufklärung über verschiedene Krebsarten. Vordergründiges Ziel war es, die Menschen zur Teilnahme an den von den gesetzlichen Krankenkassen kostenlos angebotenen Krebsfrüherkennungsuntersuchungen zu ermutigen. Außerdem erhielten Frauen eine genaue Anweisung zum selbstständigen Abtasten ihrer Brust, um eventuelle Veränderungen frühzeitig zu bemerken. Auch wenn dadurch das Bild der körperbewussteren Frau unterstrichen wurde, sollte diese Anleitung hier nicht als frauenspezifische und männerausgrenzende Ansprache gesehen werden, sondern ist wieder aus-

---

92  Bundeszentrale für gesundheitliche Aufklärung: Unser Leben, unsere Entscheidung. Köln 1979.

93  Bundeszentrale für gesundheitliche Aufklärung: Kampf dem Krebs. Früherkennung rettet Leben. Köln 1973. Der Slogan „Früherkennung rettet Leben" verweist darauf, dass Krebs, wenn er rechtzeitig erkannt wird, geheilt werden könne. Bereits seit Beginn des 20. Jahrhunderts wurde dieser Verweis in den Aufklärungskampagnen zum Thema Krebs verwendet. Genauer dazu: Bettina Hitzer: Körper-Sorge(n). Gesundheitspolitik mit Gefühl. In: Claudia Jarzebowski (Hg.): Performing emotions: interdisziplinäre Perspektiven auf das Verhältnis von Politik und Emotion in der Frühen Neuzeit und in der Moderne. Göttingen 2013, S. 43–68.

94  Bspw. Prostatakarzinom bei Männern.

95  Als Beispiel kann hier das Mammakarzinom dienen. Während Brustkrebs bei Frauen die statistisch gesehen häufigste Krebserkrankungsform ist, taucht sie in den Statistiken bei Männern nicht einmal auf. Es ist sogar anzunehmen, dass viele Laien gar nicht wissen, dass Männer an Brustkrebs erkranken können. Im Jahr 2008 lagen die absoluten Neuerkrankungszahlen in der BRD bei Frauen bei 71660. Dem stehen 520 Neuerkrankungen bei Männern gegenüber. In der standardisierten Erkrankungsrate drückt sich das folgendermaßen aus: Je 100000 Personen erkrankten 1,0 Männer und 123,1 Frauen. Vgl. Gesellschaft der epidemiologischen Krebsregister in Deutschland e. V., Robert Koch Institut (Hg.): Krebs in Deutschland 2007/2008. 8. Ausgabe. Berlin 2012, S. 64.

schließlich auf die biologischen Unterschiede zurückzuführen. Nicht nur der Hinweis auf das rechtzeitige Wahrnehmen der ärztlichen Vorsorgeuntersuchungen, sondern auch die Anleitung zur Selbstbeobachtung des eigenen Körpers betonten die Wichtigkeit des eigenen Handelns im Falle einer Krebserkrankung. Also wurde dem Erkrankten indirekt Verantwortung für seine Genesung übertragen, da er in gewissem Maß selbst dafür verantwortlich sei, in welchem Stadium die Krankheit entdeckt werde.

Von den 21 im Quellenkorpus enthaltenen Publikationen sind lediglich zwei[96] absolut geschlechterneutral formuliert und gehören damit zur Kategorie *implizite Ansprache beider Geschlechter*.[97] Acht, und damit der Großteil der Publikationen lassen sich der Kategorie *explizite Ansprache beider Geschlechter* zuordnen. Ein erstes Beispiel für diese Kategorie stellt die Broschüre „TÜV für Sie"[98] dar, in der ausdrücklich jeder dazu ermutigt wurde, Sport zu treiben: „Übrigens: Jeder kann mitmachen!"[99] Und, dass das Wort *jeder* beide Geschlechter einbezieht, zeigt eine andere Aussage: „Es braucht gar nicht ein Sportdress oder Trainingsanzug oder Gymnastikanzug zu sein. Bleiben Sie ruhig wie Sie sind, wenn Sie nicht gerade ein Abendkleid, einen Smoking oder sonst ein ‚gutes Stück' anhaben."[100] Abendkleid und Smoking dienen hier als Symbole für weibliche und männliche Kleidungsstücke. Des Weiteren waren auf den Abbildungen der Publikation sowohl Männer als auch Frauen zu sehen, die die Sportübungen durchführten. Und schließlich waren auch die Mindestanforderungen der verschiedenen Fitness-Übungen geschlechterspezifisch unterschieden.

Die sieben anderen Publikationen dieser Kategorie entstammten alle der großen Kampagne „Familie – jeder für jeden", in der das richtige Zusammenleben innerhalb der Familie aufgezeigt und gefördert werden sollte. Auch das kann letztendlich als Maßnahme der Prävention und Gesundheitsförderung gesehen werden. In aller Regel richteten sich die Publikationen immer an die ganze Familie und – da man in den 1970er Jahren i.d.R. unter Familie die ‚Idealfamilie' mit Vater, Mutter und Kind(ern) verstand – auch an beide Geschlechter. Da meist das Verhalten der unterschiedlichen Familienmitglieder ebenfalls thematisiert wurde, kann von einer *expliziten Ansprache beider*

---

96  Vgl. Bundeszentrale für gesundheitliche Aufklärung: Essen und Trimmen – beides muß stimmen. Köln o.J. (Ende der 1970er Jahre). Und: Bundeszentrale für gesundheitliche Aufklärung: Als Verbraucher muß ich wissen … 2. überarb. Aufl. Köln 1976.

97  Lediglich das Titelbild der Broschüre „Als Verbraucher muß ich wissen …" kann als implizite Ansprache von Frauen gesehen werden, da es eine Frau abbildet, die im Supermarkt einkauft und ein Stück verpacktes Fleisch mit gut lesbarem Mindesthaltbarkeitsdatum in die Kamera hält. Durch die Verbindung der abgebildeten Frau mit dem Text „Als Verbraucher muß ich wissen …" kann der Eindruck entstehen, dass die Frau als Verbraucher die für den Lebensmitteleinkauf zuständige Person sei. Dies ist allerdings bei dieser 94 Seiten umfassenden Broschüre der einzige Hinweis auf eine implizite Geschlechterspezifik.

98  Bundeszentrale für gesundheitliche Aufklärung: TÜV für Sie. Köln 1974.

99  Ebd., S. 14.

100  Ebd.

*Geschlechter* gesprochen werden. Aus dem Jahr 1978 finden sich drei Beispielanzeigen[101] im Quellenkorpus: „Ein Junge weint nicht!"[102], „Dein Kind schreit ja schon wieder!"[103] und „Ich muß ja schließlich das Geld verdienen!"[104]. Wie die Titel bereits erwarten lassen, waren die Anzeigen provokant formuliert und auf ein spezielles Problem hin zugeschnitten.

In der Anzeige „Ein Junge weint nicht" wurde in ironischer und überspitzter Weise ein hartes Männlichkeitsbild kritisiert:

> **Kann es sein, daß schon Ihr Vater oder Ihre Mutter immer gesagt haben: Reiß Dich zusammen, ein Junge weint nicht.** [Hervorheb. im Orig.] Und wenn Sie vor lauter Schmerz und Enttäuschung trotzdem weinten: Was, aus Dir will mal ein Mann werden? Heute sind Sie ein Mann. Knallhart. Sie haben es geschafft. Nichts kann Sie erschüttern. Der Wunsch, wirklich mal über sich zu sprechen, Kummer, Sorgen und Ängste anderer mitzuteilen und einfach mal losweinen zu können, wird schnell wieder verdrängt. Dies könnte ja später einmal als Schwäche ausgenutzt werden. Unterdrückte Gefühle landen dann in der Magengrube oder in der Herzgegend. Schmerzen sind mit Überarbeitung schnell entschuldigt.[105]

Hierbei ist die Verbindung von Härte als ein Charakteristikum von Männlichkeit mit Krankheit hervorzuheben. Diese Stelle kann als Ausgangspunkt für viele spätere Kampagnen zur männerspezifischen Gesundheitsförderung gesehen werden. Denn wenn man die Aussage gedanklich weiter verfolgt, so heißt das, Männer könnten im präventiven Sinne ihre Gesundheit schützen, wenn sie sich in bestimmten Situationen weniger hart und damit eben weniger männlich verhalten würden. Hieran zeigt sich, dass auch das männliche Leitbild sich allmählich zu verändern begann. Der Bedeutungsverlust schwerer körperlicher Arbeit und die immer kritischer werdende Haltung gegenüber dem Militarismus führten dazu, dass weniger dominante und stärkere partnerschaftliche Züge eines Mannes an Attraktivität gewannen.[106] Des Weiteren wurde in der Anzeige Alkohol- und Drogenkonsum mit männlichem Verhalten erklärt:

> Ist es nicht immer noch so, daß Eltern ihren Jungs viel zu häufig beibringen, Gefühle nicht zu zeigen und lieber hart im Nehmen zu werden. Kein Wunder, daß man später auch keinem mehr sagen kann, wenn man traurig oder verletzt ist. Oder warum man jemanden lieb hat und warum nicht. Irgendwann staut sich eine Menge auf. Dieser Druck läßt manche Jungs zu Alkohol oder Drogen greifen, weil sie nie gelernt haben, ihren Gefühlen anders freien Lauf zu lassen.[107]

101 Darunter werden Zeitungsanzeigen verstanden, die die BZgA als Beispiele ausgearbeitet hat. Inwieweit diese dann auch zur Anwendung gekommen sind, konnte nicht geklärt werden.

102 Bundeszentrale für gesundheitliche Aufklärung: Ein Junge weint nicht! Köln 1978.

103 Bundeszentrale für gesundheitliche Aufklärung: Dein Kind schreit ja schon wieder! Köln 1978.

104 Bundeszentrale für gesundheitliche Aufklärung: Ich muß ja schließlich das Geld verdienen! Köln 1978.

105 Bundeszentrale für gesundheitliche Aufklärung: Ein Junge weint nicht! Köln 1978.

106 Vgl. Herbert: Geschichte Deutschlands (2014), S. 817.

107 Bundeszentrale für gesundheitliche Aufklärung: Ein Junge weint nicht! Köln 1978.

Hier wurde beiden Elternteilen eine Mitschuld an der Erziehung der Jungen zur Härte gegeben. Es war also auch der Mutter möglich, das ihr bekannte Männlichkeitsideal in der Erziehung weiterzugeben. Da der Vater durch seine Vorbildfunktion jedoch noch größeren Einfluss auf die geschlechtsrollenspezifische Entwicklung des Jungen hat, wurde er noch einmal direkt angesprochen:

> Magenschmerzen und Herzschmerzen sind auch häufig ein Signal, daß einem die Seele weh tut. Oder daß man sich überfordert fühlt und meint, man muß immer den starken Mann spielen. Zeigen Sie sich vor allem in Ihrer Familie mehr als Mensch. Ihre Frau wird Sie besser verstehen, wenn Sie weiß, wie Ihnen zumute ist. Und ihre Kinder werden leichter mit sich und anderen zurechtkommen.[108]

Diese direkte Ansprache diente gleichzeitig dazu, das Verhalten des Mannes – wohlgemerkt in der Familie – gesundheitsförderlicher zu gestalten. Als Anreiz dafür wurde ihm ein harmonischeres Familienleben versprochen.

Inhaltlich ähnlich verhält es sich mit der Anzeige: „Aus Dir wird nie ein richtiger Mann!"[109] aus dem Jahr 1979, die ebenfalls die Anerziehung eines harten Männerbildes durch die Eltern kritisierte, welches wieder in einem Zusammenhang mit gesundheitsschädlichem Verhalten gebracht wurde: „Viele Jungs versuchen ab einem gewissen Alter, ihre Minderwertigkeitsgefühle und die anerzogene Schwächlichkeit mit übertrieben männlichem Gehabe zu überspielen. Sie fangen sehr früh an zu rauchen, einige trinken Alkohol, andere benehmen sich auffallend aggressiv."[110] Den Eltern riet man, die Jungen zu weniger Härte zu erziehen und sie in ihrem eigentlich weicheren Selbstbild zu bestätigen:

> So fühlen sie sich endlich männlich, anerkannt und stark. Hacken Sie deshalb nicht auf Ihrem Jungen herum, wenn er den elterlichen Ehrgeiz nicht so befriedigt, wie Sie sich das wünschen. Machen Sie ihm mehr Mut. Helfen Sie ihm, gerne so zu sein, wie er ist. Für Ihren Jungen ist es leichter, ein „menschlicher Mann" zu werden, als immer die Rolle eines Reklame-Cowboys spielen zu müssen. Reden Sie mit ihm doch einmal über dieses Thema. Vielleicht stärken Sie ihm etwas den Rücken.[111]

Wenn in diesem Zusammenhang von einem „menschlichen Mann" gesprochen wurde, so bedeutet dies, dass „Männlichkeit" als eine Rolle gesehen wurde, die die Menschen annehmen konnten, welche ihnen aber nicht in ihrer Bestimmung als Mensch auferlegt ist.

Auch die Anzeige „Ich muß ja schließlich das Geld verdienen!" widmete sich kritisch dem männlichen Rollenverhalten, insbesondere dem des Vaters innerhalb der Familie:

> Bestimmt kennen Sie diesen berühmten Satz [Ich muß ja schließlich das Geld verdienen!, P.P.] von Familienvätern, wenn es darum geht, mal im Haushalt mit anzupacken. Sicher kann niemand von einem Mann erwarten, daß er abends zum Staubsauger greift,

---

108 Ebd.
109 Bundeszentrale für gesundheitliche Aufklärung: Aus Dir wird nie ein richtiger Mann. Köln 1979.
110 Ebd.
111 Ebd.

wenn die Frau den ganzen Tag zu Hause ist. Aber oft ist es anders. Sie verdient das Geld mit. Und muß dann abends noch kochen, einkaufen, putzen und die Kinder erziehen. Frauen können das ja auch alles viel besser, meint er. Und sieht gar nicht, daß seine Frau langsam davon zermürbt wird.[112]

Hier wurde im Sinne des Gesundheitsschutzes der Frau eine Mitarbeit des Mannes im Haushalt gefordert, allerdings nur, wenn die Frau auch einer Berufstätigkeit nachging und nicht Hausfrau war. Dabei wurde allerdings nicht thematisiert, ob die Frau ganz- oder halbtags berufstätig war – wie die meisten Mütter. Unabhängig von der Berufstätigkeit der Mutter wurde hingegen eine Verantwortung des Vaters gegenüber den Kindern propagiert, indem er dazu angehalten wurde, sich auch um sie zu kümmern.[113]

Die vierte Anzeige – „Dein Kind schreit ja schon wieder!" – sprach zunächst explizit beide Geschlechter als Eltern an:

**Wie oft machen Sie nachts kein Auge zu, weil Ihr Kind schreit und schreit?** [Hervorheb. im Orig.] Oder wie oft sind Sie mit den Nerven am Ende, weil sich auch sonst alles um das Kind drehen muß? Vielleicht denken Sie: Da muß man eben durch. Oder: Schreien kräftigt die Lungen. Viele Eltern geben ihren Kindern auch Beruhigungstropfen, stopfen sich selbst die Ohren zu, oder schieben es einfach in ein anderes Zimmer, „damit endlich Ruhe ist". Später wundern sich Eltern oft, wenn ihre Kinder besonders still oder aggressiv sind, ins Bett machen, Fingernägel kauen oder aus heiterem Himmel Wutausbrüche bekommen.[114]

Während hier also zunächst beide Elternteile thematisiert wurden, bewertete man das Verhalten von Müttern und Vätern danach unterschiedlich:

Das heißt: Ein Kind, das sich geliebt und geborgen fühlt, in den Arm genommen wird, spielerisch beschäftigt wird, schon früh Kontakt zu anderen Kindern hat und nicht allein gelassen wird, ist auch später geistig wacher und aufgeschlossener. Damit ist nicht gemeint, daß eine Mutter ihr Kind keine Sekunde aus den Augen lassen soll. Viele Mütter können selbst auch gar nicht ständig für ihr Kind da sein. Wichtig allein ist, daß ein vertrauter Mensch sich um Ihr Kind kümmert, wenn es weint, nachts aufwacht und Zuwendung braucht. Auch Väter sollten ihr Kind viel mehr in den Arm nehmen, mit ihm reden spielen und zärtlich zu ihm sein.[115]

Für die Situation der Mutter wurde Verständnis gezeigt, da man der Meinung war, die Mutter tue ohnehin alles, um dem Kind die nötige Wärme und Geborgenheit zu geben. Dem Vater gegenüber bestand diese positive Grundannahme jedoch nicht. Von ihm musste solch ein Verhalten erst eingefordert werden.

---

112 Bundeszentrale für gesundheitliche Aufklärung: Ich muß ja schließlich das Geld verdienen! Köln 1978.
113 Vgl. ebd. Zum historischen Hintergrund solcher Praktiken: Rose Ahlheim: Einleitung. In: Dies. (Hg.): Johanna Haarer / Gertrud Haarer. Die deutsche Mutter und ihr letztes Kind. Die Autobiografien der erfolgreichsten NS-Erziehungsexpertin und ihrer jüngsten Tochter. Hannover 2012, S. 7–48.
114 Bundeszentrale für gesundheitliche Aufklärung: Dein Kind schreit ja schon wieder! Köln 1978.
115 Ebd.

In allen drei Anzeigen aus dem Jahr 1978 aus der Kampagne „Familie –
jeder für jeden" wurden zwar beide Elternteile angesprochen, das zu lösende
Problem war aber immer wieder auf das vermeintlich falsche, und somit auch
für die Gesundheit schädliche, Verhalten des Mannes zurückzuführen. Demnach habe seine anerzogene Härte dazu geführt, Gefühle nur schwer ausdrü-
cken und Geborgenheit nur beschränkt vermitteln zu können. Mögliche (gesundheitliche) Folgen seien bei jedem einzelnen Familienmitglied anzutreffen:
Dem Kind fehle es an einer zweiten Erziehungsperson, die ihm Zuwendung
gebe, wenn es sich nach solcher sehne. Die Frau könne ihren Mann nicht
verstehen und werde dadurch belastet. Letztendlich stelle dieses Verhalten für
ihn selbst eine gesundheitliche Gefahr dar, da er dazu neige, Schmerzen zu
unterdrücken oder diese durch den Konsum von Drogen oder Alkohol zu
betäuben. Hier zeigt sich der Defizitdiskurs zur Männergesundheit in der Gesundheitsaufklärung erstmals deutlich, auf den später noch einzugehen sein
wird.

Auch die Broschüre „Familienbilder. Informationen über Familien in unserer Zeit. 17 Beispiele – Probleme und Hilfen."[116] wird der Kategorie *explizite
Ansprache beider Geschlechter* zugeordnet, da hier in unterschiedlicher Weise auf
die Problemlagen von Familien eingegangen und zumeist beide Elternteile
einbezogen wurden.[117] In den Beispielen beschrieb man die Probleme der
Familien und wie sie diese gelöst haben. Die im Sinne der „Erfinder" der Publikation ideale Lösung wurde gemeinsam im Familienverbund erdacht und
durchgeführt. Es zeigt sich also ein deutlicher Unterschied zu den Inhalten
der Publikationen der 1950er und 1960er Jahre, in denen die Frau allein für
die Lösung solcher Probleme zuständig war. Im Beispiel der fünfköpfigen Familie Eckhardt ging der Vater einer Schichtarbeit nach und konnte sich deswegen kaum am Familienleben beteiligen. Diese Lebenssituation hatte negative Auswirkungen auf alle Familienmitglieder. Medizinische Studien zeigen
einen deutlichen Zusammenhang zwischen Schichtarbeit bzw. einer länger-
fristigen Mehrarbeit und dem Risiko, an Herz-Kreislauf-Erkrankungen zu erkranken.[118] Auch bei Herrn Eckhard kam es zu ersten körperliche Problemen. Ein Gespräch mit einem Arzt setzte einen Problemlösungsmechanismus
in Gang, der von beiden Elternteilen vorangetrieben wurde:

> Eckhardts überlegten sich folgendes: „Ich werde auf die Sonnabend- und Sonntags-
> schicht ganz verzichten", erklärt Jochen Eckhardt. „Und ich werde dafür zweimal die
> Woche vormittags putzen gehen", meint Helga Eckhardt. Sie hat sich mit der Nachbarin
> abgesprochen. Sie wird nach den Kindern gucken, falls die Schule mal früher aus
> ist. „Dann kommen wir mit dem Geld ganz gut hin, und die Kinder haben wenigstens
> am Wochenende ihren Vater richtig für sich". Schon jetzt merkt Jochen Eckhardt, wie-
> viel Spaß es macht, mit seinen Jungs mal auf den Modellflugplatz zu gehen, die Vereins-

---

116 Bundeszentrale für gesundheitliche Aufklärung: Familienbilder. Informationen über Fa-
    milien in unserer Zeit. 17 Beispiele – Probleme und Hilfen. Köln 1979.
117 Vgl. ebd., S. 5.
118 Vgl. Siegrist: Männer (2013), S. 146.

kameraden von seinem alten Sportverein mal wieder zu sehen und der kleinen Karin einen Kaufladen zu basteln.[119]

Im Beispiel der Familie Lang wurde geschlechterspezifisches Verhalten als Grund für einen negativen Einfluss auf die Gesundheit angeführt:

> Frauen wie Martina Lang sind häufig unzufrieden, fühlen sich nicht wohl. Obgleich sie eigentlich alles haben. Typische Klagen: „Immer bleibt alles an mir hängen. Warum muß ich eigentlich immer den Dreck für andere wegmachen? Wir sind doch hier kein Hotel! Kann ich denn nie meine Rue [sic] haben …" Sie sind deshalb oft unglücklich, weil sie als Hausfrau und Mutter zuwenig Anerkennung finden. Sie fühlen sich „an den Rand des Geschehens" gedrückt. Besonders hart empfinden das viele Frauen, die vor ihrer Heirat berufstätig waren. Auf der einen Seite werden sie von der Erziehung der Kinder, der Betreuung des Ehemannes und der Hausarbeit stark in Anspruch genommen. Auf der anderen Seite ist ihnen das „nicht genug". Sie brauchen Bestätigung. Und die Unabhängigkeit, die ihnen früher auch das selbstverdiente Geld gegeben hat. Auch das Gefühl der Einsamkeit zermürbt manche Frauen.[120]

In diesem Beispiel wurde aus gesundheitlicher Sicht Kritik am typischen Hausfrauendasein des bundesrepublikanischen Frauenideals geübt, welches sich in der Nachkriegszeit schnell verfestigt hatte und seit dem Aufkommen der Frauenbewegung stark kritisiert wurde.[121] Die Strategien, die in der Broschüre für dieses Problem angeboten wurden, konnten zwar das Grundproblem nicht lösen, setzten aber darauf, Frauen zur Entwicklung von mehr Selbstbewusstsein zu verhelfen, um individuelle Probleme besser lösen zu können. Es war aber nicht nur die Problematik der weiblichen Geschlechterrolle, die innerhalb der Broschüre thematisiert wurde, sondern auch die der männlichen.

Am Beispiel der Familie Wissel wurde insbesondere die hohe, v. a. finanzielle, Verantwortung des Mannes gegenüber der Familie thematisiert, die zur Folge hatte, dass er seine Gesundheit im Schichtdienst schädigen musste oder in anderen Arbeitsverhältnissen auf Überstunden angewiesen war. Neben der körperlichen Anstrengung durch diese Tätigkeiten hatte die Verantwortung aber auch seelischen Druck und die Entstehung von Stress zur Folge. Das führte in diesem Fall, in der Verbindung mit starkem Zigarettenkonsum, zu einem Herzinfarkt.[122] Auch wenn in der Broschüre nicht explizit das Konzept *Stress* angesprochen wurde, so deuten die beschriebenen Symptome doch deutlich darauf hin. Obwohl die wissenschaftliche Stressforschung bereits 1950 in den USA begann,[123] wurde das Stresskonzept in der BRD erst ab

---

119 Bundeszentrale für gesundheitliche Aufklärung: Familienbilder. Informationen über Familien in unserer Zeit. 17 Beispiele – Probleme und Hilfen. Köln 1979, S. 58.

120 Ebd., S. 41.

121 Vgl. Annemarie Allemann-Tschopp: Geschlechtsrollen. Versuch einer interdisziplinären Synthese. Bern, Stuttgart und Wien 1979, S. 13.

122 Bundeszentrale für gesundheitliche Aufklärung: Familienbilder. Informationen über Familien in unserer Zeit. 17 Beispiele – Probleme und Hilfen. Köln 1979, S. 21.

123 Vgl. Hoffmann: Gesunder Alltag (2010), S. 263.

1976 zu einem vieldiskutierten Thema.[124] So erschien in diesem Jahr der von Frederic Vester verfasste Bestseller „Phänomen Stress", das ZDF strahlte eine von ihm konzipierte mehrteilige Fernsehserie aus und der Spiegel widmete dem Thema im Februar 1976 erstmals eine Titelgeschichte.[125] Bis *Stress* sich jedoch zu einem Alltagsbegriff in der Laiensprache entwickelte, sollte es noch Jahre dauern.[126]

Es befinden sich auch Publikationen der Kategorien *implizite frauenspezifische* und *implizite männerspezifische Ansprache* im Quellenkorpus, wobei implizite frauenspezifische Ansprachen überwiegen. Die Broschüre „Die Ernährung des Kleinkindes und des Schulkindes"[127], in der über die richtige Ernährung von Kindern informiert wurde, richtete sich vordergründig wieder an beide Geschlechter in ihrer Funktion als Eltern: „Der beste Weg, um Kinder und Jugendliche zur Mäßigkeit zu erziehen, ist ein gutes Beispiel der Eltern."[128] Überwiegend suggerierte die Broschüre aber, die Mutter sei für die Ernährung der Kinder die zuständige Person: „Auch berufstätige Frauen können ohne großen Zeitaufwand für ihre Kinder eine vollwertige Nahrung herstellen, wenn industriell verarbeitete Nahrungsmittel und tischfertige Gerichte sinnvoll in die Speisenfolge eingeplant werden."[129]

Noch deutlicher wird die implizite Ansprache der Frau allerdings durch die Betrachtung der Illustrationen der Broschüre. Auf zwei Zeichnungen, in denen mit der Zusammenstellung des Essens und der Fütterung eines Kleinkindes zwei Aspekte der kindlichen Ernährung dargestellt wurden, war die Mutter in Interaktion mit dem Kind zu sehen. Sie war es, die das Kleinkind fütterte und dabei auf die Ernährung achtete. Und sie war es auch, die dem Kind beim Frühstück Gesellschaft leistete und ihm das Essen für die Schule vorbereitete und einpackte. In beiden Fällen wurde die Mutter als die für die Ernährung des Kindes verantwortliche Person dargestellt. Dieses normative Mutterbild bezogen auf die Ernährung blieb bis in die Gegenwart nahezu unverändert. Eine qualitative Interviewstudie zum Ernährungsverhalten innerhalb der Familie ergab, dass die Verantwortung für die Ernährung der Familie größtenteils bei den Frauen liege. Während sich ein Großteil der Männer nicht für die Beköstigungssituation der Familie verantwortlich fühlt, wenden

---

124 Vgl. Hofer: Labor (2014), S. 383 f. Zur Entwicklung des Stresskonzeptes: Mark Jackson: Stress in Post-War Britain: An Introduction. In: Ders. (Hg.): Stress in Post-War Britain, 1945–85. (= Studies for the Society for the Social History of Medicine; Bd. 23) London, New York 2015, S. 1–15.

125 Vgl. Kury: Selbsttechniken (2011), S. 140.

126 Die erste Publikation innerhalb des Quellenkorpus der BZgA, die explizit „Stress" thematisierte, stammt erst aus dem Jahr 1994. In der *Apotheken-Umschau* wurde hingegen bereits 1985 über Stress berichtet. Weltweit setzte sich der Begriff Mitte der 1980er Jahre durch. Vgl. Haller, Höhler, Stoff: Stress (2014), S. 370

127 Deutsche Gesellschaft für Ernährung: Die Ernährung des Kleinkindes und des Schulkindes. 3. verbesserte Aufl. Frankfurt a. M. 1973.

128 Ebd., S. 29.

129 Ebd., S. 4.

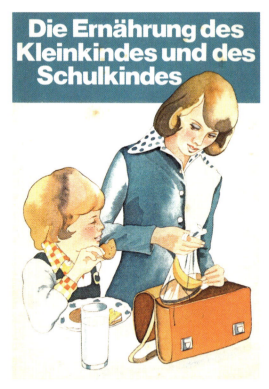

Abb. 9: Titelbild der Broschüre „Die Ernährung des Kleinkindes und des Schulkindes" (1973)

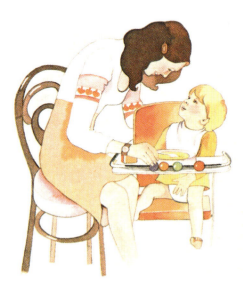

Abb. 10: Abbildung „Mutter und Kind" aus der Broschüre „Die Ernährung des Kleinkindes und des Schulkindes" (1973) (S. 14)

Frauen für die Vor-, Zu- und Nachbereitung des Essens viel Zeit auf.[130] Man könnte gewillt sein, die hier geschilderte Situation auf die bloße Abwesenheit des Vaters zurückzuführen, da dieser wahrscheinlich, im Gegensatz zur Frau, voll berufstätig war. Betrachtet man jedoch die letzte Illustration der Broschüre, kann dies allein nicht mehr als Grund angenommen werden.

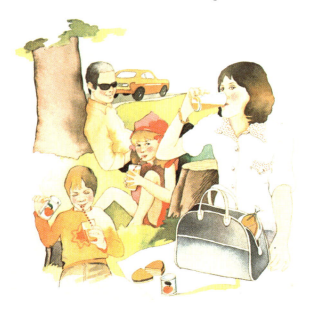

Abb. 11: Abbildung „Picknick" aus der Broschüre „Die Ernährung des Kleinkindes und des Schulkindes" (1973) (S. 27)

Dort wurde ein Familienpicknick in der Natur gezeigt. Die Mutter und die beiden Kinder saßen zusammen in einem Kreis und nahmen ein Getränk zu sich. Außerdem lag vor der Mutter die Picknickdecke mit zwei Butterbroten und einer Tasche mit weiteren Lebensmitteln. Die Mutter, die Kinder und die Nahrungsmittel wurden also durch ihre grafische Nähe auch inhaltlich eng miteinander verbunden. Der Vater hingegen saß, eine Sonnenbrille tragend, außerhalb des Kreises an einen Baum gelehnt. Er trank auch nichts. Er war damit aus der Handlungsszene ausgeschlossen und wurde räumlich nah am Auto abgebildet, das er haben durfte. Er war also erfolgsbedürftig, weshalb die Frau das Picknick organisierte. Dies alles suggeriert eindeutig eine Verantwortlichkeit der Frau innerhalb der Familie für die Ernährung der Kinder und die Ausgrenzung des Vaters aus diesem Verantwortungsbereich. Diskursanalytisch war in den 1970er Jahren also nur die Frau, im Gegensatz zum Mann,

---

130 Vgl. Jacqueline Köhler, Ingrid-Ute Leonhäuser, Uta Meier-Gräwe, Anke Möser, Uta Zander: Essalltag in Familien. Ernährungsversorgung zwischen privatem und öffentlichem Raum. Wiesbaden 2009, S. 101.

als die Bezugsperson der Kinder in Fragen der Ernährung visuell und textlich darstellbar.[131]

Eine letzte Publikation der BZgA aus den 1970er Jahren, die zur Kategorie *implizite frauenspezifische Ansprache* zu zählen ist, ist die Broschüre „Schlank werden, schlank bleiben"[132] die ca. 1977 publiziert und in der über eine „neuartige Verhaltenstherapie" zur Reduktion von Übergewicht informiert wurde. Insbesondere das Titelbild, das ein großformatiges Vorher-Nachher-Foto einer Frau zeigte, verdeutlicht die frauenspezifische Adressierung.

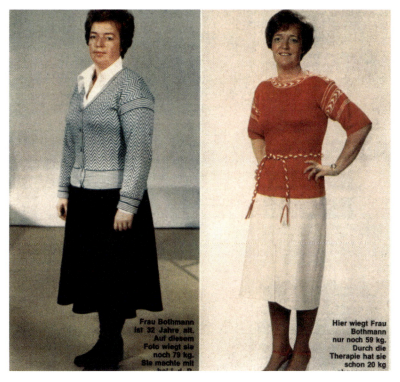

Abb. 12: Titelbild der Broschüre „Schlank werden, schlank bleiben" (ca. 1977)

131 Es handelt sich bei der hier analysierten Broschüre um eine Neuauflage aus dem Jahr 1973. Die erste Auflage aus dem Jahr 1971 war textlich identisch gestaltet, allerdings anders illustriert. Auffälliger Weise waren die Bilder der ersten Auflage weniger frauenspezifisch konzipiert und banden den Vater teilweise mehr in die Handlungen mit ein. So war der Vater auf dem Bild zur Illustration des Familienpicknicks aktiv eingebunden, in dem er den Picknicktisch deckte und dabei aktiver agierte als die Mutter. Ob bei der Neugestaltung der Broschüre die Figur des Vaters bewusst anders eingesetzt wurde, kann jedoch nur gemutmaßt werden.
132 Bundeszentrale für gesundheitliche Aufklärung: Schlank werden, schlank bleiben. Köln o.J. (ca. 1977).

Des Weiteren zeigt sich hier noch ein zusätzliches Indiz der Frauenspezifik:

> Diese Übergewichtstherapie zur Selbstkontrolle der Eß- und Trinkgewohnheiten wurde im Auftrag des Bundesministers für Jugend, Familie und Gesundheit von der Bundeszentrale für gesundheitliche Aufklärung durch das IFT-Institut für Therapieforschung, München, im Zusammenwirken mit dem Max-Planck-Institut für Psychiatrie, München, erarbeitet. Text und Gestaltung: FÜR SIE-Redaktion.[133]

Der Text und die Gestaltung (und damit auch die Auswahl der Bilder) wurden durch die Redaktion einer Frauenzeitschrift vorgenommen, die nur frauenspezifische Artikel produzierte. Es verwundert nicht, dass hierbei inhaltlich das Thema Übergewicht im Zentrum des Interesses stand, da Schlankheit für Frauen durch die Liberalisierungs- und Sexualisierungstendenzen, die ab Ende der 1960er Jahre in der BRD verstärkt aufkamen, zu einem immer wichtigeren Thema wurde. So verschob sich das ideale Frauenbild einer kräftigen Frau der 1950er Jahre zu einem eindeutig schlankeren und zierlicheren Frauenkörper ab Ende der 1960er Jahre.[134] Diese Normverschiebung verlangte von den Frauen einen größeren Einsatz zur Erreichung dieses Ideals, sodass oftmals auf Diäten etc. zurückgegriffen werden musste.

Die einzigen beiden Publikationen aus den 1970er Jahren, die sich implizit an Männer richteten und damit zur Kategorie *implizite männerspezifische Ansprache* zählen, sind die Broschüren „So ist dafür gesorgt, daß auch bekommt, was so gut schmeckt. Wissenswertes zum Verbraucherschutz im Lebensmittelrecht"[135] aus dem Jahr 1974 und „Die Ferien des Herrn Schlapp-Schlapp"[136], die 1972 von der BZgA publiziert wurde.[137] Thematisch ging es in der zweiten als Comicstrip aufgemachten Broschüre um eine aus gesundheitlicher Sicht richtige Gestaltung der eigenen Freizeit. Die Hauptfigur des Comicstreifens, deren Geschichte erzählt wurde, war männlich und hieß Herr Schlapp-Schlapp: „Das ist Herr Schlapp-Schlapp. Er ist der Held unserer Geschichte. Besondere Merkmale hat er nicht. Und deshalb ist er auch kein richtiger Held. Natürlich hat er gewisse Vorzüge – wie wir alle. Aber auch kleine Schwächen. Und es steckt sicherlich in jedem von uns ein Stück von ihm."[138] Neben diesem Vorstellungstext auf der Einführungsseite war eine

---

133 Ebd.

134 Vgl. Uwe Spiekermann: Übergewicht und Körperdeutungen im 20. Jahrhundert – Eine geschichtswissenschaftliche Rückfrage. In: Henning Schmidt-Semisch, Friedrich Schorb (Hg.): Kreuzzug gegen Fette. Sozialwissenschaftliche Aspekte des gesellschaftlichen Umgangs mit Übergewicht und Adipositas. Wiesbaden 2008, S. 50 f. Zu Schlankheitsleitbildern in der ersten Hälfte des 20. Jahrhunderts: Hoffmann: Gesunder Alltag (2010), S. 141–144.

135 Bundeszentrale für gesundheitliche Aufklärung: So ist dafür gesorgt, daß auch bekommt, was so gut schmeckt. Wissenswertes zum Verbraucherschutz im Lebensmittelrecht. Köln 1974.

136 Bundeszentrale für gesundheitliche Aufklärung: Die Ferien des Herrn Schlapp-Schlapp. Köln 1972.

137 Eine Interpretation der Broschüre findet sich bei: Pfütsch: Männerspezifische Gesundheitsaufklärung (2015), S. 184–187.

138 Bundeszentrale für gesundheitliche Aufklärung: Die Ferien des Herrn Schlapp-Schlapp. Köln 1972.

Zeichnung von Herrn Schlapp-Schlapp abgebildet: Er hatte ein gelblich-grünes Gesicht und saß zurückgelehnt und seinem Namen entsprechend schlapp in einem Sessel. Die geblich-grüne Farbe im Gesicht kann als Symbol für Unwohlsein und Übelkeit gedeutet werden.

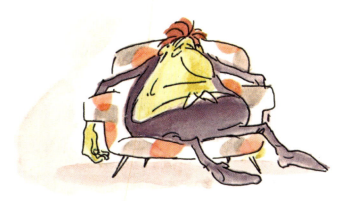

Abb. 13: Abbildung von Herrn Schlapp-Schlapp zu Beginn der Geschichte (1972)

Das Bild im Zusammenhang mit der Aussage, Herr Schlapp-Schlapp sei ein richtiger Held, legt die Annahme nahe, dass er eher eine Art Antiheld sein sollte. Herr Schlapp-Schlapp stellte einen typischen männlichen Büroarbeiter dar, dessen Problem darin lag, in der Freizeit nicht entspannen zu können. Dies führte dazu, dass er sich bereits auf der Fahrt in den Urlaub sehr gesundheitsschädlich verhielt: „Die Fahrt in der Nacht verläuft ohne Zwischenfälle … … und ohne Pausen"[139]. Das Verhalten Herrn Schlapp-Schlapps wurde v. a. auf seine Unwissenheit in Gesundheitsfragen zurückgeführt: „Frische Luft tanken wir erst, wenn die alte verbraucht ist"[140]. Auch gute Ansätze wurden letztendlich falsch umgesetzt. So wollte Herr Schlapp-Schlapp die Zeit an der frischen Luft verbringen und seinen Urlaub bestmöglich nutzen: „Und deshalb wird gewandert, auf einen Berg gestiegen, drei Kirchen und zwei Museen besichtigt."[141] All dies lief ohne jegliche Pause ab. Ähnlich verhielt es sich beim Sonnenbaden: „Der Urlaub soll vor allem Erholung bringen! Wir machen heute einen faulen Tag am Strand. Sonnetanken! Gesunde Farbe ist ja viel wichtiger!"[142] Hier dachte Herr Schlapp-Schlapp sogar an die Gesundheit. Doch durch seine Unwissenheit handelte er erneut falsch und blieb den ganzen Tag in der Sonne liegen, sodass er sich einen Sonnenbrand einhandelte. Anstatt seine Gesundheit zu fördern, schädigte er sie ständig durch Unwissenheit.

139 Ebd.
140 Ebd.
141 Ebd.
142 Ebd.

Obwohl es zunächst so wirkt, als sei Herr Schlapp-Schlapp unbelehrbar und habe alles besser gewusst, zeigte er später auf der Rückfahrt doch eine erste Verhaltensänderung: „Der nächste Tag. Nach einigen Stunden Fahrt … Aber heimlich, keiner sieht es, macht Herr Schlapp-Schlapp gymnastische Übungen.“[143] So ändert sich am Ende der Geschichte allmählich das Verhalten von Herrn Schlapp-Schlapp zugunsten seiner Gesundheit. Sein Umdenken ist aber nicht auf seine persönlichen Einsichten, sondern vielmehr auf den guten Einfluss seiner Frau zurückzuführen, die von Beginn der Erzählung an auf ihn einwirkte, in dem sie ihn immer wieder auf gesundheitlich richtiges Verhalten hinwies.

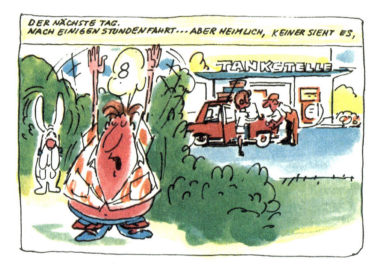

Abb. 14: Abbildung von Herrn Schlapp-Schlapp bei der Gymnastik (1972)

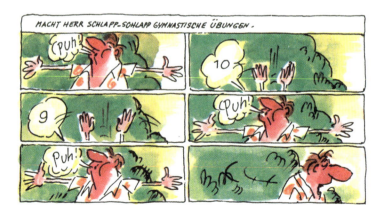

Abb. 15: Abbildung von Herrn Schlapp-Schlapp bei der Gymnastik II (1972)

143 Ebd.

Interessanterweise gab er aber seine Fehler nicht offen zu und machte die gymnastischen Übungen heimlich. Für dieses Verhalten könnte aber neben Herrn Schlapp-Schlapps Starrsinn noch ein weiterer Grund verantwortlich sein: Gymnastik war in den 1970er Jahren noch als eine wenig männliche Sportart angesehen und in der Breite gesellschaftlich noch nicht akzeptiert. Gymnastik galt noch als „ein Ausdruck für Gesundheitsbewußtsein und Selbstsuche der weiblichen Intellektuellen."[144] Hier sei an die Broschüre „So gefällst du mir ..." aus den 1950er Jahren erinnert, in der Gymnastik als Sportart für Frauen schlechthin propagiert wurde.[145]

Herr Schlapp-Schlapps Frau erfuhr im Gegensatz zu ihm eine andere, positive, Darstellung: Sie meinte bspw. „Du solltest ein paar Stunden ausruhen, bevor wir los fahren!"[146] und er antwortete „Ausruhen? Ich fahre in den Urlaub, um mich auszuruhen!"[147] Sie trat hier als die für das Themengebiet Gesundheit kompetentere Person auf und versuchte, nicht nur auf ihre Gesundheit, sondern auch auf die ihres Mannes positiv einzuwirken.

Am Ende der Broschüre befanden sich zusätzlich Ratschläge für die „Ferien unterwegs" und die „Ferien daheim", die nicht mehr in die Geschichte des Herrn Schlapp-Schlapp eingebunden waren und dadurch eine allgemeinere Wirkung erzielen sollten. Auffälliger Weise stimmten diese Ratschläge genau mit dem Verhalten und den Ansichten von Frau Schlapp-Schlapp überein. Bspw. wurde über das Thema Hausarbeit gesagt: „Gemeinsamkeit in den Ferien beginnt schon bei der Hausarbeit. Es kann nicht schaden, wenn der Ehemann sich von seiner Frau in die Geheimnisse eines gut geführten Haushalts einweihen läßt. Gemeinsame Hausarbeit verlängert außerdem die gemeinsame Freizeit."[148] In der Geschichte um Herrn Schlapp-Schlapp bat die Frau ihren Mann um Hilfe beim Abwasch und argumentierte mit der gemein-

---

144 Bernd Wedemeyer: Sport und Körper – Zwischen Leibesübung und Selbstfindung. In: Richard von Dülmen (Hg.): Entdeckung des Ich: Die Geschichte der Individualisierung vom Mittelalter bis zur Gegenwart. Köln, Weimar u. a. 2001, S. 539 f.

145 Siehe Kap. 1.1.2.

146 Bundeszentrale für gesundheitliche Aufklärung: Die Ferien des Herrn Schlapp-Schlapp. Köln 1972.

147 Ebd.

148 In den Vorarbeiten zu dieser Kampagne finden sich noch weitere solch provozierender Aussagen, die die Männer nicht nur als Gesundheitstrottel, sondern auch als schlechte Partner darstellen. Erster Vorschlag der Westag-Werbeagentur: „DU WÄSCHST AB UND ICH LESE ZEITUNG. DAS IST PARTNERSCHAFT! (typisches Schlapp-Schlapp-Zitat). Fragen Sie einmal Ihre Frau, was sie unter Partnerschaft versteht. Mann und Frau können verschiedene Berufe haben, aber sie brauchen die gleiche Freizeit. Helfen Sie ihr, dann helfen Sie sich. Ob gemeinsames Abwaschen ein Freizeitspaß ist? Machen Sie einen draus. Mehr Spaß in die Freizeit!". Zweiter Vorschlag: ZWEI DINGE BRAUCHT DER MANN: FERNSEHEN UND AUTO. (typisches Schlapp-Schlapp-Zitat). Nicht nur. In die Freizeit gehört Spaß. Für die ganze Familie. Nutzen Sie die tägliche Freizeit für Gemeinsames. Denken Sie nicht nur an sich. Machen Sie ein Freizeitprogramm für alle, die mitmachen wollen. Machen Sie alles was Spaß macht. Dazu ist die Freizeit da. Mehr Spaß in die Freizeit!" In: Vorschläge der Westag Werbeagentur für eine Kampagne zum Thema Ferien. In: BArch B 310/181: Freizeit. – Entwicklung von Projekten (1968–1972).

sam verbrachten Zeit: „Wir haben dann aber wenigstens etwas gemeinsam
getan!!"[149] „Gemeinsamkeit" ist hier als Schlüsselbegriff zu sehen, mit dessen
Hilfe die Männer zu einer Verhaltensänderung motiviert werden sollten. Das
gemeinsame Erleben alltäglicher Momente wurde als auch für die Gesundheit positiver Mehrwert des Lebens dargestellt.[150]

Zusammenfassend richtet sich die Schlapp-Schlapp Broschüre implizit an
Männer mit dem Ziel, ihnen die richtige und insbesondere gesundheitsförderliche Nutzung ihrer Freizeit aufzuzeigen. Dies geschah durch eine bipolare
Gegenüberstellung von falschen (= männlichen) und richtigem (= weiblichem) Handeln.[151] Dieser Vergleich kann als eine erste Leitstrategie der männerspezifischen Gesundheitsaufklärung ab den 1970er Jahren gesehen werden.[152] Herr Schlapp-Schlapp ist also ein sehr gutes Beispiel für den Defizitdiskurs zur Männergesundheit.[153] Der hier verwendete Begriff des Defizitdiskurses wurde bereits 1995 von dem Soziologen Michael Meuser im Kontext
der Männlichkeitsforschung verwendet. Bei der Analyse sogenannter Män-
nerverständigungsliteratur[154] fand Meuser drei unterschiedliche Teildiskurse
bei der Konstruktion von Männlichkeit: einen Maskulinismusdiskurs, einen
Differenzdiskurs und einen Defizitdiskurs.[155] Nach Meuser ist der Defizitdiskurs durch eine Idealisierung der Frau als einem Gegenhorizont zur defizitären männlichen Existenz geprägt.[156] Der in den späten 1970er Jahren entstandene Defizitdiskurs stellt tradierte Selbstverständlichkeiten systematisch in

---

149 Bundeszentrale für gesundheitliche Aufklärung: Die Ferien des Herrn Schlapp-Schlapp.
    Köln 1972.
150 Die Bedeutung des Gemeinsamkeitsmotivs wurde auch in einer weiteren Freizeitkampa-
    gne, die nicht mit der Figur des Herrn Schlapp-Schlapp arbeitete, betont. Innerhalb der
    Kampagne „Mach Ferien mit Fantasie" sollte durch alle Aktivitäten der BZgA deutlich
    gemacht werden, dass es v. a. darauf ankomme, dass alle Beteiligten im Urlaub Spaß
    hätten. Vgl. Schreiben „Broschüre: Ferien mit Fantasie" von Marijke Mantek (BZgA) an
    den Bundesminister für Jugend, Familie und Gesundheit. 1972. In: BArch, B 310/181:
    Freizeit. – Entwicklung von Projekten (1968–1972).
151 Wie konstant sich dieser bipolare Männergesundheitsdiskurs hält, zeigt Thomas Altgeld:
    Vgl. Altgeld: Rein risikoorientierte Sichtweisen (2009), S. 99.
152 Vgl. Pfütsch: Männerspezifische Gesundheitsaufklärung (2015), S. 187.
153 Den in der gegenwärtigen Männergesundheitsforschung vorherrschenden Defizitdiskurs
    beschreibt Schwamm zusammenfassend. Vgl. Christoph Schwamm: Möglichkeiten und
    Grenzen individueller Gesundheitsvorsorge bei männlichen Patienten der Psychiatri-
    schen und Neurologischen Klinik der Universität Heidelberg in der Nachkriegszeit. In:
    Sylvelyn Hähner-Rombach (Hg.): Geschichte der Prävention. Akteure, Praktiken, Instru-
    mente. (= Medizin, Gesellschaft und Geschichte; Beiheft 54) Stuttgart 2015, S. 107–109.
154 Dazu gehören Medien, in denen sich Männer dezidiert mit ihrem Geschlecht auseinan-
    dersetzen und versuchen, anderen Männern Orientierungshilfen zu geben.
155 Vgl. Michael Meuser: Progression und Regression im Geschlechterkonflikt. Maskulinität
    zwischen neuen Horizonten und alten Ufern. In: Heinz Sahner, Stefan Schwendtner (Hg):
    Gesellschaften im Umbruch. 27. Kongreß der Deutschen Gesellschaft für Soziologie.
    Kongreßband 2. Opladen 1995, S. 762. Sowie: Michael Meuser: Feministische Herausfor-
    derung und Männerdiskurse. Geschlechterpolitische Perspektiven zwischen Profeminis-
    mus und Maskulinismus. In: Zeitschrift für Politische Psychologie 3 (1995), S. 29–36.
156 Vgl. Meuser: Geschlecht und Männlichkeit (2006), S. 146.

Frage und entdeckt in sämtlichen Lebenslagen defizitäre Aspekte der männlichen Normalexistenz.[157] Während es in dieser Lesart noch allgemein um die Konstruktion und die Identität von Männlichkeit ging, bezog Meuser das Konzept einige Jahre später explizit auf die Männergesundheit und konstatierte der Männergesundheitsforschung die Darstellung des Männerkörpers als einen Problemfall, bei dem ebenfalls wieder die Defizite gegenüber den Frauen hervorgehoben werden würden.[158] Nach Hollstein wurden Männer im feministischen Diskurs der 1970er Jahre sogar als „Versager und Trottel vorgestellt, die Frau gar nicht mehr ernst zu nehmen hätte"[159]. Die Darstellung von männlichen Defiziten wurde auch in anderen medialen Verarbeitungen in den 1970er Jahren deutlicher. In der Fernsehwerbung wurden Männer immer häufiger als Menschen mit Schwächen gezeigt, die es aufzuklären galt.[160] Weiterhin führt der Diskurs dazu, die dichotome Gegenüberstellung von ‚den Männern' und ‚den Frauen' zu verstärken und damit Binnendifferenzierungen zu nivellieren.[161]

Der Einfluss der Frauenbewegung und ihre Forderung nach Gleichberechtigung von Mann und Frau in allen Lebensbereichen sind hier deutlich erkennbar. In dieser Broschüre lässt sich ebenfalls eine zwar männerspezifische Ansprache feststellen, welche aber nicht uneingeschränkt die Verbesserung der männlichen Gesundheit zum Ziel hatte, sondern in mindestens eben solchem Maße die Verbesserung der Stellung der Frau.[162]

In weiteren Kampagnen wurde die Kunstfigur des Herrn Schlapp-Schlapp ähnlich eingesetzt. In einem Textvorschlag für einen Film mit Herrn Schlapp-

---

157 Vgl. Michael Meuser: Der „kranke Mann" – Männergesundheitsforschung und der Wandel der Geschlechterverhältnisse. In: Mechthild Neises, Gerhard Schmid-Ott (Hg.): Gender, kulturelle Identität und Psychotherapie. Lengerich 2007, S. 51.

158 Vgl. Michael Meuser: Männerkörper. Diskursive Aneignungen und habitualisierte Praxis. In: Mechtild Bereswill, Michael Meuser, Sylka Scholz (Hg.): Dimensionen der Kategorie Geschlecht: Der Fall Männlichkeit. (= Forum Frauen- und Geschlecherforschung; Bd. 22) Münster 2007, S. 159.

159 Vgl. Walter Hollstein: Der entwertete Mann. In: Matthias Franz, André Karger (Hg.): Neue Männer – muss das sein? Risiken und Perspektiven der heutigen Männerrolle. 2. Aufl. Göttingen 2011, S. 36 f.

160 Vgl. Stefan Krohne: It's a Men's World. Männlichkeitsklischees in der deutschen Fernsehwerbung. In: Siegfried J. Schmidt (Hg.): Werbung, Medien und Kultur. Opladen 1995, S. 143.

161 Vgl. Martin Dinges: Historische Forschung und die aktuelle Diskussion zur Männergesundheit. In: Theodor Klotz, Matthias Stiehler (Hg.): Männerleben und Gesundheit. Eine interdisziplinäre, multiprofessionelle Einführung. Weinheim, München 2007, S. 25.

162 Dies zeigte sich auch in anderen Kampagnen. Die 1976 herausgegebenen Aufkleber mit dem provokanten Titel: „Sind sie Pascha oder Partner?" sprachen direkt Männer an, das eigentliche Ziel lag aber in der Verbesserung der gesundheitlichen Situation der Frau. So wurde als Ziel dieser Aufkleberkampagne in einer internen Projektbeschreibung *Partnerschaft* angeführt: „Durch übertriebene Darstellung des Mannes als Pascha mit Löwenmähne und der Frau als Dienende wird um Partnerschaft in der Ehe geworben." Siehe: Projekte 1976. Zusammenstellung der Projekte zur Öffentlichkeitsarbeit des BMJFG und im Rahmen der gesundheitlichen Aufklärung. 1977. In: BArch B 310/194: Projekte 1975–1976 (1975–1977).

Schlapp für die Kampagne „Mehr Spaß in der Freizeit" wurde in einem virtu-
ellen Gespräch zwischen Herrn Schlapp-Schlapp und einem Kommentator
Herrn Schlapp-Schlapps gesundheitsschädliches Freizeitverhalten offensichtlich:

> Kommentator: (Off)
>
>> Versuchen Sie's mal mit schwimmen. Das ist ein wunderbares Freizeitvergnügen.
>> Vergnügen, verstehen Sie. – Das ist mit Freude und Erholung verbunden. Das ist
>> Spaß in die Freizeit bringen.
>> Oder hier: Ballspiel
>> Haben Sie eine Turnhalle in der Nähe?
>
> Schlapp-Schlapp: (Off)
>
>> Ja – Die gibt's doch überall.
>
> Kommentator: (Off)
>
>> Und warum gehn [sic] Sie nicht mal hin?
>
> Schlapp-Schlapp: (Off)
>
>> Ich kann auch alleine Sport machen.
>
> Kommentator: (Off)
>
>> Natürlich, Was tun Sie denn?
>
> Schlapp-Schlapp:
>
>> (Schlapp-Schlapp quält sich mit Hanteln, dabei sagt er schwer atmend):
>> Sowas hier.[163]

Während in den 1950er und 1960er Jahren die Aufklärungspublikationen des
DGM bzw. der BZgA vordergründig zielgruppenunspezifisch gestaltet waren
und erst auf den zweiten Blick eine implizite geschlechterspezifische Ansprache erkennen ließen, kann dies für die Veröffentlichungen der 1970er Jahre
nicht gesagt werden. Hier beinhaltete das Quellenkorpus die unterschiedlichsten Kategorien von geschlechterspezifischen bzw. geschlechterunspezifi-
schen Adressierungen. Innerhalb der geschlechterspezifischen Ansprachen ist
jedoch ein deutlicher Vorrang der Ansprache von Frauen erkennbar. Diese
stärkere Ausrichtung auf Frauen hängt wohl zum einen stark mit der gesellschaftlichen Fokussierung auf die Lebenswelt der Frauen zusammen, die
durch die Frauenbewegung angestoßen wurde. Andererseits wurde lediglich
die Traditionslinie der 1950/60er Jahre fortgesetzt, in der die Frauen der direkt erkennbare Ansprechpartner waren.

Inhaltlich waren die Publikationen der BZgA in den 1970er Jahren sehr
vielfältig, im Mittelpunkt standen jedoch Kampagnen zum familiären Zusammenleben und zum Gesundheitsverhalten innerhalb der Familie. Durch den

---

163 Text: Schlappschlapp-Film Nr. 3. In: BArch B 310/242: Kampagne „Mehr Spaß in der
    Freizeit", Bd. 2 (1971–1972).

gesellschaftlichen Diskurs zur Emanzipation von Frauen angeregt, wurden Konzepte des Zusammenlebens und die Erfüllung von Aufgaben innerhalb der Familie hinterfragt. Dabei stand nicht nur das konkrete Gesundheitsverhalten im Mittelpunkt, sondern ganz allgemein auch die Auswirkungen unterschiedlichen Handelns auf die eigene und die Gesundheit der anderen Familienmitglieder.

## 2.2 Geschlechterspezifische Prävention auf Landes- und Kommunalebene

### 2.2.1 Maßnahmen in Hamburg

Trotz umfangreicher Recherchen konnte zur Präventionstätigkeit im Hamburg der 1970er Jahre kaum Quellenmaterial ausfindig gemacht werden. Ob dies auf politische Veränderungen oder aber ein nachlassendes Interesse am Bereich der Prävention zurückzuführen ist, kann nicht geklärt werden. Ebenso ist es möglich, dass zu diesem Bereich Aktenbestände kassiert oder aus anderen Gründen nicht überliefert wurden.

Besondere Bedeutung erlangte der Weltgesundheitstag. Im Jahr 1970 stand er unter dem Motto „Kampf dem Krebs" (*Early detection of cancer saves lives*") und wurde in Hamburg im Audimax der Hamburger Universität begangen. Nach der Ansprache des Präsidenten der Gesundheitsbehörde Hamburg folgten zwei Vorträge zu den Krebserkrankungen der Frau und denen des Mannes. Auch hier zeigt sich, wie auf Bundesebene, wieder deutlich, dass Krebs, bedingt durch die Erkrankung unterschiedlicher Organe von Männern und Frauen, eine der ersten Krankheiten war, die zu einer geschlechterdifferenzierenden Präventionsansprache führte.

Bei anderen Themen der Prävention verfuhr man noch nicht differenzierend. Insbesondere Ernährung galt weiterhin als ein Thema, für das den Frauen die Zuständigkeit zugeschrieben wurde. Bei einer Arbeitsbesprechung zur Durchführung des Weltgesundheitstages 1971 mit dem Leitthema „Lebenstüchtig auch mit Diabetes" (*A full life despite diabetes*") wurde in diesem Sinn darauf verwiesen, diese Informationen unbedingt an die Hausfrauen, Mütterschulen und Berufsschulen herantragen zu müssen.[164] Frauen waren dafür also die wichtigste Zielgruppe.

Der Weltgesundheitstag 1973, der unter dem Motto: „Gesundheit fängt zu Hause an" (*„Health begins at home*") stand, sollte durch eine Informationstagung zum Thema „Gesundheit und Familie" erweitert werden. Bei einer Vorbesprechung zur Konzeption dieser Tagung wurde vom Vertreter der hessischen Arbeitsgemeinschaft für Gesundheitserziehung, Herrn Dr. von Freytag-

---

164 Vgl. Niederschrift vom 14.07.1970 über die Besprechung der Durchführung des Weltgesundheitstages 1971 im Bundesgebiet in den Räumen der Ärztekammer Westfalen-Lippe, Münster/Westfalen, am 30. Juni 1970. In: StHH 352–6/1053: Weltgesundheitstag 1971 „Ein erfülltes Leben trotz Diabetes", Bd. 8 (1970–1971).

Loringhoven, auf die Rolle des Vaters in der Gesundheitserziehung hingewiesen, die zur damaligen Zeit noch unterschätzt wurde und daher gestärkt werden sollte.[165] Inwiefern diese Forderung umgesetzt wurde, ist nicht ersichtlich, doch bestätigt zumindest das Einbeziehen und Diskutieren des Problems auf konzeptioneller Ebene ein Problembewusstsein.

Der Weltgesundheitstag 1979 – „Gesunde Kinder – unsere Verantwortung" („*A healthy child, a sure future*") – wurde in Hamburg u. a. mit diversen Aktivitäten auf dem Hamburger Messegelände veranstaltet. Dass auch Ende der 1970er die Frau noch als einzig für die Gesundheit des Kindes zuständige Person innerhalb der Familie galt, verdeutlicht ein Kurzbericht über die Vorstellung der Elternschulen an diesem Tag, welche über die angebotenen Mutter-Kind-Kurse berichteten.[166] Daraus lässt sich indirekt schließen, dass es wohl keine Vater-Kind-Kurse gab und der Vater damit nicht als für die Gesundheit des Kindes bedeutsame Person angesehen wurde. Die Forderung von Herrn Dr. von Freytag-Loringhoven, der Jahre zuvor anregte, die Rolle des Vaters in der Gesundheitserziehung innerhalb der Familie zu verbessern, war bei den Hamburger Elternschulen noch nicht angekommen.

Geschlechterspezifische Präventionsangebote der Volkshochschule Hamburg

Entgegen der Expansion in den 1960er Jahren musste die VHS Hamburg im darauffolgenden Jahrzehnt einen anderen Weg einschlagen und ihr Kursangebot in vielen Bereichen stark einschränken. Dazu zählte ebenfalls der Gesundheitsbereich. Während in der Hochphase der 1960er Jahre teilweise noch 26 Kurse in diesem Bereich angeboten wurden, waren es Anfang der 1970er Jahre noch 14 und am Ende der Dekade sogar nur noch vier Kurse. Bei den Gymnastikkursen verhielt es sich ähnlich. Auch hier ging das Angebot von 26 Kursen zu Beginn auf vier am Ende des Jahrzehnts zurück. Das Verhältnis von männlichen zu weiblichen Kursleitern verhielt sich ähnlich wie in den 1960er Jahren. Während die Gymnastikkurse ausschließlich von Frauen geleitet wurden,[167] war das Verhältnis bei den allgemeinen Gesundheitskursen relativ ausgeglichen, mit einer leichten Tendenz zu etwas mehr Kursleiterinnen.

165 Vgl. Niederschrift vom 12.07.1972 über die Arbeitsbesprechung zur Durchführung des Weltgesundheitstages 1973 und einer Informationstagung „Gesundheit und Familie" am 30. Juni 1972 in Bonn-Bad Godesberg, Stadthalle. In: StHH 352–6/1053: Weltgesundheitstag 1973 „Gesundheit fängt zuhause an", Bd. 10 (1979–1973).

166 Vgl. Kurzbericht über die Veranstaltung des Hamburgischen Landesausschusses für Gesundheitserziehung e. V. zum „WELTGESUNDHEITSTAG 1979" am 7.4.79 von 11.00– 19.00 Uhr in der Halle 11 auf dem Hamburger Messegelände. In: StHH 352–6/1053: Weltgesundheitstag 1979 „Gesunde Kinder – Unsere Vertwortung", Bd. 14 (1978–1979).

167 Ab dem Kursjahr 1979/1980 wurde die Rubrik „Gymnastik" zur Rubrik „Gymnastik, Spiele, Tanz" erweitert. Während auch in diesem Kursjahr die Gymnastikkurse ausschließlich von Frauen geleitet wurden, wurden zwei Sportkurse („Freizeitsport" und „Bewegungsgestaltung – Bewegungsimprovisation") von Männern durchgeführt.

Tab. 16: Kurse (Themenbereich Gesundheit inkl. Gymnastik) der VHS Hamburg in den 1970er Jahren

| Jahr | Anzahl Kurse (unter-schiedlich) | Anzahl Kurse (gesamt) | Kursleitung männlich | Kursleitung weiblich |
|---|---|---|---|---|
| 1970/1971 | 20 | 40 | 6 | 34 |
| Sommer 1971 | – | – | – | – |
| Winter 1971/1972 | 9 | 16 | 2 | 14 |
| 1972/1973 | 19 | 32 | 5 | 27 |
| Sommer 1973 | – | – | – | – |
| Winter 1973/1974 | 10 | 15 | 2,5 | 12,5 |
| 1974/1975 | 9 | 15 | 2 | 12,5 |
| 1975/1976 | 8 | 16 | 3 | 13 |
| 1976/1977 | 5 | 15 | 3 | 12 |
| 1977/1978 | 5 | 14 | 2 | 12 |
| 1978/1979 | 5 | 8 | 2 | 6 |
| 1979/1980 | 11 | 14 | 8,5 | 5,5 |

Quelle: eigene Berechnungen

Tab. 17: Kurse (Themenbereich Gesundheit exkl. Gymnastik) der VHS Hamburg in den 1970er Jahren

| Jahr | Anzahl Kurse (unter-schiedlich) | Anzahl Kurse (gesamt) | Kursleitung männlich | Kursleitung weiblich |
|---|---|---|---|---|
| 1970/1971 | 10 | 14 | 6 | 8 |
| Sommer 1971 | – | – | – | – |
| Winter 1971/1972 | 5 | 6 | 2 | 4 |
| 1972/1973 | 10 | 11 | 5 | 6 |
| Sommer 1973 | – | – | – | – |
| Winter 1973/1974 | 5 | 5 | 2,5 | 2,5 |
| 1974/1975 | 5 | 5 | 2,5 | 2,5 |
| 1975/1976 | 4 | 6 | 3 | 3 |
| 1976/1977 | 4 | 5 | 3 | 2 |
| 1977/1978 | 4 | 4 | 2 | 2 |
| 1978/1979 | 4 | 4 | 2 | 2 |
| 1979/1980 | 8 | 10 | 6,5 | 3,5 |

Quelle: eigene Berechnungen

Seit dem Kursjahr 1976/1977 richtete die VHS viele Arbeitskreise ein, die sich, ähnlich wie zuvor die Kurse des Hamburger Frauenrings, explizit an Frauen richteten und frauenspezifische Themenfelder behandelten. Im Programm des Jahres 1976/1977 standen z. B. die Kurse „Frauen zwischen Haushalt und Beruf", „Was geschieht, wenn ich mich scheiden lasse?", „Frauen lernen wieder zu Lernen", „Arbeitskreis für alleinstehende Mütter", „Arbeitskreis berufstätiger Frauen" und „Frauen lernen sich zu verändern". Auch wenn diese Kurse sich nicht direkt auf gesundheitliche Themen bezogen, hatte deren Angebot wohl dennoch Auswirkungen auf die Nutzungsstruktur von Gesundheitskursen. Diese Kurse sprachen Frauen als potentielle Kursteilnehmerinnen an und die hohe und steigende Anzahl der Arbeitskreise lässt eine hohe Besucherzahl erwarten. Die Frauenbewegung kann für die steigende Nutzung solcher Kurse als eine Art Katalysator betrachtet werden. Die Teilnahme an VHS-Kursen wurde somit für viele Frauen zu einer Möglichkeit der Weiterbildung, und es ist zu anzunehmen, dass viele Frauen nach der Teilnahme an einem Kurs an weiteren Kursen der VHS, und hier wohl auch an solchen zu gesundheitlichen Themen, teilnahmen. So kann man von einer „Feminisierung der Nutzung der Volkshochschule" sprechen.[168]

Ebenso auffallend ist die erstmalige explizite Thematisierung der kulturellen Bedeutung des Geschlechts innerhalb dieser Art von Kursen. Dazu passend wurde 1979/1980 der Kurs „Typisch Mann – typisch Frau" angeboten, der sich im Gegensatz zu den Arbeitskreisen für Frauen an beide Geschlechter richtete:

> Durch die Sozialisationseinwirkungen wird aus dem biologischen „kleinen Unterschied" ein sozial bedeutsames Unterscheidungsmerkmal gemacht, mit dem einseitige Verhaltenserwartungen und Lernmöglichkeiten verknüpft werden. Welche Mechanismen dabei wirksam sind, wird im Kurs ausgehend von den eigenen Erfahrungen untersucht. Dabei kann die eigene Entwicklung und mögliche Fixierung auf „weibliche" und „männliche" Verhaltensweisen oder die eigene Erziehungsarbeit zum Thema werden. Im einzelnen richtet sich das Vorgehen nach den Teilnehmerinteressen. Es werden einige ausgewählte Texte herangezogen und Veränderungsperspektiven der Geschlechterdifferenzen diskutiert.[169]

Die wenigen Kurse, die sich in den 1970er Jahren mit Prävention und Gesundheitsförderung auseinandersetzten, gehörten entweder in den Bereich der körperlichen Entspannungsübungen oder aber in den der Schönheitspflege. Wobei insbesondere letzterer aus geschlechterspezifischer Perspektive erwähnenswert ist. Die bereits in den 1960er Jahren angebotenen Kurse zur Schönheitspflege etablierten sich in 1970er Jahren weiter und wurden nun in vielfältigen Formen angeboten. Der Bezug zur Gesundheit stand je nach Kurs einmal mehr, einmal weniger im Vordergrund. Stark in den Vordergrund geriet er z. B. im Kursjahr 1978/1979 im Kurs „Schön und gesund":

---

168 Auch Neubauer und Winter bescheinigen der Institution VHS ein „weibliche[s] Image". Gunter Neubauer, Reinhard Winter: Jungen- und männerspezifische Gesundheitsförderung und Prävention. In: Ministerium für Arbeit und Sozialordnung, Familie, Frauen und Senioren Baden-Württemberg (Hg.): Jungen- und Männergesundheit in Baden-Württemberg 2015. Stuttgart 2015, S. 156.
169 Hamburger Volkshochschule: Jahresarbeitsplan 1979/1980. Hamburg 1979, S. 38.

Von-Kopf-bis-Fuß-Kosmetik für junge Menschen. Von Haut und Haaren, Finger-, Fußnägeln, von Eßgewohnheiten und guter Figur. Welche Präparate und Hilfsmittel und wie man sie kritisch kauft. Grundlagen und praktische Anwendung der Kosmetik von der Hautreinigung bis zum Make-up.[170]

Gesundheitskurse, die verstärkt auf Männer als Zielgruppe ausgerichtet waren, gab es in den 1970er Jahren nicht. Das Geschlecht spielte insgesamt gesehen in der Angebotsentwicklung nur eine marginale Rolle.[171] Professionalisierungstendenzen wie in der staatlichen Gesundheitsaufklärung fanden in der Angebotsplanung der VHS zu dieser Zeit noch nicht statt. So wurden bspw. keine Tests durchgeführt, wie welche Zielgruppe am besten zu erreichen war.

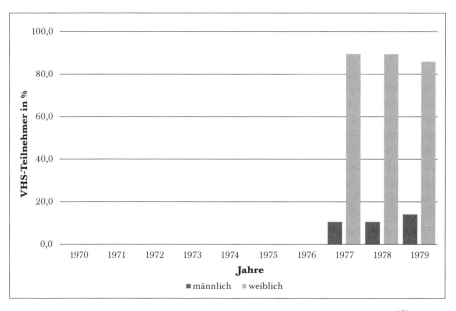

Abb. 16: Nutzung der Gesundheitskurse der VHS Hamburg in den 1970er Jahren[172]

Auch in den 1970er Jahren blieb das Verhältnis von weiblichen und männlichen Teilnehmern an den Gesundheitskursen auf einem ähnlichen Niveau wie in den 1960er Jahren. 1977 waren 89,4 Prozent der Teilnehmer der Gesundheitskurse Frauen und damit lediglich jeder zehnte Teilnehmer männlich. Inwieweit hier allerdings die eben beschriebene „Feminisierung der Nutzung der VHS" eine Rolle spielt, kann anhand der Zahlen der VHS-Statistik nicht geklärt werden, da bereits in den 1960er Jahren, vor der Einführung der Frauenkurse, die Teilnehmer sich aus deutlich mehr Frauen als Männern (1960: 90 Prozent Frauen und 10 Prozent Männer) zusammensetzten.

170  Hamburger Volkshochschule: Jahresarbeitsplan 1978/1979. Hamburg 1978, S. 130.
171  Ähnlich verhielt es sich auch im Kursangebot der VHS Aalen: Vgl. Moses: Prävention (2012), S. 148.
172  Zu den Jahren 1970–1976 liegen keine Zahlen vor.

## 2.2.2 Maßnahmen in Schleswig-Holstein

Dass die Bundesländer in den 1970er Jahren zunehmend weniger für Primärprävention taten, geht auch aus den Quellen aus Schleswig-Holstein hervor.
Die Auslastung der Krebsberatungsstellen, die sich in den 1960er Jahren noch
großer Beliebtheit erfreuten, schien in den 1970er Jahren recht unterschiedlich zu sein. Während bspw. die Krebsberatungsstelle in der Frauenklinik des
Stadtkrankenhauses Rendsburg im Jahr 1972 von 2730 Frauen in Anspruch
genommen wurde,[173] untersuchten die Mitarbeiter der Krebsberatungsstelle
in der Städtischen Frauenklinik der Medizinischen Akademie Lübeck lediglich 443 Frauen[174]. Die Beratungsstelle im Kreiskrankenhaus Oldenburg in
Holstein, die erst 1970 eingerichtet wurde, musste im Jahr 1972 sogar wegen
zu geringer Nutzung den Betrieb wieder einstellen.[175]

Neben der Krebsberatung, die auch in den 1970er Jahren weitergeführt
wurde, gab es im Bereich der Sekundärprävention weitere Programme, die in
Schleswig-Holstein aufgelegt wurden. Z. B. wurde zu Beginn der 1970er Jahre
ein Großteil der Bürger in Schleswig-Holstein auf Diabetes untersucht. Bei
Neugeborenen testete man das Blut mit Hilfe des Guthrie-Tests auf Phenylke-
tonurie. Neben der Durchführung dieser Früherkennungsuntersuchungen waren die Gesundheitsämter des Landes v. a. noch auf dem Gebiet der Gesundheitsaufklärung tätig. Dazu zählten weiterhin bspw. die Konzeption von Ausstellungen und die Organisation von Vorträgen. Sowohl die Themen als auch
das Publikum der Vorträge waren breit gefächert. Eine geschlechterspezifische Betrachtung lässt aber erkennen, dass mehr Vorträge vor Frauen gehalten wurden und diese oftmals Themen behandelten, die sich auf die Gesundheit der Frau bezogen. So stellten oftmals Hausfrauenverbände und Mütterschulen das Publikum,[176] während über Themen wie „Die Frau als Gesundheitserzieherin in Familie und Gesellschaft"[177], „Wechseljahre – eine Krank-

173 Vgl. Jahresgesundheitsbericht 1972 des Kreisgesundheitsamtes Rendsburg-Eckernförde.
    Programme zur Früherkennung von Krankheiten im Jahre 1972. Bericht über Art, Um-
    fang, Träger und Organisation. In: LASH 761/9411: Jahresgesundheitsberichte 1972:
    Zusammenstellung der Einzelberichte, Bd. 1 (1972).

174 Vgl. Jahresgesundheitsbericht 1972 des Kreisgesundheitsamtes Lübeck. Programme zur
    Früherkennung von Krankheiten im Jahre 1972. Bericht über Art, Umfang, Träger und
    Organisation. In: LASH 761/9411: Jahresgesundheitsberichte 1972: Zusammenstellung
    der Einzelberichte, Bd. 1 (1972).

175 Vgl. Jahresgesundheitsbericht 1972 des Kreisgesundheitsamtes Eutin. Programme zur
    Früherkennung von Krankheiten im Jahre 1972. Bericht über Art, Umfang, Träger und
    Organisation. In: LASH 761/9411: Jahresgesundheitsberichte 1972: Zusammenstellung
    der Einzelberichte, Bd. 1 (1972).

176 Z. B.: Vgl. Jahresgesundheitsbericht 1970 des Gesundheitsamtes Heide. Information der
    Bevölkerung über Gesundheitsfragen unter Mitwirkung des Gesundheitsamtes im Jahre
    1970. In: LASH 761/9399: Jahresgesundheitsberichte 1970: Zusammenstellung der Ein-
    zelberichte, Bd. 1 (1970).

177 Jahresgesundheitsbericht 1970 des Gesundheitsamtes Ostholstein. Information der Be-
    völkerung über Gesundheitsfragen unter Mitwirkung des Gesundheitsamtes im Jahre

heit"[178] oder „Entwicklung der Säuglingssterblichkeit und der Mütterberatung in Lübeck"[179] referiert wurde. Auch Vorträge zu Themen der Gewichtsreduktion wie „Iß dich schlank"[180] werden mehr Frauen angesprochen haben. Das Gesundheitsamt Plön veranstaltete 1970 eine Vortragsreihe über Suchtmittel vor verschiedenen Teilnehmergruppen. Neben den Hausfrauenvereinen, Jugendleitergruppen, und dem Deutschen Roten Kreuz zählte auch eine Gruppe Offiziere der Bundeswehr zum Publikum. Hier wird erstmals ein exklusiv männlicher Zuhörerkreis erwähnt. Ob die Vortragsreihe jedoch inhaltlich an die unterschiedlichen Zuhörergruppen angepasst wurde, geht aus den Quellen nicht hervor.

Weiterhin zählte die Herausgabe von Merkblättern zu den wichtigsten Aufgaben der Gesundheitsämter in den 1970er Jahren. Im Jahr 1970 verteilte das Gesundheitsamt Lübeck die Broschüre „Traumstudio 15 – Ihre Fragen an das Leben" an „junge Mädchen"[181]. Die Broschüre, die von der „Gesellschaft zur Förderung der Gesundheitspflege der Frau e. V." aus Düsseldorf herausgegeben wurde, setzte sich dezidiert mit dem Thema Pubertät bei Frauen auseinander und klärte diese nicht nur über ihre eigenen körperlichen Vorgänge während dieser Zeit, sondern auch über diejenigen der Jungen auf. Anlass für diese Form der Aufklärung für Mädchen war den Autoren zufolge die mangelnde Erfahrung des eigenen Körpers von Frauen: „Um sich ein Bild zu machen, muß man sich orientieren können, genauer gesagt, eine Sache ansehen, begreifen können. Doch eigenartigerweise hat die Natur es hier dem Mann leichter gemacht als der Frau, und die Erziehung seit Jahrhunderten hat das Verständnis des jungen Mädchens für seinen Körper noch erschwert."[182] Gegen diese unterschiedliche Körpererziehung von Jungen und Mädchen wollten die Herausgeber vorgehen: „Sie haben als heranreifende Frau genau das gleiche Recht wie der Mann, über die Funktion Ihrer Geschlechtsorgane Bescheid zu wissen."[183] In Medien zur Gesundheitsaufklärung, die im weitesten Sinne das Thema Sexualität behandelten und sich an Jugendliche in der Pubertät richteten, wurde damit schon relativ früh geschlechterspezifisch aufgeklärt. Allerdings liegt das aufgrund der unterschiedlichen körperlichen Ausstattung auch sehr nahe.[184]

1970. In: LASH 761/9399: Jahresgesundheitsberichte 1970: Zusammenstellung der Einzelberichte, Bd. 1 (1970).

178 Jahresgesundheitsbericht 1970 des Gesundheitsamtes Lübeck. Information der Bevölkerung über Gesundheitsfragen unter Mitwirkung des Gesundheitsamtes im Jahre 1970. In: LASH 761/9399: Jahresgesundheitsberichte 1970: Zusammenstellung der Einzelberichte, Bd. 1 (1970).

179 Ebd.

180 Ebd.

181 Ebd.

182 Gesellschaft zur Förderung der Gesundheitspflege der Frau e. V.: Traumstudio 15. Ihre Fragen an das Leben. Düsseldorf o. J., S. 20.

183 Vgl. ebd., S. 21.

184 Vgl. Martin Dinges: Die Gesundheit von Jungen und männlichen Jugendlichen in historischer Perspektive (1780–2010). In: Medizin, Gesellschaft und Geschichte 29 (2011), S. 113. Zur Sexualaufklärung von Kindern und Jugendlichen: Christian Sager: Das auf-

Die wenigen Quellen zur Prävention in den 1970er Jahren in Schleswig-Holstein verdeutlichen, dass im Bereich der Primärprävention ebenfalls weiterhin eher die Frau im Zentrum der politischen Präventionsarbeit stand. Sowohl in Vorträgen als auch in den genutzten Aufklärungspublikation wurde sie öfter adressiert. Frauen galten weiterhin als die für die Gesundheit innerhalb der Familie zuständigen Personen, wie z. B. der Vortrag „Die Frau als Gesundheitserzieherin in Familie und Gesellschaft" veranschaulicht. Männer wurden hingegen nur angesprochen, wenn in der Präventionsarbeit zwischen dem Männer- und dem Frauenkörper unterschieden wurde.

## 2.3 Geschlechterspezifische Prävention auf privatwirtschaftlicher und medizinischer Ebene

### 2.3.1 Die Inhalte der Apotheken-Umschau

Während in den 1950er und 1960er Jahren auf quantitativer Ebene deutlich öfter die Frauen in der *Apotheken-Umschau* angesprochen wurden, kann dies für die 1970er nicht mehr in dieser Eindeutigkeit festgestellt werden.

Im Jahr 1970 erschienen z. B. 16 geschlechterspezifische Artikel, wovon sich je sechs auf Frauen und je sechs sich auf Männer bezogen. Auch die zunehmende Anzahl von Artikeln, die Männer und Frauen differenziert adressierten, nahm zu.[185] Diese Zahlen sind als ein erstes Indiz für die zunehmende Bedeutung von Geschlecht als Strukturkategorie in der öffentlichen Kommunikation in diesem Jahrzehnt zu werten.

Tab. 18: Auswertung *Apotheken-Umschau* 1970[186]

| geschlechterneutral adressierte Artikel | 36 | implizit männlich | 2 |
|---|---|---|---|
| | | implizit weiblich | 9 |
| | | tatsächlich neutral | 25 |
| geschlechterspezifisch adressierte Artikel | 16 | explizit männlich | 6 |
| | | explizit weiblich | 6 |
| | | differenzierend | 4 |

Quelle: eigene Berechnungen

geklärte Kind. Zur Geschichte der bundesrepublikanischen Sexualaufklärung (1950–2010). Bielefeld 2015.
185 Moses kam bei ihrer Auswertung zu dem Schluss, dass sich im Jahr 1975 kein einziger Artikel an Männer wandte. Vgl. Moses: Prävention (2012), S. 150. Dem kann hier nicht zugestimmt werden, wie bspw. die Artikel der Reihe „Magazin für IHN" oder auch die Artikel zur Krebsfrüherkennung verdeutlichen, die sich explizit sowohl an Frauen als auch an Männer richteten.
186 Im Jahr 1970 erschien die *Apotheken-Umschau* in 12 Ausgaben je 31 Seiten.

Tab. 19: Auswertung *Apotheken-Umschau* 1975[187]

| geschlechterneutral adressierte Artikel | 83 | implizit männlich | 9 |
|---|---|---|---|
| | | implizit weiblich | 14 |
| | | tatsächlich neutral | 60 |
| geschlechterspezifisch adressierte Artikel | 19 | explizit männlich | 4 |
| | | explizit weiblich | 9 |
| | | differenzierend | 6 |

Quelle: eigene Berechnungen

Auch in den 1970er Jahren stellten Artikel zu Themen wie Mode, Kosmetik und Körperpflege die häufigsten Inhalte der frauenspezifischen Ansprache dar. Der Artikel „Haut- und Körperpflege im Sommer"[188] war zunächst geschlechterneutral formuliert. doch die Empfehlungen, wie bspw. „Hübsch im Badeanzug" oder „Intimpflege" (bezog sich auf Hygiene während der Menstruation) richteten sich speziell an Frauen. Und auch die Artikel „Kuren fürs Haar"[189] und „Fußpflege ist Voraussetzung für Fußgesundheit"[190] wandten sich, insbesondere durch die Bebilderung, an Frauen. Daneben wurde im Heft neun des Jahrgangs 1970 in der *Apotheken-Umschau* erstmals die Rubrik „MAGAZIN für Sie" abgedruckt, in welcher nur frauenspezifische Artikel zu finden waren. Hier stand, wie bspw. der Artikel „Schöner durch Schlaf?"[191] verdeutlicht, wieder die Attraktivität im Mittelpunkt. Des Weiteren wurden in den 1970er Jahren vermehrt Artikel zum Thema Krebsvorsorge veröffentlicht. Der Artikel „Brustkrebs: Kalkulierbares Risiko?"[192] benannte innerhalb der Gruppe der Frauen bestimmte Risikozielgruppen, wie bspw. kinderlose Frauen, Frauen mit früh einsetzender Menarche oder auch stark übergewichtige Frauen. Die Teilnahme an den Krebsfrüherkennungsuntersuchungen empfahl man diesen Gruppen ganz besonders. Und in der Rubrik „MAGAZIN für sie" tauchte das Thema Krebsvorsorge ebenso immer wieder auf.[193]

Der Artikel „Frauen sind die besten Ärzte (ihrer Männer)" griff erstmals das unterschiedliche Gesundheitshandeln von Männern und Frauen auf. So wurde berichtet, Frauen seien gesundheitlich das starke Geschlecht, da sie

---

187 Der Jahrgang 1975 erschien in 24 Ausgaben. Die Hefte 1a, 1b hatten je 31 Seiten; die Hefte 7a und 8a je 24 Seiten. Alle anderen Ausgaben bestanden aus je 15 Seiten. Das Heft 11b wurde in die Auswertung nicht mit einbezogen, da es nicht eingesehen werden konnte.

188 O. V. Haut- und Körperpflege im Sommer. In: Apotheken-Umschau, Heft 8 (1970), S. 14–15.

189 O. V. Kuren fürs Haar. In: Apotheken-Umschau, Heft 3a (1975), S. 27–29.

190 O. V. Fußpflege ist Voraussetzung für Fußgesundheit. In: Apotheken-Umschau, Heft 4b (1975), S. 4–5.

191 O. V. Schöner durch Schlaf?. In: Apotheken-Umschau, Heft 1a (1975), S. 27.

192 O. V. Brustkrebs: Kalkulierbares Risiko? In: Apotheken-Umschau, Heft 12a (1975), S. 14.

193 Bspw. o. V. 7 Krebs-Warnzeichen. In: Apotheken-Umschau, Heft 11 (1970), S. 18–19.

eine höhere Lebenserwartung als Männer hätten.[194] Nachdem aufgezeigt wurde, dass Frauen sowohl mehr für ihre eigene, als auch für die Gesundheit ihres Mannes taten, wurde als Fazit propagiert:

> Seien Sie auf das Herz Ihres Mannes bedacht! Dieser Satz läßt zunächst an die Sorge um seine Liebe denken. Aber tatsächlich ist diese Auffassung mit der gesundheitlichen identisch. Die Frau, deren Fürsorge das Herz ihres Mannes gesund und leistungsfähig erhält, wird auch am längsten seine Liebe behalten. Sie wird dazu helfen, ihrem Mann das Gefühl der Unzulänglichkeit und verminderten Leistungsfähigkeit fernzuhalten – und das ist ein Dienst, ein Liebesdienst, den er ihr hoch anrechnen wird.[195]

Bereits der erste Satz dieses Zitates zeigt zum einen, dass der Artikel sich nicht an beide Geschlechter, sondern nur an Frauen richtete und fordert zum anderen, die Zuständigkeit für die Gesundheit der Männer weiter den Frauen zu überantworten. Im Gegenzug erhielten demnach die Frauen die Liebe ihrer Männer. Die Frau als Gesundheitsexpertin innerhalb der Familie wurde nicht in Frage gestellt. „Anstatt die Männer direkt anzusprechen, wurde wieder eher auf die Frau als Vermittlerin von gesundheitsförderndem Wissen gesetzt.“[196] Auch auf dieser Untersuchungsebene zeigt sich der Defizitdiskurs zur Männergesundheit. Denn es wird angedeutet, Männer seien selbst nicht in der Lage, sich um ihre eigene Gesundheit zu kümmern. Stattdessen werden sie geradezu matriarchalisch untergeordnet.

Obwohl im letztgenannten Artikel Frauen aufgefordert wurden, sich um die Gesundheit ihrer Männer zu kümmern, entstanden in den 1970er Jahren vermehrt Artikel, die sich gezielt an die Männer richteten. Der Herzinfarkt und andere Erkrankungen des Herzens galten als Leiden, die besonders oft Männer befielen. Der Artikel „Am Wochenende droht der Herzinfarkt!“ stilisierte im Einleitungssatz den Herzinfarkt noch geschlechterneutral als „Zivilisationskrankheit schlechthin“[197]. Danach wurde aber explizit auf die Männer abgezielt:

> Die meisten Männer sterben an Herz- und Kreislaufleiden. Die Frauen haben es besser: Ihnen diktiert die Mode, schlank zu bleiben. Die Männer dagegen – Gesichter, Bäuche und Hinterbacken sind prall, oft gar fett. Doppelkinn und Nackenwulst gehören beinahe zum Statussymbol des erfolgreichen Mannes.[198]

Diesen „Statussymbolen“ wurde spätestens mit Beginn der 1970er Jahre der Kampf angesagt: „Doppelkinn und Nackenwulst sind in Wirklichkeit mittelbare Symptome für die männermordende Arteriosklerose (Arterienverkalkung). Sie ist unweigerlich mit dem Körperfett verbunden, vor allem ihre frühen, lebensgefährlichen Formen.“[199] In aller Deutlichkeit wurde hier auf die

---

194 O.V. Frauen sind die besten Ärzte (ihrer Männer). In: Apotheken-Umschau, Heft 7b (1975), S. 2.
195 Ebd., S. 3.
196 Moses: Prävention (2012), S. 150.
197 O.V. Am Wochenende droht der Herzinfarkt! In: Apotheken-Umschau, Heft 2 (1970), S. 8.
198 Ebd.
199 Ebd.

Gefahren des Übergewichtes hingewiesen und in einem weiteren Schritt eine schlanke Figur als Ideal eines Mannes propagiert: „Es kommt nicht sosehr [sic] darauf an, die Muskeln zu stählen. Es kommt wesentlich mehr darauf an, nicht aus den Fugen zu geraten. Ein Mann sollte niemals mehr wiegen als er mit 21 Jahren wog.“[200] Spätestens ab diesem Zeitpunkt setzte sich im gesellschaftlichen Diskurs das Leitbild des schlanken Mannes durch. Bis in die 1960er Jahre galt zumindest für Männer ein dicker Bauch noch als Zeichen des Wohlstandes und des Erfolges.[201] Da aber die Zeiten der Mangelernährung nun überwunden waren und sich somit jeder satt und damit auch dick essen konnte, setzte die soziale Distinktion in umgekehrter Richtung ein. Schlankheit setzte sich auch bei Männern als Idealbild durch und wurde mit beruflichem Erfolg, Leistungsfähigkeit und Attraktivität assoziiert.[202] Gleichzeitig begann man damit, übermäßiges Gewicht aus gesundheitlichen Gründen zu brandmarken.[203]

Die gezielte Ansprache der Männer zeigt sich weiter durch die Einführung der Rubrik „MAGAZIN für ihn“, in der sich alle Artikel an Männer richteten. Beachtenswert ist die Tatsache, dass diese Rubrik erstmals bereits im Heft sieben des Jahres 1970 und damit zwei Ausgaben vor der Einführung der Rubrik „MAGAZIN für sie“ erschien. Die Themen innerhalb dieser Rubrik waren vielfältig, konzentrierten sich aber insbesondere auf das Thema Fitness. So verband bspw. der Artikel „Fitbleiben am Arbeitsplatz“[204], das männlich geprägte Thema Berufsarbeit mit gesundheitlichen Fragestellungen. Weiterhin wurden in der Rubrik auch Themen aufgegriffen, die vormals den Frauen vorbehalten waren. Der Artikel „Ein Mann kann ruhig einmal schön sein“[205] aus dem Jahr 1970 eröffnete den Männern das weite Feld von Gesundheit und Schönheit. Der Artikel, in dem Kosmetikprodukte für Männer präsentiert wurden, propagierte, dass auch Männer auf ihr Aussehen achten könnten, ohne etwas an ihrer Männlichkeit einzubüßen. Allerdings lässt der Titel des Artikels ebenso deutlich erkennen, dass die Schönheitspflege für den Mann eine Ausnahme bzw. eine „Besonderheit“ darstellen und im Gegensatz zum Schönheitsverhalten von Frauen keine Alltäglichkeit werden sollte. Der hier angesprochene Trend zur Schönheitspflege des Mannes zeigte sich auch

---

200 Ebd., S. 9.

201 Vgl. Thoms: Körperstereotype (2000), S. 286 f.

202 Vgl. Christoph Klotter: Von der Diätetik zur Diät – Zur Ideengeschichte der Adipositas. In: Henning Schmidt-Semisch, Friedrich Schorb (Hg.): Kreuzzug gegen Fette. Sozialwissenschaftliche Aspekte des gesellschaftlichen Umgangs mit Übergewicht und Adipositas. Wiesbaden 2008, S. 27.

203 Eine ähnliche Entwicklung des männlichen Leitbildes zeigte sich bereits nach dem Ersten Weltkrieg innerhalb der deutschen Studentenschaft. Vgl. Sonja Levsen: Männliche Bierbäuche oder männliche Muskeln? Studenten, Männlichkeit und Gesundheit zwischen 1900 und 1930. In: Martin Dinges (Hg.): Männlichkeit und Gesundheit im historischen Wandel ca. 1800–2000. (= Medizin, Gesellschaft und Geschichte; Beiheft 27) Stuttgart 2007, S. 186.

204 Vgl. o. V. Fitbleiben am Arbeitsplatz. In: Apotheken-Umschau, Heft 1a (1975), S. 29.

205 Vgl. o. V. Ein Mann kann ruhig einmal schön sein. In: Apotheken-Umschau, Heft 9 (1970), S. 24 f.

in der Zeitschriftenwerbung jener Jahre.[206] In den 1970er Jahren begann die Diversifizierung des Bereichs der Herrenkosmetik, der vorher weitgehend auf das Produkt des Aftershaves beschränkt war.[207]

Innerhalb der männerspezifischen Ansprache wurde das Thema Krebsvorsorge in den 1970er Jahren immer wichtiger, wobei man sich hier v. a. auf den Prostatakrebs konzentrierte, wie der Artikel „Die Angst der Männer um Fünfzig" zeigt:

> Jeder zehnte Mann im reiferen Alter hat eine Prostatageschwulst. Der Arzt kann feststellen, ob sie sich vergrößert und eventuell verhärtet hat. Diese Untersuchung ist schmerzlos und harmlos. Doch der Arzt kann hierbei außerdem etwas Wichtiges entdecken: Gerade in höherem Lebensalter steigt nämlich auch die Gefahr, an Krebs zu erkranken.[208]

Die Anzahl der Artikel, die explizit beide Geschlechter ansprachen, nahm in den 1970er Jahren zu. Nicht nur in Artikeln zur Krebsvorsorge,[209] bei denen die Differenzierung auf biologische Ursachen zurückging, sondern auch bei Artikeln der Primärprävention wurden zunehmend beide Geschlechter adressiert. So wandte sich z. B. der Artikel „Tanz mal wieder" an „bewegungsarme Großstädter beider Geschlechter"[210] und forderte diese auf, sich mehr zu bewegen. Der Artikel „Beschwingtes für den Strand", in dem Fitnessübungen für den Urlaub vorgestellt wurden, richtete sich ebenfalls an beide Geschlechter:

> Sommer, Sonne, Badeferien! Wir alle haben uns ein wenig Faulenzen verdient. Man darf jedoch nicht übertreiben, denn niemals setzen Fettpolster schneller an als an geruhsamen Urlaubstagen. Hier ein paar Beweglichkeitsübungen für den Strand. (Auch die Herren der Schöpfung dürfen mitmachen!)[211]

Auffällig ist die ausdrückliche Erwähnung der Männer. Dies verdeutlicht zum einen, dass sich ohne diese Ansprache wahrscheinlich vorrangig Frauen angesprochen gefühlt hätten und zum anderen, dass Schlankheit für Frauen immer noch bedeutender war. Dass die „Herren mitmachen dürfen" macht den Frauen gegenüber deutlich, gar keine Wahl zu haben und eigentlich mitmachen zu müssen.

---

206 Eine Untersuchung des Männerbildes in der Anzeigenwerbung des Wochenmagazins *Stern*, zeigte, dass es in den 1970er Jahren zu einer Veränderung in der Darstellung von Männern hin zu gepflegten Männern kam. Vgl. Raphaela Dreßler: Vom Patriachat zum androgynen Lustobjekt – 50 Jahre Männer im *stern*. In: Christina Holtz-Bacha (Hg.): Stereotype? Frauen und Männer in der Werbung. 2. aktual. und erweit. Aufl. Wiesbaden 2011, S. 140.

207 Vgl. Otto Penz: Schönheit als Praxis. Über klassen- und geschlechtsspezifische Körperlichkeit. (= Politik der Geschlechterverhältnisse; Bd. 42) Frankfurt a. M., New York 2010, S. 33f.

208 O. V. Die Angst der Männer um Fünfzig. In: Apotheken-Umschau, Heft 11 (1970), S. 20.

209 Vgl. o. V. 97 Prozent wissen, wie wichtig Aufklärung und Früherkennung bei Krebs sind. Aber nur 10 Prozent handeln entsprechend. In: Apotheken-Umschau, Heft 7 (1970), S. 2–5.

210 O. V. Tanz mal wieder. In: Apotheken-Umschau, Heft 10 (1970), S. 6.

211 O. V. Beschwingtes für den Strand. In: Apotheken-Umschau. Heft 7 (1970), S. 3.

## 2.3.2 Die Inhalte der Public Health-Zeitschriften Bundesgesundheitsblatt und Das öffentliche Gesundheitswesen

Im Gegensatz zur *Apotheken-Umschau* zeichnete sich in den beiden untersuchten *Public Health*-Zeitschriften keine Bedeutungszunahme des Themenkomplexes Prävention ab. Aufgrund der geringen Anzahl der Artikel können aus geschlechterspezifischer Perspektive keine allzu großen Schlussfolgerungen gezogen werden. Bei den Aufsätzen zu Prävention und Gesundheitsförderung waren nur geringfügig mehr geschlechterneutral formuliert als geschlechterspezifisch. Implizit behandelten etwas mehr Artikel frauenspezifische Themen als männerspezifische. Am auffallendsten war mit neun Artikeln die deutlich höhere Anzahl der Beiträge, die explizit über Frauen berichteten im Gegensatz zu den Artikeln, die explizit über Männer berichteten (bezieht sich auf beide Zeitschriften und beide Untersuchungsjahre).

Tab. 20: Auswertung *Bundesgesundheitsblatt* 1970

| geschlechterneutral ausgelegte Artikel | 6 | implizit männlich | 0 |
|---|---|---|---|
| | | implizit weiblich | 1 |
| | | tatsächlich neutral | 5 |
| geschlechterspezifisch ausgelegte Artikel | 4 | explizit männlich | 0 |
| | | explizit weiblich | 4 |
| | | differenzierend | 0 |

Quelle: eigene Berechnungen

Tab. 21: Auswertung *Bundesgesundheitsblatt* 1975

| geschlechterneutral ausgelegte Artikel | 1 | implizit männlich | 0 |
|---|---|---|---|
| | | implizit weiblich | 0 |
| | | tatsächlich neutral | 1 |
| geschlechterspezifisch ausgelegte Artikel | 1 | explizit männlich | 0 |
| | | explizit weiblich | 1 |
| | | differenzierend | 0 |

Quelle: eigene Berechnungen

Tab. 22: Auswertung *Das öffentliche Gesundheitswesen* 1970

| geschlechterneutral ausgelegte Artikel | 3 | implizit männlich | 0 |
|---|---|---|---|
| | | implizit weiblich | 1 |
| | | tatsächlich neutral | 2 |
| geschlechterspezifisch ausgelegte Artikel | 3 | explizit männlich | 0 |
| | | explizit weiblich | 3 |
| | | differenzierend | 0 |

Quelle: eigene Berechnungen

Tab. 23: Auswertung *Das öffentliche Gesundheitswesen* 1975

| geschlechterneutral ausgelegte Artikel | 3 | implizit männlich | 0 |
|---|---|---|---|
| | | implizit weiblich | 2 |
| | | tatsächlich neutral | 1 |
| geschlechterspezifisch ausgelegte Artikel | 2 | explizit männlich | 0 |
| | | explizit weiblich | 1 |
| | | differenzierend | 1 |

Quelle: eigene Berechnungen

Die frauenspezifischen Artikel konzentrierten sich auf kein bestimmtes Thema, jedoch standen viele Inhalte mit der weiblichen Reproduktion in Verbindung. So wurde weiblichen Jugendlichen empfohlen, auch während der Menstruation am Schulsport teilzunehmen, da Gymnastik in „vielen Fällen sogar Menstruationsbeschwerden lindern"[212] könne. Des Weiteren sollte dies zur Abhärtung dienen:

> An unsere Mädchen werden im späteren Leben als Hausfrau und Berufstätige körperliche und psychische Anforderungen gestellt, die auf die Vorgänge der Menstruation keine Rücksicht nehmen können. Wir würden unsere Mädchen schlecht auf ihre späteren Lebensaufgaben vorbereiten, wenn wir nicht schon während der Schulzeit ärztlich zumutbare Belastungen während der Menstruation verlangten.[213]

Die Beratung von Frauen zur Familienplanung wurde als eine präventive Aufgabe des Frauenarztes postuliert, da dies der „Verhütung körperlicher und seelischer Gesundheitsschäden"[214] diene.

Daneben wurden auch Artikel veröffentlicht, die die Frau in ihrer Funktion als Mutter in den Mittelpunkt stellten. Über das Impfverhalten von Müttern wurde berichtet, dass „die Mutter den dominierenden Einfluß auf die Teilnahme bzw. Nichtteilnahme an der Impfung innerhalb der Familie, ungeachtet der sozialen Schichtzugehörigkeit der Familie, ausübt."[215] Daher wurde der Schluss gezogen, Informationen zu Impfungen v. a. an die Mütter adressieren zu müssen, da dies den größten Erfolg für die Impfung des Kindes verspräche.[216]

Ein weiterer frauenspezifischer Artikel thematisierte den zunehmenden Zigarettenkonsum von Frauen und griff damit relativ früh ein Thema auf, welches in der frauenspezifischen Gesundheitsaufklärung erst später ankam. Auch

---

212 O.V.: Empfehlungen für die Teilnahme an den schulischen Leibesübungen während der Menstruation. In: Das öffentliche Gesundheitswesen 32 H. 3 (1970), S. 151.

213 Ebd., S. 152.

214 R. Elert: Familienplanung aus der Sicht des Frauenarztes. In: Das öffentliche Gesundheitswesen 32 H. 1 (1970), S. 25. (Die Vornamen der Autoren in den Public Health-Zeitschriften werden nur abgekürzt. In den Fällen, in denen der Vorname nicht recherchiert werden konnte, werden hier nur die Abkürzungen angegeben.)

215 R. Schicke: Poliomyelitis-Vorsorge als Beispiel eines sozio-ökonomischen Betrachtungsmodells. In: Das öffentliche Gesundheitswesen 37 H. 5 (1975), S. 263.

216 Vgl. ebd., S. 263.

wenn die Zahlen von Mortalität und Morbidität an Lungenkrebs noch deutlich geschlechterspezifische Unterschiede zu Ungunsten der Männer aufwiesen, wurde doch eine wachsende Zahl von weiblichen Rauchern festgestellt:

> Vor allem dürfte die wachsende Verbreitung des Rauchens unter den Frauen, die in den meisten Ländern erst in den letzten Jahren deutlich geworden ist, zu einer kontinuierlichen Steigerung des Zigarettenverbrauchs führen, und zwar selbst dann, wenn eine nennenswerte Zahl männlicher Raucher ihre Gewohnheit aufgibt.[217]

Daneben führte man die besondere Verantwortung von schwangeren Frauen gegenüber dem ungeborenen Kind an:

> Nach Erhebungen an mehr als 8000 Schwangerschaften ist jedoch die Gefährdung des Fetus durch Tabakkonsum der Mutter ernst zu nehmen, denn bei rauchenden Müttern ist die Wahrscheinlichkeit, daß die Schwangerschaft durch Abort oder Totgeburt beendet wird oder das Kind kurz nach der Geburt stirbt, zweimal so groß wie bei Kindern von Nichtraucherinnen. Auch die Gefährdung des Kindes durch eine präeklamptische Toxikose war bei Raucherinnen größer. Aus einer dieser Erhebungen wurde der Schluß gezogen, daß eine von 5 toten Früchten hätte gerettet werden können, wenn die Mutter nicht geraucht hätte."[218]

Der Verzicht auf das Rauchen könnte also den Tod des ungeborenen Kindes verhindern.

Der einzige Artikel, der explizit beide Geschlechter berücksichtigte, setzte sich mit den Krebsvorsorgeprogrammen auseinander. Zunächst wurde grundsätzlich die Art der Krebsvorsorge kritisiert:

> In beiden Gruppen dürfte vielen garnicht oder nicht genügend bewußt sein, daß wir mit der jetzigen Ausdehnung der Vorsorgeuntersuchung (insbesondere beim Mann) nur die Chance haben, die Spitze eines Eisberges zu erkennen. Nicht Krebse der Vorsteherdrüse und des Mastdarmes, sondern Bronchial- und Magenkarzinome sind die häufigsten bösartigen Geschwülste beim Mann; bei Frauen sind Krebse des Magens fast ebenso häufig wie solche der Brustdrüse.[219]

Neben der unzureichenden Reichweite der Früherkennung wurde kritisiert, dass mit der Art und Weise der Durchführung der Darmkrebsvorsorge beim Mann (Abtasten des Mastdarmes) keine Frühstadien von Krebs wie bspw. durch die Kolposkopie am weiblichen Muttermund festgestellt werden könnten. Neben diesen medizinischen Einwänden kritisierten die Verfasser zudem die Organisation der Krebsvorsorge und forderten aufgrund der geringen Beteiligungszahlen der Bevölkerung Änderungen:

> Eine wesentlich höhere Beteiligung der Anspruchsberechtigten dürfte sich jedoch erzielen lassen, wenn man: 1. Generell spezielle Vorsorgesprechstunden einführt. 2. Die Anspruchsberechtigten individuell auffordert, zur Untersuchung an bestimmtem Tag und zu bestimmter Stunde zu erscheinen, wobei gleichzeitig ein oder zwei Alternativtermine anzubieten wären und einer der Termine durch Rückantwortkarte zu bestätigen wäre.

---

217 O. V.: Die WHO zum Thema „Rauchen und Gesundheit". In: Bundesgesundheitsblatt 23 (1970), S. 315.
218 Ebd.
219 F. W. Gierhake; K. Zimmermann: Probleme der Krebsvorsorge im Speziellen, sowie im Rahmen allgemeiner Vorsorgemedizin. In: Das öffentliche Gesundheitswesen 37 H. 4 (1975), S. 193.

> Bei einem solchen Vorgehen würde höchstwahrscheinlich ein erheblicher Teil der Anspruchsberechtigten zur Teilnahme an den Vorsorgeuntersuchungen bewegt, auch, wenn diese bisher die verschiedenartigsten Motive zur Begründung ihres Fernbleibens nannten […]; denn die zeitlich präzisierte individuelle Aufforderung bewirkt eine wesentlich stärkere Motivation als die Übersendung eines Berechtigungsscheines am Jahresbeginn.[220]

Diese Form der Organisation der Früherkennung hätte mehr Aufwand und damit höhere Kosten bedeutet. Auch wenn die Beteiligungsraten dadurch hätten erhöht werden können, waren die Untersuchungen immer noch freiwillig.

## 2.4 Aneignung auf Individualebene

Quantitative Analyse

Mit 42 liegen nur vergleichsweise wenige Eingaben von Bundesbürgern aus den 1970er Jahren vor. 28 Eingaben wurden von Männern abgefasst, zwölf von Frauen und bei zwei Eingaben ist das Geschlecht des Verfassers unbekannt. Ernährung, Bewegung/Sport und Schwangerschaft/Verhütung sind die Themengebiete, zu denen aus den 1970er Jahren die meisten Eingaben vorliegen. In den 1960er Jahren waren dies noch Impfen, Rauchen und Drogenkonsum. Ob dies allerdings auf Konjunkturen bestimmter Themen oder aber auf die Überlieferungssituation der Eingaben zurückgeführt werden muss, kann nicht geklärt werden. Bei allen Themenbereichen traten die Männer häufiger als Absender auf. Dies verwundert v. a. bei den Themen Schwangerschaft und Verhütung, da Reproduktion als klassisches „Frauenthema" gilt.

Tab. 24: Eingaben aus den 1970er Jahren nach Thema und Geschlecht des Autors

| Thema | männlich | weiblich | unbekannt |
|---|---|---|---|
| Aids | 0 | 0 | 0 |
| Alkohol | 0 | 0 | 0 |
| Anderes | 9 | 1 | 1 |
| Bewegung | 5 | 3 | 0 |
| Drogen | 1 | 0 | 0 |
| Ernährung | 4 | 1 | 1 |
| Rauchen | 0 | 0 | 0 |
| Impfen | 0 | 0 | 0 |
| Krebs | 0 | 0 | 0 |
| Schwangerschaft/Verhütung | 9 | 7 | 0 |
| gesamt | 28 | 12 | 2 |

Quelle: eigene Berechnungen

220 Ebd., S. 196.

*2.4.1 Eingaben zum Bereich „Bewegung und Sport"*

Ein für die Prävention und Gesundheitsförderung wichtiges Themenfeld stellt Bewegung und Sport dar. Die große Bedeutung dieses Gebiets auf der Angebotsseite spiegelt sich allerdings nicht in der Anzahl der Eingaben wider. Es liegen dazu lediglich neun Eingaben im gesamten Quellenkorpus, davon acht aus den 1970er Jahren, vor. Jedoch kann daraus nicht darauf geschlossen werden, dass Sport als präventive Praktik für die Bevölkerung wenig Bedeutung hatte. Vielmehr sind die Gründe für die niedrige Anzahl von Eingaben darauf zurückzuführen, dass nur ein Bruchteil der Eingaben aufgehoben und damit später archiviert wurde.

Schaut man sich die Schreibanlässe in diesem Themenfeld an, fällt Sport und Bewegung als eines der wenigen Felder auf, in denen nicht die *Bitte um Informationen* den häufigsten Schreibanlass darstellt, sondern mit 62,5 Prozent der *Wunsch nach Hilfe in einem persönlichen Fall*. Dieses Resultat kommt vorrangig durch vier Eingaben von Männern zustande, die dieser Schreibanlasskategorie zugeordnet worden sind.

Inhaltlich war ein Thema sowohl in den Eingaben der Frauen als auch der Männer virulent, wodurch auf dessen Präsenz in den Medien und der Öffentlichkeit geschlossen werden kann: die Transzendentale Meditation (TM), die in einer von dem Inder Maharishi Mahesh Yogi gegründeten Organisation gelehrt und praktiziert wurde und sich im Westen v. a. durch die Hinwendung von Pop-Größen wie den Beatles in den 1970er Jahren großer Beliebtheit erfreute. Seit Ende der 1970er Jahre geriet die Organisation in den Verdacht, eine Sekte zu sein. Ein Verfasser wollte sich wohl dagegen absichern und fragte im Gesundheitsministerium an, welches die für die Gesundheit richtige Form der Entspannungstechnik wäre; Transzendentale Meditation oder Autogenes Training.[221] Herr E. O., ein zweiter Absender, berichtete über seine Frau und die für ihn negativen Auswirkungen der Transzendentalen Meditation:

> Ich wende mich deswegen an Sie, weil die Meditation bei meiner Ehefrau zur totalen Persönlichkeitsveränderung geführt hat. Herr Pfarrer Haack ist über Einzelheiten meiner Misere bestens informiert. Auch über einen Parallelfall, wo eine Mutter von 3 Kindern den Freitod gesucht hat. Der Witwer, ein hoher Regierungsbeamter, ist mir persönlich bekannt.
>
> Meine Ehefrau ist seit über 2 Jahren nach meiner persönlichen Auffassung seelisch krank. Durch ihr verändertes Verhalten ihrem Kind und mir gegenüber hat die Meditation/Meditationslehrer meiner Familie ungeheuren Schaden zugefügt.[222]

In diesem Fall ging es zwar um eine präventive Maßnahme, doch das Anliegen des Verfassers war es vielmehr, seine Frau vor der Gefährlichkeit dieser Organisation zu schützen. Dem entgegen steht die Eingabe von Frau G. Z.,

221 Schreiben von Herrn W. R. vom 15.02.1977. In: BArch B 189/35199: Yoga und transzendentale Meditation (1975–1978).
222 Schreiben von Herrn E. O. vom 25.09.1975. In: BArch B 189/35199: Yoga und transzendentale Meditation (1975–1978).

die ausführlich erklärte, aus welchen Gründen sie die Transzendentale Meditation praktizierte und wie sich diese positiv auf sie auswirkte.[223] Zunächst wies sie allgemein direkt auf die hohe Bedeutung für Prävention im Gesundheitssystem hin:

> Das Ansteigen der Kostenflut für Krankenhäuser usw. ist eine ernste Sorge für Ihr Ministerium, wobei man nicht mit der Methode „das Pferd vom Schwanz aus aufzusäumen" weiter verfahren kann. Daß Sie das klar erkannt haben, zeigt Ihr Einsatz, sehr verehrte Frau Bundesminister, für „Vorsorge-Untersuchungen, um Erkrankungen im Frühstadium zu erkennen. Sollte man nicht noch einen Schritt weiter bis zur Wurzel aller Erkrankungen, besonders der psychosomatischen?[224]

Ihre Hinweise auf die Wirkung der Transzendentalen Meditation zeigen ebenfalls die hohe Bedeutung von Gesundheit in ihrem Lebensentwurf. Besonders wichtig erschien Frau G. Z. die psychische Gesundheit. Gesundheit bedeutete für sie demnach vorrangig seelisches Wohlbefinden. Auch keinen Bedarf an Ärzten und Medikamenten zu haben, wurde von ihr als Zeichen für eine positive Gesundheit angeführt:

> Ich selbst fühlte mich im Alter von 48 Jahren als ein gesundheitliches Wrack, deprimiert, lustlos, verkrampft und daher geht mir dieser Artikel so nahe. Al religiöser Mensch hätte ich nie selbst Hand an mich gelegt, doch wäre mir der Tod damals willkommen gewesen. Als letzten Strohhalm in meiner Not hörte ich auf den Rat einer Bekannten und begann mit TM (Transzendentaler Meditation) nach Maharishi Mahesh Yogi. Obwohl ich mit äußerster Skepsis begonnen hatte, spürte ich schon nach wenigen Tagen ein Lösen meiner inneren Verkrampfungen und ein auffallendes Ansteigen von Energie und Leistungsvermögen. Heute, nach noch nicht ganz 4 Jahren Meditationspraxis bin ich ein Mensch voll übersprudelnder Lebensenergie und Freude, ausgeglichen, frei von jeglichen Beschwerden, brauche weder Arzt noch Medikamente.[225]

Die Schilderung des Körpergefühls nimmt in ihrer Darstellung der Wirkung der Transzendentalen Meditation einen zentralen Platz ein. Ob diese Körpersensibilität hier auf die Praktiken der Transzendentalen Meditation oder aber auf andere Faktoren zurückzuführen ist, kann an diesem Einzelfall nicht geklärt werden.

Neben der transzendentalen Meditation ist Bewegung im Zusammenhang mit zwei BZgA-Kampagnen der 1970er Jahre ein zweites Feld, welches in mehreren Eingaben inhaltlich angeführt wurde. Innerhalb der Kampagne „Mehr Spaß in der Freizeit" rief man Privatpersonen dazu auf, der BZgA über verschiedenste Formen ihrer Freizeitgestaltung zu berichten. Zwei ältere Männer meldeten sich darauf und schrieben von ihren Freizeitaktivitäten. Wenn man das Alter neben dem Geschlecht als zweite Strukturkategorie miteinbezieht, fällt in beiden Eingaben auf, dass es für das Wohlbefinden von älteren Männern besonders wichtig erschien, nach dem Ausscheiden aus dem Berufs-

---

223 Die kontrastive Gegenüberstellung von der negativen männlichen und der positiven weiblichen Einstellung zur Transzendentalen Meditation darf an dieser Stelle keineswegs generalisiert werden.

224 Schreiben von Frau G. Z. (ohne Datum – ca. 1975). In: BArch, B189/35199: Yoga und transzendentale Meditation (1975–1978).

225 Ebd.

leben eine sinnvolle Beschäftigung zu finden, der sie sich widmen können. Selbstverständlich schließt das nicht aus, dass dies auch für Frauen wichtig war, allerdings waren im Untersuchungszeitraum noch weit weniger Frauen (ganztags) berufstätig und auch wenn sie es waren, war ihre Erwerbsbiographie viel stärker von Phasen der Erwerbslosigkeit geprägt als die von Männern. Das Ausscheiden aus dem Berufsleben stellte für Männer einen wichtigen Einschnitt in der Selbstkonstruktion ihres Lebens dar. Herr W. E. berichtete über sein Hobby der künstlerischen Modellierung von Skulpturen:

> Praktisch bin ich schon 10 Jahre dabei und modelliere mit Begeisterung. Erst in Ton, jetzt in Zement. Mein ganzer grosser fränkischer Garten sitzt schon voll mit Figuren (siehe Fotos), sämtliche in Lebensgrösse und sind in Zement verfertigt, also schwieriger zu basteln als in Gips, denn nach 3 Stunden ist alles Verändern unmöglich. Also muss es schnellstens hinhausen. Wenn nicht, viel ist nicht verloren; ein halber Sack Zement, ein wenig Draht und viele Stunden mühevoller Freizeit. Aber darum geht es ja, sie schöngeistig zu gestalten. Probieren Sie einmal, es macht so viel Freude und so viel Spass.[226]

Auch wenn aus dem Text an sich die gesundheitsförderliche Wirkung insbesondere auf die Körperaktivität bezogen nicht auf den ersten Blick ersichtlich wird, so ist sie im Kontext doch angelegt, da man davon ausgehen kann, in der Modellierung von lebensgroßen Figuren aus Zement durchaus eine körperliche Herausforderung vorzufinden. Im Gegensatz zu sportlichen Aktivitäten war hier die körperliche Arbeit jedoch lediglich Mittel zum Zweck und kein Selbstzweck. Sein Abschiedsgruß „Ein Hobby hält fit!"[227] verdeutlicht dies noch einmal.

Über die häufigere Form der körperlichen Bewegung – den Sport – berichtete Herr W. D. aus Kaiserslautern:

> Wie auf dem Lande z=u gehen und zu laufen, nämlich leichtfüßig, ob langsam oder schneller, sollte der Mensch bestrebt sein, dies auch in horizontaler Lage im Wasser zu können. Es gibt ja die verschiedensten Fortbewegungsarten im Schwimmen; es sind acht, ohne sie jetzt aufzählen zu wollen. Eine davon sollte der schwimmende Mensch möglichst perfekt beherrschen. So hatte ich den Ehrgeiz, nachdem ich mich als Student im Brust- und Seitenschwimmen an Wettkämpfen beteiligte, die übrigen 6 Schwimmarten – möglichst stilvoll! – zu erlernen, und ich habe es bis zu meinem 70. Lebensjahr geschafft.[228]

Er betrachtete Schwimmen nicht – zumindest nicht mehr im Alter – als Wettkampfsport, sondern als „gesündeste Leibesübung"[229] und hob dabei sein fortgeschrittenes Alter von über 70 Jahren hervor. Damit näherte er sich dem Leitbild des „präventiven Selbst", zumindest auf den Sport bezogen, stark an.

Eine weitere, von einem Mann verfasste, Eingabe zur BZgA-Kampagne „Ernährung und Bewegung" beschäftigte sich ebenfalls mit dem Sport als Breitensport. Herr L. N. arbeitete als Sportjournalist und rief in dieser Position eine Art Lauftreff ins Leben:

---

226 Schreiben von Herrn W. E. vom 30.03.1971. In: BArch B 310/241: Kampagne „Mehr Spaß in der Freizeit", Bd. 1 (1971).

227 Ebd.

228 Schreiben von Herrn W. D. vom 30.03.1971. In: BArch B 310/241: Kampagne „Mehr Spaß in der Freizeit", Bd. 1 (1971).

229 Ebd.

> Die Teilnehmer an den WOCHE-Lauftreffs brauchen keinen Pfennig für den Service zu bezahlen und gehen auch keine Verpflichtung ein. Aber alle Regensburger wissen, zweimal in der Woche – Montag und Donnerstag – jeweils 18.30 Uhr bis 19.30 Uhr finden im Regensburger Stadtpark die WOCHE-Lauftreffs statt.
>
> So kamen im ersten Monat mehr als 500 Läuferinnen und Läufer – im Alter zwischen fünf und siebzig – die von insgesamt zehn Lauftreff-Trainern betreut werden.
>
> Nachdem die Bundeszentrale für gesundheitliche Aufklärung, die Ihrem Ministerium untersteht, die Aktion „Ernährung und Bewegung" plant, könnte eine Weiterverbreitung in anderen Sport-Redaktionen ähnliche Breitensport-Aktionen auslösen. Dann wäre auch der Zweck meines Schreibens erfüllt.[230]

Anlass des Schreibens war es demnach, die Idee der Lauftreffs als Breitensportbewegung mit Hilfe der BZgA weiter zu verbreiten. Ob diesem Anlass entsprechend die Erfolge der Lauftreffs (über 500 Läufer im ersten Monat) übertrieben waren, erscheint zwar als möglich, zeigt aber trotzdem, dass der Breitensport in den 1970er Jahren an Bedeutung gewann. Insbesondere der Dauerlauf erfreute sich großer Beliebtheit in der Bevölkerung.[231] Jogging entwickelte sich seit 1967 zu einer Massenbewegung und war bereits in den 1970er Jahren die am häufigsten ausgeübte sportliche Betätigung.[232] Dies zeigte sich bereits in den Broschüren der BZgA. Das Sporttreiben wurde insbesondere aus präventiver Perspektive immer wichtiger. Der ‚Jogger' wurde gewissermaßen zu einer sportlichen Ausprägung des „präventiven Selbst". Joggen „führte zu einer äußerlich durch Experten und Produzenten unterstützten Internalisierung mit dem Ziel, gesundheitlich und psychologisch für sich selbst immer wieder sorgen zu müssen."[233]

Obwohl Sport sich als Untersuchungsthema für geschlechterspezifische Fragestellungen durchaus eignet, konnten geschlechterspezifische Unterschiede im Umgang mit Sport und Bewegung innerhalb der untersuchten Eingaben kaum festgestellt werden. Jedoch ist dies wohl in erster Linie auf die geringe Anzahl der Eingaben im Quellenkorpus zurückzuführen. Lediglich die hohe Bedeutung einer sinnvollen Beschäftigung nach dem Ausscheiden aus dem Beruf für das Wohlbefinden der Männer konnte gezeigt werden.

---

230 Schreiben von Herrn L. N. vom 10.06.1974. In: BArch B 310/45: Kampagne „Ernährung und Bewegung", Bd. 3 (1973–1974).

231 So richtete man bspw. in der BASF am Standort Ludwigshafen Ende der 1970er Jahre einen Lauftreff für Mitarbeiter ein. Vgl. Sylvelyn Hähner-Rombach: Von der Milchausgabe zum Darmscreening. Angebote und Praktiken werksärztlicher Prävention nach dem Zweiten Weltkrieg am Beispiel der BASF Ludwigshafen. In: Dies. (Hg.): Geschichte der Prävention. Akteure, Praktiken, Instrumente. (= Medizin, Gesellschaft und Geschichte; Beiheft 54) Stuttgart 2015, S. 55.

232 Vgl. Tobias Dietrich: Laufen als Heilssuche? Körperliche Selbstfindung von den 1970er bis zu den 1990er Jahren in transatlantischer Perspektive. In: Jens Elberfeld, Pascal Eitler (Hg.): Zeitgeschichte des Selbst. Therapeutisierung – Politisierung – Emotionalisierung. Bielefeld 2015, S. 149.

233 Tobias Dietrich: Laufen nach dem Boom. Eine dreifache Konsumgeschichte? In: Anselm Doering-Manteuffel, Lutz Raphael, Thomas Schlemmer (Hg.): Vorgeschichte der Gegenwart. Dimensionen des Strukturbruchs nach dem Boom. Göttingen 2016, S. 368.

*2.4.2 Eingaben zum Bereich „Ernährung"*

Zum Thema Ernährung liegen im Quellenkorpus zu den 1970er Jahren vier Eingaben von Männern und lediglich eine Eingabe von Frauen vor (bei einer Eingabe ist das Geschlecht des Verfassers unbekannt).

In einer Eingabe aus dem Jahr 1974 beschwerte sich Herr P.H. über die fehlende Kennzeichnung von Inhaltsstoffen auf Lebensmittelverpackungen, wie dies seiner Schilderung nach bspw. in Skandinavien gehandhabt wurde:

> Z.B. steht auf einer Joghurt-Dose „69 Kalorien, 130 mg Kalzium, 25 mg Phosphor, A-B1-B2-C- und D-Vitamine. Zusammensetzung: Fett 39% (3,0 g) – Protein 38% (6,5 g) Kohlenhydrate 23% (4,0 g) – bezogen auf 100 g. Oder auf einer Dose Seelachssalat „450 Kalorien, Fett 76% (38 g), Protein 7% (8 g), Kohlenhydrate 17% (19 g), dazu eine genaue Liste aller Bestandteile und eine Empfehlung der täglichen Kalorienverteilung.[234]

Interessanterweise ging es Herrn P.H. jedoch nicht, wie vielen Absendern von Eingaben zum Thema Ernährung in den 1980er Jahren um eine Kritik an einer möglichen Verschleierungspraxis der Lebensmittelhersteller, sondern vielmehr um die bessere Gestaltungsmöglichkeit der Ernährung:

> Wir möchten fragen, warum man bei uns in der Bundesrepublik diesen sicher bekannten Beispiel nicht folgt und empfehlen, das zu tun. Sicher kann man die Zusammensetzung seiner Mahlzeiten besser steuern, wenn man über die Zusammensetzung der einzelnen Speisen informiert ist.[235]

Mithilfe der Kalorienangaben und der Aufschlüsselung von Fetten, Kohlenhydraten und Eiweiß könnte demnach ein Mensch auf seine Ernährung im Sinne von Grundsätzen der Prävention und Gesundheitsförderung viel besser Einfluss nehmen. Das aktive Einsetzen für Verbesserungsmöglichkeiten hätte zur Folge gehabt, sich individuell „besser" ernähren zu können. Herr P.H. wollte die Zuständigkeit und damit die Verantwortung für die Ernährung selbst übernehmen. Dieses Detailinteresse eines Mannes an Fragen der richtigen Ernährung verdeutlicht, dass es auch in den 1970er Jahren Männer gab, die sich in präventiver Absicht mit ihrer Ernährung beschäftigten und dies in Form von Eingaben kundtaten.

Auch in den anderen Eingaben der Männer geht es letztendlich um die Zusammensetzung von Lebensmitteln. Insbesondere die Verwendung von Farbstoffen wurde hierbei als gesundheitsschädlich, sogar als krebserregend kritisiert und die Bundesbehörden wurden aufgefordert, im Sinne der Gesundheit der Allgemeinheit etwas dagegen zu unternehmen: „So wird schon unseren jüngsten Erdenbürgern Krebserreger noch und noch gefüttert. Verstehen Sie mich bitte, wenn ich so sehr darum bitte alles daranzugeben, daß die Verwendung von Farbstoff verboten wird."[236] Im Gegensatz zu Herrn P.H.

---

234  Schreiben von Herrn P.H. vom 06.08.1974. In: BArch B 310/45: Kampagne „Ernährung und Bewegung", Bd. 3 (1973–1974).

235  Ebd.

236  Schreiben von Herrn B.S. vom 08.07.1986. In: BArch B 189/29780: Lebensmittelfarbstoffe – Anfragen aus der Bevölkerung über gesundheitliche Bedenken, Bd. 1–3 (1974–1986).

sahen diese Männer die Verantwortung des Staates darin, die Ungefährlichkeit von Lebensmitteln zu garantieren bzw. den Verkauf gefährlicher Lebensmittel zu unterbinden. Diese Eingaben, spiegeln den in den 1970er Jahren beginnenden Trend zu einer neuen Achtsamkeit in Ernährungsfragen wider: „Als gesundheitsgefährdend wurden insbesondere massenhaft hergestellte und konservierte Nahrungsmittel sowie Fertiggerichte wahrgenommen, die vor allem im links-alternativen Milieu auch als Ausdruck kapitalistischer Entfremdung betrachtet wurden."[237] In den Eingaben zur Ernährung aus den 1980er Jahren wird die Verfestigung dieser Entwicklung deutlich.

Auch Frau H. P. interessierte sich für Fragen der Ernährung. Doch entgegen der Eingabe von Herrn P. H. hielt sie die Ausrichtung der Ernährung nach der Kalorienmenge für falsch und kritisierte die von der BZgA in ihren Broschüren verbreiteten Kalorientabellen: „Die Ahnungslosigkeit mit der in den Broschüren Unwissen verbreitet wird, ist erschütternd. Das Kaloriendenken gehört in Uromas Mottenkiste. Die Ernährungsvorschläge in der Kalorientabelle sind alle ungesund"[238] Des Weiteren propagierte sie die Lektüre alternativer Ernährungsratgeber. Auch wenn sie die wissenschaftlichen Ansichten für falsch hielt, setzte sie sich dennoch, vielleicht aber auch gerade deshalb, mit dem Thema Ernährung auseinander.

### 2.4.3 Eingaben zum Bereich „Schwangerschaft und Verhütung"

Unter der Oberkategorie Schwangerschaft und Verhütung wurden zwei Themenfelder sublimiert, die beide zum Bereich der Reproduktion gehören. Sie hängen nur entfernt mit dem Thema Prävention und Gesundheitsförderung zusammen. Das ist aber doch der Fall, wenn der Schwangerschaftsabbruch von den Eingebenden als einzige Möglichkeit gesehen wurde, den eigenen Körper keiner gesundheitlichen Gefahr auszusetzen.

Schwangerschaft und Verhütung sind beides klassische „Frauenthemen", sodass hier wieder die relativ hohe Beteiligung der Männer auffallend ist: Insgesamt liegen von Männern genauso viele Eingaben wie von Frauen vor. Thematisch ist dies kaum zu erklären. Am wahrscheinlichsten kann diese Tatsache wohl wieder auf die Eigenschaften von schriftlichen Eingaben zurückgeführt werden, die wohl eher von Männern gefertigt wurden. Dies kann auch durch das zeitliche Abfassen der Eingaben gestützt werden. Zum Themenfeld Schwangerschaft und Verhütung liegen lediglich Eingaben aus den 1960er und 1970er Jahren, also aus der ersten Hälfte des Untersuchungszeitraumes, vor.

---

237 Maren Möhring: Ethnic food, fast food, health food. Veränderung der Ernährung und Esskultur im letzten Drittel des 20. Jahrhunderts. In: Anselm Doering-Manteuffel, Lutz Raphael, Thomas Schlemmer (Hg.): Vorgeschichte der Gegenwart. Dimensionen des Strukturbruchs nach dem Boom. Göttingen 2016, S. 320.
238 Schreiben von Frau H. P. vom 29.07.1974. In: BArch, B 310/45: Kampagne „Ernährung und Bewegung", Bd. 3 (1973–1974).

Wenn man sich die Absender zu beiden Themen getrennt anschaut, zeigen sich hier kleinere Unterschiede. Zum Themenbereich Verhütung liegen vier Eingaben von Männern und lediglich eine von Frauen vor; beim Themenbereich Schwangerschaft sind es hingegen fünf Eingaben von Männern und sechs von Frauen. Dies kann dadurch erklärt werden, dass Verhütung, auch wenn es eher ein Thema von Frauen ist, sowohl Männer als auch Frauen betreffen kann, während Schwangerschaft direkt nur den weiblichen Körper betrifft.

Die hohe Zahl der persönlichen Bitten ist v. a. durch Bitten um Schwangerschaftsabbrüche und freiwillige Unfruchtbarmachungen zu erklären. Die Bitten um Schwangerschaftsabbrüche stammen alle aus den Jahren 1971 und 1972. Auch wenn in den Eingaben kein direkter Bezug zu den Bemühungen der Frauenbewegung zur Durchsetzung einer Straflosigkeit von Abtreibungen hergestellt wurde, so sind diese bei der Analyse doch im Hintergrund zu beachten.[239] Seit Beginn der 1970er Jahre wurde in der BRD die Neufassung des Paragraphen 218 StGB diskutiert, der die Abtreibung unter Strafe stellte. Dieser Straftatbestand galt bereits seit 1872.[240] Seit 1926 wurde eine Abtreibung zumindest aus medizinischen Gründen durch das Gesetz zugelassen. Um aufgrund einer medizinischen Indikation eine Abtreibung durchführen zu lassen, mussten sich die Schwangeren einer Untersuchung durch einen Amtsarzt unterziehen, bei dem letztendlich die Entscheidungsbefugnis über die Abreibung lag. Diese Deutungshoheit über den weiblichen Körper durch einen Mann empfanden viele Frauen als ungerecht und wollten sie nicht länger hinnehmen. In diesem Zusammenhang entstand die medienwirksame Kampagne „Wir haben abgetrieben!", in der 374 deutsche Frauen öffentlich in der Zeitschrift *Stern* erklärten, sie hätten gegen den Paragraphen 218 StGB verstoßen. Seitdem wurde bis 1976 öffentlich über die Strafverfolgung von Abtreibenden und eine Neuregelung diskutiert. Im Jahr 1976 trat dann eine modifizierte Version des 1975 eingeführten Paragraphen 218a StGB in Kraft, der Straffreiheit für eine Abreibung aus medizinischen, kriminologischen (Schwangerschaft nach einer Vergewaltigung) oder sozialen Gründen legitimierte. Der Schwangerschaftsabbruch musste allerdings bis zur zwölften Schwangerschaftswoche durchgeführt werden.[241] Der Einsatz der Frauen führte also zu einer Veränderung und ist daher als Erfolg zu werten. Da der

239 Zu den Diskursen zur Abtreibung in Deutschland nach 1945: Daphne Hahn: Diskurse zum Schwangerschaftsabbruch nach 1945. Wie gesellschaftlich relevante (Be-)Deutungen entstehen und sich verändern. In: Ulrike Busch, Daphne Hahn (Hg.): Abtreibung. Diskurse und Tendenzen. Bielefeld 2015, S. 41–59.

240 Noch im Jahr 1970 wurden ca. 700 Personen aufgrund von Abtreibungsdelikten verurteilt. Vgl. Frauenakademie München e. V.: Archiv (2011), S. 10.

241 Genauer dazu: Frauenakademie München e. V.: Archiv (2011), S 11. Und: Michael Gante: Das 20. Jahrhundert (II). Rechtspolitik und Rechtswirklichkeit 1927–1976. In: Robert Jütte (Hg.): Geschichte der Abtreibung. Von der Antike bis zur Gegenwart. München 1993, S. 169–207.

gefundene Kompromiss flexibel ausgelegt werden konnte, verlor der Streit um den Paragraphen 218 in den darauffolgenden Jahren an Brisanz.[242]

In der Zeit, in der die hier analysierten Eingaben entstanden, galt allerdings lediglich die medizinische Indikation als einzige Möglichkeit, eine Abtreibung straffrei durchführen zu lassen. Frau R. D. und Frau ?. L. hatten bereits vor dem Verfassen ihrer Eingabe den Amtsarzt aufgesucht.[243] Ihre Anträge auf Schwangerschaftsunterbrechung lehnte man beide ab. Daher wandten sie sich an die höchste Instanz – die Bundesgesundheitsministerin Käthe Strobel – in der Hoffnung, diese könnte die Amtsärzte überstimmen. Auch die anderen Absenderinnen schrieben ihre Eingaben direkt an die Ministerin. Sie hatten die Hoffnung, durch einen positiven Entscheid von höchster Instanz die ärztliche Entscheidung von Beginn an beeinflussen zu können. Frau H. K. brachte es auf den Punkt: „Ich bitte Sie darum sehr mir sofort zu helfen. Damit mir hier die Ärzte keine Schwierigkeiten machen."[244] Allen Absenderinnen war wohl bewusst, dass, wenn überhaupt, eine positive Entscheidung nur durch eine Argumentation mit der Gefährdung der Gesundheit herbeigeführt werden könnte. Frau A. H. berichtete über ihre bisherigen schweren Geburten: „Ich bin 42 Jahre u. habe 5 Kinder zur Welt gebracht. Das 2. Kind war bei der Endbindung durch die Nabelschnur erstickt, bei dem 3. Kind brauchte ich den Kaiserschnitt, daß 4. u. 5. Kind waren sehr schwere Geburten mit starken Nachblutungen. Bei dem 5. Kind gingen die Blutungen in den Bauch."[245] Frau B. F. schrieb über einen allgemein schlechten gesundheitlichen Zustand und ihre Befürchtung, eine erneute Schwangerschaft könnte zu schweren Schäden führen:

> Ich bin 30 Jahre und mit meiner Gesundheit steht es nicht zum Besten, besonders wenn ich an mein Herz denke. Aus diesen Gründen und weil ich eine weitere Schwangerschaft einfach nicht meistern kann, ohne das ich einen schweren Gesundheitsschaden davon trage, habe ich und mein Mann an eine Schwangerschaftsunterbrechung gedacht."[246]

Neben konkreten körperlichen Problemen waren es aber v. a. Erschöpfungszustände und psychische Beeinträchtigungen, von denen die weiblichen Absenderinnen berichteten:

> Es ist mir einfach seelisch und körperlich nicht möglich diese unerwünschte Schwangerschaft durchzustehen. Die seelische Belastung ist so groß, daß meine ganze Familie schon jetzt darunter leidet. Ich weiß wirklich nicht wie es weitergehen wird. Wir haben bereits 3 Kinder sogenannte Wunschkinder auf die wir uns immer sehr gefreut haben

---

242 Vgl. Herbert: Geschichte Deutschlands (2014), S. 878.

243 Genauer zur zytologischen Untersuchungspraxis: Britta-Marie Schenk: Behinderung – Genetik – Vorsorge. Sterilisationspraxis und humangenetische Beratung in der Bundesrepublik. In: Zeithistorische Forschungen / Studies in Contemporary History 10 H. 3 (2013), S. 436–440.

244 Schreiben von Frau H. K. vom 11.07.1972. In: BARch B 189/34083: Schwangerschaftsunterbrechung (1971–1974)

245 Schreiben von Frau A. H. vom 15.11.1971. In: BArch B 189/34083: BARch B 189/34083: Schwangerschaftsunterbrechung (1971–1974).

246 Schreiben von Frau B. F. vom 30.05.1972. In: BArch B 189/34083: Schwangerschaftsunterbrechung (1971–1974).

und bei denen ich gemerkt habe wie wichtig gerade die seelische Einstellung während der Schwangerschaft ist.[247]

Die psychischen Probleme wurden von den Eingebenden i.d.R. auf ihre Lebensumstände zurückgeführt. Für viele Frauen war dies nicht die erste, sondern meist bereits die vierte, fünfte oder sechste Schwangerschaft. Sie fühlten sich, zum Teil wegen ihres Alters (bspw. berichtete Frau A.H., sie sei bereits 42 Jahre alt) nicht mehr in der Lage, eine Schwangerschaft durchzustehen oder noch ein Kind aufzuziehen. Neben dem Alter waren es aber v.a. die finanziellen Umstände, die die Frauen sehr belasteten. Frau ?.L. schrieb über sich selbst: „Werte Frau Minister, ich bin eine arme Frau. Tag und Nacht mußte ich mit meinem Manne arbeiten und schuften, um ein eigenes Häuschen zu besitzen. Nun bin ich zwar noch jung, aber schon verbraucht. Oft bin ich der Meinung, meine letzte Stunde habe geschlagen, solche Beschwerden habe ich."[248] Und auch Frau B.F. stellte ihre schwierige soziale Lage innerhalb der Familie dar:

> Ich bewirtschafte mit meinem Mann ein 25 ha landw. Betrieb allein und bin schon mit dem Haushalt und der Landwirtschaft ausgelastet. Ferner mußten wir mit dem Hausbauen anfangen, da es wegen Baufälligkeit beanstandet wurde. Den Umbau muß mein Mann und ich soweit es irgend möglich ist allein machen, denn das Geld für Handwerksleute können wir unmöglich aufbringen.[249]

Das extremste Beispiel schilderte allerdings Frau A.H.:

> Bin aber jetzt wieder schwanger und kann mich kaum auf den Beinen halten. Noch dazu muß ich sehr schwer Arbeiten. Wir haben eine kleine Landwirtschaft mit 20 Stück Vieh, daß ich fast alles alleine versorgen muß. Muß jeden Tag 50 Eimer Wasser für das Vieh schleppen und mit der Hand melken. Wenn ich schon fast zusammenbreche, dann schlägt mich mein Mann noch und sagt ich sei zu faul. Ich weis das ich sterben muß, wenn Sie mir nicht helfen.[250]

In den Argumentationen der Absenderinnen lässt sich ein deutliches Zusammenspiel von psychischen, physischen und sozialen Faktoren erkennen, die es ihnen aus ihrer Sicht nicht ermöglichten, die Schwangerschaft durchzustehen.

Frau R.D. appellierte in ihrem Schreiben auch an Frau Strobel in ihrer Eigenschaft als Frau und kritisierte zugleich die Bestimmungen des Paragraphen 218 StGB:

> Was es in einer 5 köpfigen Familie für Pflichten gibt wissen Sie ja als Frau am besten. […] Mir ist völlig unbegreiflich, daß bei den Ausführungs- bzw. Durchführungsbestimmungen des §218 nur an körperliche Schädigung gedacht wird. Wann wird es endlich auch

---

247 Schreiben von Frau R.D. vom 19.01.1972. In: BArch B 189/34083: Schwangerschaftsunterbrechung (1971–1974).

248 Schreiben von Frau ?.L. vom 15.07.1972. In: BArch B 189/34083: Schwangerschaftsunterbrechung (1971–1974).

249 Schreiben von Frau B.F. vom 30.05.1972. In: BArch B 189/34083: Schwangerschaftsunterbrechung (1971–1974).

250 Schreiben von Frau A.H. vom 15.11.1971. In: BArch B 189/34083: Schwangerschaftsunterbrechung (1971–1974).

in der Bundesrepublik möglich sein eine legale Schwangerschaftsunterbrechung durchzuführen, wie die bereits in England möglich ist.[251]

Die Kritik an der medizinischen Indikationslösung des Paragraphen 218 StGB wurde durch Frau B. F. noch erweitert, in dem sie darauf hinwies, eine illegale Schwangerschaftsunterbrechung sei an das Einkommen gebunden und die Frau setze sich einer großen körperlichen Gefahr aus:

> Für Leute die Geld haben ist es vielleicht eine Kleinigkeit nach England zu fahren, aber für uns Kleinen, die ja die Mehrheit im Staat bilden, ein Alptraum. Auf Umwegen kann man vielleicht an jemanden heran kommen, der so etwas macht, aber man muss damit rechnen, daß man es unter Umständen mit dem Leben bezahlen muß und wer kann das verantworten, wenn er noch kleine Kinder hat.[252]

In dieser Argumentation zeigt sich deutlich der Einfluss der Frauenbewegung. Ein zentraler Kritikpunkt dieser war eben die Gefährlichkeit einer illegalen Schwangerschaftsunterbrechung als Folge der Ausführungsbestimmungen des Paragraphen 218 StGB. So hieß es bereits im erwähnten *Stern*-Artikel dazu: „Der Paragraph 218 verbietet, was Hunderttausende von Frauen tun. Er ist schuld daran, daß sie es heimlich tun, und daß sie ihr Leben dabei in Gefahr bringen."[253]

In den Eingaben der Männer zum Thema Schwangerschaftsabbruch wurde ganz ähnlich argumentiert. Als Beispiel dient hier die Eingabe von Herrn P. N., der sich am 19.11.1971 direkt an Käte Strobel wandte, um eine legale Schwangerschaftsunterbrechung bei seiner Frau zu erreichen. Seiner Schilderung nach hatte seine 42 jährige Frau bereits drei Schwangerschaften überstanden. Ihr Gesundheitszustand verschlechterte sich durch verschiedene Krankheiten in den letzten Jahren erheblich:

> Die einzigen Schatten, die bisher über unserem Familienleben lagen, waren die häufigen Krankheiten unserer Mutti, deren Gesundheitszustand sich in den letzten Jahren laufend verschlechterte. Es begann zunächst damit, daß meine Frau nach der Geburt unserer ersten Tochter (1954) an TB erkrankte; dies hat mich damals veranlaßt, mich beruflich in das günstige Klima St. Blasiens zu verändern. Jahrelang litt dann meine Frau unter einer latenten Tetanie mit schrecklichen Anfällen, unter schweren Kreislaufstörungen, unter Migräne schwerster Art, die oft tagelang anhielt und unter Depressionen. In diesem Jahre wurde ein mehrwöchiger Aufenthalt in einer Spezialklinik notwendig, um eine schmerzhafte Bandscheibengeschichte zu kurieren. Es ist ihr seither unmöglich, schwerere körperliche Arbeit zu leisten oder gar eine Last zu heben. Ungewöhnliche Komplikationen gab es auch während der Schwangerschaft und der Geburt unserer drei Kinder, sodaß mir nach der Geburt unserer jüngsten Tochter (1959) ärztlicherseits nahegelegt wurde, daß es unter gar keinen Umständen mehr zu einer weiteren Schwangerschaft kommen dürfe.[254]

---

251 Schreiben von Frau R. D. vom 19.01.1972. In: BArch B 189/34083: Schwangerschaftsunterbrechung (1971–1974).

252 Schreiben von Frau B. F. vom 30.05.1972. In: BArch B 189/34083: Schwangerschaftsunterbrechung (1971–1974).

253 O. V.: Wir haben abgetrieben. In: Stern H. 24 (1971), S. 216.

254 Schreiben von Herrn P. N. vom 19.11.1971. In: BArch B 189/34083: Schwangerschaftsunterbrechung (1971–1974).

Das explizite Eingehen von Männern auf den Themenbereich Gesundheit und Krankheit mag vielleicht verwundern, da Gesundheit und Krankheit von Männern in den Eingaben sonst eher kurz und oberflächlich im Gegensatz zu anderen Argumentationsfeldern angeführt wurde. Hier muss allerdings der gesetzliche Hintergrund mit bedacht werden. Wie bereits angeführt, sah der Paragraph 218 StGB einen legalen Schwangerschaftsabbruch ausschließlich aus medizinischen Gründen vor. Wenn also die Männer mit ihren Eingaben etwas erreichen wollten, so blieb ihnen nichts anderes übrig, als die Themenbereiche Gesundheit und Krankheit zentral darzustellen. Daneben wurde aber auch von den Männern, ähnlich wie von den Frauen, auf die schwierige soziale Situation innerhalb der Familie hingewiesen. Herr R. H. meinte, mit seinem niedrigen Gehalt kein zusätzlich Kind mehr finanzieren zu können:

> Nun meine Anfrage: Wenn man wie wir, noch relativ jung ist (meine Frau und ich 30 Jhr) und schon drei Kinder hat (10, 8, 4) so sollte es doch genug sein, und einer Familie ist auch nicht mehr zuzumuten. Heute z. B. bekam ich meinen Lohnzettel und die Abrechnung war netto 985 DM. Wie kann ich da eine Familie mit 3 Kindern vernünftig ernähren und kleiden und die Belastungen der Schule.[255]

Eine weitere Argumentationslinie, die von den Frauen angewendet wurde, findet sich auch bei Eingaben der Männer wieder: Ähnlich wie Frau R. D. sprach Herr P. N. die Bundesministerin Käthe Strobel direkt in ihrer Eigenschaft als Frau an und versuchte dadurch eine gewisse Solidarität zwischen ihr und seiner Frau herzustellen: „Sie sind Frau und Mutter, Sie müssen doch die Not kennen – auch die Gewissensnot, in die man geraten kann."[256] Einen direkten Einfluss der Frauenbewegung kann in den Argumentationen der männlichen Verfasser jedoch nicht festgestellt werden. Das oftmalige direkte Ansprechen der Ministerin zeigt, dass in den Eingaben meist persönliche Schicksale geschildert wurden, von denen sich die Absender, wenn es schon keine gesetzliche Möglichkeit gab, erhofften, privates Mitgefühl zu erwecken und dadurch eine Ausnahmeregelung zu erreichen, die jedoch im Gesetz nicht vorgesehen war.

Die Eingaben zum Thema Verhütung setzten sich inhaltlich mit einem verwandten Thema auseinander. Auch in ihnen ging es in letzter Konsequenz darum, die Fortpflanzung zu verhindern. Konkret wurde über die Möglichkeit einer freiwilligen Kastration bzw. Sterilisation geschrieben. Die Absender setzten sich dafür ein, um der Gefahr einer erneuten Schwangerschaft zu entgehen. Begründet wurde auch dies wieder aus einer sozialen Perspektive. So sprach bspw. Herr J. H. davon, seine Familie habe die „gerade noch tragbare Größe"[257] erreicht. Für Frau G. B., die aus der Retroperspektive berichtete, war dieser Punkt wohl längst überschritten. Sie kritisierte, dass ihr nach der

255 Schreiben von Herrn R. H. vom 11.08.1972. In: BArch B 189/34083: Schwangerschaftsunterbrechung (1971–1974)
256 Schreiben von Herrn P. N. vom 19.11.1971. In: BArch B 189/34083: Schwangerschaftsunterbrechung (1971–1974).
257 Schreiben von Herrn J. H. vom 28.07.1971. In: BArch B 189/34023: Entwurf eines Gesetzes über die freiwillige Kastration (1964–1976).

Geburt des zweiten Kindes kein Arzt die Einwilligung zu einer Sterilisation gegeben hätte. Sie hätte es ihrer Meinung nach nie bereut und hätte für zwei Kinder ausreichend sorgen können. Als die Eingabe abgefasst wurde, erwartete sie bereits ihr viertes Kind. Ihre ersten beiden Kinder lebten in einem Heim und sie selbst mit ihrem Mann lediglich in einem Wohnwagen.[258] Für diese Situation machte sie letztendlich den Staat verantwortlich.

Aber auch hier wurde, ähnlich wie bei den Eingaben zum Schwangerschaftsabbruch, wieder mit gesundheitlichen Gründen argumentiert. Und auch die Argumentationslinien von Männern und Frauen unterschieden sich wieder kaum. So meinte Herr H. F., eine weitere Schwangerschaft sei der Gesundheit seiner Frau gegenüber nicht zu verantworten.[259] Auch Herr H. E. argumentierte mit einer möglichen Beeinträchtigung des Wohlergehens seiner Frau durch eine weitere Schwangerschaft, wobei er Gesundheit sowohl unter psychischen als auch physischen Gesichtspunkten deutete.[260] Frau T. H. führte ebenso die Schädigung ihrer Gesundheit als Grund für eine Sterilisation an, die sie mit den schnell aufeinanderfolgenden Geburten in Verbindung brachte. Zum Zeitpunkt der Abfassung der Eingabe erwartete sie bereits ihr sechstes Kind.

Die einzige Eingabe, in der ein Mann aus eigenen gesundheitlichen Motiven eine Sterilisation forderte, stammt von Herrn A. E. und ging am 21.07.1972 beim Bundesgesundheitsministerium ein:

> Ich bin 46 Jahre alt, habe eine Lippen-Kiefer-Gaumen-Spalte und möchte nun eine Wwe. mit einem Kind von 8 Jahren heiraten. Da ich wegen meinem Leiden keine eigenen Kinder wünsche, und die Pille nicht als ausreichende Sicherheit anerkenne möchte ich mir Unterlagen und Auskunft erbitten, ob eine Sterilisation vorzunehmen zweckmäßig wäre.[261]

Der Präventionsgedanke wurde hier im Sinne der Verhinderung von Behinderung verstanden.[262] Gleichzeitig findet sich in der Aussage von Herrn A. E. noch ein weiteres thematisches Feld, welches von einigen Absendern angesprochen wurde: das Verhältnis zur Anti-Baby-Pille. Die Anti-Baby-Pille wurde auf dem bundesdeutschen Markt erstmals 1961 von der Schering AG unter der Bezeichnung *Anovlar* eingeführt.[263] Durch dieses Verhütungsmittel konnten Frauen selbst die Entscheidung über die Verhütung übernehmen und waren somit weniger von den Männern abhängig.[264] Da es die gesellschaftlichen

---

258 Vgl. Schreiben von Frau G. B. vom 16.03.1967. In: BArch B 189/34023: Entwurf eines Gesetzes über die freiwillige Kastration (1964–1976).

259 Vgl. Schreiben von Herrn H. F. vom 27.02.1971. In: BArch B 189/34023: Entwurf eines Gesetzes über die freiwillige Kastration (1964–1976).

260 Vgl. Schreiben von Herrn H. E. vom 05.07.1972. In: BArch B 189/34023: Entwurf eines Gesetzes über die freiwillige Kastration (1964–1976).

261 Schreiben von Herrn A. E. vom 21.07.1972. In: BArch B 189/34023: Entwurf eines Gesetzes über die freiwillige Kastration (1964–1976).

262 Zur Verhinderung von Behinderung als Präventionspraxis: Schenk: Behinderung (2013), S. 433–454.

263 Zur Einführung der Pille in Deutschland: Silies (2010): Liebe, S. 74–84.

264 Vgl. Frevert: Umbruch (2000), S. 654.

und moralischen Normen zu Beginn der 1960er Jahre erschwerten, offen über
Empfängnisverhütung zu sprechen, verlief die Verbreitung der Pille zunächst
zögerlich.[265] Auch verweigerten Ärzte und Ärztinnen oftmals die Verschreibung insbesondere an unverheiratete Frauen, weil sie glaubten, damit der au-
ßerehelichen Promiskuität einen Vorschub zu leisten.[266] Erst fünf Jahre nach
Markteinführung, 1966, setzte sich allmählich die Verschreibung auch an unverheiratete Frauen durch.[267] Auch wenn die Pille von ‚der‘ Frauenbewegung
als „patriarchales Machwerk"[268] diffamiert wurde, durch die den Männern
der weibliche Körper jederzeit verfügbar gemacht werden konnte,[269] stieg die
Anzahl der weiblichen Konsumenten kontinuierlich an. Mitte der 1970er
Jahre zeichnete sich die sogenannte „Pillenmüdigkeit" ab, die durch die Diskussionen über die Nebenwirkungen der Pille bedingt war, jedoch den weiteren Erfolg nicht aufhalten konnte.[270] Viele Frauen versuchten, bevor sie die
Pille ganz absetzten, auf ein anderes Präparat umzusteigen oder sich gar mit
den Nebenwirkungen abzufinden.[271] Gesundheitliche Beeinträchtigungen
wurden damit für die Selbstbestimmung bis zu einem gewissen Grad in Kauf
genommen.

Neben Herrn A. E. äußerte sich lediglich Herr H. E. noch negativ über
die Pille. Zumindest in der Frage der Wirkung der Pille wurde in den anderen
Eingaben weniger kritisch über sie geschrieben. Jedoch berichteten viele Absender über die schlechte Verträglichkeit der Pille; die Nebenwirkungen kamen also auch hier zum Ausdruck. Frau R. D. musste die Pille nach einer
Gallenblasen- und Bauchspeicheldrüsenentzündung absetzen[272] und Herr
H. F. schrieb, dass seine Frau aufgrund einer nicht richtig funktionierenden

---

265 Vgl. Sabine Sieg: „Anovlar" – die erste europäische Pille. Zur Geschichte eines Medika-
    ments. In: Gisela Staupe, Lisa Vieth (Hg.): Die Pille. Von der Lust und von der Liebe.
    Berlin 1996, S. 141.
266 Vgl. Eva-Maria Silies: Erfahrungen des Bruchs? Die generationelle Nutzung der Pille in
    den sechziger und siebziger Jahren. In: Julia Paulus, Eva-Maria Silies, Kerstin Wolff
    (Hg.): Zeitgeschichte als Geschlechtergeschichte. Neue Perspektiven auf die Bundesrepu-
    blik. (= Geschichte und Geschlechter; Bd. 62) Frankfurt a. M., New York 2012, S. 210.
267 Vgl. Dinges: Wandel (2013), S. 38. Genauer zur Nutzung der Pille: Silies (2010): Liebe,
    S. 102 f.
268 So gibt Sichtermann die Sicht der Frauenbewegung wieder. Vgl. Barbara Sichtermann:
    Die Frauenbewegung und die Pille. In: Gisela Staupe, Lisa Vieth (Hg.): Die Pille. Von
    der Lust und von der Liebe. Berlin 1996, S. 59.
269 Einen weiteren Kritikpunkt sah man in der Rollenverteilung: Die Frauen wurden von
    nun an zuständig für die Verhütung und die Männer konnten sich so der Verantwortung
    entziehen. Vgl. Silies: Erfahrungen (2012), S. 221. Zur weiteren Kritik an den Auswirkun-
    gen der Pille auf den weiblichen Körper: Barbara Duden: Von „der" Pille und unserem
    „Zustand". In: Gisela Staupe, Lisa Vieth (Hg.): Die Pille. Von der Lust und von der
    Liebe. Berlin 1996, S. 67–79.
270 Vgl. Sabine Sieg: Anovlar (1996), S. 142.
271 Vgl. Silies: Erfahrungen (2012), S. 219.
272 Vgl. Schreiben von Frau R. D. vom 19.01.1972. In: BArch B 189/34083: Schwanger-
    schaftsunterbrechung (1971–1974).

Niere die Einnahme der Pille stoppen musste[273]. Doch auch wenn die Einnahme der Anti-Baby-Pille aufgrund von Unverträglichkeit beendet werden musste, kann deren Anerkennung und Nutzung als Verhütungsmittel durch die Absender und deren Partner festgestellt werden.

## 2.5 Zwischenfazit 1970er Jahre

Durch den Aufstieg der chronisch-degenerativen Krankheiten und die Krise des kurativ geprägten Medizinsystems, welche mit einer enormen Kostenexplosion verbunden war, stieg die Bedeutung von Prävention in den 1970er Jahren stark an.

Bezogen auf die Präventionsinhalte und die geschlechterspezifische Ausrichtung lassen sich die 1970er Jahre als ein Jahrzehnt beschreiben, das durch Kontinuität und Wandel geprägt war. Kontinuitäten zeigten sich in der geschlechterspezifischen Ausrichtung der Präventionsangebote. Wie auch in den 1950er und 1960er Jahren stand die Frau im Zentrum des Interesses der untersuchten Präventionsträger. So waren mehr BZgA-Publikationen auf Frauen ausgerichtet, die VHS Hamburg bot mehr Präventionskurse an, die sich an Frauen richteten und die gehaltenen Vorträge und verteilten Merkblätter in Schleswig-Holstein wandten sich verstärkt an die Frauen als Zielgruppe. Einzig in den Artikeln der *Apotheken-Umschau* war das Verhältnis von frauen- und männerspezifischen Artikeln nahezu ausgeglichen. Des Weiteren fiel bei der Analyse der *Apotheken-Umschau* auf, dass das Geschlecht als Kategorie zunehmend wichtiger wurde. Hier zeigt sich der eben angedeutete Wandel in den 1970er Jahren deutlich. Angestoßen durch die Forderungen der Frauengesundheitsbewegung kam es zur Etablierung der Frauengesundheitsforschung, die sich nicht zuletzt auch dafür einsetzte, frauenspezifische Konzepte im Gesundheitsbereich zu entwickeln. Heinsohn spricht hier von einem Strukturbruch, durch den die traditionelle Geschlechterordnung des bürgerlichen Zeitalters ihre umfassende und prägende Kraft verlor, jedoch noch nicht an ihr Ende gekommen war.[274] So haben sich zumindest die Wahrnehmungen über die grundlegenden Strukturen der Geschlechterordnung, die Männlichkeit mit Öffentlichkeit und Weiblichkeit mit Privatheit assoziierten auch über die 1970er Jahre hinweg erhalten.[275]

Das Risikofaktorenmodell, welches sich in der BRD spätestens in den 1970er Jahren in der Präventionsforschung vollends durchsetzte, führte zur größeren Beachtung des individuellen Verhaltes. Das Risikofaktorenmodell

---

273 Vgl. Schreiben von Herrn H. F. vom 27.02.1971. In: BArch B 189/34023: Entwurf eines Gesetzes über die freiwillige Kastration (1964–1976).

274 Vgl. Heinsohn: Kommentar (2012), S. 98.

275 Vgl. Kristina Schulz: Kommentar: Allgemeine Geschichte und Feminismusgeschichte: Die Frauenbewegung in der Geschichte der Bundesrepublik. In: Julia Paulus, Eva-Maria Silies, Kerstin Wolff (Hg.): Zeitgeschichte als Geschlechtergeschichte. Neue Perspektiven auf die Bundesrepublik. (= Geschichte und Geschlechter; Bd. 62) Frankfurt a. M., New York 2012, S. 327.

kann in dieser Hinsicht auch als ein Ausdruck des Beginns einer Zeit „nach
dem Boom" gedeutet werden. Nach Anselm Doering-Manteuffel und Lutz
Raphael begannen in den 1970er Jahren soziale, politische und wirtschaftliche Transformationsprozesse, die zu einer grundlegenden Veränderung der
Gesellschaft beitrugen.[276] Unter anderem war die Individualisierung ein Ausdruck dieser Veränderungsprozesse.[277] Diese beiden Entwicklungen – die
Frauengesundheitsbewegung und das Risikofaktorenmodell – trugen maßgeblich dazu bei, dass bei der Konzeption von Präventionsleistungen das Geschlecht als Strukturkategorie eine zunehmende Berücksichtigung fand. Verstärkt wurde dies, insbesondere in der Gesundheitsaufklärung, durch starke
Professionalisierungstendenzen, die dafür verantwortlich waren, das Geschlecht auch in der wissenschaftlichen Grundlagenarbeit miteinzubeziehen.
In der Gesundheitsaufklärung zeigte sich noch eine weitere Neuerung in der
geschlechterspezifischen Adressierung. So wurde innerhalb der frauenspezifischen Ansprache dazu übergegangen, bei der Darstellung von Frauen überwiegend mit positiven Beispielen zu arbeiten. Auch in anderen Fällen wurde
erkannt, dass für einen Verhaltenswandel positive Beispiele erfolgversprechender sind, als die Darstellung falschen Verhaltens.[278]

In der männerspezifischen Gesundheitsaufklärung war dies hingegen
nicht der Fall. Männer stellte man oftmals als in Sachen Gesundheit Unwissende und falsch Handelnde dar, weshalb in diesem Kapitel in Anlehnung an
Michael Meuser von einem Defizitdiskurs zur Männergesundheit gesprochen
wird. Damit im Zusammenhang steht auch die Kritik, die innerhalb der Präventionsangebote an den bestehenden Männerleitbildern geäußert wurde.
Neben der Unwissenheit in Gesundheitsfragen wurde das Bild der harten
Männlichkeit kritisiert, welches bei Männern dazu geführt habe, sich weniger
um ihren Körper zu kümmern und sich gesundheitsschädlich zu verhalten.
Des Weiteren monierte man die fehlende Unterstützung von Frauen durch
die Männer, was zu einer Überbelastung der Frauen durch Haus- und Familienarbeit führe und für deren Gesundheit schädlich sei. Dabei wurde die
stärkere berufliche Belastung der meisten Männer ausgeblendet. Nur in Ein-
zelfällen wurde positives, gesundheitsförderliches Verhalten von Männern
dargestellt. Trotz anderer gesellschaftlicher Vorzeichen zeigte sich zur gleichen Zeit auch in der DDR dieser Defizitdiskurs.[279]

In den 1970er Jahren setzte sich ansonsten das Leitbild des schlanken
Mannes durch. Vorbilder, wie z.B. der wohlbeleibte Ludwig Erhardt in den
1960er Jahren, gehörten der Vergangenheit an. Männer sollten von nun an

276 Vgl. Anselm Doering-Manteuffel, Lutz Raphael: Nach dem Boom. Perspektiven auf eine
    Zeitgeschichte seit 1970. Göttingen 2008.
277 Vgl. ebd., S. 71.
278 Vgl. Matthias Jerusalem: Gesundheitserziehung und Gesundheitsförderung in der
    Schule. In: Ralf Schwarzer (Hg.): Gesundheitspsychologie. Ein Lehrbuch. 2. überarb. u.
    erw. Aufl. Göttingen 1997, 575–593.
279 Vgl. Linek, Pfütsch (2016): Geschlechterbilder, S. 100.

verstärkt auf ihren Körperumfang achten. In diesem Sinne erschienen sogar die ersten Artikel zur Körper- und Schönheitspflege des Mannes.

Trotzdem blieb das Aussehen auch in den 1970er Jahren für Frauen ein viel prominenteres Thema als für Männer. Vor allem in den Artikeln der *Apotheken-Umschau* sowie in den Kursen der VHS Hamburg war Schönheitspflege ein bestimmendes Thema für Frauen in den 1970er Jahren. Das Leitbild der Hausfrau und Mutter griff man im Gegensatz zu den vorherigen Jahrzehnten nur noch selten auf. Zwar wurde das Hausfrauendasein oft dargestellt und thematisiert, jedoch, im Sinne der Frauenbewegung, in einer kritischen Weise, sodass nicht mehr von einem Leitbild gesprochen werden kann. Auch die Rolle als Mutter wurde zwar thematisiert, jedoch nicht mehr wie zuvor als das zentrale Frauenbild präsentiert. Es zeigte sich eine erste Pluralisierung von Frauenleitbildern, die wohl auch mit den allgemeinen Tendenzen der Individualisierung in diesem Jahrzehnt zusammenhing.[280] Diese Individualisierung, die zu einer zunehmenden Pluralität von Lebensstilen führte, hing mit konsumgeschichtlichen Entwicklungen der 1960er Jahre zusammen.[281] Große Teile der Bevölkerung verfügten nun über mehr Geld, Bildung und Freizeit, um sich mit Fragen der eigenen Identität auseinandersetzen zu können.[282] Da viele von ihnen nun erstmals die freie Auswahl zwischen verschiedenen Produkten oder Handlungsoptionen hatten, mussten sie lernen, ihr eigenes Leben auf eine andere Weise zu reflektieren und zu gestalten.[283]

Etwas war allen angesprochenen Frauenbildern aber dennoch gemeinsam: Die positive Darstellung des Gesundheitswissens und -handelns. Hier sei an die idealtypische Darstellung von Frau Schlapp-Schlapp erinnert, die als Gesundheitsexpertin sowohl für ihren Mann als auch für sich selbst sorgte. Sie verkörperte das Idealbild des „präventiven Selbst".

Ähnlich wie bereits in den 1950er und 1960er Jahren findet sich ebenso in den 1970er Jahren die stärkere Ausrichtung der Präventionsangebote auf Frauen in den untersuchten Eingaben nicht wieder. Insgesamt schrieben Männer deutlich häufiger als Frauen zu Themen der Prävention. Auch wenn aufgrund der niedrigen Fallzahlen und der weiterhin stärkeren Orientierung der Männer auf diesen öffentlichen Bereich die Aussagekraft beschränkt bleibt, kann doch auch eine Auseinandersetzung von Männern mit dem Thema Prävention festgestellt werden. So berichtete bspw. ein älterer Herr über seine Leidenschaft zum Schwimmen. Dabei hob er explizit hervor, dass es ihm bei der Ausübung des Sportes nicht um den Wettkampfgedanken, sondern lediglich um die gesundheitsförderliche Auswirkung des Schwimmens auf seinen Körper gehe. Zumindest auf den Sport bezogen handelte er präventiv und entspricht damit der von der historischen Gesundheitsforschung

280 Vgl. Biess: Die Sensibilisierung (2008), S. 62.
281 Genauer zur Konsumgeschichte der Nachkriegszeit: Wolfgang König: Kleine Geschichte der Konsumgesellschaft: Konsum als Lebensform der Moderne. 2. überarb. Aufl. Stuttgart 2013.
282 Vgl. Wedemeyer: Sport (2001), S. 537f.
283 Vgl. Herbert: Geschichte Deutschlands (2014), S. 809.

entwickelten Figur des „präventiven Selbst". Bei beiden Geschlechtern konnte zudem die zunehmende Bereitschaft zur Übernahme von Eigenverantwortung im Bereich der Gesundheit festgestellt werden. Dies zeigt, dass die freie Entfaltung des Individuums mehr und mehr zum sozialen Leitwert dieses Jahrzehnts wurde.[284]

Es kann also durchaus auch für die Zeit der 1970er Jahre, trotz überwiegend auf Frauen ausgerichteter Präventionsangebote, ein Interesse an Gesundheitsvorsorge seitens der Männer gezeigt werden.

---

284 Vgl. ebd., S. 816.

# 3. Die Entdeckung der Männer als Zielgruppe für Prävention (1980–1989)[1]

## 3.1 Geschlechterspezifische Prävention auf Bundesebene

### 3.1.1 Institutionelle Ebene

Auf institutioneller Ebene änderte sich in den 1980er Jahren innerhalb der Präventionspolitik zunächst nur wenig. Der ÖGD hatte den Kampf um die Vormachtstellung in der Prävention gegen die niedergelassene Ärzteschaft definitiv verloren und so blieb es weitgehend bei den etablierten Strukturen.

Aus Sicht der Präventionsinhalte waren die 1980er Jahre hingegen ein sehr ertragreiches Jahrzehnt, in dem sich mit der Etablierung des Konzeptes der Gesundheitsförderung ein Paradigmenwechsel vollzog. Als Anfangspunkt auf dem Weg dahin kann die im Juli 1984 veröffentlichte Expertise „Health Promotion – An Overview"[2] von Robert Anderson gesehen werden, die als Diskussionsgrundlage auf WHO-Expertentreffen diente.[3] Vom 17. bis 21. November 1986 fand im kanadischen Ottawa die erste internationale Konferenz zur Gesundheitsförderung statt, auf der die viel zitierte Ottawa-Charta (*Ottawa Charter for Health Promotion*) verabschiedet wurde.[4] Durch diese Deklaration wurde Gesundheit zu einer gesamtgesellschaftlichen Aufgabe umgedeutet, die auch die Politik als wichtigen Akteur miteinbezog: „Über die Politik konnten gesellschaftliche Rahmenbedingungen gestaltet, Lebensräume geschaffen werden, die die Menschen als aktiv Handelnde involvierten."[5] Gesundheit

---

1   Auch wenn Anselm Doering-Manteuffel und Lutz Raphael grundsätzlich zuzustimmen ist, wenn sie argumentieren, dass in der deutschen Zeitgeschichte die 1970er und 1980er Jahre als Einheit gesehen werden können, soll in der vorliegenden Untersuchung dennoch eine getrennte Betrachtung der 1980er Jahre erfolgen, da es speziell auf dem Gebiet der geschlechterspezifischen Prävention zu neuen Entwicklungen kam. Vgl. Anselm Doering-Manteuffel, Lutz Raphael: Nach dem Boom. Neue Einsichten und Erklärungsversuche. In: Anselm Doering-Manteuffel, Lutz Raphael, Thomas Schlemmer (Hg.): Vorgeschichte der Gegenwart. Dimensionen des Strukturbruchs nach dem Boom. Göttingen 2016, 11.

2   Robert Anderson: Health Promotion: An Overview, o.O. 1984. Genauer: Wenzel: Zur Entwicklung (1991), S. 40. Es würde allerdings auch nichts dagegen sprechen, die Erklärung von Alma-Ata aus dem Jahr 1978 als Anfangspunkt dieser Entwicklung zu sehen, so wie dies Ruckstuhl macht. Vgl. Ruckstuhl: Gesundheitsförderung (2011), S. 89. Ebenso: Vgl. Sigrid Stöckel: Ein neues Gesundheitsverständnis und der Öffentliche Gesundheitsdienst – ein historischer Rückblick auf die Anfänge. In: Martin Heyn, Joseph Kuhn (Hg.): Gesundheitsförderung durch den öffentlichen Gesundheitsdienst. Bern 2015, S. 29.

3   Vgl. Franzkowiak: Gesundheitsförderung (1990), S. 31.

4   Genauer zu den Inhalten und den Problematiken der Umsetzung der Ottawa-Charta: Rosenbrock: Wa(h)re Gesundheit (1998), S. 202–216. Zur Umsetzung der Ottawa-Charta in Deutschland: Rolf Rosenbrock: Die Umsetzung der Ottawa Charta in Deutschland. Prävention und Gesundheitsförderung im gesellschaftlichen Umgang mit Gesundheit und Krankheit. Berlin 1998.

5   Ruckstuhl: Gesundheitsförderung (2011), S. 109.

wurde hier als ganzheitliches Konstrukt aufgefasst, welches sowohl ein körperliches, seelisches als auch soziales Wohlbefinden umfasst.[6] Im salutogenetischen Sinne stand die Förderung der Gesundheit und nicht die Verhinderung von Krankheit von nun an im Vordergrund der Bemühungen. Brigitte Ruckstuhl sieht die Ottawa-Charta mit Recht als ein Produkt der sozialen Bewegungen der 1970er Jahre an, da die Personen, die sie konzipierten, von diesen nicht nur beeinflusst waren, sondern diese sogar mitgestalteten.[7] Die erfolgreiche Durchsetzung des Gesundheitsförderungskonzeptes in der BRD lässt sich nach Franzkowiak an einer praktischen Wirkung erkennen:

> Allenthalben verzichteten Landeszentralen, kommunale Arbeitsgemeinschaften und Publikationsorgane bis hin zu verbandlichen Gruppen und regionalen Aktionsprogrammen auf ihren bisher üblichen Nachsatz „für Gesundheitserziehung". Dieser mußte der neuen Dienstbezeichnung „für Gesundheitsförderung" weichen.[8]

Die Ottawa-Charta muss auch als ein weiterer Schritt in Richtung stärkerer Individualisierung des Gesundheitsverhaltens gesehen werden, da sie vornehmlich darauf abzielte, Menschen zu einem gesundheitsförderlichen Verhalten zu aktivieren:

> Die Strategie der Ottawa Charta läuft stets darauf hinaus, Hindernisse der Aktivierung und Interessenwahrnehmung (im doppelten Sinne des Wortes von Wahrnehmung) zu überwinden, um die Betroffenen selbst zu Akteuren ihrer eigenen Verhältnisprävention zu machen und sie damit dann auch zur Veränderung ihres eigenen Gesundheitsverhaltens zu befähigen – nicht umgekehrt.[9]

Die Subjekte sollten also durch die Etablierung des Konzeptes mehr individuelle Handlungsmöglichkeiten bekommen, um ihre eigene Gesundheit positiv zu fördern.

Das Konzept der Gesundheitsförderung

> bezeichnet alle vorbeugenden Aktivitäten und Maßnahmen, die die gesundheitsrelevanten Lebensbedingungen und Lebensweisen von Menschen zu beeinflussen suchen. Dabei sind sowohl medizinische als auch hygienische, psychische, psychiatrische, kulturelle, soziale, ökonomische und ökologische Ansätze angesprochen.[10]

Im Gegensatz zur Prävention, die sich der Vermeidung von Krankheiten verschrieben hat, orientiert sich die Gesundheitsförderung an den Ressourcen für die Gesundheit. Statt die Risikofaktoren in den Mittelpunkt zu stellen, fokussiert man sich hier auf die Protektivfaktoren.[11] Ziel der Gesundheitsförde-

---

6   Vgl. Faltermaier, Wihofsky: Gesundheitsförderung (2011), S. 258 f.
7   Vgl. Ruckstuhl: Gesundheitsförderung (2011), S. 111.
8   Franzkowiak: Gesundheitsförderung (1990), S. 30.
9   Rosenbrock: Wa(h)re Gesundheit (1998), S. 202.
10  Vgl. Hurrelmann, Laaser: Gesundheitsförderung und Krankheitsprävention (2003), S. 395. Die genaue Definition des Konzeptes findet sich bei Franzkowiak: Franzkowiak: Gesundheitsförderung (1990), S. 31.
11  Vgl. Mark Schmid-Neuhaus: Gesundheitsförderung und Prävention – aus der Sicht der Gesundheitsberufe. In: Otto Gieseke, Siegfried Höfling (Hg.): Gesundheitsoffensive Prävention. Gesundheitsförderung und Prävention als unverzichtbare Bausteine effizienter Gesundheitspolitik. München 2001, S. 102.

rung ist es, allen Menschen zu einem körperlichen, psychischen und sozialen Wohlbefinden im Sinne der WHO-Gesundheitsdefinition zu verhelfen.

Neben dem pathogenetischen Verständnis, auf dem Prävention beruht, stand in den 1980er Jahren auch das Risikofaktorenkonzept als Grundlage der präventiven Arbeit in der Kritik, da es soziale Faktoren bei der Erklärung von Krankheitsentstehung weitestgehend ignorierte. Das Lebensweisenkonzept, welches von den Gesundheitswissenschaften im Sinne der Ottawa-Charta als Antwort darauf entwickelt wurde, geht von der Erkenntnis aus, dass individuelles Verhalten von der Lebensweise determiniert ist, welche wiederum bei unterschiedlichen Bevölkerungsgruppen von verschiedenen Einflussfaktoren geprägt wird.[12] Ruckstuhl definiert Lebensweise als eine Umschreibung für Prozesse, „die sich in der Interaktion zwischen den handelnden Menschen und den sozialen, politischen und kulturellen Bedingungen gestalteten, in denen sie sich bewegten."[13] Die Lebensweise wurde damit zum Schwerpunkt bei der Erklärung von Krankheiten.[14] Damit lenkte man den Blick auf die sozialen Rahmenbedingungen insbesondere gesundheitsschädlicher Verhaltensweisen.[15] Die WHO als internationaler Akteur auf dem Feld der Prävention folgte dem Konzept mit dem 1981 vorgestellten Regionalprogramm „Gesundheitserziehung und Lebensweisen" ebenfalls. Und auch die BZgA schloss sich indirekt diesem Konzept an, indem sie Kooperationszentrum der WHO wurde und damit deren Leitprinzipien vertrat. Seitdem ist es vorrangiges Ziel der auf dem Gebiet der Prävention tätigen Akteure, den Lebensstil der Menschen gesundheitsförderlicher zu gestalten.[16]

Eng mit dem Lebensweisenkonzept ist der ebenfalls in den 1980er Jahren entwickelte Setting-Ansatz verbunden. Auch hier war nach dem Verständnis der WHO ein ganzheitliches Vorgehen für den Erfolg entscheidend.[17] Unter einem Setting wird zunächst ganz allgemein ein Lebens- und/oder Handlungsraum verstanden, in dem eine Vielzahl relevanter Umwelteinflüsse auf eine Personengruppe einwirkt.[18] Speziell im Gesundheitsbereich wird bei der Definition eines Settings dessen Bedeutung für die Gesundheit betont:

---

12  Vgl. Alf Trojan: Prävention und Gesundheitsförderung. In: Petra Kolip (Hg.): Gesundheitswissenschaften. Eine Einführung, Weinheim, München 2002, S. 197.

13  Ruckstuhl: Gesundheitsförderung (2011), S. 98.

14  Vgl. Herzlich, Pierret: Kranke (1991), S. 138.

15  Vgl. Sigrid Stöckel, Ulla Walter: Prävention und ihre Gestaltung vom Kaiserreich bis zur Jahrtausendwende. In: Dies. (Hg.): Prävention im 20. Jahrhundert. Historische Grundlagen und aktuelle Entwicklungen in Deutschland, Weinheim, München 2002, S. 281.

16  Vgl. Hagen Kühn: Healthismus. Eine Analyse der Präventionspolitik und Gesundheitsförderung in den U.S.A. Berlin 1993, S. 17.

17  Vgl. Hartung, Kluwe, Sahrai: Gesundheitsförderung (2011), S. 602.

18  Vgl. Thomas Altgeld: Der Settingansatz als solcher wird es schon richten? Zielgruppengenauigkeit bei der Arbeit im Setting. In: Thomas Altgeld, Petra Kolip (Hg.): Geschlechtergerechte Gesundheitsförderung und Prävention. Theoretische Grundlagen und Modelle guter Praxis. 2. Aufl. Weinheim, München 2009, S. 76.

Ein Setting ist ein durch formale Organisation, durch regionale Situation und/oder durch gleiche Erfahrung und/oder gleiche Lebenslage und/oder gemeinsame Werte bzw. Präferenzen definierter und auch den Nutzern/Bewohnern subjektiv bewusster sowie relativ dauerhafter Sozialzusammenhang, von dem wichtige Impulse bzw. Einflüsse auf die Wahrnehmung von Gesundheit, auf Gesundheitsbelastungen und/oder Gesundheitsressourcen sowie auf (alle Formen der) Bewältigung von Gesundheitsrisiken (Balance zwischen Belastungen und Ressourcen) ausgehen können.[19]

Settings können in regionale Settings, wozu bspw. einzelne Städte oder Stadtteile zählen, und institutionelle Settings wie Kindergarten, Schulen, Behörden oder Betriebe unterschieden werden. Das bekannteste Beispiel für die Umsetzung des Setting-Ansatzes stellt das *Healthy Cities* Projekt der WHO dar, welches 1989 durch die Gründung des Gesunde-Städte-Netzwerkes in Frankfurt a. M. auch in der BRD initiiert wurde. Inhaltlich richtet sich der Ansatz insbesondere auf Interventionen, die auf Verhältnisse abzielen und Gesundheit durch Strukturbildung fördern. Hierbei bietet das Setting den Vorteil, dass zeitstabil für die Gesundheit wichtige Einflüsse anzutreffen sind und diese dort durch systematische Interventionen ebenso zeitstabil beeinflusst werden können.[20] Gesundheit könne demnach im Alltag hergestellt und aufrechterhalten werden.[21] Die bereits angesprochene Nähe zum Lebensweisenkonzept zeigt sich in den Vorteilen des Setting-Ansatzes für sozial benachteiligte Gruppen, da sie mit Maßnahmen und Forderungen der individuellen Prävention überfordert sind.[22] Durch diese Ansätze wurde die Verhältnisprävention, die in den Jahrzehnten zuvor immer mehr an Bedeutung verlor, wieder wichtiger.

Auch geschlechterspezifische Überlegungen zogen in den 1980er Jahren in den wissenschaftlichen Diskurs über erfolgreiche Prävention mit ein. Auf nationaler Ebene führte die BZgA eine Vielzahl von Studien, Workshops und Expertisen zum Gesundheitshandeln speziell von Frauen bzw. Männern durch. Vom 26. bis 29. Juni 1984 fand in Winterscheid ein internationaler Workshop unter dem Titel „Familienstrukturen und Gesundheit" statt. Dort wurde erstmalig explizit mit Blick auf Prävention auf die geschlechterspezifischen Unterschiede im Gesundheitshandeln hingewiesen und dieses im Sinne der Rollentheorie[23] auf unterschiedliche Sozialisationsprozesse von Jungen und Mädchen zurückgeführt. Auch wenn hier propagiert wurde, es würden sich aus der sozialisationsspezifischen Analyse des Gesundheitsverhaltens wichtige Anregungen für Programme der Gesundheitsaufklärung für Männer

---

19  Rosenbrock: Primärprävention (2008), S. 18.
20  Vgl. Rosenbrock: Prävention und Gesundheitsförderung (2003), S. 346 f.
21  Altgeld: Der Settingansatz (2009), S. 76.
22  Vgl. Gudrun Eberle: Prävention in der Gesetzlichen Krankenversicherung von 1970 bis heute. In: Sigrid Stöckel, Ulla Walter (Hg.): Prävention im 20. Jahrhundert. Historische Grundlagen und aktuelle Entwicklungen in Deutschland. München, Weinheim 2002, S. 244.
23  Siehe: Ralf Dahrendorf: Homo sociologicus. Ein Versuch zur Geschichte, Bedeutung und Kritik der Kategorie der sozialen Rolle. 16. Aufl. Opladen 2006.

und Frauen ergeben,[24] beschäftigte sich der Workshop letztendlich v. a. mit der Rolle der Frau, wie der Ergebnisbericht der Veranstaltung anführte: „Im Mittelpunkt der vorbereitenden Beiträge und der Diskussion stand die Analyse geschlechtsspezifischen Gesundheitsverhaltens und die besondere Rolle der Frau als Gesundheitsarbeiterin in der Familie."[25] Dabei wurde das Gesundheitshandeln der Frauen speziell für andere Familienmitglieder hervorgehoben, aber ebenso die fehlende Unterstützung der Frauen kritisiert, welche zur Vernachlässigung der eigenen Gesundheit der Frauen geführt habe. Auf einer weiteren Tagung mit dem Titel „Frauen und Gesundheit" vom 4. bis 5. Mai 1987 in Travemünde kritisierte man Ähnliches:

> Die Mehrzahl der gesundheitserzieherischen Medien und Maßnahmen sind geschlechts- neutral formuliert. Soweit einzelne von der Bundeszentrale evaluiert wurden, machen sie deutlich, daß sich zum überwiegenden Teil nur Frauen von diesen Angeboten angespro- chen fühlen. Damit tragen diese Medien zur Belastung der Frau bei, in dem sie – gewollt oder ungewollt – die Verantwortung für die Gesundheitsförderung in der Familie der Frau zuweisen.[26]

Bezeichnenderweise wurde die nicht vorhandene Ansprache der Männer nicht kritisiert. Die implizite Adressierung von Frauen wurde hier nicht positiv im Sinne der Aktivierung der Frauen, sondern äußerst kritisch gedeutet. Auch wenn Frauen sich vermehrt von den Aufklärungskampagnen der BZgA angesprochen fühlten, wurde in weiteren Studien paradoxerweise der Mangel an gezielt frauenspezifischen Programmen konstatiert. Als Beispiele für die Kritik können die Studie „Frauen und Rauchen"[27] und der Bericht „Mäd-

24  Johanna Beyer, Barbara Riedmüller: FAMILIENSTRUKTUREN UND GESUNDHEIT. Internationaler Workshop für Gesundheitserziehung der Bundeszentrale für gesundheitli- che Aufklärung, Köln in Zusammenarbeit mit dem Regionalbüro für Europa der Weltge- sundheitsorganisation, Kopenhagen vom 26.–29. Juni 1984/Winterscheid über Hennef/ Sieg, Februar 1985, in: ABZgA I/75: Studie: Familienstrukturen und Gesundheit, S. 13.

25  Johanna Beyer, Barbara Riedmüller: FAMILIENSTRUKTUREN UND GESUNDHEIT. Internationaler Workshop für Gesundheitserziehung der Bundeszentrale für gesundheit- liche Aufklärung, Köln in Zusammenarbeit mit dem Regionalbüro für Europa der Welt- gesundheitsorganisation, Kopenhagen vom 26.–29. Juni 1984/Winterscheid über Hen- nef/Sieg, Februar 1985, in: ABZgA I/75: Studie: Familienstrukturen und Gesundheit, S. 12.

26  Elisabeth Pott: Förderung der Gesundheit der Frau – Aufgabe der Gesundheitserzie- hung / Einführung in die Thematik der Expertentagung. In: Bundeszentrale für gesund- heitliche Aufklärung, Expertentagung „Frauen und Gesundheit" am 04. und 05. Mai 1987 in Travemünde. Köln 1987, S. 6.

27  Vgl. Ulrike Maschewsky-Schneider: Frauen und Rauchen – Analyse von Raucherinnen- Biographien – Eine qualitative Studie. Teil 1. Arbeitsbericht. Köln 1984. Sowie: Alexa Franke: Frauen und Rauchen – Analyse von Biographien von Nicht-rauchenden Frauen – Eine qualitative Studie. Teil 2. Arbeitsbericht. Köln 1984. Allerdings führte die Studie trotz des aufgezeigten Bedarfs nicht zu einer frauenspezifischen Rauchprävention. Vgl. Ulrike Maschewsky-Schneider: Frauen sind anders krank. Zur gesundheitlichen Lage der Frauen in Deutschland. Weinheim, München 1997, S. 194.

chen-Gesundheit, Risikoaffinitäten und Gesundheitsverhalten in der Sozialisation weiblicher Jugendlicher"[28] genannt werden.

Aber auch männerspezifische Forschung wurde – wenn auch seltener – in diesem Jahrzehnt von der BZgA veranlasst. Bspw. gab sie vier Expertisen zum Thema „Die Rolle des Vaters in der Gesundheitserziehung" in Auftrag. Die Kritik der frauenspezifischen Forschung am Expertenstatus der Frau beim Themenfeld Gesundheit wurde innerhalb dieser Expertisen geteilt, da er auch negative Auswirkungen auf das Verhalten der Männer gehabt habe:

> Die geringe Beteiligung von Vätern an Elternkursen, -gruppen usw. ist also nicht als Indikator für geringeres Interesse an der Erziehung ihrer Kinder oder an Informationen, Beratungen usw. über Erziehungsfragen zu werten. Die Barrieren sind auch in einer Konkurrenz von Geschlechts- und Familienrolle zu suchen. Insofern müßten Väter als eigene Zielgruppe angesprochen und spezielle Kurse für Väter (evtl- zusammen mit ihren Kindern) angeboten werden.[29]

Diesem Verständnis nach würden Männer sich weniger um die Gesundheit der Familie kümmern, da dies eine Aufgabe der Frauen wäre und sie ihr diese nicht streitig machen wollten. In der gleichen Expertise wurde daher für eine verstärkte Umsetzung der männer- bzw. vaterspezifischen Ansprache innerhalb der Aufklärungspublikationen geworben:

> Die Gleichberechtigung und Gleich-Verantwortung in Erziehungsfragen müßte in derartigen Schriften bereits rein optisch herausgestellt werden, d. h. das Bildmaterial müßte in stärkerem Maße Väter abbilden (sie tauchen zumeist nur als Minoritäten auf), Männer müßten persönlich in ihrer Verantwortung als Väter angesprochen werden […], evtl. könnten sogar Ausschnitte aus den biographischen Analysen […] berühmter Persönlichkeiten aufgenommen werden.[30]

Auch wenn die Inhalte der Studien sich deutlich an den Zielen der Frauenbewegung orientierten, bleibt als innovatives Moment das Reflektieren über das unterschiedliche Gesundheitshandeln von Männern und Frauen festzuhalten. Erstmalig wurde hier also die Berücksichtigung der Kategorie Geschlecht in der Konzipierung von Aufklärungskampagnen gefordert, weshalb von einer Häufung der expliziten geschlechterspezifischen Ausrichtung in den Schriften der BZgA ab dieser Zeit auszugehen ist. Hervorzuheben ist hierbei, dass es um eine stärkere Berücksichtigung von Männern – nicht nur als Väter – ging, da diese bisher zu wenig angesprochen wurden.

---

28  Vgl. Peter Franzkowiak, Cornelia Helfferich, Melitta Walter: MÄDCHEN-GESUND-HEIT. Risikoaffinitäten und Gesundheitsverhalten in der Sozialisation weiblicher Jugendlicher. Abschlußbericht zum Forschungsvorhaben „Gesundheitserziehung weiblicher Jugendlicher zwischen Schule und Arbeitswelt" im Auftrag und mit Mitteln der Bundeszentrale für gesundheitliche Aufklärung. Köln 1986.

29  Rosemarie Nave-Herz: Die Rolle des Vaters in der Erziehung – Eine Literaturexpertise. In: Bundeszentrale für gesundheitliche Aufklärung (Hg.): Die Rolle des Vaters in der Gesundheitserziehung. Köln, o. J. (ca. 1983). In: ABZgA I/75: Studie: Familienstrukturen und Gesundheit, S. 36.

30  Ebd., S. 38.

*3.1.2 Die Publikationen der staatlichen Gesundheitsaufklärung*

Das Quellenkorpus der 1980er Jahre ist mit 70 Publikationen das insgesamt umfangreichste auf der Bundesebene. Auch hier setzte sich der Trend der Pluralisierung von geschlechterspezifischen Ansprachen, der im vorherigen Jahrzehnt festgestellt werden konnte, fort, sodass sich die Publikationen den unterschiedlichsten Kategorien der geschlechterspezifischen Ansprache zuordnen lassen. Eine klare Entwicklungstendenz ist nicht abzusehen, wie Tab. 25 zeigt. Moses kam bei ihrer Studie zu dem Schluss, dass die Kampagnen der 1980er Jahre die Frauen besonders in den Blick nahmen.[31] Allerdings zeichnet dies ein einseitiges Bild der Gesundheitsaufklärung durch die BZgA, da in den 1980er Jahren Männer ähnlich häufig adressiert wurden.

Tab. 25: Geschlechterspezifische Adressierung in den BZgA-Publikationen während der 1980er Jahre

| Kategorie | Anzahl |
|---|---|
| implizite Ansprache beider Geschlechter | 16 |
| explizite Ansprache beider Geschlechter | 29 |
| implizite frauenspezifische Ansprache | 8 |
| explizite frauenspezifische Ansprache | 1 |
| implizite männerspezifische Ansprache | 15 |
| explizite männerspezifische Ansprache | 0 |
| differenzierte geschlechterspezifische Ansprache | 1 |

Quelle: eigene Berechnungen

16 der 70 Veröffentlichungen lassen sich der Kategorie *implizite Ansprache beider Geschlechter* zuordnen. Allerdings sind sieben dieser Publikationen Filmbeilagekarten, die in knapper Art und Weise über den Inhalt von verschiedenen Aufklärungsfilmen der BZgA berichteten. Da sich auf Grund einer forschungspragmatisch notwendigen Homogenität des Quellenkorpus ausschließlich schriftliche Publikationen in ihm befinden, wurden die Filme an sich nicht analysiert. Geschlechterspezifische Adressierungen sind in diesem Medium ebenso zu erwarten.

   Der andere Großteil der Publikationen, die zur *impliziten Ansprache beider Geschlechter* gehören, entstand innerhalb der Aktion „fit statt fett", die im Rahmen der Kampagne „Ernährung und Bewegung" durchgeführt wurde. Aus dieser Aktion befinden sich alle 24 Publikationen der Reihe „Profi-Tips zum Fitbleiben und Gesünderleben" im Quellenkorpus. Insgesamt acht dieser „Profi-Tips" sprachen implizit beide Geschlechter an. Als Beispiel für die allgemeine Adressierung kann der „Profi-Tip" 8 gesehen werden, der den Titel

---

31  Vgl. Moses: Prävention (2012), S. 154.

trug: „Warum ist ‚richtiges Essen‘ so wichtig?"[32] Bildlich waren lediglich Lebensmittel zu sehen, sodass nicht durch die Abbildung von menschlichen Personen ein Geschlecht vermeintlich bevorzugt angesprochen wurde. Der Text propagierte eine gesunde Ernährung, sprach dabei aber geschlechterneutral von der Bedeutung für den menschlichen Organismus. Wandte man sich direkt an den Leser, so geschah dies in einer geschlechterneutralen Formulierung: „Was wissen Sie über Eiweiß, Fett und Kohlenhydrate?"[33]

Mit 28 von insgesamt 70 lassen sich die mit Abstand meisten Publikationen der Kategorie *explizite Ansprache beider Geschlechter* zuordnen. Dieses Ergebnis spricht für ein gewisses Bewusstsein für die Kategorie Geschlecht, welches sich in den 1980er Jahren bei den Initiatoren und Gestaltern der Präventionskampagnen durchgesetzt haben muss. Das Thema Vereinbarkeit von Beruf und Familie griff die Beispielanzeige „Da wäre ich ja besser im Büro geblieben!"[34] aus dem Jahr 1981 auf. Es wurden der berufliche Alltag und dessen Auswirkungen auf eine damalige Durchschnittsfamilie problematisiert.[35] Ähnlich wie in den Anzeigen dieser Aktion aus den 1970er Jahren war es nicht das Ziel, das bestehende Rollenverhalten zu kritisieren und ein neues einzufordern, sondern es ging vielmehr darum, Lösungsmöglichkeiten aufzuzeigen, die nicht einer einzelnen Person, sondern allen Familienmitgliedern, insbesondere den Kindern, ein besseres Leben ermöglichen sollten:

> **Wenn Sie das Gefühl haben, in Ihrer Rolle zu ersticken, den Kindern nicht so viel geben zu können, wie sie fordern, helfen vielleicht Gespräche mit anderen Eltern.** [Hervorheb. im Orig.] Gemeinsam sich um die Kinder zu kümmern und sich dabei auch einmal über das zu unterhalten, was an Wünschen und Interessen sonst unterdrückt wird. Sie können Krabbel- und Spielstuben organisieren, einen Elternstammtisch gründen, am Wochenende etwas zusammen unternehmen. **Brechen Sie aus der Isolation aus, das tut Ihnen und Ihren Kindern gut!** [Hervorheb. im Orig.][36]

Des Weiteren wurden fünf der 24 „Profi-Tips zum Fitbleiben und Gesünderleben" der Kategorie *explizite Ansprache beider Geschlechter* zugeordnet. Der Großteil der „Profi-Tips" war sprachlich geschlechterneutral gehalten. Die Adressierung beider Geschlechter gelang vornehmlich über die den Text begleitenden Bilder. Eine Ausnahme stellt der „Profi-Tip" Nr. 14 dar, der den Titel „Die süßen Verführer"[37] trug. Die Ansprache der Frau erfolgte hier über die Darstellung eines Beispiels von weiblichem Verhalten:

---

32  Bundeszentrale für gesundheitliche Aufklärung: Profi-Tips zum Fitbleiben und Gesünderleben 8. Warum ist „richtiges Essen so wichtig? Köln 1981.
33  Ebd. Die anderen „Profi-Tips", die dieser Kategorie zugeordnet wurden, waren ähnlich aufgebaut und sollen daher nicht noch einmal eingehend dargestellt werden.
34  Bundeszentrale für gesundheitliche Aufklärung: Da wäre ich ja besser im Büro geblieben! Köln 1981.
35  Vgl. ebd.
36  Ebd.
37  Bundeszentrale für gesundheitliche Aufklärung: Profi-Tips zum Fitbleiben und Gesünderleben 14. Die süßen Verführer. Köln 1981.

> Das oft glossierte Bild der übergewichtigen Dame, die beim Hausarzt sagt „ich esse fast nichts", aber in der Konditorei ihren Kuchen „aber bitte mit Sahne" bestellt, charakterisiert ein weit verbreitetes Übel. Auch wenn Sie selbst nicht so reagieren, fragen Sie sich doch einmal: Wo mache ich meine „süßen Fehler"?[38]

Die männerspezifische Adressierung in derselben Publikation geschah hingegen durch eine Text-Bild-Kombination. Der Text sprach in geschlechterneutraler Form von „Eltern" und meinte somit zunächst beide Geschlechter:

> Schokolade, Bonbons, Kuchen und andere Süßigkeiten werden in der Kindererziehung häufig als „Belohnung" oder „Trostpflaster" eingesetzt. Liebe und Aufmerksamkeit der Eltern lassen sich dadurch aber nicht ersetzen. Genau so wenig ist diese symbolische Zuwendung der Gesundheit des Kindes zuträglich.[39]

Direkt oberhalb des Textes und damit im direkten Zusammenhang stehend, sah man einen kleinen Jungen in Interaktion mit einem älteren Herrn. Der Knabe hielt eine Zeitung und ein Paar Hausschuhe in seinen Händen und ging in Richtung des älteren Mannes. Der Mann hingegen hatte in der Hand einen Lutscher und reichte diesen dem Jungen. In einer Sprechblase, die von dem älteren Herren ausging, stand: „Braves Kind!" Der Lutscher ist hier eindeutig als Beispiel für eine ungesunde Belohnung zu verstehen.

Durch diese Verbindung von Text und Bild, wurden Männer in ihrem defizitären Gesundheitsverhalten dargestellt. Gesteigert wurde diese Negativdarstellung männlichen Verhaltens noch durch eine Abbildung des richtigen Verhaltens von einer Frau im gleichen Kontext. Sie reichte einem Kind einen Apfel und trägt damit zu seiner gesunden Ernährung bei.

Zwei Beispiele für die *explizite Ansprache beider Geschlechter* ausschließlich durch Illustrationen stellen die „Profi-Tips" Nr. 18 („Trimm-Trab – Laufen, ohne zu schnaufen"[40]) und Nr. 20 („Ausdauertraining – Trimmsport der vielen Möglichkeiten"[41]) dar.

---

38  Ebd.
39  Ebd.
40  Bundeszentrale für gesundheitliche Aufklärung: Profi-Tips zum Fitbleiben und Gesünderleben 18. Trimm-Trab – Laufen, ohne zu schnaufen. Köln 1981. Die Profi-Tips mit ihrem Leitspruch „… denn Essen und Trimmen, beides muss stimmen" lehnen sich an die Trimm-Aktionen des Deutschen Sportbundes an. Genauer dazu: Verena Mörath: Die Trimm-Aktionen des Deutschen Sportbundes zur Bewegungs- und Sportförderung in der BRD 1970 bis 1994. Berlin 2005.
41  Bundeszentrale für gesundheitliche Aufklärung: Profi-Tips zum Fitbleiben und Gesünderleben 20. Ausdauertraining – Trimmsport der vielen Möglichkeiten. Köln 1981.

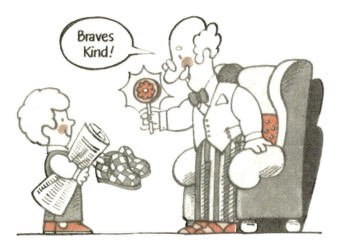

Abb. 17: Abbildung „Belohnung" aus „Profi-Tips zum Fitbleiben und Gesünderleben 14. Die süßen Verführer" (1981)

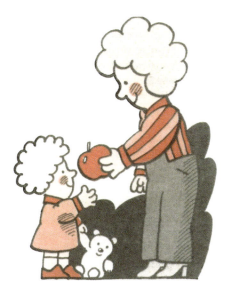

Abb. 18: Abbildung „Apfel" aus „Profi-Tips zum Fitbleiben und Gesünderleben 14. Die süßen Verführer" (1981)

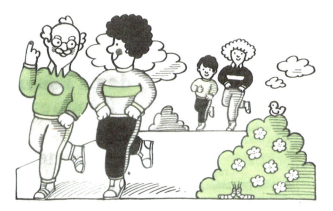

Abb. 19: Abbildung aus „Profi-Tips zum Fitbleiben und Gesünderleben 18.
Trimm-Trab – Laufen, ohne zu schnaufen" (1981)

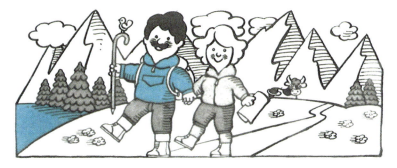

Abb. 20: Abbildung „Wandern" aus „Profi-Tips zum Fitbleiben und Gesünderleben 20.
Ausdauertraining – Trimmsport der vielen Möglichkeiten" (1981)

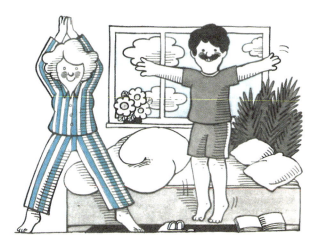

Abb. 21: Abbildung „Gymnastik" aus „Profi-Tips zum Fitbleiben und Gesünderleben 20.
Ausdauertraining – Trimmsport der vielen Möglichkeiten" (1981)

In beiden „Profi-Tips" wurden Ratschläge zur Steigerung der körperlichen Fitness und Ausdauer gegeben.[42] Auf dem ersten Bild des „Profi-Tips" Nr. 18 liefen im Vordergrund des Bildes, im sogenannten Trimm-Trab[43] (die deutsche Bezeichnung für Jogging) ein älterer Mann und eine Frau gemeinsam, dahinter ein Junge und eine Frau. Das Laufen, welches als sportliche Praktik in den 1970er Jahren Einzug in der Bundesrepublik hielt, beschloss die „Wissens-, Deutungs- und Marktlücke, bezüglich der richtigen Form der körperlichen Übung jenseits von Lebensreform und Wehrsport"[44], die seit dem Ende des Zweiten Weltkrieges bestand. Alle Personen lächelten und wirkten eher glücklich als angestrengt. Des Weiteren zeigte das Bild durch Blüten, einen kleinen Vogel und zwei sich berührende Raupen die Schönheit der Natur. Die Illustration sollte offensichtlich den Eindruck vermitteln, dass es einfach, nicht anstrengend und zudem noch schön sein kann, sich fit zu halten. Durch die Abbildung verschiedener Personen beider Geschlechter unterschiedlichen Alters wurde suggeriert, dies gelte für jede Person, egal welchen Alters und Geschlechts.

Ähnlich verhält es sich mit den beiden Abbildungen des „Profi-Tips" Nr. 20, in dem Ratschläge zur Steigerung der persönlichen Ausdauer gegeben wurden. Auf beiden Bildern waren ein Mann und eine Frau zu sehen. Auf dem ersten Bild wanderten sie gemeinsam durch eine idyllische Berglandschaft und auf dem zweiten trieben sie, Schlafanzüge tragend, in ihrem Schlafzimmer Frühsport. Ähnlich wie auf der Abbildung des „Profi-Tips" Nr. 18 lächelten hier auf beiden Bildern die Protagonisten und sollten wohl so den Eindruck vermitteln, als mache es Spaß, seine Ausdauer zu stärken und man würde dadurch glücklich werden. Durch das Abbilden einer Frau und eines Mannes im gleichen Alter (, die zudem noch im gleichen Bett schliefen), kann man davon ausgehen, dass es sich um eine partnerschaftliche Beziehung handelte. Die Bilder propagierten also das gemeinsame Sporttreiben innerhalb einer Partnerschaft. Hier zeigt sich wieder das Gemeinsamkeitsmotiv, welches bereits in den Kampagnen der 1970er Jahre zu finden war. Die zur zweiten Illustration passende Zwischenüberschrift lautete: „Gymnastik nach Musik"[45] und deutete eine Veränderung gegenüber den siebziger Jahren an. Während Herr Schlapp-Schlapp seine gymnastischen Übungen noch versteckt durchführen musste, konnte hier der Mann gemeinsam mit seiner Frau Gymnastik treiben, allerdings noch im Schutz der eigenen Wohnung. Gymnastik als eine von beiden Geschlechtern gleichermaßen durchführbare Form von Fitness begann Anfang der 1980er Jahre Akzeptanz in der Gesellschaft zu finden, sodass dies auch abbildbar war.

42  Genauer zum Thema Fitness: Vgl. S. 239 f.
43  Der Name geht auf eine Kampagne des Deutschen Sportbundes zurück.
44  Tobias Dietrich: Eine neue Sorge um sich? Ausdauersport im „Zeitalter der Kalorienangst". In: Martin Lengwiler, Jeanette Madarász (Hg.): Das präventive Selbst. Eine Kulturgeschichte moderner Gesundheitspolitik. Bielefeld 2010, S. 287.
45  Bundeszentrale für gesundheitliche Aufklärung: Profi-Tips zum Fitbleiben und Gesünderleben 20. Ausdauertraining – Trimmsport der vielen Möglichkeiten. Köln 1981.

Die Reihe „ErnährungsTip", die von der BZgA 1984 publiziert wurde, berichtete in 14 unterschiedlichen Ausgaben über verschiedene Themen einer gesunden Ernährung. Elf der 14 Ausgaben können der Kategorie *explizite Ansprache beider Geschlechter* zugeordnet werden. Die hohe Zahl liegt v. a. darin begründet, dass jeder „ErnährungsTip" neben den Ratschlägen zwei bis drei unterschiedliche Beispielgeschichten enthielt, die über das richtige oder falsche Ernährungsverhalten von verschiedenen Personen berichteten. In all diesen Fallgeschichten der unterschiedlichen „ErnährungsTips" wurde in aller Regel die Frau als die für die Ernährung Verantwortliche dargestellt. Dabei war es zunächst nicht von Bedeutung, ob die von ihr gewählten Lebensmittel und Zubereitungsweisen gesundheitsförderlich oder -schädlich waren.

Lediglich in zwei Beispielgeschichten wurden Männer erwähnt, die sich selbst um ihre Ernährung kümmerten. Im „ErnährungsTip 3. Jeden Morgen Hektik. Und was ist mit dem Frühstück?"[46] wurde über den 24-jährigen Andreas K. berichtet, der jeden Morgen gemeinsam mit seinem Kollegen Heinz B. zur Arbeit fuhr, aber immer an einer Imbissbude oder einer Bäckerei anhielt, um sich einen Snack zu kaufen. Aus Zeitgründen gerieten sie darüber des Öfteren in Streit. Heinz' Meinung dazu: „Andreas behauptet immer, es sei für ihn schließlich viel schwieriger, weil er ja alleine sei und ihn niemand versorge. Alleine zu frühstücken sei außerdem verlorene Zeit."[47] Andreas kümmerte sich also selbst um seine Ernährung – allerdings nicht aus eigenem Antrieb heraus. Er selbst hatte die Einstellung, die Frau wäre normalerweise für die Ernährung zuständig. Er hingegen musste sich als Single aber notgedrungen allein ernähren. Der zweite Mann, der zumindest für eine Mahlzeit am Tag selbst verantwortlich war, war Werner B., dessen Fallgeschichte im „ErnährungsTip 5. Mittagessen mit Hindernissen"[48] beschrieben wurde. Werner B. aß in der Mittagspause immer allein und gelangweilt seine Brote im Büro, bis ihn sein Kollege Wolfang N. dazu animierte, die Mittagspause in einer größeren Gruppe im Aufenthaltsraum zu verbringen. Dort brächten viele Leute jeden Tag unterschiedliche Nahrungsmittel mit, die dann untereinander geteilt würden.[49] Auch Werner B. zeigte auffallend wenig Ernährungskompetenz, wie zuvor Andreas K. in der anderen Fallgeschichte. Positiv ist aus gesundheitlicher Sicht hier das Verhalten der Nebenfigur Wolfgang K. hervorzuheben, der als Ratgeber fungierte und so sein Wissen weitergab. Jedoch handelte auch Wolfgang K. nicht aus sich selbst heraus so gesundheitsförderlich, denn er hat noch vor einiger Zeit genau wie Werner B. allein gegessen, bis er zufällig auf die Gruppe gestoßen war und dazu animiert wurde, mit ihnen zusammen zu essen. Bei beiden Männern geschah die Verhaltensänderung also erst nach einem konkreten Anlass. Damit ist hier ebenfalls wieder der

---

46  Bundeszentrale für gesundheitliche Aufklärung: ErnährungsTip 3. Jeden Morgen Hektik. Und was ist mit dem Frühstück? Köln 1984.
47  Ebd.
48  Bundeszentrale für gesundheitliche Aufklärung: ErnährungsTip 5. Mittagessen mit Hindernissen. Köln 1984.
49  Vgl. ebd.

Defizitdiskurs in der männerspezifischen Gesundheitsaufklärung deutlich erkennbar. Neben der männlichen Unwissenheit in Ernährungsfragen fallen die immer wieder eng um die Berufsarbeit konstruierten Fallgeschichten auf. Demnach wurde das Bild vermittelt, Männer wären nur dann selbst für ihre Ernährung zuständig, wenn sie entweder als Single lebten oder aber ihrer Arbeit nachgingen. Arbeit wurde demnach auch noch in den 1980er als ein vorwiegend männlicher Lebensbereich dargestellt.

Wenn allerdings eine Frau innerhalb der Familie präsent war, war sie es auch, die für die Ernährung der gesamten Familie, inklusive Mann und Kindern, zuständig war. Insbesondere die Ernährung der Kinder galt als ein Thema, das eng in einen Diskurs um Weiblichkeit eingebunden war. Im „ErnährungsTip 4. Zwischendurch gibt's nichts!"[50] wurde über einen Disput zwischen Frau D. und ihrer Schwester Anne berichtet, in dem es um die richtigen Essenszeiten ihrer Kinder ging. Anne zog dabei auch noch das Expertenwissen ihrer Hebamme heran. In dieser Fallgeschichte traten weder Männer auf, noch wurden sie erwähnt. Das Wissen zum Thema Kinderernährung wurde hier in einem „weiblichen Zirkel" von der Hebamme zur Mutter und zur Schwester weitergegeben. Ernährung war für Frauen ein sehr viel wichtigeres Thema als für Männer, über das sie redeten und über das sie in der Regel mehr Wissen verfügten.[51] Den Frauen kam daher im Bereich Ernährung, ähnlich wie im Bereich der Schönheitspflege,[52] der Status des Experten zu.[53]

Auch in der Geschichte „Ich mag keinen Salat" aus dem „ErnährungsTip 10. Liebe Gewohnheiten"[54] war es die Frau, die in ihrer Funktion als Hausfrau und Mutter für die Ernährung der Familie die Verantwortung trug. Frau M. verkörperte dabei den Typus von Hausfrau, der bei der Ernährung viel Wert auf die Gesundheit seiner Familie legte. Ihr Mann und ihr Sohn Peter teilten die Auffassung von Frau M. nicht und protestierten beide gegen den Verzehr von Salat: „Er [Peter, P.P.] hat die Abneigung seines Vaters gegen ‚Grünzeug' voll übernommen, weniger aus Überzeugung als aus reinem Nachahmungstrieb. Das Argument seiner Mutter, daß Salat gesund und wichtig für Kinder sei, zieht bei ihm überhaupt nicht."[55] Doch anstatt den Ernährungsvorlieben der anderen Personen der Familie nachzugeben, versuchte

---

50  Bundeszentrale für gesundheitliche Aufklärung: ErnährungsTip 4. Zwischendurch gibt's nichts! Köln 1984.
51  Vgl. Adler, Lenz: Einführung Band 2 (2011), S. 79.
52  Vgl. Penz: Schönheit (2010), S. 175.
53  Auch in sozialwissenschaftlichen Untersuchungen wurde die hohe Bedeutung von Ernährung im Gesundheitskontext für Frauen nachgewiesen. In qualitativen Interviews nannten Frauen überwiegend „Ernährung" als für sie wichtigste Alltagspraktik im Bereich der Gesundheit. Bei Männern hingegen wurde Ernährung in der Regel erst nach vielen anderen Praktiken genannt. Vgl. Robin Saltonstall: Healthy Bodies, Social Bodies: Men's and Women's concepts and practices of health in everyday life. In: Social Science & Medicine 36 H. 1 (1993), S. 10.
54  Bundeszentrale für gesundheitliche Aufklärung: ErnährungsTip 10. Liebe Gewohnheiten. Köln 1984.
55  Ebd.

Frau M. alles, um die Geschmacksvorlieben mit gesunden Lebensmitteln zu kombinieren:

> Frau M. hat sich eigentlich schon damit abgefunden, daß sie bei ihren beiden Männern mit Salat keinen Erfolg hat. Da liest sie in einer Frauenzeitschrift, in der es auch eine Spalte „Ernährungsberatung" gibt, daß Salatmuffel, und zwar junge wie alte, manchmal durch süße Salate zu bekehren seien. Na ja, einen Versuch kann sie ja mal machen. Wenig optimistisch in bezug auf das Ergebnis, probiert Frau M. das Rezept aus: kleingeschnittene Äpfel, Apfelsinen und Möhren – angemacht mit einer Soße aus Joghurt, Quark, Zitrone und Zucker. Peter protestiert natürlich wie üblich, erklärt sich dann aber nach langem Bitten doch bereit, wenigstens einen Löffel zu versuchen. „Schmeckt gut", lautet der kurze Kommentar zum „Kindersalat". Und dann nimmt Peter sich – zum ersten Mal – selbst eine Portion Salat auf den Teller.[56]

Der Ausdruck „Frauenzeitschrift" trug weiter dazu bei, die Verbindung von Weiblichkeit und Ernährung zu verfestigen. Jedoch war es nicht so, dass in den „ErnährungsTips" die Frauen immer als Expertinnen für Ernährung dargestellt wurden. So fanden sich in den „ErnährungsTips" neben Frau M. auch andere Typen von (Haus)frauen, die Fehler bei der Ernährung begingen. So wie bspw. Frau K., die es liebte, ihre Familie zu verwöhnen und daher zu viel und zu reichhaltig kochte, sodass dies zu Übergewicht bei der gesamten Familie führte.[57] Doch im Gegensatz zum oftmals dargestellten männlichen Fehlverhalten wurde für das weibliche Gründe angeführt, die Verständnis für die Frauen hervorrufen sollten – hier z. B. die Liebe zur Familie.

Auch in der Fallgeschichte „Kauf Dir in der Pause was Leckeres" aus dem „ErnährungsTip 4" ist die Frau keine Expertin für Ernährung:

> „Du hast gestern schon wieder Dein Pausenbrot nicht aufgegessen, Werner. Ich bin das jetzt wirklich leid." Das war Musik in Werners Ohren. Die Pausenbrote, die Mutter ihm sonst mitgab, konnte er wirklich nicht essen. Sie waren so zerdrückt in der Tüte, sahen immer unappetitlich aus, wenn er sie aus der Schultasche nahm. Und dann immer dieser „haltbare" Brotbelag: Dauerwurst. Die Pausenbrote steckte er lieber gleich wieder zurück in die Tasche. Es hatte schon häufiger Ärger mit der Mutter deshalb gegeben. Jetzt sah sie wohl ein, daß es besser wäre, ihm Geld mitzugeben – und er konnte sich endlich wie die meisten seiner Freunde auch – beim Bäcker oder an der Ecke beim Imbiß-Fritz was zu essen kaufen. – Oder auch mal was ganz anderes …[58]

Die Mutter, die hier wieder als die für die Ernährung des Kindes Verantwortliche in Erscheinung trat, schaffte es nicht, Werner ein gesundes und ansprechendes Schulessen zusammenzustellen. Im weiteren Verlauf der Geschichte mischte sich der Vater ein:

> Eine ganze Weile ging es gut mit dem Pausengeld für Pausenbrot. Es wurde zumindest von Werner in Eßwaren umgesetzt, wenn auch nicht in die richtigen. Dann sparte er davon eifrig für ein Modellflugzeug, das er sich kaufen wollte. Fritten, Teilchen und Schokolade waren zunächst passé. Freudestrahlend zeigte Werner eines Tages seinen Eltern die neue Errungenschaft. Zusammen mit dem Vater ging es an den Zusammenbau. Da-

---

56  Ebd.
57  Vgl. ebd.
58  Bundeszentrale für gesundheitliche Aufklärung: ErnährungsTip 4. Zwischendurch gibt's nichts! Köln 1984.

bei mußte Werner „Farbe" bekennen, im doppelten Sinn. Denn der Vater fragte, wie er denn so schnell das Geld zusammengespart habe. Generell fand Herr M. das Sparen für ein besonderes Vorhaben in Ordnung, aber über das Pausenbrot müßten sie nochmal ausführlich sprechen. Sicher gebe es Sachen, die Werner gerne ißt – sogar beinahe alles, soweit er sich erinnern könne. Werners Einwand mit dem zerdrückten Brot war für Herrn M. ebenso einsichtig wie die langweilige Dauerwurst.[59]

Jedoch erst als es um die Finanzen ging, wurde der Vater auf die fehlerhafte Ernährung des Sohnes aufmerksam. Und ebenso die Aussage, es gäbe Sachen, die Werner gerne esse, soweit er sich erinnern könne, zeigt deutlich, dass die Ernährung des Sohnes bis jetzt kein Thema für den Vater war. Doch trotz seines geringen Informationsgrades gelang es ihm, das Problem zu lösen:

> Herr M. war recht praktisch veranlagt und schlug vor, eine passende Brote-Dose für die Schule zu kaufen. Über das Brot selbst, den Belag und so sollte Werner nochmal mit Mutter sprechen. Es wäre doch lächerlich, wenn das nicht zu lösen wäre. Na ja, vielleicht könnte Mutter auch mal ein paar Bonbons, etwas Obst oder Schokostückchen mit dazu packen, wenn Werner das so gerne mag. Wenn das alles mit Mutter geregelt sei, würde das Taschengeld eine Kleinigkeit aufgestockt, damit Werner weiterhin für sein Hobby sparen könne.[60]

Das Problem wurde also durch den Vater gelöst – jedoch in einer Weise, die keinen Zweifel daran lässt, dass sich weiterhin die Mutter um Werners Ernährung kümmern und der Vater sich wieder zurückziehen würde. Der Vater hatte die „Richtlinienkompetenz" inne und die Mutter musste sich um die praktische Ausführung kümmern.

Die letzte Broschüre des Quellenkorpus', die der Kategorie *explizite Ansprache beider Geschlechter* zugeordnet wurde, ist die Broschüre „Trimmpfade zum Wohlbefinden"[61], die auch innerhalb der Kampagne „Familie – jeder für jeden" publiziert wurde. Die diversen Rollenbilder, die in dieser Broschüre vorgestellt wurden, ähnelten denjenigen, die in den „ErnährungsTips" gezeigt wurden. Expliziter als in den „ErnährungsTips" wurde hier nochmals das weibliche Diätverhalten dargestellt:

> Rita hat sich in den letzten Jahren zu einer richtigen Diät-Fanatikerin entwickelt. Wie Auto- oder Warentester „testet" sie eine Mode-Diät nach der anderen. Eierkur, Atkins, Reistage, Traubenkur … in punkto Diät ist ihr nichts fremd. Geholfen hat ihr, sagt sie, noch keine. Wie Rita suchen viele Übergewichtige nach der Ideal-Diät. Sie sind zu Dauerabonnenten von Gesundheitszeitschriften, ständige Nachfrager im Bekanntenkreis [sic], ihr Bücherschrank steht voller Diät-Kochbücher, umfangreiche Aktenordner bergen Artikel über gebräuchliche und ungewöhnliche Diät-Rezepte.[62]

Ein erhöhter Alkoholkonsum bei Männern ist ein weiteres Themenfeld, welches sowohl in der Broschüre „Trimmpfade zum Wohlbefinden" als auch in den „ErnährungsTips" angesprochen wurde. Auffallend ist bei beiden Fallge-

---

59  Ebd.
60  Ebd.
61  Bundeszentrale für gesundheitliche Aufklärung: Trimmpfade zum Wohlbefinden. Köln 1982.
62  Ebd., S. 30.

schichten, die diese Problematik thematisierten, die zunächst positive Darstellung des männlichen Verhaltens in Form von sportlichem Verhalten. So wurde im „ErnährungsTip 7. Die ‚flüssige Energie‘"[63] von Werner F. berichtet:

> „Einmal in der Woche kickt Werner F., 39, als Ausgleich zu seinem Büro-Job in der Mannschaft, die sein Betrieb aufgestellt hat. Die ist zwar nicht immer komplett, aber Spaß macht das Dribbeln, Spurten und gelegentlich mal Tore schießen allemal. Nach dem Spiel geht's zu Willi in die Eckkneipe. Da wird dann ordentlich gebechert, immer ein Bier und ein Korn, und über alles, was so anliegt, wird geredet. Die Politik kommt dran, aber auch die Vorgesetzten und die Arbeitskollegen.[64]

Ähnlich verhält es sich mit der Fallgeschichte aus der Broschüre „Trimmpfade zum Wohlbefinden":

> Die Altherren-Mannschaft des 1. FC Roßhausen – Durchschnittsalter der „Senioren" – 35 – hat keine Bundesligaambitionen. Sie kicken zum Ausgleich für Bürostunden und lange Autobahnfahrten. Sie sind auch nicht immer elf Mann, nicht genug für eine komplette Mannschaft. Doch Spaß macht ihnen das Dribbeln, Spurten und gelegentlich mal Tore schießen allemal. Nach dem „Spiel" sitzen sie im Vereinsheim, spielen Skat, politisieren, essen und bechern, was das Zeug hält. Diese Freizeit-Sportler haben den Nichtstuern in der Tat einiges voraus, was Fitneß-Training angeht. Doch schaut man sich einmal genauer an, was in Kegelclubs, Sportvereinen und Gymnastikgruppen nach den ein oder zwei Stunden Sport und Spiel passiert, möchte man in manchen Fällen die Vorschußlorbeeren wieder zurücknehmen. Der Appetit, den Sport angeblich macht, wird oft mit energiereichen Mahlzeiten und viel Alkohol gestillt. Bier und Korn nach dem Fußballmatch, Schweinshaxe nach dem Kegeln, paniertes Schnitzel mit Pommes frites nach der Sauna sind Sünden, die den Körper mehr belasten, als der Sport ihm genutzt hat.[65]

In beiden Geschichten wurde zunächst ausdrücklich das sportliche Verhalten gelobt. Zumal es dabei gerade nicht um Leistung, sondern v. a. um Ausgleich und Spaß ging. Dieses Vergnügen wurde aber, so suggerieren die Fallgeschichten, in den Runden nach dem Sport mit reichhaltigem Essen, aber insbesondere mit Alkohol exzessiv weitergeführt. Zentral war hier die Botschaft, mit Sport als gesundheitsförderlichem Verhalten den Alkoholkonsum und das fette Essen als gesundheitsschädliches Verhalten nicht ausgleichen oder in irgendeiner Weise aufrechnen zu können. Daneben wurde hier die Existenz der Kneipe, die lange Zeit als Hort der männlichen Dominanz galt und in der ein begrenzter Alkoholkonsum zulässig war,[66] aus gesundheitlicher Perspektive hinterfragt. Die Gegenüberstellung von positivem und negativem Verhalten von Männern selbst kann neben der Kontrastierung von männlichem und weiblichem Gesundheitsverhalten als eine zweite Strategie innerhalb der männerspezifischen Gesundheitsaufklärung seit den 1970er Jahren bezeichnet werden.[67]

---

63    Bundeszentrale für gesundheitliche Aufklärung: ErnährungsTip 7. Die „flüssige Energie". Köln 1984.
64    Ebd.
65    Bundeszentrale für gesundheitliche Aufklärung: Trimmpfade zum Wohlbefinden. Köln 1982, S. 22.
66    Vgl. Spode: Alkohol (2007), S. 201.
67    Vgl. Pfütsch: Männerspezifische Gesundheitsaufklärung (2015), S. 188.

Auch in den 1980er Jahren lässt sich eine Publikation der BZgA der Kategorie *differenzierte geschlechterspezifische Ansprache* zuordnen. Allerdings beschränkt sich dies in diesem Jahrzehnt ebenfalls auf das Themenfeld Krebs. Die Differenzierungen betreffen damit wieder v. a. das biologische Geschlecht: So wurden insbesondere die unterschiedlichen Altersgrenzen für die Inanspruchnahme der Krebsfrüherkennungsuntersuchungen der gesetzlichen Krankenkassen dargestellt. Des Weiteren wurden Warnzeichen für mögliche Krebserkrankungen zunächst für beide Geschlechter und danach noch geschlechterspezifisch beschrieben. Eine gezielte Ansprache von Männern und/oder Frauen zur Teilnahme an den Früherkennungsuntersuchungen fand allerdings noch nicht statt.

Es lassen sich im Quellenkorpus mit 15 zu acht deutlich mehr Publikationen der Kategorie *implizite männerspezifische Ansprache* gegenüber der Kategorie *implizite frauenspezifische Ansprache* zuordnen. Dies erscheint überraschend, wenn man sich nochmals die Zahlen der 1970er Jahre vor Augen führt, in denen deutlich öfter Frauen implizit angesprochen wurden.

Ein Beispiel für eine implizite frauenspezifische Adressierung stellt die Beispielgeschichte „Kein Weißbrot? Was sind denn das für Pflastersteine?" aus dem 1984 veröffentlichten „ErnährungsTip 1. Gewußt wie: Nährstoffe und Ballaststoffe"[68] dar, in der über Familie L. berichtet wurde. In dieser waren v. a. die Mutter und die 16-jährige Tochter Sonja auf ihre Gesundheit bedacht, Sonja insbesondere aus Gründen der Schönheit:

> „Kein Weißbrot? Was sind denn das für Pflastersteine?", sagt Sonja und schiebt den Korb mit den vielen dunklen und knusprigen Brötchen von sich. „Ich dachte, es wäre ganz gut, ab und zu was Herzhaftes zu essen", sagt Frau L. zu ihrer 16jährigen Tochter. „Du bist doch sonst für Chic und Gesundheit – dann kannst Du auch mal was von innen dafür tun!" Frau L. hatte sich eine Frauenzeitschrift herausgesucht, in der wesentliche Zusammenhänge zwischen Ernährung, Gesundheit und sogenannter Schönheit behandelt wurden. Schöne Haare, eine makellose Haut, kräftige Fingernägel, gesundes, elastisches Bindegewebe und gute Nerven – alles Merkmale, die ihrer Tochter Sonja so wichtig waren. Deshalb wollte sie ihrer Tochter an eben diesen Beispielen aufzeigen, welche Fehler sie bei der Ernährung machte. Die Folgen waren ja schon sichtbar. Sonja müßte mehr Vollkornbrot und Obst essen. Die darin enthaltenen Vitamine seien gut für die Haut, und das Obst würde sie davon abhalten, diese Unmengen Süßigkeiten zu vertilgen. Dann hätte sie auch keine Stuhlgangsprobleme mehr. Schon eine derartige kleine Korrektur in den Eßgewohnheiten könnte gerade ihre kleinen Probleme beheben helfen, meinte die Mutter. Sie könne das alles in Ruhe nochmal in dem Artikel nachlesen. Und am heutigen Sonntag vielleicht doch schon mal mit dem Vollkornbrot beginnen ...[69]

Das Thema gesundheitsbewusste Ernährung wurde hier exklusiv unter Frauen diskutiert. Die Mutter nahm die Rolle der Gesundheitsexpertin ein, die ihre Tochter – die ebenfalls an gesundheitlichen Themen interessiert war – in Fragen der gesundheitsförderlichen Ernährung beriet. Das Wissen wurde also von Frau zu Frau weitergegeben. Das zentrale Motiv war hier jedoch Attrakti-

---

68  Bundeszentrale für gesundheitliche Aufklärung: ErnährungsTip 1. Gewußt wie: Nährstoffe und Ballaststoffe. Köln 1984.

69  Ebd.

vität und erst in zweiter Linie Gesundheit. Die Tochter sollte nicht voranging aus Gründen der Gesundheit an sich ihre Ernährung umstellen, sondern aus Motiven der Attraktivität. Ob die Mutter bei einem Sohn ähnlich argumentiert hätte, ist eher zu bezweifeln.[70] Die Darstellung verdeutlicht die hohe Bedeutung von Attraktivität für Weiblichkeit und zeigte deutlich ein paternalistisches Frauenbild, in dem Frauen v. a. den Männern gefallen sollten und hier ihr Handeln danach ausgerichtet wurde. Doch trotzdem darf man die Gesundheit als weiteres, wenn auch zweitrangiges Motiv in der Argumentation der Mutter nicht übersehen.[71] Es ist vorstellbar, dass sich die Planer durch die bewusste Einbeziehung des Attraktivitätsargumentes aufgrund seiner Bedeutung für die Frauen eine größere Akzeptanz des Gesundheitsargumentes erhofften.[72] Allerdings zeigt der Hinweis in der Broschüre darauf, derartige Informationen über die Gesundheit, wie sie die Mutter bereithält, in sogenannten „Frauenzeitschriften" finden zu können, die normative Zuständigkeitszuschreibung von Gesundheitsfragen an die Frau. Von „der" Frau wird erwartet, im Haushalt die Expertin im Bereich Gesundheit zu sein. „Was jedoch in Hinblick auf die Darstellung von Frauen innerhalb der Gesundheitsaufklärung noch wichtiger ist, ist die Tatsache, dass sie die normativen Erwartungen an sie erfüllen, damit kein möglicher Ansatzpunkt für Kritik entsteht."[73]

Falsches Verhalten zeigte sich hier erst, als der Vater, der ebenfalls mit am Frühstückstisch saß, in das Gespräch eingebunden wurde: „Sonja protestierte zwar heftig und suchte Unterstützung bei ihrem Vater. Doch der hielt sich aus der Sache raus und meinte, das müßten schon seine Frauen unter sich ausmachen."[74] Mit seiner Aussage unterstützte er noch die bereits vorher herausgestellte Rolle der Mutter als Gesundheitserzieherin der Familie und unterstrich seine angeblich gendertypische Inkompetenz. Der Defizitdiskurs über das gesundheitliche Verhalten des Mannes ist hier wieder deutlich erkennbar.

Die Broschüre „Profi-Tips zum Fitbleiben und Gesünderleben 1. Machen Sie mit – bleiben Sie fit"[75] richtete sich mit dem Thema Gewicht, welches bereits in den Jahrzehnten zuvor und auch in den 1980er Jahren in anderen Kategorien als vornehmlich weiblich intendiert analysiert wurde, ebenfalls

---

70  Genauer zur heutigen Bedeutung von Schönheit im Geschlechtervergleich: Penz: Schönheit (2010).
71  Vgl. Pfütsch: Männerspezifische Gesundheitsaufklärung (2015), S. 191.
72  Die Wichtigkeit der Attraktivität in der weiblichen Sozialisation wurde auch innerhalb der BZgA diskutiert. Vgl. Bericht zum internationalen Workshop für Gesundheitserziehung der Bundeszentrale für gesundheitliche Aufklärung, Köln in Zusammenarbeit mit dem Regionalbüro für Europa der Weltgesundheitsorganisation, Kopenhagen vom 26.–29. Juni 1984 in Winterscheid über Hennef/Sieg. In: ABZgA I/75: Studie: Familienstrukturen und Gesundheit (1984), S. 15.
73  Pfütsch: Männerspezifische Gesundheitsaufklärung (2015), S. 191.
74  Bundeszentrale für gesundheitliche Aufklärung: ErnährungsTip 1. Gewußt wie: Nährstoffe und Ballaststoffe. Köln 1984.
75  Bundeszentrale für gesundheitliche Aufklärung: Profi-Tips zum Fitbleiben und Gesünderleben 1. Machen Sie mit – bleiben Sie fit. Köln 1981.

implizit an Frauen. Dass die Publikation zunächst vordergründig sowohl für Frauen als auch an Männer konzipiert wurde, zeigen die für beide Geschlechter getrennt angegebenen Idealgewichte. Die höhere Bedeutung des Themas für Frauen wurde aber selbst im Text der Broschüre bestätigt: „Alle reden von Joule und Kalorien – vor allem die Damen, die auf ihre gute Figur bedacht sind. Wir brauchen täglich ein Mindest-Quantum davon, um leistungsfähig und gesund zu bleiben, um zu arbeiten, zu denken und Sport zu treiben."[76] Der weitere Text war zwar geschlechterneutral formuliert, doch inhaltlich wurde, durch die Beschreibung von sogenannten „Bauch-Beine-Po-Übungen" eher auf die Bedürfnisse der Frauen eingegangen.[77] Diese gymnastischen Übungen hätten zwar von beiden Geschlechtern ausgeführt werden können und waren auch für beide Geschlechter geeignet, um die angegebenen Ziele zu erreichen, allerdings waren sie vor allem auf die Idealvorstellungen des Frauenkörpers ausgerichtet: eine schlanke Taille, ein straffer Po, eine gestärkte Hüfte. Die Bilder dieser Broschüre sprachen durch die Abbildung von Frauen eher Frauen an.

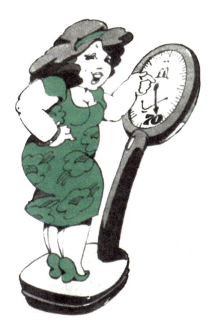

Abb. 22: Abbildung „Waage" aus „Profi-Tips zum Fitbleiben und Gesünderleben. 1. Machen Sie mit – bleiben Sie fit (1981)

76  Ebd.
77  Vgl. ebd.

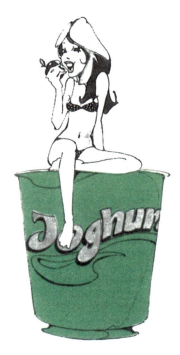

Abb. 23: Abbildung „Joghurtbecher" aus „Profi-Tips zum Fitbleiben und Gesünderleben. 1. Machen Sie mit – bleiben Sie fit (1981)

Das erste Bild zeigte eine korpulente, auf einer Waage stehende, lächelnde Frau. Erkennbar war das angezeigte Gewicht von 70 Kilogramm, welches durch das unglückliche Gesicht der Waage als negativ und zu hoch zu werten ist. Das Lächeln der Frau muss wohl in dem Sinne gedeutet werden, dass sie sich ihres „Fehlverhaltens" gar nicht bewusst war und daher erst durch die Gesundheitsmedien über ihr „falsches" Verhalten aufgeklärt werden musste. Auf dem zweiten Bild war eine schlanke Frau zu sehen, die nur mit Bikini bekleidet, auf einem überdimensionierten Joghurtbecher saß und einen Apfel aß. Die Frau lächelte dabei und wirkte glücklich. Es wurde Frauen somit suggeriert, durch eine Ernährung, die bspw. Obst und Joghurt beinhaltete, eine schlanke Körperfigur erreichen zu können, die sie wiederum glücklich mache. Die Broschüre zeigte hier deutlich, dass jeder Mensch für das Erreichen seines Idealgewichtes selbst zuständig ist. Zum einen wurde in Kalorientabellen genau angegeben, wie viel man pro Tag essen könne, zum anderen wurden Beispiele dafür gegeben, was man essen könne. Hinzu kamen noch Tipps zur Körperformung. Im Umkehrschluss wurde dickeren Menschen Disziplinlosigkeit zugeschrieben:

> Schlanksein ist mit genug Disziplin bzw. genauer: Selbstdisziplin für jede und jeden erreichbar. Selbstdisziplin ist unmittelbar an den Einsatz von Vernunft gekoppelt, weil sie die Fähigkeit bedeutet, (sich selbst) auferlegte Regeln und Vorschriften einzuhalten. Wer das nicht in seinem eigenen Interesse bzw. in seinem eigenen Körper umsetzen kann, der

legt einen eklatanten Charaktermangel an den Tag, weil in einer Leistungsgesellschaft die Fähigkeit zur Disziplineinhaltung als wichtiger Indikator für die gesamte Leistungsbereitschaft und -fähigkeit eines Menschen betrachtet wird.[78]

Wie erwähnt, konnten mit 15 eindeutig mehr Publikationen der Kategorie *implizite männerspezifische* Ansprache gegenüber der *impliziten frauenspezifischen Ansprache* zugeordnet werden. Neben fünf Filmbeilagekarten, drei Beispielanzeigen und einem „ErnährungsTip" lassen sich acht „Profi-Tips zum Fitbleiben und Gesünderleben" im Quellenkorpus finden, sodass man davon ausgehen kann, dass bei der Konzeption der „Profi-Tips" den Männern als Zielgruppe eine hohe Aufmerksamkeit geschenkt wurde.

Gleich drei Filmbeilegekarten beinhalteten mit Rauchen und Alkoholkonsum Inhalte, die in den 1980er Jahren männerspezifisch geprägt waren und sich auch später in anderen Publikationen finden ließen. In den beiden Filmbeilegekarten „Max – 37 Jahre – Raucher"[79] und „Rauchen macht frei"[80] stand jeweils eine männliche rauchende Identifikationsfigur im Mittelpunkt. Ähnlich verhält es sich mit der Beilegekarte „Jugend und Alkohol"[81], die zwar geschlechtsunspezifisch von der „Jugend" sprach, allerdings ein Standbild zeigte, auf dem deutlich ein alkoholisierter Junge und damit wieder eine männliche Identifikationsfigur zu erkennen war.

Neben zwei Neuauflagen publizierte die BZgA mit „Papi, hör endlich auf zu rauchen!"[82] 1980 eine neue Anzeige innerhalb der Kampagne „Familie – jeder für jeden." Obwohl diese Beispielanzeige kurz Mütter als mögliche Beispiele erwähnte, sprach sie insbesondere durch die dargestellte Beispielsituation zu Beginn eher Männer an:

> „Papi, hör endlich auf zu rauchen!" **Damit platzte neulich mein 11jähriger Sohn Stefan in das mal wieder völlig verqualmte Wohnzimmer. An diesem Tag war eine Menge „schief gelaufen", und natürlich hatte ich noch mehr geraucht – wie ich das immer unter Druck tue.** [Hervorheb. im Orig.] Ich war ganz schön verdutzt. Da machte sich der Junge Sorgen um meine Gesundheit! Dann kam die Erklärung: Stefan erzählte, daß sie in der Schule darüber gesprochen haben, wie schädlich das Rauchen ist. Er hielt mir eine richtige Standpauke und zitierte dabei auch meine eigenen starken Sprüche wie: „Wehe, wenn ich dich beim Rauchen erwische".[83]

Auch hier wurde wieder durch die Darstellung einer männlichen Identifikationsfigur das Rauchen als ein männliches gesundheitsschädliches Verhalten dargestellt. Und auch „der Mann" wurde erneut als in Bezug auf seine Gesundheit defizitär Handelnder dargestellt.

---

78  Paula-Irene Villa, Katharina Zimmermann: Fitte Frauen – Dicke Monster? Empirische Exploration zu einem Diskurs von Gewicht. In: Henning Schmidt-Semisch, Friedrich Schorb (Hg.): Kreuzzug gegen Fette. Sozialwissenschaftliche Aspekte des gesellschaftlichen Umgangs mit Übergewicht und Adipositas. Wiesbaden 2008, S. 183.

79  Bundeszentrale für gesundheitliche Aufklärung: Max – 37 Jahre – Raucher. Köln 1984.

80  Bundeszentrale für gesundheitliche Aufklärung: Rauchen macht frei. Köln 1984.

81  Bundeszentrale für gesundheitliche Aufklärung: Jugend und Alkohol. Köln 1984.

82  Bundeszentrale für gesundheitliche Aufklärung: Papi, hör endlich auf zu rauchen! Köln 1980.

83  Ebd.

Im „ErnährungsTip 2. Nichts geht mehr – ohne Vitamine und Mineral-stoffe"[84] wurde eine Beispielgeschichte geschildert, in der sich drei Männer, in Abwesenheit von Frauen, über das Thema Ernährung unterhielten. Eingeleitet wurde die Unterhaltung durch eine Nachfrage vom 47-jährigen Herrn U. über das Essverhalten eines Kollegen, worauf dieser antwortete:

> „Ich mache mir nichts aus dem Grünzeug. Meine Frau schimpft zwar auch darüber, aber mir fehlt ja nichts", antwortet Herr G., der nur wenig jünger ist als sein Kollege. „In unserem Alter sind wir zwar alle ein bißchen anfälliger für hohen Blutdruck, aber das ist ja wohl normal. Bier hat ja auch einigen Nährwert. Und das schmeckt mir einfach besser. Irgendwo muß ich ja einsparen, will ich meine Figur erhalten."[85]

Herr G., der sich bezüglich seiner wenig gesunden Ernährung äußerte, wies seiner Frau die höhere Kompetenz für Fragen der Ernährung zu. Hinzu kam sein Hinweis auf den regelmäßigen Alkoholkonsum, welcher ihn schlussendlich als Negativbeispiel in Sachen gesunder Ernährung brandmarkte.[86] Diese Form der Darstellung ließ sich bereits in anderen Broschüren der Reihe „ErnährungsTips" finden. Herr U., der das Gespräch begann, schien ein positiveres Beispiel für männliche Ernährungskompetenz zu sein, allerdings ist dies auf einen besonderen Grund zurückzuführen: „Herr U. kennt sich recht gut in Ernährungsfragen aus. Er weiß um einige Zusammenhänge zwischen Eßgewohnheiten und möglichen Krankheiten, leider erst seitdem man ihm nach dem Herzinfarkt vor zwei Jahren deutlich gemacht hat, daß er sich doch ganz drastisch umstellen müßte!"[87] Herr U. war also in der Tat ein Experte für gesunde Ernährung, allerdings hatte er sich wohl vor seinem Herzinfarkt ähnlich verhalten wie Herr G. und sich erst danach mit diesem Thema auseinandergesetzt. Die Krankheit hatte ihn zu dieser Verhaltensumstellung bewogen. Herr U. war also nicht aus sich selbst heraus auf seine Gesundheit bedacht, erst als sein Körper konkret auf eine durch sein Verhalten hervorgerufene Gesundheitsgefährdung hindeutete, änderte er sein Verhalten. Dies stellt eine dritte Strategie der männerspezifischen Ansprache innerhalb der Gesundheitsaufklärung jener Zeit dar. Unterstellt wird hier, dass Männer erst dann präventiv handeln, wenn ihnen ihre eigene Verletzlichkeit vor Augen geführt wird.

Die „Profi-Tips zum Fitbleiben und Gesünderleben", die der Kategorie *implizite männerspezifische Ansprache* zugeordnet wurden, zeichneten sich insbesondere durch ihre Illustrationen aus, die durch die Abbildung von Männern vorwiegend auf Männer ausgerichtet waren. Die Texte waren bis auf wenige

---

84  Bundeszentrale für gesundheitliche Aufklärung: ErnährungsTip 2. Nichts geht mehr – ohne Vitamine und Mineralstoffe. Köln 1984.

85  Ebd.

86  Hier zeigt sich wieder die Gegenüberstellung von männlich-defizitären und weiblich-richtigen Gesundheitshandeln. Vgl. Pfütsch: Männerspezifische Gesundheitsaufklärung (2015), S. 188.

87  Bundeszentrale für gesundheitliche Aufklärung: ErnährungsTip 2. Nichts geht mehr – ohne Vitamine und Mineralstoffe. Köln 1984.

Ausnahmen überwiegend geschlechterneutral formuliert: So wurde bspw. in der Publikation „Profi-Tips zum Fitbleiben und Gesünderleben 4. Ein ‚pfundiges' Abendprogramm?"[88] auf die Kalorienfülle von Bier hingewiesen:

> Um es gleich vorwegzunehmen: Wer auf seine Figur achten muß, sollte weniger trinken. Viele, oft auch junge Männer, tragen vor allem deshalb ein Bäuchlein vor sich her, weil sie dem Bier so zusprechen. Beim Trinken kommt häufig auch der Appetit – das ist kein Hunger – und dann wird wieder gegessen, obwohl auch der Magen bereits Feierabend gemacht hat und sich sehr schwer tut, die späte Kost noch zu verarbeiten.[89]

Wie in anderen Broschüren verwies man hier wieder beim Thema Alkoholkonsum eindeutig auf die Männer als besonders gefährdete Gruppe.

Die „Profi-Tips zum Fitbleiben und Gesünderleben" waren Teil der großangelegten Kampagne „fit statt fett". Dass vergleichsweise viele dieser „Profi-Tips" der impliziten männerspezifischen Ansprache zugeordnet wurden, kann als ein Beleg dafür gelten, dass in den 1980er Jahren das Thema Körpergewicht für die Männer zunehmend wichtiger werden sollte. Ein illustrierendes Indiz für diese Annahme stellt eine Abbildung in der Broschüre „Profi-Tips zum Fitbleiben und Gesünderleben 7. Vom Umgang mit der Energie"[90] dar. Die Illustration zeigte einen Mann im mittleren Alter, auf einer Personenwaage stehend und einen Zollstock in der Hand haltend. Zu sehen war, wie er etwas in einen Notizblock schrieb. Die Kontrolle des Körpergewichts war nun zu einer Gesundheitspraktik geworden, die auch Männern angedient wurde.

---

88  Bundeszentrale für gesundheitliche Aufklärung: Profi-Tips zum Fitbleiben und Gesünderleben 4. Ein ‚pfundiges' Abendprogramm? Köln 1981.
89  Ebd.
90  Bundeszentrale für gesundheitliche Aufklärung: Profi-Tips zum Fitbleiben und Gesünderleben 7. Vom Umgang mit der Energie. Köln 1981.

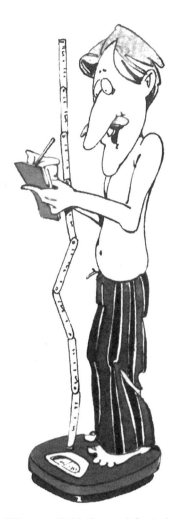

Abb. 24: Abbildung aus „Profi-Tips zum Fitbleiben und Gesünderleben 7.
Vom Umgang mit der Energie" (1981)

Trotz steigender Anzahl der auf ein Geschlecht ausgerichteten Publikationen
blieben in den 1980er Jahren die Publikationen, die sich an beide Geschlechter richteten, in der Überzahl. Bedingt durch die vergleichsweise hohe Anzahl
von Publikationen innerhalb der Kategorie *implizite männerspezifische Ansprache*
richteten sich in diesem Jahrzehnt erstmalig mehr Aufklärungsmedien an
Männer als an Frauen.

    Auch in den 1980er Jahren waren die Themen der Aufklärungsarbeit
höchst unterschiedlich und reichten, wie bereits in den 1970er Jahren, vom
Suchtmittelkonsum bis zur Krebsvorsorge. Hervorzuheben sind dabei die
Themen Ernährung und Bewegung, die in den 1980er Jahren durch die zwei
großen Publikationsreihen „ErnährungsTips" und „Profi-Tips zum Fitbleiben

und Gesünderleben" im Vordergrund der Gesundheitsaufklärung durch die
BZgA standen. Beim Thema Ernährung zeigt sich, dass immer noch etwas
mehr Frauen angesprochen wurden als Männer, es aber keineswegs mehr als
exklusives Frauenthema galt. So wurde bspw. das richtige Körpergewicht erstmals auch aus männlicher Perspektive thematisiert. Für den Einkauf, die Auswahl und die Zubereitung des Essens blieb jedoch weiterhin die Frau die zuständige Person innerhalb der Familie.

Ähnlich verhält es sich mit den Aufklärungspublikationen, die die Gesundheitsaufklärung für Kinder thematisierten. Auch sie richteten sich verstärkt an Frauen, bezogen aber zunehmend die Männer mit ein.

Vor allem die Themen Alkoholkonsum, Rauchen und das Verhältnis von
Familienleben und Arbeitsleben waren Themen, die in den 1980er Jahren
vorwiegend auf Männer ausgelegt waren, da sie die Hauptzielgruppe für diese
Themen darstellten.

Die Gesundheitsaufklärung in den 1980er Jahren folgte dem Trend zu-
nehmender Zielgruppenspezifizierung. So ist es hier kaum noch möglich, ein
Geschlecht als Ansprechpartner der Maßnahmen zu Prävention und Gesundheitsförderung zu nennen oder nach Aufklärungsthemen zu spezifizieren. Jedoch zeigen sich in diesem Jahrzehnt wieder geschlechterspezifisch unterschiedliche Arten der Adressierung. Während Männer weiterhin zumeist als
in Sachen Gesundheit defizitär Handelnde dargestellt wurden, gaben die dargestellten Frauen fast immer positive Beispiele ab und galten so als Vorbilder
für ein reales „präventives Selbst".

## 3.2 Geschlechterspezifische Prävention auf Landes- und Kommunalebene

### 3.2.1 Maßnahmen in Hamburg

1983 wurde der hamburgische Landesausschuss für Gesundheitserziehung
e. V., dessen Vorsitz der Präsident der Hamburger Gesundheitsbehörde inne-
hatte, in die Landesvereinigung für Gesundheitserziehung e. V. umgewandelt.
Vordergründiges Ziel dieser Strukturveränderung sollte es sein, dem Themenfeld eine der Landespolitik gegenüber selbstständigere Stellung zu verleihen,
sodass bereits durch die Struktur deutlich gemacht werden konnte, dass Prävention nicht nur Aufgabe öffentlicher Institutionen war. Mitglieder des Vereins wurden u. a. die Gesundheitsbehörde, die Behörde für Schule und Berufsbildung, die Ärzte-, Zahnärzte- und Apothekenkammer, der Apotheker-
verein, der Verband der Ärzte im öffentlichen Gesundheitsdienst, Krankenkassen, das Deutsche Rote Kreuz und weitere Verbände, die sich mit Gesundheitserziehung beschäftigten. Der Vereinsvorsitz wurde nun nicht mehr automatisch dem Präsidenten der Gesundheitsbehörde übertragen, sondern er
wurde aus den Mitgliedern gewählt. Darin zeigt sich ebenso eine gewisse
Loslösung von der öffentlichen Verwaltung.

Inhaltliche Schwerpunkte setzte die Landesvereinigung zu den Themen Ernährung, Bewegung, Suchtmittelmissbrauch, Stressprävention, Inanspruchnahme von Früherkennungsuntersuchungen und Hygiene; also zu den klassischen Feldern der Prävention und Gesundheitsförderung. Dabei wurde ausdrücklich betont, die Arbeit habe zielgruppenspezifisch zu erfolgen. Welche Zielgruppen jedoch im Einzelfall gemeint waren, kann nicht mehr rekonstruiert werden.

Anfang der 1980er Jahre setzte auch auf Länderebene eine gewisse Forschungstätigkeit in Gesundheitsfragen ein. Hier wurde zu dieser Zeit ebenso erkannt, dass die Festlegung von Zielgruppen zu spezifischeren und damit eher erfolgversprechenden Angeboten führen würde. In Hamburg entstand durch die Arbeit der „Leitstelle Gleichstellung der Frau" die Studie „Ausländerinnen in Hamburg. Gesundheitswissen – Gesundheitsverhalten."[91] Ziel war es, sowohl durch die Befragung von ausländischen Frauen, als auch von im Gesundheitsbereich Beschäftigten, auf das „Gesundheitsverständnis [der ausländischen Frauen, P.P.] und die eventuell vorhandenen Wissenslücken reagieren zu können."[92] Des Weiteren sollte diese Form der Grundlagenforschung dazu dienen, ein umfassendes Präventionskonzept für ausländische Frauen zu entwickeln. Dieses sollte dann v.a. in Bildungskursen umgesetzt werden. Inhaltlich sollte „das Ziel der Arbeit mit ausländischen Frauen die Stärkung ihres Selbstbewußtseins als Frau"[93] sein. In dieser Studie wurde ebenfalls die Stärkung des Selbstbewusstseins der Frauen als ein Hauptziel propagiert. Damit nahm man sich der sozial benachteiligten Frauen als Zielgruppe der Prävention an, da dies häufig die im Hinblick auf die gesundheitliche Situation am stärksten belastete Gruppe von Frauen war.[94] Hier finden sich die Ziele der frauenspezifischen Gesundheitsaufklärung der Bundesebene aus den 1970er Jahren wieder.

## Geschlechterspezifische Präventionsangebote der Volkshochschule Hamburg

Nach dem starken Abbau des Kursangebotes in den 1970er Jahren wurden zu Beginn der 1980er Jahre wieder etwas mehr Kurse in das Programm aufgenommen. Allerdings erreichte man nicht den Angebotsumfang aus den 1960er Jahren. Dies änderte sich erst im Jahr 1986/1987, da zu dieser Zeit das Kursangebot der allgemeinen Gesundheitskurse nochmals deutlich erhöht

---

91  Mediha Baymak-Schuldt, Antje Feller, Claudia Zaccaï: Ausländische Frauen in Hamburg. Gesundheitswissen – Gesundheitsverhalten. Eine empirische Untersuchung im Auftrag der Senatskanzlei – Leitstelle Gleichstellung der Frau –. Hamburg 1982.
92  Ebd., S. 3.
93  Ebd., S. 123.
94  Vgl. Eberhard Greiser, Uwe Helmert, Ulrike Maschewsky-Schneider: Sind Frauen gesünder als Männer? Zur gesundheitlichen Lage der Frauen in der Bundesrepublik Deutschland. In: Sozial- und Präventivmedizin 33 (1988), S. 178.

wurde.[95] Mit dieser Entwicklung lag die Hamburger Volkshochschule im bundesdeutschen Trend des Ausbaus von Angeboten zum Themenbereich Gesundheit.[96] Die Anzahl der Gymnastik- und Sportkurse blieb allerdings auf dem niedrigen Niveau. Beim Geschlecht der Kursleiter zeigt sich in diesem Jahrzehnt keine Tendenz. In einem Jahr gab es etwas mehr männliche Kursleiter, in einem anderen mehr weibliche. Allein die Gymnastikkurse wurden vorrangig von Frauen geleitet.[97]

Tab. 26: Kurse (Themenbereich Gesundheit inkl. Gymnastik) der VHS Hamburg in den 1980er Jahren

| Jahr | Anzahl Kurse (unterschiedlich) | Anzahl Kurse (gesamt) | Kursleitung männlich | Kursleitung weiblich |
|---|---|---|---|---|
| 1980/1981 | 11 | 17 | 6,5 | 5,5 |
| 1981/1982 | 11 | 14 | 2,5 | 11,5 |
| 1982/1983 | 9 | 13 | 4 | 9 |
| 1983/1984 | 8 | 12 | 4 | 8 |
| 1984/1985 | 9 | 13 | 5 | 8 |
| 1985/1986 | 10 | 14 | 3 | 11 |
| 1986/1987 | 15 | 23 | 5,5 | 13,5 |
| 1987/1988 | – | – | – | – |
| 1988/1989 | 16 | 23 | 3,5 | 19.5 |
| 1989/1990 | 9 | 23 | 5 | 18 |

Quelle: eigene Berechnungen

95  Allerdings hängt dies wohl auch damit zusammen, dass ab dem Jahr 1987 durch den Deutschen Volkshochschulverband die Programmzuschnitte geändert wurden, sodass ab diesem Zeitpunkt im Bereich „Gesundheit" auch Kurse subsumiert wurden, die vorher in anderen Bereichen vertreten waren und daher in dieser Auswertung nicht mit erfasst wurden.

96  Vgl. Troschke: Organisation (1991), S. 86 f. Auch Moses stellte einen Ausbau der Gesundheitskurse bei der VHS Aalen fest: Vgl. Moses: Prävention (2012), S. 155.

97  Ab dem Kursjahr 1986/1987 bis zum Ende der 1980er Jahre wurden in den Vorlesungsverzeichnissen teilweise die Vornamen der Kursleiter abgekürzt, sodass keine Rückschlüsse auf das Geschlecht gezogen werden konnte. Eindeutige Aussagen sind daher nicht möglich.

Tab. 27: Kurse (Themenbereich Gesundheit exkl. Gymnastik) der VHS Hamburg in den 1980er Jahren

| Jahr | Anzahl Kurse (unterschiedlich) | Anzahl Kurse (gesamt) | Kursleitung männlich | Kursleitung weiblich |
|------|------|------|------|------|
| 1980/1981 | 7 | 12 | 4,5 | 7,5 |
| 1981/1982 | 7 | 10 | 1,5 | 8,5 |
| 1982/1983 | 5 | 9 | 4 | 5 |
| 1983/1984 | 5 | 8 | 4 | 4 |
| 1984/1985 | 6 | 9 | 5 | 4 |
| 1985/1986 | 7 | 10 | 3 | 7 |
| 1986/1987 | 13 | 20 | 5,5 | 10,5 |
| 1987/1988 | – | – | – | – |
| 1988/1989 | 14 | 20 | 3,5 | 16,5 |
| 1989/1990 | 7 | 20 | 5 | 15 |

Quelle: eigene Berechnungen

Inhaltlich richteten sich die Kursthemen in den 1980er Jahren, sowohl explizit als auch implizit, immer häufiger an Frauen. So wurde bspw. 1985/1986 ein Alkoholpräventionskurs angeboten, der den Titel „Wer Sorgen hat, hat auch Likör" trug. Den Kurs hielten zwei Kursleiterinnen ab. Obwohl die Veranstaltung sich an beide Geschlechter richtete, sprach allein der Titel wohl mehr Frauen an, da sich Männer kaum mit dem Trinken von Likör identifizierten. Des Weiteren ist es wahrscheinlich, dass die weibliche Kursleitung Männer davon abgehalten hat, diesen Kurs zu besuchen, da sie sich in diesem Fall nicht nur ihre eventuell vorhandenen Probleme hätten eingestehen müssen, sondern dies sogar noch vor Frauen hätten tun müssen.

Noch deutlicher zeigte sich die Fokussierung auf Frauen bei den Gesundheitsthemen im Kursjahr 1989/1990, als die eigenständige Rubrik „Frauen und Gesundheit" eingeführt wurde. Hierunter wurden u. a. die Kurse „Alternative Einrichtungen im Gesundheitswesen für Frauen", „Was kann ich als Frau von Naturheilverfahren erwarten?" oder „Fasten mit Frauen" angeboten. Der Kurs „Die Weisheit unseres weiblichen Körpers", der, wie bereits einige Kurse aus vorherigen Jahrzehnten v. a. auf das Körperbewusstsein und die -wahrnehmung von Frauen abzielte, wurde ebenfalls unter der Rubrik „Frauen und Gesundheit" angeboten:

> Daß Körper und Seele eine Einheit bilden, ist keine neue Erkenntnis. Und trotzdem fällt es besonders uns Frauen schwer, diese alte Weisheit in unserem Alltag umzusetzen. Unsere schnellebige Zeit ist voll von Belastungssituationen, in denen wir unseren Körper zum Funktionieren zwingen. Eine Krankheit erleben wir da als ein lästiges, zu bekämpfendes Übel und nicht als Signal unseres Körpers, dem wir unsere Aufmerksamkeit

schenken sollten. Um ihre Bedeutung verstehen zu lernen, arbeiten wir mit kreativen Mitteln, Entspannungsübungen, Rollenspielen und Phantasiereisen.[98]

Das Erleben des Körpers stand hier im Mittelpunkt.

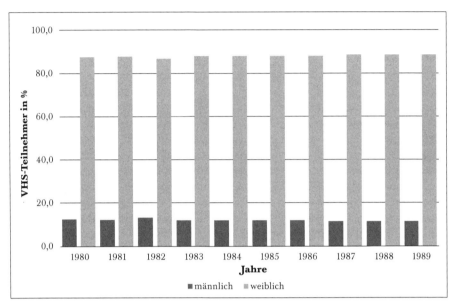

Abb. 25: Nutzung der Gesundheitskurse der VHS Hamburg in den 1980er Jahren

Diese vornehmliche Ausrichtung v. a. auf die Frauen schlägt sich auch in der VHS-Statistik zur Teilnahme nieder, denn in den 1980er Jahren waren fast immer konstant ca. 87 Prozent der Teilnehmer der Hamburger VHS-Gesundheitskurse Frauen. Man könnte an dieser Stelle annehmen, die Nutzungsstrukturen seien nicht durch das Stoffgebiet Gesundheit und die angebotenen Kurse, sondern durch die Bildungseinrichtung Volkshochschule an sich bedingt.

Eine Untersuchung der Hamburger VHS aus den 1980er bestätigt in allen Programmbereichen – bis auf den Bereich Mathematik/Naturwissenschaften/Technik – Frauen als die Mehrzahl der Teilnehmer.

Jedoch ist das Stoffgebiet Gesundheit, jenes, in welchem die Frauen prozentual am deutlichsten vor den Männern liegen. Dies lässt darauf schließen, dass die höhere weibliche Teilnehmerrate sowohl auf die Institution VHS als auch den Programmbereich Gesundheit und die dort angebotenen Kurse zurückzuführen ist.

98   Hamburger Volkshochschule: Programm 1989/1990. Hamburg 1989, S. 27.

Tab. 28: Teilnehmer der Hamburger Volkshochschule nach Themengebiet und Geschlecht

| Themenbereich | Männer | Frauen |
|---|---|---|
| Sprachen | 24,0% | 76,0% |
| Zertifikatssprachen | 21,5% | 78,5% |
| andere Sprachen | 38,7% | 61,3% |
| kreative Fächer | 25,4% | 74,6% |
| MNT[99] | 64,0% | 36,0% |
| Gesundheit | 10,4% | 89,6% |
| Politik/Gesellschaft | 26,4% | 73,6% |
| Kunst | 15,4% | 84,6% |
| Deutsch | 38,7% | 61,3% |
| Pyschologie/Philos./Theol. | 27,5% | 72,5% |
| gesamt | 27,1% | 72,9% |

Quelle: Manfred Sanck, Friedrich Saxowsky: Die Teilnehmerinnen und Teilnehmer der Hamburger Volkshochschule. Eine empirische Untersuchung über Sozialstruktur, Motivation, Teilnahmeverhalten und Kritik. Hamburg 1986, S. 36.

### 3.2.2 Maßnahmen in Schleswig-Holstein

Die Schleswig-Holsteinische Landesvereinigung für Gesundheitserziehung und Gesundheitspflege e. V., die bereits 1973 in Landesvereinigung für Gesundheitsförderung umbenannt wurde, legte Anfang der 1980er Jahre den Schwerpunkt ihrer Arbeit auf die Fort- und Weiterbildung von Multiplikatoren. So konnten nach diesen Fortbildungsprogrammen verstärkt Nichtraucherkurse („Rauchfrei in 10 Wochen"), Kochkurse in Volkshochschulen, Familienbildungsstätten oder aber den Mütterschulen angeboten werden.[100] Zu den Teilnehmern der Multiplikatorenveranstaltungen zählten nicht nur Pädagogen und Sozialarbeiter, sondern auch niedergelassene Ärzte, die ein zunehmendes Interesse an Fragen der Prävention zeigten.[101]

Neben der Multiplikatorenfortbildung wurde in den 1980er Jahren die Produktion und Verteilung von Aufklärungspublikationen weiter ausgebaut. Während man in den Jahrzehnten zuvor noch häufig auf extern konzipierte Medien zurückgriff, erstellte man nun vorrangig eigene, auf die Bedürfnisse des Landes Schleswig-Holstein abgestimmte Broschüren und Faltblätter.[102]

99  MNT = Mathematik/Naturwissenschaft/Technik
100 Vgl. Landesvereinigung für Gesundheitsförderung Schleswig-Holstein e. V.: 40 Jahre (2006), S. 4.
101 Vgl. ebd.
102 Vgl. ebd., S. 7.

Bereits 1987 setzten bei der Landesvereinigung für Gesundheitsförderung erste Arbeiten zur Aids-Prävention ein: „Angesichts der zunehmenden Bedeutung von Aufklärungsmaßnahmen im Hinblick auf die Immunschwächekrankheit gründete die Landesvereinigung 1987 die Medienarbeitsgruppe Aids, die vorhandene Medien sammelte und beurteilte, neue Medien erstellte und Aktivitäten in Schleswig-Holstein koordinierte."[103]

Inwieweit die Arbeit der Landesvereinigung für Gesundheitsförderung in den 1980er Jahren jedoch geschlechterspezifisch geprägt war, geht aus den wenigen zur Verfügung stehenden Quellen nicht hervor.

## 3.3 Geschlechterspezifische Prävention auf privatwirtschaftlicher und medizinischer Ebene

### 3.3.1 Die Inhalte der Apotheken-Umschau

Die geschlechterspezifische Verteilung der Artikel in den Jahrgängen 1980 und 1985 der *Apotheken-Umschau* verhält sich ähnlich wie die in den untersuchten Jahrgängen der 1970er Jahre. Den überwiegenden Anteil machen immer noch geschlechterneutrale Artikel aus, die sich auch implizit an kein bestimmtes Geschlecht richteten. Wenn die Aufsätze implizit ein Geschlecht adressierten, dann etwas häufiger Frauen als Männer. Bei den Artikeln, die explizit auf ein Geschlecht ausgerichtet waren, ist das Verhältnis zwischen explizit auf Männer und explizit auf Frauen ausgerichtete Artikel ähnlich, die explizit Frauen ansprechenden Artikel überwiegen nur leicht. Die differenzierende Ansprache von Männern und Frauen hat sich in den 1980er Jahren als feste Kategorie innerhalb der geschlechterspezifischen Adressierung in der *Apotheken-Umschau* weiter etabliert.

Allgemein zeigt die steigende Anzahl der Artikel zum Thema Prävention und Gesundheitsförderung, auch wenn dies immer im Verhältnis zum Gesamtumfang der Zeitschrift gesehen werden muss, die wachsende Bedeutung dieser Themen. Im Jahr 1980 führten die Verantwortlichen daher sogar die neue Rubrik „Gesundheitsvorsorge" ein. Und auch der Artikel „Gesundheitsvorsorge: Aufgabe für die 80er Jahre"[104], in dem die Bedeutung der Gesundheitsvorsorge angesichts steigender Kosten im Gesundheitsbereich thematisiert wurde, bestätigt den hohen Stellenwert der Thematik zu dieser Zeit.

103 Vgl. ebd., S. 6 f.
104 Vgl. o. V. Gesundheitsvorsorge: Aufgabe für die 80er Jahre. In: Apotheken-Umschau, Heft 6b (1980), S. 9.

Tab. 29: Auswertung *Apotheken-Umschau* 1980[105]

| geschlechterneutral adressierte Artikel | 85 | implizit männlich | 10 |
|---|---|---|---|
| | | implizit weiblich | 16 |
| | | tatsächlich neutral | 59 |
| geschlechterspezifisch adressierte Artikel | 12 | explizit männlich | 3 |
| | | explizit weiblich | 3 |
| | | differenzierend | 6 |

Quelle: eigene Berechnungen

Tab. 30: Auswertung *Apotheken-Umschau* 1985[106]

| geschlechterneutral adressierte Artikel | 61 | implizit männlich | 7 |
|---|---|---|---|
| | | implizit weiblich | 16 |
| | | tatsächlich neutral | 38 |
| geschlechterspezifisch adressierte Artikel | 18 | explizit männlich | 6 |
| | | explizit weiblich | 9 |
| | | differenzierend | 3 |

Quelle: eigene Berechnungen

Innerhalb der an Frauen gerichteten Artikel gab es thematisch kaum Unterschiede zu den Artikeln vorhergehender Jahrzehnte. Hier standen, wie die Aufsätze „Nur gesunde Haut ist schöne Haut"[107] oder „Mit Milch, Quark und Käse gegen Kalzium-Mangel"[108] bereits im Titel zeigen, wieder das Thema Schönheitspflege im Mittelpunkt. Eine Ausnahme bildete der 1985 erschienene Artikel „Lassen Sie sich nicht nervös machen"[109], der Tipps zur Vorbeugung von Stressfolgen gab. Die Abbildung einer telefonierenden Frau am Arbeitsplatz verdeutlichte den Vorteil des Stresskonzeptes gegenüber älteren Konzepten wie Neurasthenie und der Managerkrankheit. Während diese Dia-

---

105  Der Jahrgang 1980 erschien in 24 Ausgaben. Die Ausgaben 1a, 1b, 2b, 6b, 7a, 7b, 8a, 8b, 9b und 12b hatten 24 Seiten; die Ausgaben 2a, 4b, 5a, 5b, 6a, 9a, 10b, 11b und 12a 31 Seiten und die Ausgaben 3a, 3b, 4a, 10a und 11a 39 Seiten.

106  Der Jahrgang 1975 erschien in 24 Ausgaben. Die Ausgaben 1b, 2b, 3b, 4b, 5b, 7a, 8b, 9b, 11b und 12b hatten 33 Seiten; die Ausgaben 1a, 2a, 3a, 4a, 5a, 6a, 6b, 9a, 10a, 10b, 11a und 12a hatten 41 Seiten, die Ausgabe 7b 25 Seiten und die Ausgabe 8a 39 Seiten.

107  Vgl. o. V. Nur gesunde Haut ist schöne Haut. In: Apotheken-Umschau, Heft 1a (1985), S. 4.

108  Vgl. o. V. Mit Milch, Quark und Käse gegen Kalzium-Mangel. In: Apotheken-Umschau, Heft 12b (1985), S. 22.

109  Vgl. o. V. Lassen Sie sich nicht nervös machen. In: Apotheken-Umschau, Heft 3b (1985), S. 24 f.

gnosen meist nur auf bestimmte Teile der Bevölkerung angewendet wurden, konnte Stress nun bei jedem diagnostiziert werden.[110]

Die Rubrik Kosmetik, die sich bis 1985 exklusiv an die weiblichen Leser richtete, enthielt von da an auch Artikel für Männer. Die Männer wurden allgemein in dieser Zeit verstärkt als Zielgruppe für Kosmetik- und Pflegeprodukte entdeckt.[111] Der Artikel „Auch Männerhaut braucht Pflege"[112] appellierte an die Männer, sich, ähnlich wie die Frauen, mehr um ihre Haut zu kümmern. Attraktivität wurde in den 1980er Jahren in vielen Bereichen für Männer immer wichtiger. Dafür spricht auch der Durchbruch des Fitnesstrends. Körperliche Fitness galt in den 1980er Jahren als ein Thema, welches insbesondere Männer ansprach. Die Fitnessbewegung, die ab Ende der 1960er Jahre aus den USA kommend in der BRD allmählich Einzug hielt, erlebte in den 1980er Jahren ihren Durchbruch. Für den Erfolg von Fitness sowohl in den USA als auch dann in Westdeutschland war die Abgrenzung zum Sport in totalitären Gesellschaften: „Programme zur Herstellung von Fitness durften keinesfalls an Nazi-Deutschland oder die UdSSR und deren erzwungene Leistungskörper erinnern. Vielmehr sollten Eltern und Kinder selbstdiszipliniert agieren und sich freiwillig engagieren, weil es gesund war, Spaß machte und ihrem staatsbürgerlichen Selbstverständnis entsprach."[113] So entstanden bereits in den 1960er Jahren in der Bundesrepublik erste Fitnessstudios, doch waren diese noch stark auf das Bodybuilding ausgerichtet.[114] Fitnessstudios, die sich ganz auf den Fitnessaspekt konzentrierten, kamen in der Bundesrepublik dann in den 1980er Jahren auf.[115] Sport allgemein ist für die Inszenierung der Zugehörigkeit zu einer Geschlechterrolle – für ein *doing gender* – durch die enge Verbindung zum Körper prädestiniert.[116] Fitness gilt seitdem als konkrete Sport- und Körperpraktik, die zum einen als Selbsttechnik der Subjekte fungiert und zum anderen einen Körper hervorbringt, der soziale Wirklichkeit reproduziert.[117] Der durch Sport modellierte Körper verspricht Attraktivität, Jugendlichkeit, Stärke, Ausdauer und Gesundheit und ist damit ein Idealbeispiel für eine inkorporierte Subjektivierung.[118] Im Zuge

---

110 Vgl. Kury: Der überforderte Mensch (2012), S. 224.

111 Ab den 1980er stieg der Absatz von speziellen Produktlinien der Kosmetikindustrie für Herren an. Vgl. Thoms: Körper (2009), S. 110.

112 Vgl. o. V. Auch Männerhaut braucht Pflege. In: Apotheken-Umschau, Heft 10a (1985), S. 34f.

113 Jürgen Martschukat: The Pursuit of Fitness. Von Freiheit und Leistungsfähigkeit in der Geschichte der USA. In: Geschichte und Gesellschaft 42 H. 3 (2016), S. 429.

114 Vgl. Erika Dilger: Die Fitnessbewegung in Deutschland. Wurzeln, Einflüsse und Entwicklungen. Schorndorf 2008, S. 280.

115 Vgl. Mischa Kläber: Moderner Muskelkult. Zur Sozialgeschichte des Bodybuildings. Bielefeld 2013, S. 151.

116 Vgl. Alfermann, Pfeffer: Fitnesssport (2009), S. 67.

117 Vgl. Simon Graf: Natürlich! Schön normale Männer-Körper. Begehren, Fitness und Männlichkeit. In: Dagmar Filter, Jana Reich (Hg.): „Bei mir bist Du schön …". Kritische Reflexionen über Konzepte von Schönheit und Körperlichkeit. (= Feministisches Forum – Hamburger Texte zur Frauenforschung; Bd. 4) Freiburg 2012, S. 240.

118 Vgl. Wedemeyer: Sport (2001), S. 517.

dieses „Fitnessbooms" entwickelte sich ein männlich geprägter Körperdiskurs, der Männern ein hohes Maß an Körperwissen vermittelte.[119] Männlichkeit stellt seitdem mehr und mehr eine spezifische Form der Körperinszenierung dar, die darauf ausgelegt ist, bestimmte Körperpartien, bspw. den Bauch, zu formen.[120] Dies erscheint v. a. bei jungen Männern die wichtigste Form der Selbstrepräsentation zu sein, da es für sie schwieriger ist, sich über andere Statussymbole zu definieren.[121] Der fitte Körper symbolisiert nicht nur einen bestimmten physischen Zustand, sondern auch den Willen, an sich selbst zu arbeiten.[122] Gleichzeitig führt dies aber auch zu Formen der Ausgrenzung von Personen, die diese Form der Körperarbeit nicht betreiben und damit eben nicht als leistungsbereit gelten.[123] Die Durchsetzung von Fitness als Gesundheits- und Schönheitspraxis speziell bei Männern hängt wohl damit zusammen, dass Sport per se nicht als Schönheitshandeln galt und ihnen dadurch die Möglichkeit gab, sich vom traditionell weiblichen Gesundheits- und Schönheitshandeln abzugrenzen.[124] Auch wenn davon auszugehen ist, dass Fitness von einem Großteil der Männer in erster Linie als Schönheitspraktik betrieben wurde, die dazu dienen sollte, die vorherrschende Körpernorm zu erfüllen und gesundheitliche Belange erst, wenn überhaupt, an zweiter Stelle als Grund rangieren,[125] ändert dies nichts an den positiven Effekten für die Gesundheit. Damit einher ging auch die Durchsetzung eines schlanken und trainierten Körperbildes. Dies zeigte sich bspw. in der Zeitschriftenwerbung, in der sich überwiegend leistungsstarke und durchtrainierte Männer als Werbefiguren durchgesetzt hatten.[126] Der Artikel „Jeder kann fit sein wie ein Astronaut", der universalistisch „jeden" und damit sowohl Männer als auch Frauen ansprach, berichtete über 50 Männer des Astronautenausbildungszentrums in Houston (Texas) und deren Fitnessprogramm. Als Referenzpunkt wurde hier eine hochgradige Männerdomäne gewählt, in der Frauen nicht vorkamen. Und die Ratschläge, die in diesem Artikel gegeben wurden, waren ebenfalls auf Männer ausgelegt: „Suchen Sie sich eine Sportart aus, die Ihnen

---

119 Zwar führte dies auch dazu, wie Brandes richtig anmerkt, dass Männer zum Zweck der Leistungssteigerung und Selbstdarstellung ihren Körper überforderten und schädigten, doch darf dies nicht generalisiert werden. Vgl. Holger Brandes: Männlicher Habitus und Gesundheit. In: Blickpunkt DER MANN 1 H. 2 (2003), S. 11. Ebenso: Vgl. Harald Klingemann: Sucht. Männergesundheit und Männlichkeit. In: Jutta Jacob, Heino Stöver (Hg.): Männer im Rausch. Konstruktionen und Krisen von Männlichkeiten im Kontext von Rausch und Sucht. (= Studien interdisziplinäre Geschlechterforschung; Bd. 2) Bielefeld 2009, S. 42 f. Sowie: Bründel, Hurrelmann: Konkurrenz (1999), S. 144.
120 Vgl. Meuser: Männerkörper (2007), S. 158. Dass dieser Körperdiskurs, der hier seinen Anfang nimmt, bis in die 2000er Jahre hinein Bestand hat, zeigt der Erfolg der an die Männer adressierten Lifestyle-Magazine „GQ" oder „Men's Health". Vgl. ebd.
121 Vgl. Neubauer, Winter: Ein normales „Muss" (2004), S. 37.
122 Vgl. Simon Graf: Leistungsfähig, attraktiv, erfolgreich, jung und gesund: Der fitte Körper in post-fordistischen Verhältnissen. In: Body Politics 1 H. 1 (2013), S. 140.
123 Vgl. Martschukat: The Pursuit (2016), S. 419.
124 Vgl. Penz: Schönheit (2010), S. 166 f.
125 Vgl. Altgeld: Männergesundheit (2013), S. 9 f.
126 Vgl. Dreßler: Vom Patriarchat (2011), S. 153.

Spaß macht, am besten eine, bei der Sie einen Partner in befeuernder Konkurrenz gegenüberstehen, wie Tennis, Tischtennis oder Federball."[127]
    Auch in der differenzierten Ansprache war Fitness ein präsentes Thema.
So empfahl der Artikel „Training zu zweit", gemeinsam Sport zu treiben:
„Eine junge Frau mit vier Kindern wird stets um die schlanke Linie bemüht
sein, während so mancher Junggeselle mit 25 bereits einen Wohlstandsbauch
besitzt und über eine bemitleidenswert schlechte Körperhaltung verfügt. Versuchen Sie es daher mit einem gemeinsamen Training!"[128] Interessant sind an
dieser Stelle die angeführten Beweggründe. Während Männer auf ihr mögliches Fehlverhalten hingewiesen werden müssen, gingen die Autoren davon
aus, dass Frauen, geprägt durch die wirkmächtigen vorherrschenden Schön-
heitsideale, von sich aus dazu angehalten waren, ihren Körper zu trainieren.
Erstmals wurde hier bewusst unterschiedliches Verhalten von Männern und
Frauen einbezogen. Auch im 1985 erschienenen Artikel „Immer mehr Herz-
und Kreislaufkranke" geschah dies:

> Wenn auch bei den Männern ein leichter Rückgang in den Rauchgewohnheiten erkenn-
> bar ist, so nimmt der Nikotinmißbrauch bei den Frauen seit Jahren zu. Parallel hierzu
> verläuft die ständige Zunahme von Gefäß- und Herzerkrankungen beim weiblichen Ge-
> schlecht. Hier hat sich die Gleichberechtigung sicherlich negativ ausgewirkt, indem
> Frauen eine vormals Männern zugestandene Sucht übernommen haben.[129]

Rauchen war allgemein ein Themenbereich, der sich durch seine geschlechterspezifischen Ausprägungen gut für eine differenzierende Adressierung eig-
nete. Im Artikel „Gründe, die gegen das Rauchen sprechen"[130] wurde während der Schwangerschaft rauchenden Frauen vor Augen geführt, wie sehr sie
dem ungeborenen Kind schadeten. Rauchenden Männern wurde hingegen
verdeutlicht, durch das Rauchen die Anzahl ihrer befruchtungsfähigen Sper-
mien stark zu verringern.
    Die differenzierende Ansprache wurde also in der *Apotheken-Umschau* in
den Artikeln, die sich mit Prävention und Gesundheitsförderung befassten,
immer wichtiger.

### 3.3.2 Die Inhalte der Public Health-Zeitschriften Bundesgesundheitsblatt und Das öffentliche Gesundheitswesen

Die geschlechterspezifische Verteilung der Artikel zu Prävention und Gesundheitsförderung innerhalb der *Public Health*-Zeitschriften lässt auch bei der Betrachtung der 1980er Jahre keinen klaren Trend erkennen. Während im
*Bundesgesundheitsblatt* die Artikel kein bestimmtes Geschlecht vorrangig the-

---

127 O.V. Jeder kann fit sein wie ein Astronaut. In: Apotheken-Umschau, Heft 6a (1980), S. 7.
128 O.V. Training zu zweit. In: Apotheken-Umschau, Heft 4a (1980), S. 4.
129 O.V. Immer mehr Herz- und Kreislaufkranke. In: Apotheken-Umschau, Heft 11a (1985),
      S. 11.
130 O.V. Gründe, die gegen das Rauchen sprechen. In: Apotheken-Umschau, Heft 3b
      (1980), S. 2f.

matisierten, finden sich in *Das öffentliche Gesundheitswesen* im Jahrgang 1980 mehr explizite Thematisierungen von Männern, im Jahr 1985 jedoch deutlich mehr von Frauen.

Weiterhin bleibt festzustellen, dass ganz allgemein Artikel zu Prävention und Gesundheitsförderung selten in den untersuchten Zeitschriften aufzufinden waren.

Tab. 31: Auswertung *Bundesgesundheitsblatt* 1980

| geschlechterneutral ausgelegte Artikel | 6 | implizit männlich | 0 |
| | | implizit weiblich | 1 |
| | | tatsächlich neutral | 5 |
| geschlechterspezifisch ausgelegte Artikel | 1 | explizit männlich | 0 |
| | | explizit weiblich | 1 |
| | | differenzierend | 0 |

Quelle: eigene Berechnungen

Tab. 32: Auswertung *Bundesgesundheitsblatt* 1985

| geschlechterneutral ausgelegte Artikel | 3 | implizit männlich | 0 |
| | | implizit weiblich | 0 |
| | | tatsächlich neutral | 3 |
| geschlechterspezifisch ausgelegte Artikel | 1 | explizit männlich | 0 |
| | | explizit weiblich | 1 |
| | | differenzierend | 0 |

Quelle: eigene Berechnungen

Tab. 33: Auswertung *Das Gesundheitswesen* 1980

| geschlechterneutral ausgelegte Artikel | 4 | implizit männlich | 0 |
| | | implizit weiblich | 0 |
| | | tatsächlich neutral | 4 |
| geschlechterspezifisch ausgelegte Artikel | 3 | explizit männlich | 3 |
| | | explizit weiblich | 0 |
| | | differenzierend | 0 |

Quelle: eigene Berechnungen

Tab. 34: Auswertung *Das Gesundheitswesen* 1985

| | | | |
|---|---|---|---|
| geschlechterneutral ausgelegte Artikel | 0 | implizit männlich | 0 |
| | | implizit weiblich | 0 |
| | | tatsächlich neutral | 0 |
| geschlechterspezifisch ausgelegte Artikel | 8 | explizit männlich | 0 |
| | | explizit weiblich | 8 |
| | | differenzierend | 0 |

Quelle: eigene Berechnungen

Die Artikel, die ausschließlich Männer thematisierten, stellten Studien vor, die nur mit männlichen Teilnehmern durchgeführt wurden. So wurde bspw. über das problematische Suchtverhalten von Strafgefangenen berichtet.[131] Die hier referierte Studie bezog sich ausschließlich auf strafgefangene Männer.

Im Artikel „Der Zeitablauf bis zur Diagnose bei männlichen Lungenkrebspatienten"[132] wurde aus präventivmedizinischer Sicht zwar kaum über die Möglichkeiten der Verhütung von Lungenkrebs gesprochen, doch wurden zumindest ärztliche Früherkennungsmöglichkeiten im Sinne der Sekundärprävention thematisiert.

Die Bandbreite der frauenspezifischen Artikel war ungleich größer. Der Artikel „Das Rauchen richtet sich gegen die Lungen" knüpfte inhaltlich an den 1970 im *Bundesgesundheitsblatt* erschienenen und oben bereits angeführten Artikel zum steigenden Zigarettenkonsum von Frauen an. Während 1970 lediglich die Zunahme des Tabakkonsums von Frauen festgestellt wurde, leitete man hier für die Gesundheitsaufklärung notwendige Maßnahmen ab:

> Die rasche Zunahme des Rauchens unter heranwachsenden Mädchen macht es notwendig, daß das Image abgebaut wird, das die attraktive und „sexy" erscheinende Raucherin besitzt, und diese reizende Raucherin zu schildern, deren Küsse wie Aschenbecher schmecken.[133]

In zwei Artikeln setzte man sich speziell mit dem Zusammenhang zwischen Gesundheit und der sozialen Rolle der Frau auseinander. Im Aufsatz „Die alleinstehende und alleinerziehende Mutter" wurde v.a. die große Bedeutung der mütterlichen Liebe und Fürsorge für die Entwicklung des Kindes hervorgehoben. Dabei wurde betont, diese Form des Verhaltens sei nicht angeboren, sondern müsse vielmehr erlernt werden:

---

131 Vgl. K. Biener: Genußmittel- und Drogenprobleme Strafgefangener, In: Das öffentliche Gesundheitswesen 42 H. 2 (1980), S. 55–58.

132 Vgl. R. Holzer; C. Vutuc: Der Zeitablauf bis zur Diagnose bei männlichen Lungenkrebspatienten. In: Das öffentliche Gesundheitswesen 42 H. 1 (1980), S. 30–34.

133 H. Matthiew; W. Holland: Das Rauchen richtet sich gegen die Lungen. In: Bundesgesundheitsblatt 42 H. 8 (1980), S. 106.

> Sie ist zwar Mutter im biologischen, aber noch nicht im sozialen Sinn. Sie muß ihre Rolle als Mutter akzeptieren. Sie muß sich darauf vorbereiten und darauf vorbereitet werden. Dieser Prozeß sollte möglichst früh beginnen, spätestens aber während der Schwangerschaft.[134]

Implizit wurden hier ärztliche Hilfen wie die Schwangerschaftsberatung angesprochen, bei dieser Form der Geburtsvorbereitung verstärkt mitzuwirken und insbesondere alleinstehende Frauen damit nicht allein zu lassen.

Ein weiterer Artikel, der 1985 in *Das öffentliche Gesundheitswesen* erschienen ist, beschrieb bestehende Probleme v. a. von berufstätigen Frauen aus sozialmedizinischer Perspektive:

> Eine Hauptgefahr für die Gesundheit der berufstätigen Frau ist der Distreß infolge Doppel- und Mehrfachbelastung durch Haushalt, Familie und Beruf. Dieser Streß, mit Arbeitszeiten von 70 und mehr Wochenstunden, geht größtenteils auf Kosten von Freizeit, Erholung und Gesundheit.[135]

Auch wenn es nicht direkt ausgesprochen wurde, so wurde hier doch aus gesundheitlicher Perspektive eine verstärkte Mitarbeit des Mannes im Haushalt zur Entlastung der Frau gefordert.


## 3.4 Aneignung auf Individualebene

Quantitative Analyse

Aus dem Zeitraum 1980 bis 1989 liegen die mit Abstand meisten Eingaben von Privatpersonen an Bundesbehörden vor. Insgesamt 469 Eingaben, davon 302 von Männern und 156 von Frauen befinden sich im Quellenkorpus zu den 1980er Jahren. Somit zeigt sich auch in diesem Jahrzehnt die deutlich höhere Schreibrate von Männern. Die mit Abstand meisten Eingaben im Quellenkorpus wurden zu den Themen Aids, Ernährung und Rauchen verfasst. Während bei Aids und Rauchen die Schreibrate der Männer sehr deutlich über derjenigen der Frauen liegt, ist sie beim Thema Ernährung nur geringfügig höher. Berücksichtigt man den Bias dieser Quellengattung, dann ist die Quote der Frauen, die sich in ihren Eingaben mit Ernährung auseinandersetzen, wahrscheinlich wesentlich höher.

---

134 Elisabeth Trude-Becker: Die alleinstehende und alleinerziehende Mutter. In: Das öffentliche Gesundheitswesen 47 H. 3 (1985), S. 108.

135 Lore Vetter: Arbeitsmedizinische Probleme bei Frauen in der sozialmedizinischen Begutachtung – Teil II. In: Das öffentliche Gesundheitswesen 47 H. 6 (1985), S. 258.

Tab. 35: Eingaben aus den 1980er Jahren nach Thema und Geschlecht des Autors

| Thema | männlich | weiblich | unbekannt |
|---|---|---|---|
| Aids | 152 | 57 | 4 |
| Alkohol | 2 | 1 | 0 |
| Anderes | 5 | 4 | 0 |
| Bewegung | 0 | 0 | 0 |
| Drogen | 6 | 7 | 0 |
| Ernährung | 76 | 61 | 7 |
| Rauchen | 57 | 24 | 1 |
| Impfen | 0 | 0 | 0 |
| Krebs | 4 | 1 | 0 |
| Schwangerschaft/Verhütung | 0 | 0 | 0 |
| gesamt | 302 | 155 | 12 |

Quelle: eigene Berechnungen

### 3.4.1 Eingaben zur Tabakprävention

In den 1980er Jahren schrieben insgesamt 57 Männer und 24 Frauen Eingaben zum Thema Rauchen (bei einer Eingabe konnte das Geschlecht des Verfassers nicht zugeordnet werden).[136] Der Anstieg des weiblichen Anteils an
den Verfassern von 0 Prozent in den 1960er Jahren auf 29,6 Prozent in den
1980er Jahren ist wahrscheinlich auch auf die geänderten Rauchgewohnhei-
ten von Frauen zurückzuführen. Wie bereits erwähnt, rauchten seit den 1960er
Jahren immer mehr Frauen. Der Durchbruch der Filterzigarette und die Einführung milder Tabaksorten begünstigten diese Entwicklung, für die v. a. Damen aus dem russischen Hochadel als Vorbilder zur Verfügung standen.[137]
Die Rate der weiblichen Raucherinnen stieg kontinuierlich an, blieb aber
noch lange Zeit hinter der der Männer zurück.[138] Rauchen hatte sich also in
der Zeit von den 1960er zu den 1980er Jahren unter den Frauen weitgehend
etabliert und so verwundert der Anstieg der von Frauen stammenden Eingaben in diesem Zeitraum nicht.[139]

---

136 Auch in einer Untersuchung von Eingaben zum Rauchen in der DDR wurde festgestellt,
dass mehr Männer als Absender auftraten. Vgl. Linek: „Männer gibt es doch auch!"
(2015), S. 210 f.
137 Vgl. Briesen: Das gesunde Leben (2010), S. 217.
138 Ausführlicher zur geschlechtlichen Markierung des Rauchens: Martin Dinges: Rauchen:
gesundheitsgefährdend – und typisch „männlich"? Zum historischen Wandel geschlechtsspezifischer Zuschreibungen. In: Meike Sophia Baader, Johannes Bilstein, Toni Tholen
(Hg.): Erziehung, Bildung und Geschlecht. Männlichkeiten im Fokus der Gender-Studies. Wiesbaden 2012, S. 129–145.
139 Vgl. Pfütsch: Anfragen (2015), S. 131.

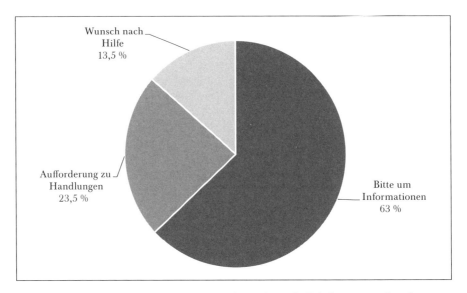

Abb. 26: Verteilung der Schreibanlässe zum Themenbereich „Tabakprävention" in den 1980er Jahren in Prozent (gesamt)

Insgesamt 63 Prozent der Eingaben zum Rauchen aus den 1980er Jahren gehören zur Kategorie *Bitte um Informationen*. Sowohl bei den Frauen als auch bei den Männern stellt die *Bitte um Informationen* mit Abstand den häufigsten Schreibanlass dar. Dies resultiert wahrscheinlich aus der medialen Verarbeitung der wissenschaftlichen Erkenntnisse über die Gesundheitsschädlichkeit des Passivrauchens in den 1980er Jahren, was zu weitreichenden Veränderungen führte:[140]

> Nichtraucher sahen sich auf eine völlig neue Art und in größerem Ausmaß dem riskanten Verhalten einzelner Raucher ausgesetzt, als dies jemals zuvor in der Tabakhistorie der Fall war. [...] Aus der Perspektive der Nichtraucher hat das Rauchen den Stellenwert einer unmittelbaren Schädigung ihrer Gesundheit bekommen, es wird als ein Angriff auf ihren Leib gewertet, der seitens der Raucher mit bloßer Genußsucht gerechtfertigt wird.[141]

Da die Bürger sich zwar mit den Medien auseinandersetzten, aber zwangsläufig nicht alles glaubten, was diese verbreiteten, forderten sie von den staatlichen Stellen gesicherte Informationen dazu an. Das Thema fand immer mehr Eingang in die Schulen, sodass sowohl Schüler für ihre Hausaufgaben und Referate als auch Lehrer für ihre Unterrichtsvorbereitungen Informationsmaterialien nachfragten.[142]

140 Vgl. ebd., S. 135.
141 Claus-Marco Dieterich: Dicke Luft um Blauen Dunst. Geschichte und Gegenwart des Raucher/Nichtraucher-Konflikts. Marburg 1998, S. 78.
142 Vgl. Pfütsch: Anfragen (2015), S. 135.

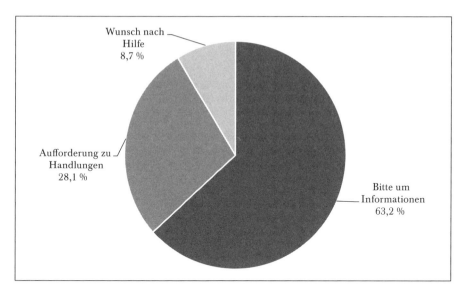

Abb. 27: Verteilung der Schreibanlässe von Männern zum Themenbereich „Tabakprävention" in den 1980er Jahren in Prozent

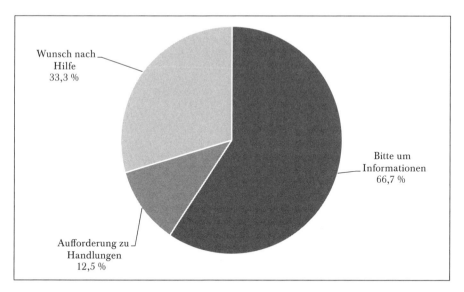

Abb. 28: Verteilung der Schreibanlässe von Frauen zum Themenbereich „Tabakprävention"
in den 1980er Jahren in Prozent

Neben dieser Gemeinsamkeit sind die geschlechterspezifischen Unterschiede
zwischen den Schreibanlässen jedoch noch auffälliger. Während bei Frauen
die Kategorie *Wunsch nach persönlicher Hilfe* mit 33,3 Prozent vor der Kategorie
*Aufforderung zum staatlichen Handeln* liegt, stellt bei den Männern der Schreibanlass *Aufforderung zum staatlichen Handeln* mit 32,3 Prozent deutlich den zwei-

ten Platz vor der Kategorie *Wunsch nach persönlicher Hilfe* mit 10,1 Prozent dar.
Dies zeigt nicht nur, dass die Männer zum Themengebiet Rauchen deutlich
mehr allgemeingültige Forderungen als persönliche Wünsche vortrugen, sondern auch, dass sie dies öfter als Frauen taten. Im Umkehrschluss zeigt das
aber auch die höhere Bedeutung von persönlichen Bitten in den Eingaben
der Frauen. Das Bitten „galt als Ausdruck weiblicher Fürsorge und weiblichen
Engagements für familiäre Interessen."[143] Gleichzeitig kann man in dieser
Differenz der Schreibanlässe, die auch bei anderen Themen auffällt, einen
Ausdruck des sprachlichen *doing gender* sehen.[144]

Inhaltlich setzten sich die Männer in ihren Forderungen mit einem staatlichen Nichtraucherschutz auseinander, dessen Implementierung sie auf verschiedene Arten forderten.[145] Dies verwundert angesichts der passiven Haltung der sozialliberalen Bundesregierung nicht.[146] Dabei stand bei allen Absendern die Verbindlichkeit im Vordergrund: „Die Vorschläge zum Schutz
des Passivrauchers, so gut dieselbigen auch gemeint sind, stellen lediglich
unverbindliche Empfehlungen dar, die zu nichts verpflichten und an denen
sich kein Raucher hält. Das beweist die tägliche Praxis."[147] Wie bereits angeführt, stellte der Arbeitsplatz dabei den zentralen Ort der Forderungen dar. So
fragte bspw. Herr K. G.: „Sehr geehrter Herr Minister! Ich würde von Ihnen
gerne erfahren, weshalb Sie nicht darauf drängen, das der Nichtraucherschutz
am Arbeitsplatz durch ein Vorschaltgesetz zum Arbeitsschutzgesetz endlich
gesetzlich festgeschrieben wird."[148] Daneben wurden aber auch bestimmte
Bereiche, in denen bereits Rauchverbote bestanden, zum Anlass genommen,
weitergehende Forderungen zu stellen:

> Was in Lebensmittelbereichen und einigen anderen Bereichen der Industrie möglich ist,
> wo striktes Rauchverbot besteht, das muß auch in den Bereichen möglich sein wo Men-

---

143 Vgl. Fenske: Demokratie (2013), S. 56.
144 Auch wenn es bei der Hervorbringung von Geschlecht durch Kommunikation in erster
    Linie um die Art der Kommunikation geht, können auch die Inhalte in dieser Richtung
    gedeutet werden. Genauer zum sprachlichen *doing gender*: Ruth Ayaß: Kommunikation
    und Geschlecht. Eine Einführung. Stuttgart 2008. Sowie: Gisela Klann-Delius: Sprache
    und Geschlecht. Eine Einführung. Stuttgart 2005.
145 Zur Schwierigkeit der Einführung eines bundeseinheitlichen Nichtraucherschutzgeset-
    zes: Anil Batra: Nichtraucherschutz in Deutschland – langsame Schritte in die richtige
    Richtung oder Folge einer desaströsen Gesundheitspolitik? In: Sucht 53 H. 1 (2007),
    S. 7–8. Interessanterweise argumentierten die Bürger der DDR ganz ähnlich: Vgl. Linek:
    „... das Kriterium der Wahrheit ist die Praxis" (2013), S. 186 f.
146 Vgl. Schildt, Siegfried: Deutsche Kulturgeschichte (2009), S. 251.
147 Schreiben von Herrn W. D. vom 19.10.1987. In: BArch B 208/527: Institut für Sozialme-
    dizin und Epidemiologie, Berlin – Gesundheitsgefährdung durch Passivrauchen (1982–
    1989).
148 Schreiben von Herrn K. G. vom 04.02.1983. In: BArch B 208/527: Institut für Sozialme-
    dizin und Epidemiologie, Berlin – Gesundheitsgefährdung durch Passivrauchen (1982–
    1989).

schen ständig zusammen- oder aufeinandertreffen! Oder ist der Mensch weniger wert als eine tote Schweine- oder Rinderhälfte, als ein hochentwickelter Chip?[149]

Weiter ist das argumentative Vorgehen der Männer hervorzuheben. Um ihre Forderung zu erklären, griffen sie häufig auf juristische und wirtschaftliche Argumente zurück, die i. d. R. in den Kontext eingebunden wurden. Dieterich zeigt hierbei auf, inwiefern sich die Erwähnung von Forschungsergebnissen und wissenschaftlichen Fakten zu einem gängigen Strukturmerkmal in den Debatten um das Rauchen – und auch sonst in wohl allen öffentlich verhandelten Risikokonflikten – entwickelt hatte. So biete der Fundus des jeweiligen Expertenwissens den Akteuren wichtige Orientierungs- und Argumentationshilfen.[150] Die Analyse der Eingaben zeigt eine deutliche Präferenz der Männer für dieses Vorgehen.[151]

Bei der juristischen Argumentation bezogen sich die Männer oftmals auf das Grundgesetz – und dort im Speziellen auf Artikel 2 – um ihre Forderungen durchzusetzen:

> Scheinbar können nur Verbote oder ein Nichtraucherschutzgesetz aus diesem Dilemma führen, was ich und andere betroffene und belästigte Nichtraucher für dringend notwendig halten, damit dem Nichtraucher sein durch das Grundgesetz, Artikel 2 (2) verbrieftes Recht auf körperliche Unversehrtheit garantiert wird.[152]

Neben den Verweisen auf die Grundrechte und das Grundgesetz wurden rechtliche Entscheidungen aus anderen Ländern als Argumente aufgezählt.[153]

Wirtschaftlich argumentierten die Männer in ihren Eingaben häufig mit den sozialen Kosten des Rauchens,[154] unter denen jene Kosten des Gesundheitssystems verstanden werden, die durch die Raucher und ihre Krankheiten entstünden:

> In Wirklichkeit ist es jedoch so, daß die Krankenkassen die Kosten übernehmen, und diese wiederum holen sich die anfallenden Summen aus den Beiträgen ihrer Mitglieder. Dies kann doch wohl nicht in Ordnung sein. Es fallen jährlich Millionenbeiträge an, die von den Krankenkassen allein für vorgenannte Fälle zu zahlen sind. Die Passivraucher werden, ohne daß sie das geringste damit zu tun haben, von den Krankenkassen automatisch zum Mitzahlen herangezogen für Krankheiten oder Operationen, für die allein der selbstgeschädigte Raucher verantwortlich ist.[155]

---

149 Schreiben von Herrn W. F. aus Berlin vom 28.11.1988. In: BArch B 208/527: Institut für Sozialmedizin und Epidemiologie, Berlin – Gesundheitsgefährdung durch Passivrauchen (1982–1989).

150 Dieterich: Dicke Luft (1998), S. 81.

151 Vgl. Pfütsch: Anfragen (2015), S. 137.

152 Schreiben von Herrn W. F. aus Berlin vom 28.11.1988. In: BArch B 208/527: Institut für Sozialmedizin und Epidemiologie, Berlin – Gesundheitsgefährdung durch Passivrauchen (1982–1989).

153 Vgl. Pfütsch: Anfragen (2015), S. 137.

154 Dieterich: Dicke Luft (1998), S. 84.

155 Schreiben von Herrn W. D. vom 16.10.1985. In: BArch B 208/577: Eingaben und Anfragen zur Bekämpfung der Nikotinsucht und zu den Gefahren des Passiv-Rauchens (1981–1991).

Neben der Thematisierung der Kosten, die durch das Rauchen entstünden, wurde aber auch auf die hohen Einnahmen des Staates durch die Tabaksteuer hingewiesen und diesem damit unterstellt, aus ökonomischer Sicht gar nicht den Nichtraucherschutz fördern zu wollen:[156]

> Aber: solange dem Bundeshaushalt jährlich ca. 17 Millionen Mark aus der Tabaksteuer zufließen, wird es die Gesundheitspolitik in diesem Lande schwer haben. Der Finanzminister will auch keinen Fall auf diese Steuereinnahmen verzichten, gleich welche Partei ihn stellt, und die Tabakindustrie wird sich ganz entschieden dagegen wehren, daß ihr Profit geschmälert wird.[157]

Neben den juristischen und ökonomischen Argumenten wurden in den von Männern verfassten Eingaben noch vereinzelt unterschiedlichste Argumente für einen Nichtraucherschutz angeführt. Mit Abstand am häufigsten wurde allerdings die Schädlichkeit des Rauchens bzw. Passivrauchens für die Gesundheit erwähnt. Auffällig dabei ist, dass dieses Argument jedoch von den Männern selten allein angebracht wurde:[158]

> Insbesondere interessiert, wann mit einem dringend erforderlichen und seit Jahren erwarteten Rauchverbot in Büroräumen zu rechnen ist. Weshalb müssen sich noch immer Tausende Passivraucher in der Bundesrepublik dem der Nötigung nahekommenden Druck der uneinsichtigen und rücksichtslosen Raucherlobby beugen und sich massiv belästigen und schädigen lassen? Ist nicht der Gesetzgeber bei anstehenden Gesetzesübertretungen, die weit unter dem Schadensniveau des Passivrauchens liegen, sofort mit einem Strafbescheid zur Stelle? Im Falle des Passivrauchens geht es ja nicht um eine Sache, die geschädigt wird, sondern um das beste und höchste Gut, was wir Menschen besitzen, die Gesundheit. Nicht schützenswert? Für Ihre Stellungnahme im voraus besten Dank![159]

Obwohl in dieser Eingabe vom 26. Januar 1986 von Herrn W. D. die Gesundheit als „das beste und höchste Gut" des Menschen betitelt wurde, wurde sie von ihm bezeichnenderweise doch erst nach einer Kritik an der Tabaklobby und am Gesetzgeber angeführt. Es wurde zwar eine Schädigung erwähnt, diese aber nicht weiter ausgeführt. In anderen Beispielen wurden, wenn die gesundheitliche Schädigung im Zentrum der Argumentation stand, trotzdem andere Argumentationslinien sichtbar. So war die Koppelung des Gesundheitsargumentes an andere Argumentationsstränge auffällig, wie eine andere Eingabe des Herrn W. D. aus dem Jahr 1987 zeigt:

> Es hätte vielleicht noch hinzugefügt werden können, wie vor einigen Jahren festgestellt, daß jährlich 140 000 Tabaktode [sic] und 100 000 Tabakinvaliden zu beklagen sind. Diese Zahlen dürften sich in der Zwischenzeit auf 150 000 Tabaktode [sic] und 110 000 Tabakinvaliden jährlich erhört haben. Hinzu kommt ein volkswirtschaftlicher Schaden

---

156 Vgl. Pfütsch: Anfragen (2015), S. 137.
157 Schreiben von Herrn W. F. aus Berlin vom 28.11.1988. In: BArch B 208/527: Institut für Sozialmedizin und Epidemiologie, Berlin – Gesundheitsgefährdung durch Passivrauchen (1982–1989).
158 Vgl. Pfütsch: Anfragen (2015), S. 138.
159 Schreiben von Herrn W. D. vom 26.01.1986. In: BArch B 208/577: Eingaben und Anfragen zur Bekämpfung der Nikotinsucht und zu den Gefahren des Passiv-Rauchens (1981–1991).

von 40 Milliarden DM, dem die Tabaksteuer-Einnahme von 10 Milliarden DM gegen-
übersteht. Reicht das immer noch nicht aus? Unter den Tabaktoden sind, lt. Ihrer An-
gabe, 500 bis 1000 Nichtraucher, die durch Passivrauchen allein an Lungenkrebs sterben. Den Rauchern wird somit noch immer gestattet, den Tod ihrer nichtrauchenden
Umgebung herbeizuführen, ohne hierfür zur Rechenschaft gezogen zu werden! Ungeborene werden geschädigt, wenn werdende Mütter als Passivraucherinnen in Räumen beschäftigt sind, in denen geraucht wird. Verstärkt wird in den letzten Jahren für mehr
Kinderfreundlichkeit geworben. Die Familie soll sich für mehr Kinder entscheiden. Tau-
sende von Kindern, die bereits im Mutterleib durch die Gifte des Tabakrauchs geschädigt sind? Der Raucher verstößt eindeutig und rücksichtslos gegen das Grundgesetz,
wenn er seine Umgebung zum Passivrauchen zwingt.[160]

In diesem Beispiel laufen besonders viele Argumentationslinien zusammen:
Es wurde immer wieder von der gesundheitlichen Schädigung berichtet, diese
aber mit ökonomischen Argumenten über den volkswirtschaftlichen Schaden
und dem juristischen Hinweis auf das Grundgesetz zusammengeführt.

Die Verbindung des Gesundheitsargumentes mit weiteren Argumenten
kann auf zwei unterschiedliche Gründe zurückgeführt werden. Zum einen er-
achteten die so argumentierenden Männer Gesundheit als nicht so bedeut-
sam, als dass sie als alleiniges Argument hätte angeführt werden können. In
ihrer Selbstkonstruktion erschien die Bedeutung von Gesundheit hinter anderen Parametern wie bspw. Eigentum, Karriere, etc. als weniger wichtig. Ein
weiterer Grund für dieses Vorgehen könnte im möglichen Glauben der männlichen Absender liegen, die staatlichen Stellen nur mit Hilfe des Argumentes
der Gesundheitsschädigung nicht zur Durchsetzung eines staatlichen Nichtraucherschutzes bewegen zu können. Träfe diese Annahme zu, würde dies
bedeuten, dass im Untersuchungszeitraum im gesellschaftlichen Diskurs wirtschaftliche, juristische und umweltpolitische Gründe als wichtiger erachtet
worden wären als gesundheitliche. Auch versprächen Argumente aus diesen
Bereichen in den jeweiligen Politikfeldern möglicherweise mehr Erfolg bei
der Durchsetzung eines allgemeinen Nichtraucherschutzes. Dieser Logik folgend dürften die Absender der Eingaben den Einfluss der Gesundheitspolitik
auf das staatliche Handeln als eher gering beurteilt haben. Welcher Grund
letztendlich für die häufige Verbindung des Gesundheitsargumentes mit anderen Argumenten ausschlaggebend gewesen ist, kann an dieser Stelle aber nur
Spekulation bleiben.[161]

Eine weitere Besonderheit im Umgang der Männer mit dem Gesundheits-
argument zeigt sich in der abstrakten Fassung des Argumentes. So wurde Gesundheit als Argument oft lediglich beim Erwähnen einer medizinischen Studie angeführt:

Es ist Ihnen sicher bekannt, welche Gift- und Schadstoffe der Tabak und Tabakrauch
enthält. Ich kann mir daher eine Auflistung dieser Stoffe ersparen. Beigefügte Anlage 1
stellt den Auszug aus einer vor wenigen Monaten erschienen Wochenzeitschrift dar.

160 Schreiben von Herrn W.D. vom 19.10.1987. In: BArch B 208/527: Institut für Sozialme-
    dizin und Epidemiologie, Berlin – Gesundheitsgefährdung durch Passivrauchen (1982–
    1989).
161 Vgl. Pfütsch (2015), S. 138 f.

Demnach ist statistisch gesichert, daß der Passivraucher auch an Lungenkrebs erkranken kann. Wörtlich heißt es dort: „Jedes Jahr, so die ernüchternde Mitteilung der drei Medizingremien, stürben 340 000 Amerikaner an den Folgen des Zigarettenkonsums – mehr als die Streitkräfte der Vereinigten Staaten im Zweiten Weltkrieg auf den europäischen Schlachtfeldern verloren haben".[162]

Die ganz persönliche Gesundheit wird von keinem männlichen Absender als Grund für einen staatlichen Nichtraucherschutz angeführt.

Ein direkter Vergleich von Eingaben der Schreibanlasskategorie *Aufforderung zum staatlichen Handeln* von Männern und Frauen erweist sich als schwierig, da die Frauen nur selten Forderungen stellten und so nur sehr wenige Eingaben von Frauen dieser Kategorie zugeordnet werden konnten. Um dennoch einen gewissen Vergleich zu ermöglichen, ist es sinnvoll, allgemein die Eingaben der Frauen aus den anderen Schreibanlasskategorien auf ihr argumentatives Vorgehen zu untersuchen.[163] Dabei fallen deutlich die unterschiedlichen Argumentationsstrategien von Männern von Frauen ins Auge. Insbesondere Gesundheit wurde von den Frauen fiel häufiger und detaillierter als Argument hervorgebracht:

> Ich habe in meiner Wohnung durch die angrenzenden Mieter neben und unter mir durch das Rauchen eine so starke Belästigung, daß es bei mir fast jeden Tag zum Erbrechen kommt und somit Magen, Galle und Darm stark gereizt sind. Man kann also schon sagen, daß es auf mich gesundheitsschädigend wirkt. Habe schon elektrische Luftreiniger (Melitta) Kerzen etc. aufgestellt, aber leider ohne Erfolg. Der Geruch tritt in der ganzen Wohnung auf und dies oft 8–10 Stunden am Tag. Der Bayerische Rundfunk, dem ich nach dieser Sendung meine Lage schilderte und um Hilfe bat, verwies mich an Ihre werte Adresse.[164]

Frau G. R. schrieb hier zunächst von einer „Belästigung" – ähnlich wie Herr W. D. in seiner Eingabe vom 26. Januar 1986 von einer „Schädigung". Während Herr W. D. jedoch danach nicht weiter auf die Art der Schädigung einging, beschrieb Frau G. R. mit dem Hinweis auf die Reizung von Magen, Galle und Darm diese sehr detailliert. Dies ist ein Indiz dafür, dass Frauen in Eingaben an öffentliche Behörden detaillierter über ihre eigene Gesundheit und ihren eigenen Körperzustand schrieben als Männer. Ob das allerdings gleichbedeutend mit der Annahme ist, Männer würden kaum einen Gedanken an ihren Körper verschwenden und nur wenig über ihn wissen,[165] ist zu bezweifeln.

Wie ist das unterschiedliche Vorgehen von Männern und Frauen zu erklären? Seit dem Fortschreiten der Gynäkologie ab den 1820er Jahren und der damit verbundenen Medikalisierung von Menarche und Menstruation sowie

---

162 Schreiben von Herrn W. D. vom 16.10.1985. In: BArch B 208/577: Eingaben und Anfragen zur Bekämpfung der Nikotinsucht und zu den Gefahren des Passiv-Rauchens (1981–1991).

163 Vgl. Pfütsch: Anfragen (2015), S. 140.

164 Schreiben von Frau G. R. vom 24.07.1986. In: BArch B 208/577: Eingaben und Anfragen zur Bekämpfung der Nikotinsucht und zu den Gefahren des Passiv-Rauchens (1981–1991).

165 Vgl. Brandes: Männlicher Habitus (2003), S. 10.

der Medikalisierung der Geburt um 1800[166] sind Frauen stärker ins medizinische System eingebunden als Männer. Die präventive Untersuchung durch den Arzt[167] und die Kommunikation über Gesundheit und Krankheit werden von jungen Frauen daher mit dem Eintreten der Pubertät seit Generationen eingeübt und damit zur Normalität.[168]

Des Weiteren nahmen und nehmen Frauen die Rollen als Hausfrau und Mutter ein, da ihnen von der Gesellschaft ein Großteil der *care*-Arbeit innerhalb der Familie zugeschrieben wurde und wird.[169] Die Kindererziehung und die Hausarbeit führen so zwangsläufig zu einer regelmäßigen Auseinandersetzung von Frauen mit gesundheitlichen Themen. Diese Verbindung von Weiblichkeit und Gesundheitskompetenz wird dann weiter reproduziert, da Jungen die Mütter als gesundheitskompetente Personen wahrnehmen.[170]

Auch die geschlechterspezifische Sozialisation ist als Grund für den unterschiedlichen Umgang mit Gesundheitsthemen zu nennen:

> Der männliche Körper wird grobmotorisch und bewegungsintensiv sozialisiert in material- und raumexplorierenden Aktivitäten, leistungs- und funktionsbezogen: der weibliche Körper eher feinmotorisch und ästhetisch-attraktivitätsfördernd, durch Einwirkung von ‚Sozialisationsagenten' und in Selbstbearbeitung.[171]

Frauen werden im Gegensatz zu Männern stärker dazu angehalten, auf ihren Körper zu achten. Die Gesundheitsorientierung ist also ein wichtiger Bestandteil in der weiblichen Sozialisation, was zu einer gesünderen Ernährung, einem geringen Alkoholkonsum und einer höheren Nachfrage nach präventiven und gesundheitsfördernden Angeboten beiträgt. Hurrelmann spricht in diesem Zusammenhang von einem gesundheitssensibleren und gesundheitszuträglicheren Verhalten der Frauen, welches durch die vorherrschenden Geschlechterrollenbilder weiter unterstützt werde.[172] Eine frühzeitige Einbindung von Jungen ins medizinische System findet hingegen nicht statt. Im

---

166 Torsten Wöllmann: Zur Medikalisierung von Männlichkeiten. Das Beispiel Andrologie. In Mechtild Bereswill, Michael Meuser, Sylka Scholz (Hg.): Dimensionen der Kategorie Geschlecht: Der Fall Männlichkeit. (= Forum Frauen- und Geschlecherforschung; Bd. 22) Münster 2007, S. 169–185. Genauer zur Medikalisierung der Geburt: Hans-Christoph Seidel: Eine neue „Kultur des Gebärens". Die Medikalisierung von Geburt im 18. und 19. Jahrhundert in Deutschland (= Medizin, Gesellschaft und Geschichte; Beiheft 11) Stuttgart 1998.

167 Dinges: Immer schon 60% Frauen (2007), S. 298.

168 Vgl. Dinges: Männergesundheit (2006), S. 24. Ebenso: Pfütsch: Anfragen (2015), S. 140f.

169 Vgl. Schleiermacher: Die Frau (1998), S. 49.

170 Mit Blick auf den aktuellen Männergesundheitsdiskurs weist Dinges zu Recht darauf hin, dass dieser Gesundheitshabitus keine frauenspezifische anthropologische Konstante sei, sondern durchaus erlern- und veränderbar sei. Vgl. Martin Dinges: Männlichkeit und Gesundheit: Aktuelle Debatte und historische Perspektiven. In: Doris Bardehle, Matthias Stiehler (Hg.): Erster Deutscher Männergesundheitsbericht. Ein Pilotbericht. München 2010, S. 11.

171 Helga Bilden: Geschlechtsspezifische Sozialisation. In: Klaus Hurrelmann, Dieter Ulich (Hg.): Neues Handbuch der Sozialisationsforschung. 4. völlig neu bearb. Aufl. Weinheim 1991, S. 284.

172 Vgl. Hurrelmann: Männergesundheit (1996), S. 173.

Gegenteil sehen es männliche Rollenleitbilder vor, erst dann einen Arzt aufzusuchen, wenn der Körper nicht mehr ‚funktioniert‘.[173]

Dies korreliert mit der männlichen Sozialisation hin zu Eigenschaften wie Härte und Stärke. Viele der männlichen Absender der untersuchten Eingaben sind wohl mit der Maxime: „Ein Indianer kennt keinen Schmerz" aufgewachsen und dazu angehalten worden, Schmerzen zu unterdrücken und gar zu ignorieren.[174] Diese Sozialisation führt bei Männern zu einem funktionaleren Körperverständnis, welches aber auch in gewissem Maße von der Gesellschaft lange Zeit für den Militärdienst erwünscht wurde und auch heute noch für die Ausübung gefährlicher Berufe geschätzt wird.[175] „Solange also der Körper, insbesondere hinsichtlich der Arbeits- und Leistungsfähigkeit funktioniert, wird die persönliche Gesundheit von den Männern selbst nicht unbedingt thematisiert."[176] „Wenn Männer über Schmerzen und Gesundheitsrisiken sprechen, teilen Sie damit immer auch mit, dass sie nicht sehr männlich oder wenigstens nicht mehr jung sind, weil Schmerzen oder Krankheiten allenfalls alten Männern zugestanden werden."[177] Demnach sind Männer weniger bereit, öffentlich über Krankheitssymptome zu sprechen, da eine männliche Umwelt ihnen das als Schwäche auslegen könnte.[178]

Der Bereich Gesundheit spielt also für Männer im Gegensatz zu den Frauen eine eher untergeordnete Rolle. Diese Ausführungen sollen jedoch nicht zu der Annahme führen, Männer seien nicht in der Lage, über Gesundheit zu kommunizieren. Für Männer stellt dies aus den eben beschriebenen Gründen nur längst keine so alltägliche Handlung wie für Frauen dar. Wie Susanne Hoffmann und Nicole Schweig in ihren Studien ausführlich gezeigt haben, sind Männer durchaus dazu fähig, über ihre eigene Gesundheit detailliert zu berichten.[179] Jedoch taten sie dies bei Hoffmann und Schweig in Brie-

---

173 Vgl. Pfütsch: Anfragen (2015), S. 141.
174 Vgl. ebd., S. 142.
175 Vgl. Dinges: Was bringt die historische Forschung (2007), S. 6–9.
176 Pfütsch: Anfragen (2015), S. 142. Interessant erscheint in diesem Zusammenhang die Überlegung von Martin Elbe, der die Vernachlässigung des Themas Gesundheit durch die Männer auf die in unserer Gesellschaft immer noch zentrale pathogenetische Bedeutung von Gesundheit zurückführt. So könne die Beschäftigung mit der Gesundheit als Krankheitsvermeidung bereits als männliche Schwäche ausgelegt werden. Folglich kann ein Paradigmenwechsel hin zu einer salutogenetischen Perspektive, der dazu führt, die Gesundheit als Ressource zur Steigerung der eigenen Leistung aufzufassen, eine Verhaltensänderung der Männer herbeiführen. Vgl. Martin Elbe: Lebensstil, Lebensführung und Salutogenese: Zur Erklärung männlichen Gesundheitsverhaltens. In: Amt für Gesundheit und Verbraucherschutz, Planungs- und Koordinierungsstelle Gesundheit; Bezirksamt Lichtenberg von Berlin, Abteilung Familie, Jugend und Gesundheit; (Hg.): Man(n), wie geht's? Eine neue Perspektive für die Gesundheitsförderung. Lichtenberger Männergesundheitsbericht. Berlin 2011, S. 105.
177 Bettina Blättner: Wenn Männer leiden. Wie Karl König seine Krankengeschichte erzählt. In: Thomas Altgeld (Hg.): Männergesundheit. Neue Herausforderungen für Gesundheitsförderung und Prävention. Weinheim, München 2004, S. 185.
178 Vgl. Klotz: Der frühe Tod (1998), S. 93.
179 Hoffmann: Gesunder Alltag (2010). Und: Schweig: Gesundheitsverhalten (2009).

fen und Autobiographien, die persönlich bekannte Menschen als Adressaten auswiesen. So darf es also nicht verwundern, wenn von Männern Gesundheit in Eingaben an staatliche Stellen oberflächlicher und nicht so ausführlich dargestellt wurde wie von Frauen, da sie sich hier an öffentliche Stellen wandten.[180]

### 3.4.2 Eingaben zum Bereich „Aids"

Im Quellenkorpus liegen insgesamt 213 Eingaben zum Themenbereich Aids vor. Diese große Anzahl ist zum einen durch den Untersuchungszeitraum, zum anderen aber auch durch die Skandalisierung von Aids und die mediale Berichterstattung bedingt.

Tab. 36: Eingaben zum Themenfeld „Aids" nach Geschlecht (1983–1987)

| Jahr | Männer | | Frauen | | nicht feststellbar | | gesamt | |
|---|---|---|---|---|---|---|---|---|
| | absolut | in % | absolut | in % | absolut | in % | absolut | in % |
| 1983 | 9 | 5,9 | 1 | 1,8 | 0 | 0 | 10 | 4,7 |
| 1984 | 17 | 11,2 | 11 | 19,3 | 0 | 0 | 28 | 13,1 |
| 1985 | 125 | 82,2 | 45 | 78,9 | 4 | 100 | 174 | 81,7 |
| 1986 | 0 | 0 | 0 | 0 | 0 | 0 | 0 | 0 |
| 1987 | 1 | 0,7 | 0 | 0 | 0 | 0 | 1 | 0,5 |
| gesamt | 152 | 71,4 | 57 | 26,8 | 4 | 1,9 | 213 | 100 |

Quelle: eigene Berechnungen

Tab. 36 zeigt den Eingang der Eingaben zum Themenbereich Aids in den 1980er Jahren noch einmal differenzierter. Daraus wird ersichtlich, dass 1985 der Höhepunkt in der Aids-Diskussion erreicht wurde. Des Weiteren sind Männer mit insgesamt 71,4 Prozent deutlich häufiger als Frauen als Absender von Eingaben auszumachen. Diese Deutlichkeit findet sich bei kaum einem anderen Themenfeld. Neben der bereits beschriebenen Präferenz der Männer für solche Schreiben ist hierfür aber auch speziell das Thema Aids von Bedeutung.

Im Juni 1981 beschrieb der US-Immunologe Michael S. Gottlieb in *Morbidity and Mortality Weekly Report*, einem wöchentlich erscheinendem Bulletin der US-Gesundheitsbehörde CDC (*Centers of Disease Control and Prevention*), eine Häufung einer seltenen Form der Lungenentzündung. Diese, durch einen Pilz ausgelöste Art der Lungenentzündung, die nahezu ausschließlich Patienten mit einer schwerwiegenden Immunschwäche befällt, wurde von Gottlieb bei fünf zuvor gesunden Männern in Los Angeles festgestellt. Ähnliche Berichte aus anderen US-amerikanischen Großstädten wie San Francisco und

---

180 Vgl. Pfütsch: Anfragen (2015), S. 142.

New York City folgten schnell. Zudem wurden verstärkt ähnliche Erkrankungen, wie bspw. Kaposi-Sarkome diagnostiziert, die ebenfalls normalerweise überwiegend Patienten mit einer Immunschwäche befallen. All diese erkrankten Personen hatten etwas gemeinsam: Es waren homosexuelle Männer. Diese Gegebenheit griff die Presse auf und so war von schnell *Gay Related Immune Deficiency (GRID)* oder *Gay People's Immuno Deficiency Syndrome (GIDS)* die Rede. *Gay cancer* wurde ebenfalls ein gängiger Begriff zur Beschreibung dieser Krankheit. Im Deutschen wurden analog dazu die Bezeichnungen „Schwulenkrebs" und „Schwulenpest" verwendet.[181] Auch wenn durch weitere epidemiologische Studien das Auftreten der Krankheit ebenfalls bei Hämophilen, heterosexuellen Drogenabhängigen und Prostituierten nachgewiesen werden konnte, so war die Stigmatisierung der Homosexuellen als „Virusschleudern" oder „AIDS-Bomben"[182] kaum wieder rückgängig zu machen. Auch die Festlegung von sogenannten Risikogruppen, zu denen Homosexuelle, Drogenabhängige und Prostituierten zählten, führte zu keiner Entspannung, sondern vielmehr zu einer wissenschaftlichen Verfestigung der Stigmatisierung.[183]

In Deutschland berichtete erstmalig *Der Spiegel* am 31. Mai 1982 unter dem Titel „Schreck von drüben"[184] über Aids. Keine zwei Monate später, im Juli 1982, wurde die Diagnose bei einem Patienten in Frankfurt a. M. gestellt. Diese Entwicklung verdeutlicht, warum deutlich mehr Männer Eingaben zum Themenbereich Aids verfassten als Frauen. Auch wenn Frauen von der Krankheit betroffen sein konnten, wurde sie in der Öffentlichkeit vornehmlich als ein Problem von, v. a. homosexuellen, Männern konstruiert.

---

181 Vgl. Karl Köster-Lösche: Die großen Seuchen: von der Pest bis Aids. Frankfurt a. M., Leipzig 1995, S. 103 f.

182 Claus Nachtwey: Homosexuelle Lebensweisen und Gesundheit. In: Amt für Gesundheit und Verbraucherschutz, Planungs- und Koordinierungsstelle Gesundheit; Bezirksamt Lichtenberg von Berlin, Abteilung Familie, Jugend und Gesundheit (Hg.): Man(n), wie geht's? Eine neue Perspektive für die Gesundheitsförderung. Lichtenberger Männergesundheitsbericht. Berlin 2011, S. 32.

183 „Kruse merkt zwar an, dass der Ausdruck Risikogruppe ursprünglich von Ärzten und nicht von Journalisten geprägt worden war, d. h. als medizinischer Fachterminus neutral verwendet wurde und somit keinen Angriff auf Minderheiten darstelle und diese demnach nicht stigmatisiere. Dennoch war er im öffentliche Sprachgebrauch deutlich negativ konnotiert und stigmatisierend: Zum einen durch das negative Kompositionselement Risiko, zum anderen durch das – einerseits die als gefährdet Betrachteten eingrenzende und andererseits von Nichtgefährdeten abgrenzende – Kompositionselement Gruppe und zum dritten dadurch, dass ‚eine Verbindung zwischen unserer Vorstellung von Krankheit und unserer Vorstellung von Fremdheit' geschaffen wurde, dass ein Gegensatz zwischen vermeintlich ‚normalen', den Grundwerten der Gesellschaft folgenden Menschen und denen, die einem anderen Lebensentwurf (womöglich einen homosexuellen) folgten oder als krank galten." Thorsten Eitz: Aids. Krankheitsgeschichte und Sprachgeschichte. Hildesheim, Zürich u. a. 2003, S. 133. Ebenso: Vgl. Herzlich, Pierret: Kranke (1991), S. 88 f. 1986 wurde der Begriff offiziell durch „Hauptgefährdetengruppe" ersetzt.

184 O. V.: Schreck von drüben. In: Der Spiegel Nr. 22 (1982), S. 187–189.

Betrachtet man die Schreibanlässe, lässt sich feststellen, dass auch hier die Kategorie *Bitte um Informationen* mit 68 Prozent deutlich vor den Kategorien *Aufforderung zum staatlichen Handeln* mit 19 Prozent und *Hilfe in einem persönlichen Fall* mit 12 Prozent liegt.

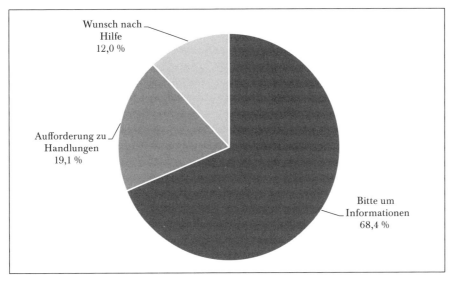

Abb. 29: Verteilung der Schreibanlässe zum Themenbereich „Aids" in den 1980er Jahren in Prozent (gesamt)

Die geschlechterspezifische Differenzierung zeigt nur kleinere Unterschiede: Der Schreibanlass *Aufforderung zum staatlichen Handeln* wurde von 20 Prozent der Männer, aber lediglich von 16 Prozent der Frauen gewählt. Und der Schreibanlasskategorie *Wunsch nach Hilfe in einem persönlichen* Fall wurden 14 Prozent der von Männern verfassten und neun Prozent der von Frauen verfassten Eingaben zugeordnet. Somit ist auch bei dem Themengebiet Aids die Kategorie *Bitte um Information* der häufigste Schreibanlass, sowohl von Männern als auch von Frauen. Aber insbesondere bei Aids als neuer, unbekannter Krankheit ist dies nicht verwunderlich. Forderungen und Hilfegesuche wurden etwas mehr von Männern vorgetragen, wahrscheinlich korreliert dies aber mit der höheren persönlichen Betroffenheit von Männern.

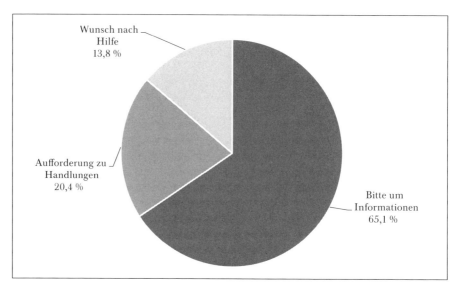

Abb. 30: Verteilung der Schreibanlässe von Männern zum Themenbereich „Aids" in den 1980er Jahren in Prozent

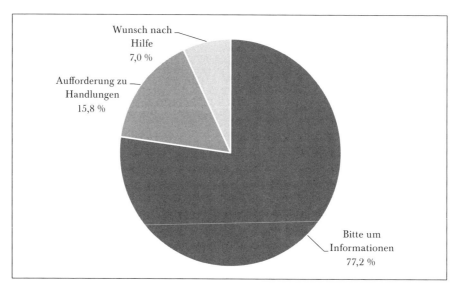

Abb. 31: Verteilung der Schreibanlässe von Frauen zum Themenbereich „Aids" in den 1980er Jahren in Prozent

Die Inhalte der Informationsanfragen zu Aids von Männern und Frauen unterscheiden sich nicht. Sowohl in den Eingaben von Männern als auch von Frauen wurde eine breite Palette von Fragen zu Übertragungswegen, Verlauf der Krankheit, Präventionsmöglichkeiten, besonders Gefährdeten, Symptomen oder nach dem genaueren Erreger gestellt. Besonders interessierte die

Absender die Übertragungsmöglichkeiten und damit zusammenhängend mögliche Vorsichtsmaßnahmen, die sie präventiv hätten treffen können. Die Bandbreite der angefragten Übertragungsmöglichkeiten reichte von der Übertragung durch Mücken, über Infektionen bei Zahnärzten oder Friseuren, bis hin zur Ansteckung durch Schwimmen in einem öffentlichen Schwimmbad.

Wie auch bei anderen Themenfeldern war die Schreibanlasskategorie *Aufforderung zum staatlichen Handeln* innerhalb der Eingaben der Männer etwas höher. Inhaltlich unterschieden sich die Eingaben dieser Kategorie jedoch kaum. Beide Geschlechter forderten eine vermehrte staatliche Aktivität im Umgang mit Aids. Die Bürger waren mit den vielen unterschiedlichen Pressemeldungen zu Aids überfordert und suchten bei den staatlichen Behörden klare Fakten und konkrete Handlungsanweisungen. Die öffentlichen Stellen wurden dabei immer wieder aufgefordert, Aids als Seuche anzuerkennen und nach dem Gesetz zur Verhütung und Bekämpfung übertragbarer Krankheiten beim Menschen (Bundes-Seuchengesetz) eine Meldepflicht für an Aids erkrankte Personen einzuführen. Damit forderten sie indirekt auch, „die Rechte des Individuums zum Schutz der Allgemeinheit empfindlich zu beschneiden"[185], da so dem Staat eine Reihe von Zwangsmaßnahmen wie Untersuchungen und Quarantäne eingeräumt worden wären.[186] Auch wenn von staatlicher Seite solche Maßnahmen diskutiert wurden, entschied man sich dazu, innerhalb der Aidsaufklärung auf Zwang und Kontrolle zu verzichten, „weil nur durch eine Kooperation mit den Betroffenen und Gefährdeten eine Präventionsbotschaft an diese herangetragen werden könne."[187] Daneben kritisierten die Absender die in ihren Augen unzureichenden Ausgaben der Regierung für die Forschungstätigkeit zur Bekämpfung von Aids. Insbesondere der Vergleich mit den USA wurde mehrmals, wie auch von Herrn W.L., gezogen:

> Wann investiert dise Regierung endlich Geld in die Forschung um die Möglichkeit zu schaffen diese Krankheit irgendwann einmal in den Griff zu bekommen. Stimmt es das sie nur lächerliche vier Millionen Mark 1986 in die AIDS Forschung investieren wollen? die USA geben wann mann der Presse glauben darf 1986 126,3 Millionen Dollar für die AIDS Forschung aus.[188]

Speziell aus der geschlechterspezifischen Perspektive lohnt es sich, die vielfachen Äußerungen der Absender zum Thema Männlichkeit näher zu betrachten. Wenn in den Eingaben, sowohl von Männern als auch von Frauen, das Thema Männlichkeit erwähnt wurde, dann stets im Zusammenhang mit der sexuellen Orientierung. Dies verwundert in Anbetracht der oben geschilderten Skandalisierung von Aids als „Schwulenkrankheit" jedoch kaum. Dabei

---

185 Henning Tümmers: „Vom Faltblatt direkt in die Genitalien". Aidsprävention als Bevölkerungspolitik in der Bundesrepublik. In: Thomas Etzemüller (Hg.): Vom „Volk" zur „Population". Interventionistische Bevölkerungspolitik in der Nachkriegszeit. Münster 2015, S. 271.

186 Vgl. ebd., S. 277.

187 Raimund Geene: AIDS-Politik. Ein Krankheitsbild zwischen Medizin, Politik und Gesundheitsförderung. Frankfurt a.M. 2000, S. 120.

188 Schreiben von Herrn W.L. vom 18.08.1985. In: BArch B 189/24163: AIDS-Aufklärung, Anfragen und Eingaben, Bd. 1–3 (1983–1985).

sind es im Großen und Ganzen zwei Argumentationsleitlinien, die ausgemacht werden können: zum einen die Abwertung von Homosexualität und zum anderen die Anerkennung von Homosexualität als gleichwertige sexuelle Lebensform. Bei der näheren Betrachtung ist es allerdings sinnvoll, die sexuelle Orientierung der Absender, sofern diese aus den Eingaben hervorgeht, zu berücksichtigen. Die Abwertung von Homosexualität durch heterosexuelle Männer geschah innerhalb der Eingaben über verschiedene Argumentationsstrategien.[189] Eine erste Argumentationslinie stellte die Homosexuellen als „Minderwertige" dar. Herr H. M. schrieb: „Von Aids sind nicht nur Homosexuelle sondern laut Amerikanischen Statistiken auch 28 % Frauen u. Kinder betroffen."[190] . Auch wenn „nicht nur, sondern auch" eine feststehende Redensart ist, war möglicherweise durch die Verwendung des Wortes „nur" eine Abwertung von Homosexuellen intendiert. Eine eindeutige Abwertung geht durch das Schreiben von Herrn R. T. aus Freiburg hervor, der schrieb, dass Aids für ihn bisher nur als ein Randgruppenproblem bestanden habe.[191] Und noch entschiedener argumentierte Herr E. S., der auf der Insel Sylt lebte. Er nutzte eine weitere Argumentationsstrategie und beschrieb Homosexuelle nicht nur als minderwertig, sondern sogar als gefährlich: „Was sich hier [Sylt] an homosexuellen Eigentümern konzentriert, und was sich zusätzlich an homosexuellen Gästen einfindet, und deren merkwürdiges Verhalten ist schon sehr erschreckend."[192] Dieses „merkwürdige Verhalten" der Homosexuellen wurde von ihm in einer weiteren Eingabe, in der er die Bundesministerin Rita Süssmuth zu einem persönlichen Gespräch nach Sylt einlud, konkretisiert: „Hier treten die Schwulen so massiv auf wie sonst nicht in der Bundesrepublik. Nur hier kann man sich richtig informieren über die Psyche und die Aggressivität der Homosexuellen, und was sie präventiv zur Verbreitung von AIDS unternommen haben und weiterhin unternehmen, um von ihrer Gruppe abzulenken."[193] Herr E. S. unterstellte hier den Homosexuellen nicht nur, sie wären schuld an der Verbreitung von Aids, sondern sogar, sie würden die Krankheit absichtlich verbreiten. Diese Unterstellung erinnert deutlich an die sogenannten „Pestsalber" in der Frühen Neuzeit, denen vorgeworfen wurde, nachts Mauern und Hauseingänge mit Pesteiter beschmiert zu haben, um die Krankheit zu verbreiten.[194]

189  Auch die Medien trugen zur Konstruktion des „schuldigen Homosexuellen" bei: Vgl. Peter-Paul Bänziger: Vom Seuchen- zum Präventionskörper? Aids und Körperpolitik in der BRD und der Schweiz in den 1980er Jahren. In: Body Politics 2 H. 3 (2014), S. 188 f.
190  Schreiben von Herrn H. M. vom 25.07.1983. In: BArch B 189/24163: AIDS-Aufklärung, Anfragen und Eingaben, Bd. 1–3 (1983–1985).
191  Vgl. Schreiben von Herrn R. T. aus Freiburg vom 01.08.1985. In: BArch B 189/24163: AIDS-Aufklärung, Anfragen und Eingaben, Bd. 1–3 (1983–1985).
192  Schreiben von Herrn E. S. vom 08.08.1985. In: BArch B 189/24164: AIDS-Aufklärung, Anfragen und Eingaben, Bd. 4–6 (1985).
193  Schreiben von Herrn E. S. vom 25.09.1985. In: BArch B 189/24164: AIDS-Aufklärung, Anfragen und Eingaben, Bd. 4–6 (1985).
194  Vgl. Robert Jütte: Krankheit und Gesundheit in der Frühen Neuzeit. Stuttgart 2013, S. 153.

Auch das Heranziehen der christlichen Religion kann als eine weitere Strategie zur Ablehnung von Homosexualität gewertet werden: „Sie haben meine Frage nicht richtig beantwortet. Ich habe nicht gefragt warum Homosexuelle besonders gefährdet sind, sondern warum Homosexualität nicht verboten wird. Haben Sie die Bibel gelesen. In der Bibel wird Homosexualität nicht gewünscht. In der Verantwortung vor Gott würde ich Homosexualität verbieten."[195] Allerdings ist Herr H. ?. der einzige heterosexuelle männliche Absender, der sich explizit auf die Religion bezog.

Was zeigen diese Argumentationslinien? Da diese Argumente von heterosexuellen Männern vertreten wurden, kann man hier Aids als „Fremdheitssignal"[196] verstehen. Diese Differenzdiskurse finden sich aber nicht nur in den Eingaben, sondern auch in frühen deutschsprachigen Presseveröffentlichungen zu Aids.[197] Demnach würde das Aids-Virus nur von „Fremden" in sich getragen werden. Martin Dinges sieht sogar den Aids-Virus an sich schon als Fremdheitstopos: „Damit ist narratologisch bereits alles, was von außen hereinkommt, als etwas Fremdes markiert; das gilt erst recht für alles, was schädliche Wirkungen erzeugt."[198] Fremdheit ist hier also in doppelter Weise von Bedeutung: Sowohl der Virus an sich als auch der Träger sind „fremd" und haben damit eine Gemeinsamkeit. Fremdheit, Schuld und Gefährlichkeit verbinden sich zu einer festen Assoziationskette.[199] Dieser Argumentation folgend wäre es die sicherste Präventionsmöglichkeit, keinen zu engen Kontakt zu diesen „Fremden" bzw. „Andersartigen" herzustellen und diese bestenfalls zu meiden.[200] Die Konstruktion von Andersartigkeit bzw. Fremdheit hat für die Nichtbetroffenen den Vorteil, nicht in Normkonflikte zu geraten:

> Denn ein Topos, der sich gewissermaßen als moralischer Imperativ in nahezu allen christlichen und humanistischen Diskursen finden läßt, verlangt, daß der Kranke und Hilflose Mitleid, Nächstenliebe, Hilfe verdient. Genau dies ist aber mit Ansteckungsängsten kaum vereinbar und durchaus geeignet, kognitive Dissonanzen zu erzeugen. Der Fremde dagegen, der Sünder, der Normbrecher, kurz der Schuldige verdient Strafe – zumindest aber keine Achtung, sondern Ächtung, Rückzug und Meidung scheinen in solchen Fällen dann genauso legitim wie alle Formen aktiver Diskriminierung.[201]

---

195 Schreiben von Herrn H. ?. vom 07.11.1985. In: BArch B 189/24164: AIDS-Aufklärung, Anfragen und Eingaben, Bd. 4–6 (1985).

196 Willy H. Eirmbter, Alois Hahn, Rüdiger Jacob: AIDS und die gesellschaftlichen Folgen. (= Campus-Forschung; Bd. 704) Frankfurt a. M., New York 2003. S. 107.

197 Vgl. Bänziger: Vom Seuchen- zum Präventionskörper (2014), S. 185 f.

198 Martin Dinges: Bedrohliche Fremdkörper in der Medizingeschichte. In: Ruth Mayer, Brigitte Weingart (Hg.): Virus! Mutationen einer Metapher. (= Cultural Studies; Bd. 5) Bielefeld 2004, S. 84.

199 Vgl. Willy H. Eirmbter, Alois Hahn, Rüdiger Jacob: Krankheitsvorstellungen in Deutschland: das Beispiel AIDS. (= Studien zur Sozialwissenschaft; Bd. 176). Opladen 1996, S. 90 f.

200 Diese Stigmatisierung, Ausgrenzung und Meidung von Risikogruppen fand bereits bei früheren Epidemien statt. Vgl. Herzlich, Pierret: Kranke (1991), S. 88 f.

201 Willy H. Eirmbter, Alois Hahn, Claudia Hennes, Rüdiger Jacob, Frank Lette: Aids-Vorstellungen in Deutschland. Stabilität und Wandel. (= Ergebnisse sozialwissenschaftlicher Aids-Forschung; Bd. 18) Berlin 1997, S. 117.

Dieses Vorgehen würde zwangsläufig zu einer Stigmatisierung der Betroffenen führen. Die Stigmatisierung wäre für die Argumentierenden allerdings hinnehmbar, da sie ihnen selbst zunächst einmal die Möglichkeit geben würde, dieses neue Phänomen Aids rational erklärbar zu machen. Demnach wäre Aids die Strafe für eine moralische Verfehlung. Neben der Erklärungsfunktion bietet die Stigmatisierung auch die Möglichkeit durch Ausgrenzung oder Separierung der als schuldig stigmatisierten Gruppe, eine vermeintliche Chance zum Sieg über die Krankheit zu erkennen.[202]

Die zweite Argumentationsleitlinie, die Anerkennung der Homosexualität, wurde von heterosexuellen Männern durch Kritik an den einsetzenden Diskriminierungstendenzen vertreten. Herr H. F. aus Eisdorf sah v. a. die nicht bestätigten Spekulationen kritisch:

> Wenn man auf der einen Seite die bangen Fragen junger Mütter und die Angst und Unsicherheit von infizierten jungen Männern und auf der anderen Seite die Vermutungen, Spekulationen und z. T. auch Diffamierungen (‚Lustseuche‘) hört, so fragt man sich, ob wir in Deutschland, also die Regierung, genug tun, um die vielen Unklarheiten zu erforschen und schließlich diese Krankheit zu bekämpfen.[203]

Diese Argumentationsleitlinie war aber innerhalb der Eingaben der heterosexuellen Männer weit weniger stark ausgeprägt als die Linie der Abwertung der Homosexualität. So findet sich neben dieser Aussage von Herrn H. F. aus Eisdorf nur noch eine weitere Aussage, die sich hier einordnen lässt. Dafür spricht auch eine Repräsentativbefragung aus den Jahren 1991/1992, die ergab, dass sich lediglich etwas mehr als ein Drittel der Bevölkerung ohne Einschränkung von ausgrenzenden und diskriminierenden Positionen distanziere.[204] Innerhalb der wenigen Eingaben von homosexuellen Männern wurde nur die Argumentationsleitlinie der Anerkennung der Homosexualität verfolgt.[205] Neben der Kritik an der Diskriminierung, die auch hier eine Strategie

---

202 Vgl. ebd., S. 117.

203 Schreiben von Herrn H. F. aus Eisdorf vom 22.08.1985. In: BArch B 189/24164: AIDS-Aufklärung, Anfragen und Eingaben, Bd. 4–6 (1985).

204 „Auch wenn man nach unabhängigen Merkmalen wie Alter oder Bildungsstatus differenziert, ist es überwiegend nur eine – wenn auch unterschiedlich starke – Minderheit, die sich gegen die Ausgrenzung von AIDS-Infizierten und – Kranken wendet (Ausnahme: Befragte unter 40 Jahren bzw. mit formal höchstem Schulabschluß im Westen)." Eirmbter, Hahn, Jacob: Krankheitsvorstellungen (1996), S. 69. Bedenkt man jetzt noch das Phänomen eines sozial erwünschten Antwortverhaltens, kann davon ausgegangen werden, dass die tatsächliche Anzahl der Personen, die sich von solchen Aussagen distanzierte, noch darunter lag.

205 Ausführlich zur Identitätskonstruktion von schwulen und bisexuellen Männern: Phil C. Langer: Beschädigte Identität. Dynamiken des sexuellen Risikoverhaltens schwuler und bisexueller Männer. Wiesbaden 2009. Anders als bei anderen Epidemien prägten bei Aids relativ früh die Aussagen der Erkrankten selbst den Diskurs über die Krankheit mit. Ausführlich dazu: Beate Schappach: „Es war, als hätte das Virus mich geschwängert". Vertextungsformen in Aids-Autobiographien. In: Philipp Osten (Hg.): Patientendokumente. Krankheit in Selbstzeugnissen. (= Medizin, Gesellschaft und Geschichte; Beiheft 35) Stuttgart 2010, S. 143–159. Sowie: Beate Schappach: „Es war, als hätte das Virus mich geschwängert." Geschlecht als Erzählparadigma in Darstellungen von Aids. In:

zur Durchsetzung der Argumentation darstellte, nutzten die schwulen Männer noch weitere Strategien. Herr J.R. schrieb:

> WARUM SCHIEBT MAN UNS DIESE KRANKHEIT ALLEIN IN DIE SCHUHE? WAS KÖNNEN WIR DAFÜR, DAß BEI DER EINREISE N. DEUTSCLAND DIE GESUNDHEITLICHEN BESTIMMUNGEN NICHT GEAHLTEN WURDEN. DENN AUS AFRIKA U. DEN USA KOMMT AIDS. 300000 ILLEGALE AUSLÄNDER LEBEN HIER, WER KANN VORAUSSAGEN WAS DIESE LEUTE FÜR KRANKHEITEN HABEN? UNS HAT DIE KRANKHEIT AUCH BEFALLEN IST DAS NICHT STRAFE GENUG DAß WIR LIEBE MIT DEM TOD BEZAHLEN MÜSSEN! [...] WARUM WIRD NICHT VON DEN ANDEREN GESPROCHEN WIE Z.B. PROSTITUIERTEN, FIXER, BLUTER MÄNNER DIE VON FRAUEN ANGESTECKT WURDEN, NEIN DER HOMO DER KEINEM ETWAS TUT MUß HERHALTEN WARUM NUR, WARUM?[206]

Die Strategie, die hier verwendet wurde, kann man mit „Ablenkung auf andere Gruppen" bezeichnen. Herr J.R. führte insbesondere andere Risikogruppen oder die „Ausländer" an, die die Krankheit nach Deutschland gebracht hätten. Auch Herr F.C. folgt, wenn auch etwas subtiler, dieser Strategie:

> Letzten Endes aber hat die Diskriminierung dazu beigetragen, daß der eingeschüchterte Homosexuelle sich nur in der unpersönlichen Promiskuität zurechtfinden kann. Beziehungen, sichere Beziehungen können nur in einem schwulenfreundlichen Klima entstehen, d.h., Vorurteile, Ressentiments und verworrene Phantasievorstellungen der Bevölkerung müssen abgebaut werden. Diesen Bemühungen der Schwulenbewegung fallen die Medien immer wieder in den Rücken.[207]

Hier wird zwar nicht direkt eine bestimmte Gruppe angeprangert, vielmehr geschieht die Schuldzuweisung indirekt. Schuld an Aids habe demnach letztendlich die Promiskuität. Die Promiskuität ist aber kein freiwillig gewählter Lebensstil der Schwulen, sondern vielmehr – auch – durch die Homophobie der Gesellschaft bedingt. Somit wurde die Schuld im Endeffekt der heterosexuellen Gesellschaft zugesprochen.

Eine letzte Strategie, die schwule Männer unternahmen, um Homosexualität als anerkannte Lebensform darzustellen, war die Aufwertung homosexueller Praktiken. Herr R.U. fasste dies so zusammen:

> Ich Frage mich, will die Bundesregierung, daß noch tausende junger lebensfroher Burschen eines qualvollen Todes sterben, die homosexuelle Veranlagungen haben, die doch wirklich nichts dazu können und noch niemandem etwas zu Leide getan haben. Ist es wirklich so, daß unsere Gesellschaft, die schon immer verpönte und gehetzte Randgruppen einfach verrecken läßt. [...] Es wird Zeit, die Gesellschaft aufzuklären, daß Homosexualität oder die Liebe zweier Gleichgeschlechtlicher genau so eine saubere Sache sein kann wie eine harmonische Ehe, oder leben wir noch im Mittelalter? [...] Die Treue zwischen zwei Männern kann nur in einer gemeinsamen Wohnung reifen aber dazu ha-

Rudolf Käser, Beate Schappach (Hg.): Krank geschrieben. Gesundheit und Krankheit im Diskursfeld von Literatur, Geschlecht und Medizin. Bielefeld 2014, S. 293–311.

206 Schreiben von Herrn J.R. vom 10.11.1984. In: BArch B 189/24163: AIDS-Aufklärung, Anfragen und Eingaben, Bd. 1–3 (1983–1985).

207 Schreiben von Herrn F.C. vom 12.11.1984. In: BArch B 189/24163: AIDS-Aufklärung, Anfragen und Eingaben, Bd. 1–3 (1983–1985).

ben die meisten [keinen, P. P.] Mut, besonders in der Provinz und jeder hat Angst diskriminiert zu werden und das ist auch der Grund warum schon Frauen und Kinder daran sterben müssen.[208]

Herauszuheben sind an dieser Stelle das Reinheitsmotiv und der Vergleich mit der Ehe. Ebenso wie in einer heterosexuellen Partnerschaft würden Schwule eine monogame Lebensform bevorzugen. Somit gäbe es keinerlei Unterschiede zwischen einer heterosexuellen und einer homosexuellen Paarbeziehung.

Frauen äußerten sich in ihren Eingaben viel seltener zum Thema Männlichkeit. Die Aussagen, die sich jedoch in den Eingaben finden lassen, werten deutlich die Homosexualität ab. Frau I. K. tat dies mit besonders drastischen Worten:

> – A I D S – die neue Pest – und wer hat uns diese furchtbare Krankheit geschenkt? Die Abnormalen – die Schwulen – die Homo- und Bisexuellen! – praktisch Schweine! – Jahrelang waren ganze Zeitschriften voll mit Aufrufen für die ‚Großfamilien‘ – für den ‚Gruppensex‘ – für ‚Partnerwechsel‘ – für Nackedeis (bebildert usw.) So etwas kann nicht lange gutgehen! Jetzt heißt es plötzlich – ‚Das Garantiemittel gegen AIDS ist Treue!‘ Wie hat man das so plötzlich wieder gewußt? Jahrelang vergessen?! – Viel zu spät hat man das erkannt! Zu spät! [Hervorheb. im Orig.] Bis Kriegsende und darüber hinaus war Homo- u. Bisexualität streng verboten und wurde hart bestraft! – Heute lebt Herr X mit seinem Freund – Herrn Y – zusammen in einem Bett und Frau A mit Frau B umarmen sich und tun dann dasselbe – jeder auf seine aRt … Das ist der Freiheit zu Viel! Leid tun mir nur die Menschen, die unbewußt durch Blutübertragungen odgl. zu dieser tödlichen, qualvollen Krankheit kommen!!! Und wer zahlt die hohen Kosten bis zum Tode der Erkrankten? Unser hoch verschuldeter Staat? – Tragen wir mit den immerwährenden Krankenkassenerhöhungen dazu bei, diese Lasterkrankheit zu bezahlen?[209]

Die Eingaben zu Aids verdeutlichen die Position der Schwulen, derer sich sowohl viele heterosexuelle Männer als auch Frauen als Sündenbock bedienten. Aids sei die logische Folge für das moralische Vergehen der Homosexuellen. Hierdurch wird auch die Stimmung gegenüber Homosexuellen erkennbar, die längst nicht so liberal war, wie es seit Anfang der 1980er Jahre den Anschein erweckte.[210] Homosexuelle Männer hingegen versuchten sich im Gegensatz dazu für ihre Lebensweise zu rechtfertigen und diese zu verteidigen. Dies geschah v. a. über eine Gleichsetzung von homosexuellen Paarbeziehungen mit der Ehe zwischen Mann und Frau.

---

208 Schreiben von Herrn R. U. vom 03.08.1985. In: BArch B 189/24164: AIDS-Aufklärung, Anfragen und Eingaben, Bd. 4–6 (1985).
209 Schreiben von Frau I. K. vom 04.09.1985. In: BArch B 189/24164: AIDS-Aufklärung, Anfragen und Eingaben, Bd. 4–6 (1985).
210 Vgl. Frank Rührmann: AIDS: eine Krankheit und ihre Folgen. Eine Arbeit aus dem Hamburger Institut für Sozialforschung. Frankfurt a. M., New York 1985, S. 119.

### 3.4.3 Eingaben zum Bereich „Ernährung"

Neben dem Sport ist die Ernährung ein weiteres grundlegendes Element präventiven Handelns im Untersuchungszeitraum. Das Quellenkorpus enthält zu diesem Themenfeld insgesamt 145 Eingaben aus den 1980er Jahren; 76 von Männern, 61 von Frauen und sieben sind nicht zuzuordnen. Die Zuständigkeit für die Ernährung innerhalb der Familie lag im Untersuchungszeitraum größtenteils bei den Frauen, weshalb die höhere Schreibrate der Männer doch zunächst überrascht. Allerdings muss hier wieder an die eingangs erörterte Schreibpräferenz von Männern für Eingaben erinnert werden. Des Weiteren kann nicht automatisch vom Absender auf die Person geschlossen werden, die das Einkaufen und Kochen letztendlich praktizierte. Trotz dieser Einschränkungen lässt sich ein Interesse der Männer an Ernährungsfragen erkennen.

Die Betrachtung der Schreibanlässe zeigt nur kleinere Unterschiede zwischen den Geschlechtern. Bei beiden Geschlechtern stand die Informationsanfrage an deutlich erster Stelle. Ebenfalls sowohl innerhalb der Eingaben der Männer als auch der Frauen stand die Kategorie *Aufforderung zu staatlichem Handeln* an zweiter Stelle, bei Frauen mit 34,4 Prozent allerdings etwas deutlicher als bei den Männern mit 22,4 Prozent. *Wunsch nach persönlicher Hilfe* war bei beiden Geschlechtern selten ein Anlass zum Verfassen einer Eingabe.

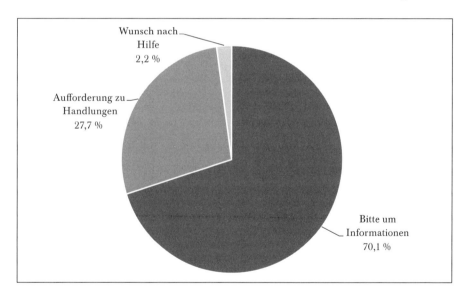

Abb. 32: Verteilung der Schreibanlässe zum Themenbereich „Ernährung" in den 1980er Jahren in Prozent (gesamt)

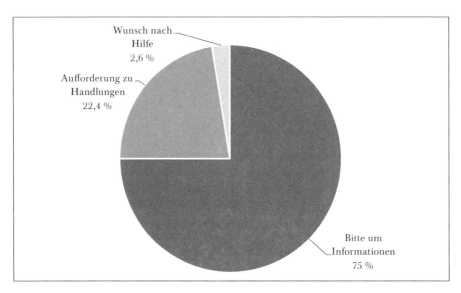

Abb. 33: Verteilung der Schreibanlässe von Männern zum Themenbereich „Ernährung" in den 1980er Jahren in Prozent

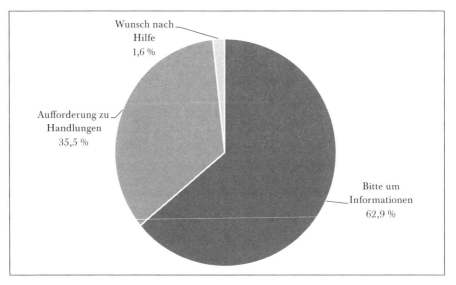

Abb. 34: Verteilung der Schreibanlässe von Frauen zum Themenbereich „Ernährung" in den 1980er Jahren in Prozent

Inhaltlich bezogen sich fast alle Eingaben von Männern und Frauen, gleich welcher Schreibanlasskategorie sie zugeordnet wurden, auf den Schadstoffgehalt von Lebensmitteln. Seit Ende der 1970er Jahre hatte sich bei den Verbrauchern in der BRD ein Problembewusstsein über Schadstoffe in Lebensmitteln etabliert.[211] Den Großteil des Quellenkorpus' stellen Anfragen aus den Jahren 1986 und 1987 dar, die sich auf eine in der Bevölkerung kursierende Liste mit der gesundheitlichen Einstufung von Farb- und Zusatzstoffen bezogen.[212] Diese Listen tauchten in unterschiedlichen Variationen auf. Wenn ein Verfasser genannt wurde, dann meist das „Villejuifer Krankenhaus-Forschungszentrum", welches sich aber von der Abfassung und Herausgabe distanzierte. Auf diesen Listen wurden Lebensmittelzusatzstoffe als „unbedenklich", „gefährlich", „sehr gefährlich" oder als „krebserregend" deklariert. Dies führte dazu, dass weite Kreise der Bevölkerung die Lebensmittelvorräte im Haushalt auf ihre Unbedenklichkeit kontrollierten. Da auf den Verpackungen der Nahrungsmittel in der Regel der Liste zufolge wohl bedenkliche Inhaltsstoffe festgestellt wurden, wandten sich die Personen an die staatlichen Stellen, um sich im Falle des Zweifels die Bedenklichkeit bestätigen zu lassen oder aber im Glauben an die Richtigkeit der Liste das Verbot dieser Stoffe zu fordern. Das Standardantwortschreiben des Ministeriums zeigte den Verfassern deutlich die inhaltlichen Fehler auf:

Betr.: Beurteilung von Lebensmittelzusatzstoffen
Bezug: Ihr Schreiben vom 07.01.1987

Sehr geehrter Herr Oestreich,

Zusatzstoffe dürfen bei der Herstellung von Lebensmitteln nur verwendet werden, wenn sie ausdrücklich für diesen Zweck und für dieses Lebensmittel zugelassen worden sind. Diese Zulassung wird nur erteilt, wenn die gesundheitliche Unbedenklichkeit des Stoffes und seiner Anwendung eindeutig erwiesen sind. An diese toxikologische Überprüfung werden sehr hohe Anforderungen gestellt; lediglich für eventuelle allergene Wirkungen besteht noch kein ausreichend sicheres Prüfsystem.

Nach dem Stand der Wissenschaft kann den Beurteilungen der Zusatzstoffe in der von Ihnen beigelegten Liste keineswegs gefolgt werden. Auch scheint die Liste nicht sehr sorgfältig zusammengestellt, denn sie enthält einige E-Nummern, die nie vergeben worden sind, ferner einige Nummern von Stoffen, die bei uns nicht zugelassen sind. Etliche der hier gegebenen Beurteilungen sind nicht oder nur mit großen Vorbehalten nachvollziehbar:

Die künstlichen Azofarbstoffe wie E 102, E 104 oder E 123 und andere werden dort als „gefährlich" bzw. „verdächtig" eingestuft; sie sind jedoch allenfalls für bestimmte Allergiker ein Risiko. (Diesem Personenkreis ist ein aufmerksames Lesen der Zutatenliste zumutbar). Erstaunlicherweise wurde auch die Zitronensäure E 330 als „krebserregend" eingestuft. Die einzig erwiesene Beziehung zwischen Zitronensäure und Krebs ist, daß im Jahre 1937 die zentrale Bedeutung der Zitronensäure im Stoffwechsel durch den deutschen Chemiker und Oxford-Professor Hans Adolf Krebs beschrieben wurde. Der „Zitronensäurezyklus", für den Hans Adolf Krebs 1953 den Nobelpreis erhielt, wird zu seinen Ehren (im deutschen Sprachraum) auch „Krebszyklus" genannt.

Das genannte Forschungsinstitut hat sich von dieser Liste distanziert.

211 Vgl. Heiko Stoff: Gift in der Nahrung. Zur Genese der Verbraucherpolitik Mitte des 20. Jahrhunderts. Stuttgart 2015, S. 205.
212 Auch heute existieren diese Listen noch, werden aber vorwiegend über das Internet verbreitet.

Der Bundesminister für Jugend, Familie, Frauen und Gesundheit hat hierzu die beiliegende Presseerklärung herausgegeben, die aber von der Tagespresse leider nicht überall aufgegriffen worden ist.

Zu Ihrer besseren Information lege ich Ihnen eine Broschüre bei.

Mit freundlichen Grüßen
Im Auftrag

Kuhnert[213]

Andere Themen innerhalb der Eingaben, die sich mit den Schadstoffen in Lebensmitteln befassten, waren v. a. die Festsetzung von zulässigen Grenzwerten und die Schadstoffeinwirkung durch externe Einflüsse wie Kfz-Abgase, Dämpfe von chemischen Reinigungen oder Plastikverpackungen. Geschlechterspezifische Unterschiede lassen sich hierbei kaum feststellen. Eine Eingabe – von Frau K. H. – allerdings bezog sich in ihrer Argumentation auf die Bedeutung der Mutterrolle: „Hiermit bitte Ich Sie um Zusendung von Informationsmaterial über das Lebensmittelrecht und dessen Grenzwertangaben über Schadstoffe. Als Mutter zweier Kleinkinder bin ich aus Gründen einer gesunden Ernährung sehr daran interessiert."[214] Gesunde Ernährung, die hier implizit mit einer natürlichen Ernährung frei von chemischen Zusatzstoffen gleichgesetzt wurde, war nach Ansicht von Frau K. H. insbesondere für Kleinkinder bedeutend. Des Weiteren zeigt sich hier, dass sich das Verantwortungsbewusstsein gegenüber einer gesunden Ernährungsweise mit der Geburt eines Kindes v. a. bei Frauen erhöhen dürfte.[215] Allgemein wurde unter „gesunder Ernährung" die Natürlichkeit von Lebensmitteln verstanden, was eine weitere Eingabe von Herrn G. S. verdeutlicht, der sich kritisch über die Verarbeitung von Farbstoffen in Brotteigen äußerte:

Stimmt es eigentlich, daß die Bäckereien dem Brot Zuckerkulör zugeben können, damit dieses nach dem Backen eine tiefdunkle Farbe hat und der Verbraucher dann fälschlicherweise meint, ein besonders wertvolles Brot gekauft zu haben, ohne daß die Bäckereien die Backwaren beim Verkauf entsprechend kennzeichnen müssen? Wenn das stimmt, fände ich das einen Skandal! Hier wird doch der Verbraucher getäuscht. Wenn ich dunkles Brot kaufe, will ich kein gefärbtes! Und für einen Diabetiker dürfte dieser konzentrierte Zucker-Farbstoff wohl besonders schädlich sein. [...] Wir Bundesbürger wollen uns nämlich gesund ernähren und beim Einkauf nicht getäuscht werden![216]

---

213 Schreiben vom Bundesministerium für Familie, Senioren, Frauen und Jugend vom 13.01.1986. In: BArch B189/29781: Lebensmittelfarbstoffe – Anfragen aus der Bevölkerung über gesundheitliche Bedenken, Bd. 4–5 (1986–1989).

214 Schreiben von Frau H. K. vom 25.01.1986. In: BArch B 295/16284: Belastung von Lebensmitteln mit Schadstoffen – Beantwortung von Anfragen aus der Bevölkerung, Bd. 1 (1987–1989).

215 Vgl. Köhler, Leonhäuser, Meier-Gräwe, Möser, Zander: (2009), S. 118.

216 Schreiben von Herrn G. S. vom 26.09.1987. In: BArch B 189/29781: Lebensmittelfarbstoffe – Anfragen aus der Bevölkerung über gesundheitliche Bedenken, Bd. 4–5 (1986–1989).

Neben der gesundheitlichen Argumentation mit den eventuellen Gefahren für Diabetiker stand für Herrn G. S. die Täuschung des Verbrauchers im Zentrum des Interesses.

### 3.4.4 Eingaben zur Alkoholprävention

Alkoholkonsum stellt, ähnlich wie das Rauchen, eine kulturelle und soziale Handlung dar.[217] So galt ein extensiver Alkoholkonsum lange Zeit, ebenso wie das Rauchen, als eher männliche Praktik. Dies findet auch in den Inhalten der Eingaben seinen Niederschlag. Die Eingabe der Kategorie *Wunsch nach persönlicher Hilfe* wurde von Herrn R. T., einem trockenen Alkoholiker, – also einem persönlich Betroffenen – verfasst, der dem Bundesgesundheitsamt seinen Kampf gegen die Sucht schildern und damit tiefere Einblicke in die Psyche eines Alkoholkranken geben wollte:

> Ich habe meine Krankheit zum Stillstand gebracht, indem ich absolut abstinent von Alkohol, Haschisch und süchtig machenden Medikamenten lebe. Dies tue ich seit dem 12. Jan. 1978.
>
> Durch mein ca. 13jähriges, süchtiges Saufen und Kiffen habe ich mich auch geistig-seelisch verändert. Bin also auch geistig-seelisch krank geworden. In diesem Bereich ist es möglich, daß ich Genesung erlange.
>
> Ich erarbeite mir das wesentlich durch meinen regelmäßigen Besuch in Selbsthilfegruppen.
>
> Dies alles habe ich bis zum Beginn meiner Entziehungskur (Jan. 78), im Jüdischen Krankenhaus in Berlin, nicht gewußt.
>
> DAS TEUFLISCH GENIALE AN DER SUCHT IST, DASS SIE SICH KRAFT IHRER SELBST VERLEUGNET.
>
> Ich mußte mich erst an einen geistig-seelischen Punkt heransaufen, den ich als absoluten Tiefpunkt in meinem Leben erfahren habe.
> Dann erst war ich in der Lage, bedingungslos Hilfe zu suchen und auch bedingungslos Hilfe anzunehmen.[218]

Die von einem Mann verfasste Eingabe der Kategorie *Aufforderung zum staatlichen Handeln* berichtete zwar nicht über persönliche Betroffenheit, doch implizit auch über v. a. männlichen Alkoholkonsum:

> Sehr geehrte Damen und Herren,
>
> als Hauptsicherheitsingenieur eines größeren Unternehmens der Eisen- und Stahlindustrie habe ich mit Befremden in der 19.00 Uhr „HEUTE"-Sendung des Zweiten Deutschen Fernsehens am 16.01.1986 die Reportage über den Tunneldurchstich der Deutschen Bundesbahn in der Rhön zur Kenntnis genommen; Länge des Tunnels 10 00m. Nicht ohne Stolz wurde festgestellt, daß die Bauarbeiter während des Tunnelbaues pro Tunnelmeter 231 Bier konsumiert haben. Wenn man bedenkt, daß Tunnelarbeiten wenig

---

217 Vgl. Kolte: Rauchen (2006), S. 62.
218 Schreiben von Herrn R. T. vom 06.04.1984. In: BArch B 208/578: Eingaben und Anfragen zur Bekämpfung der Alkoholsucht (1964–1991).

personalintensiv sind, dann darf man hier wohl schlicht und einfach davon ausgehen, daß nicht wenige bei der täglichen Arbeit „besoffen" waren; und das bei einer derart gefährlichen Tätigkeit.[219]

Auch wenn Herr H. B. nicht explizit darauf hingewiesen hat, so kann hier doch mit einiger Sicherheit von überwiegend – wenn nicht gar ausschließlich – männlichen Tunnelarbeitern ausgegangen werden. Diese Eingabe stellt eine Besonderheit dar, da der Absender sich gegen ein gängiges Bild, ja sogar gegen eine in der Gesellschaft erfolgreiche Form der Männlichkeitskonstruktion wehrte:

> Wie sollen wir dem Alkoholmißbrauch in den Betrieben entgegenwirken, wenn in den öffentlichen Medien mit Stolz darüber berichtet wird, welche Rekorde man mit Alkohol aufstellen kann: längster Tunnel Deutschlands, erbaut mit einem Rekord-Bierkonsum pro Meter Tunnel.
>
> Ich bitte Sie darum, stärkeren Einfluß auf die öffentlichen Medien zu nehmen, um zu verhindern, daß derartig fragwürdige Rekorde nicht kommentarlos und schon gar nicht mit Stolz verkündet werden.[220]

Wie gängig die positive Darstellung von männlichem Bierkonsum in der Gesellschaft war, zeigt bereits der Hinweis Herrn H. B.'s über dessen Darstellung in einem Fernsehbericht. Der Konsum von Alkohol und insbesondere von Bier stellt seit Jahrhunderten in unterschiedlichen Ausprägungen eine soziale Praxis dar, die Männlichkeit konstruiert. Dabei geht es v. a. darum, mehr Alkohol zu vertragen als andere Männer, ohne dabei aber die Kontrolle zu verlieren.[221] Umso mehr ist diese Aussage des Absenders hervorzuheben, der diesen positiven Umgang kritisierte. Jedoch darf sie, da sie ein Einzelfall ist, nicht überbewertet werden.

Zu den beiden von Frauen verfassten Eingaben gehört neben einer Anfrage nach Informationsmaterial eine Frage über eine bestimmte Form der Alkoholentwöhnung, über die in den Medien berichtet wurde: „In meinem Verwandtenkreis befindet sich ein Alkoholkranker, der nach einer bereits erfolgten Therapie von sechs Monaten rückfällig wurde. Aufgrund des Artikels bestünde also die Möglichkeit, Alkoholkranke von dieser Sucht zu befreien."[222] Frau M. S. schrieb demnach nicht für sich selbst, sondern für eine andere Person. Im Text sprach sie von „einem Alkoholkranken". Auch wenn man in diesem Fall nicht vom grammatikalischen Geschlecht auf das biologische schließen kann, so besteht jedoch immerhin die Möglichkeit, dass in dieser Eingabe ebenso über männlichen Alkoholkonsum berichtet wurde.

---

219 Schreiben von Herrn H. B. vom 17.01.1986. In: BArch B 208/578: Eingaben und Anfragen zur Bekämpfung der Alkoholsucht (1964–1991).

220 Ebd.

221 Vgl. Michael Frank: Trunkene Männer und nüchterne Frauen. Zur Gefährdung von Geschlechterrollen durch Alkohol in der Frühen Neuzeit. In: Martin Dinges (Hg.): Hausväter, Priester, Kastraten. Zur Konstruktion von Männlichkeit in Spätmittelalter und Früher Neuzeit. Göttingen 1998, S. 195.

222 Schreiben von Frau M. S. vom 01.07.1986. In: BArch B 208/578: Eingaben und Anfragen zur Bekämpfung der Alkoholsucht (1964–1991).

Fasst man diese Ergebnisse zusammen, wird ein problematischer Alkoholkonsum sowohl von Männern als auch von Frauen unterschwellig eher mit Männern in Verbindung gebracht.

### 3.4.5 Eingaben zum Bereich „Krebs"

Von den fünf von Männern und Frauen verfassten Eingaben gehören vier der Kategorie *Bitte um Informationen* an, die restliche Eingabe wurden zur Schreibanlasskategorie *Aufforderung zum staatlichen Handeln* gezählt. In dieser forderte Herr H. O. das Bundesgesundheitsamt auf, einen kritischeren Blick auf die Wirtschaftsunternehmen zu haben, die seiner Meinung nach einen großen Beitrag zur Verbreitung von Krebs leisteten: „Wie viele Produkte werden heute produziert und vermarktet, die nachweislich oder in Verdacht stehen Krebs zu erzeugen. Hier hat der Gesetzgeber es versäumt, ohne Rücksicht auf wirtschaftliche Belange der Produzenten, einzugreifen."[223] Weiter führte Herr H. O. aus: „Die Ursachen unserer zunehmenden Vergiftung und Umweltzerstörung müssen auch von der Ärzteschaft und der unabhängigen Wissenschaft laut beim Namen genannt werden."[224] Mit diesen Aussagen verfolgte Herr H. O. dieselbe Argumentationslogik, die implizit auch innerhalb der Eingaben der Kategorie *Bitte um Informationen* anzutreffen war. Demnach sei Krebs eine Zivilisationskrankheit, die sich durch die Zerstörung bzw. Veränderung der Umwelt durch den Menschen ausbreitete. So wurde in den Anfragen um Informationen über den Zusammenhang der Entstehung von Krebs mit der Aufnahme von Fluor[225] oder mit dem Einatmen von Tonerstaub[226] gefragt. In diesem Zusammenhang fragte auch Frau A. P. ganz gezielt nach der Verbindung von Krebsmortalität und Schadstoffen.[227]

223 Schreiben von Herrn H. O. vom 16.03.1989. In: BArch B 208/541: Krebsforschung und Bekämpfung – Anfragen und Eingaben (1986–1992).

224 Ebd.

225 Vgl. Schreiben von Herrn R. O. vom 09.07.1985. In: BArch B 208/843: Kariesprophylaxe durch Fluoridierung des Trinkwassers oder Einnahme von Fluoridtabletten. – Eingaben und Anfragen sowie Zusammenarbeit mit verschiedenen Institutionen, Bd. 2 L-Z (1981–1988).

226 Vgl. Schreiben von Herrn M. S. vom 09.06.1986. In: BArch B 208/541: Krebsforschung und Bekämpfung – Anfragen und Eingaben (1986–1992). In den 1990er Jahren interessierte sich auch ein Verfasser für den Zusammenhang von Krebs und der Verwendung von Zahnpasta. Vgl. Schreiben von Herrn H. N. vom 10.10.1991. In: BArch B 208/541: Krebsforschung und Bekämpfung – Anfragen und Eingaben (1986–1992).

227 Vgl. Schreiben von Frau A. P. vom 05.08.1988. In: BArch B 208/541: Krebsforschung und Bekämpfung – Anfragen und Eingaben (1986–1992).

## 3.5 Zwischenfazit 1980er Jahre

Auf präventionspolitischer Ebene stand in den 1980er Jahren die Etablierung des Gesundheitsförderungskonzeptes im Mittelpunkt. Zur konkreten Umsetzung dienten das Lebensweisenkonzept sowie der Setting-Ansatz.

Innerhalb der Gesundheitsaufklärung fand eine weitere Professionalisierung statt, was insbesondere auf das Gebiet der geschlechterspezifischen Präventionsarbeit zutrifft. Es entstanden in den 1980er Jahren weitere Studien zum geschlechterspezifischen Gesundheitsverhalten. Dabei wurde das Rollenverhalten von Männern und Frauen weiter mitberücksichtigt. Dies gilt auch für die Länderebene: So entstand z. B. in Hamburg eine Studie zum Gesundheitsverhalten von Ausländerinnen, woraus Potentiale zu deren gesundheitlicher Stärkung abgeleitet werden sollten.

In Schleswig-Holstein zeigte sich die Professionalisierung in anderer Weise. Aufklärungspublikationen wurden hier nun zunehmend in Eigenregie konzipiert und hergestellt. Des Weiteren ging man dazu über, nicht mehr nur direkt an die Bevölkerung heranzutreten, sondern durch die Aus- und Weiterbildung von Multiplikatoren auch indirekt Präventionsinhalte zu vermitteln.

Die Geschlechteradressierung der analysierten Präventions- und Gesundheitsaufklärungsinhalte zeigt im Gegensatz zu den vorherigen Jahrzehnten kein klares Bild mehr. In der staatlichen, von der BZgA durchgeführten, Gesundheitsaufklärung wurden in den 1980er Jahren beide Geschlechter, sowohl explizit als auch implizit angesprochen. Die Artikel der *Apotheken-Umschau* richteten sich in diesem Jahrzehnt ebenfalls häufiger an Männer, jedoch blieb die Frau, v. a. durch die implizite Ansprache, Hauptadressat für die *Apotheken-Umschau*. Die VHS Hamburg entwickelte sich hingegen zu einer klaren Frauendomäne, nicht nur was die Inanspruchnahme, sondern auch, was die Angebotsseite betrifft. Die Etablierung der eigenständigen Rubrik „Frauen und Gesundheit" innerhalb des Programmbereichs Gesundheit verdeutlicht dies.

Schmerl bezeichnet das Frauenbild der Werbung bis Mitte der 1980er als stark stereotypisiert. Entweder werde die Hausfrau und Mutter dargestellt, die das Heim verschönert und sich um die Kinder kümmert oder aber es wird die junge, verführerische Frau präsentiert, die v. a. durch ihre Attraktivität auffällt.[228] Cornelissen hingegen weist darauf hin, dass in der Werbung ab den 1980er Jahren zwar die Präsentation von Frauen im privaten Raum weiterhin überwog, aber immer mehr Frauen als Berufstätige dargestellt wurden.[229] Für die Gesundheitsaufklärung, die zwar nicht mit klassischer Werbung gleichgesetzt werden kann, ihr aber doch in vielen Dingen ähnlich ist, gilt diese Feststellung ganz ähnlich. Hier wurden bereits ab den 1950er Jahren berufstätige Frauen dargestellt, wenn jedoch ein familiärer Kontext geschildert wurde, dann trat die Frau in aller Regel als Hausfrau und Mutter auf. Die zunehmende Pluralisierung der dargestellten Frauenleitbilder zeigt sich in weiteren

---

228 Vgl. Christiane Schmerl: Frauenbilder in der Werbung. In: Gitta Mühlen-Achs (Hg.): Bildersturm: Frauen in den Medien. München 1990, S. 183–184.

229 Vgl. Cornelissen: Traditionelle Rollenmuster (1993), S. 58.

Bereichen. Ein neues Leitbild stellt die sportlich aktive, vom Fitnesstrend erfasste Frau dar. In ihr vereinigten sich die Vorstellungen von gesunder Ernährung, sportlicher Aktivität und der daraus resultierenden Einhaltung der Attraktivitätsnorm der schlanken Frau. Daneben existierte weiterhin das Bild der Frau, die zwar ebenfalls auf ihr Aussehen bedacht ist, dieses aber v. a. durch Kosmetika und Körperpflege zu perfektionieren sucht. Doch obwohl diese Frauenbilder viele Facetten aufweisen, ist den Frauen in ihrer Darstellung gemein, dass sie oftmals als Gesundheitsexpertinnen, insbesondere innerhalb der Familie, fungierten.

Für die dargestellten Männerbilder kann ähnliches festgestellt werden. Auch hier wurden unterschiedliche Facetten von Männern präsentiert. So überwogen zwar die Darstellungen von Männern im beruflichen Kontext, doch auch die Präsentation von Familienvätern im häuslichen Bereich stellte in diesem Jahrzehnt keine Ausnahme mehr dar. Ähnlich zu den Frauenbildern etablierte sich das Bild des sportlich aktiven und vom Fitnesstrend erfassten Mannes. Während bei den Frauen ein ganzheitliches, durch Sport und Ernährung beeinflusstes Bild gezeichnet wurde, wurde bei Männern v. a. der Leistungsaspekt hervorgehoben. Der bereits in den 1970er Jahren begonnene Trend zur Darstellung von Männern im Kontext von Schönheitspflege und Kosmetik setzte sich in den 1980er Jahren weiter fort, blieb jedoch stark hinter der Darstellung von Frauen zurück. Wurden Frauen unisono als Gesundheitsexpertinnen dargestellt, kann dies von den Männern ganz und gar nicht behauptet werden. Oftmals zeichneten sich die dargestellten Männer durch ihr gesundheitliches Fehlverhalten oder Desinteresse aus. Insbesondere ein hoher Alkoholkonsum sowie das Rauchen wurden als typisch männliche Negativbeispiele angeprangert.

In den Eingaben bestätigte sich weiterhin das Bild der häufiger schreibenden Männer. Insgesamt schrieben in den 1980er Jahren ca. doppelt so viele Männer Eingaben wie Frauen. Auch bei den drei Themenfeldern, zu denen die meisten Eingaben vorliegen – Aids, Ernährung und Rauchen – waren Männer häufiger Absender. Beim Themenkomplex Aids verwundert dies nicht, da v. a. durch die Skandalisierung von Schwulen Aids in den Anfangsjahren als Krankheit wahrgenommen wurde, die nur Homosexuelle befallen könne. Innerhalb der Eingaben zum Rauchen konnten Männer exemplarisch zwar häufiger als Absender von Eingaben zu Prävention und Gesundheitsförderung ausgemacht werden, jedoch berichteten sie nicht zwangsläufig über diese Themen. So zeigt die Untersuchung des argumentativen Vorgehens, dass Männer im Gegensatz zu Frauen, nicht nur weniger präzise über ihre eigene Gesundheit berichteten, sondern ganz allgemein Gesundheit weniger oft als Argument anführten.

Wurde auch in diesem Jahrzehnt innerhalb der Präventionsangebote v. a. die Frau als Leitbild des „präventiven Selbst" präsentiert, so spiegeln die Eingaben ebenfalls ein männliches Interesse an Prävention und Gesundheitsförderung wider. Da von ihnen jedoch in ihren Schreiben seltener auf die Gesundheit eingegangen wurde, kann angenommen werden, dass auch von ihnen selbst Gesundheit als eher weiblich konnotiertes Thema gedeutet wurde.

# 4. Ausdifferenzierung der geschlechterspezifischen Präventionskonzepte (1990–1999)

## 4.1 Geschlechterspezifische Prävention auf Bundesebene

### 4.1.1 Institutionelle Ebene

Die für die Geschichte der Bundesrepublik wichtige Zäsur von 1989 kann bei der Frage nach Präventions- und Gesundheitsförderungskonzepten, im Speziellen auf institutioneller Ebene, nicht einfach übergangen werden. Die Wiedervereinigung bot die Chance, Korrekturen am bundesdeutschen Gesundheitssystem vorzunehmen und durch den Vergleich mit dem anders konzipierten Modell der DDR Vor- und Nachteile des eigenen Systems auszuloten.[1] Dabei ist insbesondere an die Kooperation zwischen den niedergelassenen Ärzten und dem ÖGD zu denken, die in der BRD praktisch nicht vorhanden war. Dahingegen nahmen die Ärzte in den Polikliniken der DDR auch Aufgaben wahr, die in der BRD dem ÖGD zugewiesen waren. Speziell für den Präventionsbereich war das Betriebsgesundheitswesen der DDR von Bedeutung, da die Betriebsärzte in den Kombinaten nicht nur kurativ, sondern auch umfangreich präventiv tätig waren.[2] Das Modell der Bundesrepublik wurde zwar im Zuge der Wiedervereinigung von verschiedenen Akteuren hinterfragt, in letzter Konsequenz aber durch einen Institutionentransfer auf das Gebiet der ehemaligen DDR bestätigt.[3] Damit wurden strukturelle Besonderheiten des DDR-Gesundheitssystems wie die Polikliniken oder die Dispensaires nicht weitergeführt.[4] Doch nicht nur das System an sich, sondern auch die Inhalte der Präventionsbotschaften und Aufklärungskampagnen wurden übernommen, wie die im Jahr 1995 im Deutschen Hygiene-Museum Dresden gezeigte Ausstellung „Herz. Das menschliche Herz – der herzliche Mensch."[5] oder die „Gib Aids keine Chance"-Kampagne der BZgA[6] verdeutlicht.

Nach den Aushandlungskämpfen zwischen der niedergelassenen Ärzteschaft und dem ÖGD um die Durchführung von Prävention in den 1950er und 1960er Jahren kann das Gesundheits-Reformgesetz (GRG), welches 1989 unter dem damaligen Arbeits- und Sozialminister Norbert Blüm (CDU) erlassen wurde, als erste große institutionelle Neuerung auf dem Gebiet der Prä-

---

1 Genauer zur Gesundheitspolitik im Prozess der Wiedervereinigung: Philip Manow: Gesundheitspolitik im Einigungsprozeß. Frankfurt a. M., New York 1994.
2 Vgl. Stefan Greß, Franz Hessel, Gerhard Igl, Aurelio Vincenti, Jürgen Wasem: Gesundheitswesen und Sicherung bei Krankheit im Pflegefall. In: Bundesarchiv, Bundesministerium für Arbeit und Soziales (Hg.): Geschichte der Sozialpolitik in Deutschland seit 1945. Band 11: 1989–1994 Bundesrepublik Deutschland. Sozialpolitik im Zeichen der Vereinigung. Baden-Baden 2005, S. 656.
3 Vgl. ebd., S. 652.
4 Vgl. Madarász-Lebenhagen: Geschlechterbilder (2015), S. 98.
5 Vgl. ebd., S. 98.
6 Vgl. Tümmers: „GIB AIDS KEINE CHANCE" (2013), S. 496–500.

vention und Gesundheitsförderung gesehen werden.[7] Durch dieses Gesetz wurden das zweite Buch der Reichsversicherungsordnung (RVO) in das fünfte Buch Sozialgesetzbuch (SGB V) übernommen und die Regelungen zur Gesetzlichen Krankenversicherung erneuert. Im Sinne der Prävention war insbesondere der Paragraph 20 SGB V von Bedeutung, der es jetzt erstmalig den Krankenkassen ermöglichte, Leistungen der Primärprävention und Gesundheitsförderung in ihre Leistungskataloge aufzunehmen.

Doch schon vor 1989 hatten sich Krankenkassen vereinzelt mit dem Thema Prävention auseinandergesetzt. Als prominentestes Beispiel kann die 1977 von der Allgemeinen Ortskrankenkasse (AOK) des Kreises Mettmann initiierte „Aktion Gesundheit" gesehen werden, da hier erstmalig ein umfassendes Präventionsmodell einer Krankenkasse vorgestellt wurde.[8] Im Zentrum der Aktion stand die Bekämpfung von Risikofaktoren von Herz-Kreislauf-Erkrankungen: Senkung von Bluthochdruck, Cholesterinwerten und Übergewicht sowie Rauchentwöhnung und das regelmäßige Treiben von Sport.[9] 1982 wurde daran ein Anschlussprojekt mit acht beteiligten AOKs durchgeführt.[10]

Der durch das GRG beschleunigte „Paradigmenwechsel von der Risikovermeidung zur Ressourcenstärkung"[11] in der GKV fand bereits 1988 in der Umbenennung der AOK von Krankenkasse in „Gesundheitskasse" einen ersten Ausdruck[12]. Durch den Paragraphen 20 SGB V wurden die Krankenkassen verpflichtet, Aufklärung über Gesundheitsgefährdungen und Verhütungen von Krankheiten und Maßnahmen zur Erhaltung und Förderung der Gesundheit anzubieten. Die Krankenkassen führten daraufhin vermehrt verhaltenspräventive Aktionen zu den Themen Ernährung, Bewegung, Entspannung und Rauchentwöhnung durch.[13] Zur Stärkung der Eigenverantwortlichkeit im Gesundheitshandeln trugen neben der Ausweitung der Prävention die mit Paragraphen 65 SGB V eingeführten Möglichkeiten zur Gewährung von Boni und Beitragsrückerstattungen an die Versicherten bei.[14] Um die beiden Neue-

---

7  Genauer zum Gesundheits-Reformgesetz: Franz Knieps, Hartmut Reiners: Gesundheitsreformen in Deutschland. Geschichte – Intentionen – Kontroversen. Bern 2015, S. 84–90.
8  Vgl. Troschke: Organisation (1991), S. 80.
9  Vgl. Eberle: Prävention (2002), S. 237 f.
10  Vgl. ebd.
11  Jürgen Bieback: Prävention als Prinzip und Anspruch im Sozialrecht, insbesondere in der gesetzlichen Krankenversicherung. In: Zeitschrift für Sozialreform 49 H. 3 (2003) S. 410.
12  Vgl. Eberle: Prävention (2002), S. 239.
13  Vgl. Lieselotte Hinze, Andrea Samland: Gesundheitsbildung – reine Frauensache? Geschlechtsspezifische Analyse der Inanspruchnahme von Präventions- und Gesundheitsförderungskursen. In: Thomas Altgeld (Hg.): Männergesundheit. Neue Herausforderungen für Gesundheitsförderung und Prävention. Weinheim, München 2004. S. 171–181.
14  Vgl. Angelika Behringer, Stefan Greß, Gerhard Igl, Aurelio Vincenti, Jürgen Wasem: Gesundheitswesen und Sicherung bei Krankheit im Pflegefall. In: Bundesarchiv, Bundesministerium für Gesundheit und Soziale Sicherung (Hg.): Geschichte der Sozialpolitik in

rungen – Prävention und die finanziellen Anreize – nicht gegeneinander aus-
zuspielen, wurden präventive Leistungen und Maßnahmen der Gesundheitsförderung von den Rückerstattungsmöglichkeiten ausgeschlossen.[15]

Im Sinne einer Kostenbremse im Gesundheitswesen kam es in den 1990er
Jahren zu weiteren Reformen, die Auswirkungen auf die Präventionsangebote
hatten. Das Gesundheitsstrukturgesetz, welches 1993 in Kraft trat, ermöglichte u. a. die freie Krankenkassenwahl und führte damit zu Konkurrenz unter den Kassen. Angebote zu Prävention und Gesundheitsförderung wurden
damit zu attraktiven Marketinginstrumenten beim Werben um die Versicherten.[16] Dies und eine fehlende Zielgruppenspezifität, eine mangelnde epidemiologische Fundierung, eine konzeptionelle Mittelstandsorientierung sowie
die starke Inanspruchnahme durch bereits gesundheitsbewusste Versicherte
wurden als Gründe angeführt, den Paragraphen 20 SGB V durch das 2. GKV-
Neuordnungsgesetz (2. NOG) von 1996 neu zu formulieren.[17] Krankenkassen
durften danach auf dem Präventionssektor nur noch im Bereich der betrieb-
lichen Gesundheitsförderung tätig werden. Die allgemeine Gesundheitsförderung war gänzlich aus dem Leistungskatalog gestrichen worden.[18] Zwar ver-

Deutschland seit 1945. Band 7: 1982–1989 Bundesrepublik Deutschland. Finanzielle
Konsolidierung und institutionelle Reform. Baden-Baden 2005, S. 404.

15 Vgl. Susanne Busch, Anita B. Pfaff, Christian Rindsfüßer: Kostendämpfung in der gesetzlichen Krankenversicherung. Auswirkungen der Reformgesetzgebung 1989 und 1993
auf die Versicherten. Frankfurt a. M., New York 1994, S. 89.

16 Dräther und Rothgang beschreiben das für die Krankenkasse größte Hindernis in der
Umsetzung von Präventionsmaßnahmen: „Prävention ist aus Sicht der finanzierenden
Kasse eine langfristige Investition in die Gesundheit ihrer Versicherten, die erst in der
Zukunft „Erträge" im Sinne von verringerten Leistungsausgaben erbringt. Allerdings
kann die Kasse nicht sicher sein, dass diese Erträge wirklich bei ihr anfallen, da die Versicherten dann womöglich die Kasse gewechselt haben. Eine die sich stark für Prävention
engagiert, muss daher womöglich erleben, dass Versicherte zunächst ihre Präventionsangebote ausschöpfen, dann aber in eine andere Kasse wechseln, die – unter Umständen
sogar weil sie weniger in Prävention investiert – über niedrigere Beitragssätze verfügt. Für
rationale Kassen stellen Präventionsleistungen daher Investitionen dar, deren Erträge
nicht mit Sicherheit ihnen, sondern womöglich sogar ihren direkten Mitbewerbern zu
fließen. Unter diesen Bedingungen passen verstärkte und u. U. kostenträchtige Präven-
tionsanstrengungen mit insbesondere langfristig ausgerichtetem Wirkungsgrad nicht gut
in das Handlungskalkül von rational agierenden Kassen. Statt dessen werden Kassen
versuchen, Präventionsprogramme ausschließlich zu kurzfristigen Marketingzwecken zu
instrumentalisieren." Hendrik Dräther, Heinz Rothgang: Ökonomische Aspekte gesundheitlicher Prävention. In: Zeitschrift für Sozialreform 49 H. 3 (2003), S. 541.

17 Vgl. Marie-Luise Dierks, Friedrich Wilhelm Schwartz, Ulla Walter: Qualitätsmanagement in der Prävention und Gesundheitsförderung unter besonderer Berücksichtigung
von Möglichkeiten und Ansätzen bei Krankenkassen. In: Otto Gieseke, Siegfried Höfling (Hg.): Gesundheitsoffensive Prävention. Gesundheitsförderung und Prävention als
unverzichtbare Bausteine effizienter Gesundheitspolitik. München 2001, S. 81.

18 Kritisch zur Neuformulierung des Paragraphen 20 SGB V: Herbert Schmaus: Gesund-
heitsförderung und Prävention – aus der Sicht der Krankenkassen. In: Otto Gieseke,
Siegfried Höfling (Hg.): Gesundheitsoffensive Prävention. Gesundheitsförderung und
Prävention als unverzichtbare Bausteine effizienter Gesundheitspolitik. München 2001,
S. 94 f. Sowie: Faltermaier, Wihofsky: Gesundheitsförderung (2011), S. 260.

standen die Krankenkassen die Prävention durchaus als ein Mittel im Konkurrenzkampf um die Versicherten, doch kann man nicht bestreiten, dass von den Krankenkassen in dieser Zeit verhaltenspräventive Maßnahmen entwickelt wurden, die auf ein stärkeres Gesundheitsbewusstsein der Mitglieder abzielten.[19] Da jedoch der konkrete Nutzen von Gesundheitsförderung nur schwer messbar ist, wurde die Wirkung der Präventionsangebote ebenfalls in Frage gestellt.[20] Neben der Kritik am Missbrauch der Prävention für Marketingzwecke spielte aber auch die Finanzierung der Beitragssenkung um 0,4 Prozentpunkte durch das Beitragsentlastungsgesetz eine Rolle bei der Entscheidung, die Prävention und Gesundheitsförderung stark zu beschneiden.[21]

Prävention als Leistung der Krankenkassen war ein virulentes Thema in der Gesundheitspolitik der 1990er Jahre und wurde im darauffolgenden Jahrzehnt weiter diskutiert. Auf inhaltlicher Ebene verfolgte man weiterhin den Setting-Ansatz.[22] Thematisch konzentrierte sich die Gesundheitsaufklärung verstärkt auf die Aids-Aufklärung und -Beratung, die schon Ende der 1980er Jahre begonnen hatte.[23] Die BZgA verbreitete bereits bis 1987 eine große Menge an Publikationen.[24]

Diese Arbeit wurde in den 1990er Jahren weiter intensiviert, sodass sich Aids zum größten thematischen Arbeitsschwerpunkt der BZgA entwickelte.[25] Die Aidsaufklärung appellierte an das „präventive Selbst", da sie immer wieder verantwortungsbewusstes Handeln der Subjekte einforderte.[26] Insbesondere die Zusammenarbeit mit der Deutschen Aids-Hilfe als Dachverband der Selbsthilfegruppen stellte ein innovatives und erfolgreiches Moment der Ge-

19  Vgl. Perschke-Hartmann: Die doppelte Reform (1994), Fußnote 20, S. 226.
20  Vgl. Faltermaier, Wihofsky: Gesundheitsförderung (2011), S. 261.
21  Vgl. Eberle: Prävention (2002), S. 240.
22  Viele Projekte kamen jedoch aufgrund schwieriger Finanzierungskonzepte nicht über eine Modellphase hinaus und konnten sich nicht langfristig etablieren. Vgl. Forster: Umsetzung (2003), S. 527.
23  Ausführlich zur Aidspolitik der BRD: Tümmers: Aidspolitik (2012).
24  „So belief sich allein die Gesamtauflage von Anzeigen in Tageszeitungen, Wochenpresse, Illustrierten, etc. auf ca. 66 Mio. Hinzu kamen Faltblätter, verschiedene Dia-Reihen und Videofilme für die schulische Beratung, Handlungsanleitungen zur Fortbildung von Schlüsselpersonen, in Gesundheitsämtern, Schulen und Sozialarbeit, Fortbildungsbausteine, wissenschaftliche Begleituntersuchungen und die Hauptfinanzierung der Aufklärungsarbeit der Deutschen AIDS-Hilfe." Dieter Grunow: Soziale Infrastruktur und soziale Dienste. In: Bundesarchiv, Bundesministerium für Gesundheit und Soziale Sicherung (Hg.): Geschichte der Sozialpolitik in Deutschland seit 1945. Band 7: 1982–1989 Bundesrepublik Deutschland. Finanzielle Konsolidierung und institutionelle Reform. Baden-Baden 2005, S. 677. Das Deutsche Hygiene-Museum Dresden besitzt eine große Sammlung von Plakaten zur Aidsaufklärung. Vgl. Vladimir Čajkovac (Hg.): AIDS – Nach einer wahren Begebenheit. Bilder, Medien, Kunst. Dresden 2015.
25  Vgl. Wolfgang Müller: „Gib Aids keine Chance". Die Aids-Präventions-Kampagne der Bundeszentrale für gesundheitliche Aufklärung (BZgA). In: Heidrun Merk, Susanne Roeßiger (Hg.): Hauptsache gesund! Gesundheitsaufklärung zwischen Disziplinierung und Emanzipation. Eine Publikation des Deutschen-Hygiene-Museums Dresden und der Bundeszentrale für gesundheitliche Aufklärung, Köln. Köln 1998, S. 93 f.
26  Vgl. Tümmers: „Vom Faltblatt direkt in die Genitalien" (2015), S. 274 f.

sundheitsaufklärung dar, da von diesen die Zielgruppen letztendlich besser und glaubwürdiger angesprochen werden konnten als von einem staatlichen Träger.[27]

Die Kategorie Geschlecht tauchte in wissenschaftlichen Debatten um Prävention und Gesundheitsförderung immer öfter auf. 1995 fand erstmals eine internationale Fachkonferenz zum Thema Männergesundheit statt, auf der epidemiologische Daten der WHO diskutiert wurden.[28] Und auch die Forschungsarbeit der BZgA wurde geschlechterspezifisch weiterentwickelt. Bspw. veranstalte die BZgA vom 6. bis 9. Juni 1993 ein internationales Seminar zu geschlechtsspezifischen Aspekten der Ernährungsaufklärung mit dem Ziel, geschlechterspezifische Verhaltensunterschiede von Jugendlichen in Ernährungsfragen aufzudecken und für die Aufklärungsarbeit nutzbar zu machen. Innerhalb des Seminars wurden Essstörungen von Mädchen trotz ihres größeren Ernährungswissens auf das weibliche Rollenbild und ein defensiv ausgerichtetes Selbstkonzept zurückgeführt; Probleme von Jungen mit der Ernährung wurden hingegen mit einem funktionalen Körperverhältnis und dem damit zusammenhängenden geringen Interesse an Ernährungsfragen erklärt.[29] Daraus folgten die Forderungen nach unterschiedlichen Ansatzpunkten in der Ernährungsaufklärung: Mädchen sollten zu einem „selbstbewußten und konstruktiven Umgang mit dem eigenen Körper"[30] erzogen werden, bei Jungen hingegen ging es zunächst v. a. um die Implementierung von Interesse an Fragen der Ernährung und um die Bewusstmachung des Zusammenhangs von Ernährung und Gesundheit.[31] Damit sollten geschlechterdifferenzierende Konzepte etabliert werden.

Auch auf dem Feld der Suchtprävention förderte die BZgA geschlechterspezifische Forschungen. In diesem Zuge entstand 1996 eine Studie zu Praxisansätzen und Theorieentwicklung der geschlechtsbezogenen Suchtprävention in der Jugendphase. Die Studie arbeitete nicht nur die hohe Bedeutung von geschlechterspezifischen Ansätzen in der Suchtprävention heraus, sondern zeigte ebenso deren aktuellen Stand auf: Hier wurde eine deutliche Fokussierung auf das weibliche Geschlecht deutlich. Von den analysierten Praxisansätzen richteten sich 13 an Mädchen und lediglich zwei an Jungen.[32] Daher wurden erste Forderungen nach mehr Jungenarbeit laut.[33]

---

27  Vgl. Müller: „Gib Aids keine Chance" (1998), S. 95 f.
28  Vgl. Weikert: Männergesundheit (2006), S. 8.
29  Vgl. Bundeszentrale für gesundheitliche Aufklärung: Bericht: „Internationales Seminar zum Thema: ‚Geschlechtsspezifische Aspekte der Ernährungsaufklärung', Köln, 6.–9. Juni 1993. Köln 1993, S. 20.
30  Ebd., S. 21.
31  Ebd.
32  Cornelia Helfferich, Peter Franzkowiak, Eva Weise: Praxisansätze und Theorieentwicklung der geschlechtsbezogenen Suchtprävention in der Jugendphase. Ein Forschungsprojekt im Auftrag der Bundeszentrale für gesundheitliche Aufklärung. Kurzfassung des Endberichts. Köln 1996, S. 24 f.
33  Vgl. ebd.

## 4.1.2 Die Publikationen der staatlichen Gesundheitsaufklärung

Das Quellenkorpus der 1990er Jahre besteht insgesamt aus 16 Publikationen. Wie aus Tab. 37 ersichtlich wird, sind acht und somit die Hälfte der Publikationen der Kategorie *implizite Ansprache beider Geschlechter* zuzuordnen. Fünf Broschüren sprachen explizit beide Geschlechter an, verfolgten jedoch keine unterschiedlichen, geschlechterdifferenzierenden Ansätze. Zwei Broschüren waren explizit an Frauen und lediglich eine implizit an Männer adressiert.

Tab. 37: Geschlechterspezifische Adressierung in den BZgA-Publikationen während der 1990er Jahre

| Kategorie | Anzahl |
|---|---|
| implizite Ansprache beider Geschlechter | 8 |
| explizite Ansprache beider Geschlechter | 5 |
| implizite frauenspezifische Ansprache | 0 |
| explizite frauenspezifische Ansprache | 2 |
| implizite männerspezifische Ansprache | 1 |
| explizite männerspezifische Ansprache | 0 |
| differenzierte geschlechterspezifische Ansprache | 0 |

Quelle: eigene Berechnungen

Trotz der Weiterentwicklung der zielgruppenspezifischen Grundlagenarbeit in der Konzeption von Aufklärungsmaterial gehört noch die Hälfte aller Publikationen des Quellenkorpus' zur Kategorie *implizite Ansprache beider Geschlechter*. Dies lässt sich aber auch damit erklären, dass sich fünf der acht Broschüren vornehmlich an Kinder richteten oder aber die Gesundheit von Kindern thematisierten. Und Kinder wurden nur in seltenen Fällen geschlechterspezifisch angesprochen. Auch wenn sich diese Broschüren nicht direkt an ein bestimmtes Geschlecht wandten, so zeigten sie doch wieder bestimmte Vorstellungen von Männlichkeit und Weiblichkeit. Die Publikation „iss was? Ein Magazin für Kinder"[34] berichtete in unterschiedlichen Geschichten über Themen der Ernährung und setzte sich dabei mit männlichem und weiblichem Rollenverhalten kritisch auseinander. So wurde in einer Fallgeschichte über die Familie König berichtet, in der die Frau allein für die Ernährung der Familie verantwortlich und somit einer Belastung ausgesetzt war, die sie allein nicht bewältigen konnte. Durch den Einsatz des Sohnes änderte sich die Aufgabenverteilung innerhalb der Familie: „Marc hat das Kochen gelernt. Danach haben er und seine Schwester ihrem Vater ein paar einfache Rezepte beigebracht. Aber das Unglaublichste: Herrn König macht das Kochen Spaß. Jetzt hat die Familie beschlossen, einmal in der Woche Reih' um zu kochen, damit nicht wieder

---

34  Bundeszentrale für gesundheitliche Aufklärung: iss was? Ein Magazin für Kinder. Über Essen, Trinken und alles was euch sonst noch interessiert. Köln 1996.

alles an der Mutter hängen bleibt."[35] Auffällig ist, wie der Sohn und nicht die Tochter die Initiative ergriff und mit dem Kochen begann, denn Untersuchungen belegen, dass in der Regel das Interesse der Jungen an den Tätigkeiten der Ernährungsversorgung mit dem Heranwachsen abnimmt, während Kochen und Backen für Mädchen interessanter wird.[36]

Auch die Fallgeschichte, die das weibliche Rollenhandeln kritisierte, beschäftigte sich mit einem Thema, welches nicht neu war. Melanie und ihre Mutter probierten ihre alten Badeanzüge an und stellten beide fest, dass diese zu klein geworden waren. Während die Mutter das bei ihrer Tochter auf deren normale körperliche Entwicklung zurückführte, plante sie selbst eine einwöchige Diät, um ihr Gewicht wieder zu reduzieren. Aus dem Gespräch zwischen Mutter und Tochter erkennt man das Verhaltensmuster der Mutter, die derartige Diäten des Öfteren unternahm und in der Regel jedes Mal nach einer gewissen Zeit ihr verlorenes Gewicht wieder zugenommen hatte. Neben der Unkenntnis der Mutter über die Schädlichkeit solcher Diäten wurde hier die zu hohe Bedeutung des Schlankheitsideals für Frauen kritisiert und eingefordert, sich so zu akzeptieren, wie man ist.[37] Anders als in den vorher publizierten Broschüren, in denen das Schlanksein thematisiert wurde, kam es hier nicht zu einer indirekten Stigmatisierung von Dicken als faul und schwach. Vielmehr wurde postuliert, sich selbst zu akzeptieren. Wahrscheinlich ist dies zum einen auf die gestiegene öffentliche Wahrnehmung und Problematisierung von ernährungsbedingten Krankheiten wie Magersucht oder *Bulimia nervosa* zurückzuführen,[38] zum anderen aber auch auf die fortschreitende Individualisierung von Prävention und Gesundheitsförderung: „Der optimale Lebensstil orientiert sich jetzt nicht mehr an einem universellen Optimum, sondern an den individuellen körperlichen Vorgaben, die durch evolutionäre, elterliche und frühkindliche Prägung sowie frühe Einflüsse des sozialen und materiellen Umfelds vorgegeben sind."[39]

Die Broschüre „Der Mensch ist, was er isst!"[40], die 1994 von der BZgA gemeinsam mit der Deutschen Gesellschaft für Ernährung e. V. herausgegeben wurde, war, wie der Untertitel verrät, ein „Ernährungswegweiser und Ratgeber bei häufigen ernährungsabhängigen Gesundheitsstörungen". Während

---

35  Ebd., S. 34.

36  Vgl. Köhler, Leonhäuser, Meier-Gräwe, Möser, Zander: Essalltag (2009), S. 123.

37  Vgl. Bundeszentrale für gesundheitliche Aufklärung: iss was? Ein Magazin für Kinder. Über Essen, Trinken und alles was euch sonst noch interessiert. Köln 1996, S. 25.

38  Nur ein Jahr später wurde von der BZgA eine Broschüre veröffentlicht, in der dieses Thema dargestellt wurde. Vgl. Bundeszentrale für gesundheitliche Aufklärung: Starke Mädchen. Köln 1997.

39  Michalis Kontopodis, Jörg Niewöhner: Kardiovaskuläre Prävention als Technik zur Bildung von Leben selbst. Eine ethnographische Untersuchung. In: Janina Kehr, Jörg Niewöhner, Joëlle Vailly (Hg.): Leben in Gesellschaft. Biomedizin – Politik – Sozialwissenschaften. (= VerKörperungen; Bd. 13) Bielefeld 2011, S. 283.

40  Bundeszentrale für gesundheitliche Aufklärung, Deutsche Gesellschaft für Lebensmittel e. V.: Der Mensch ist, was er isst! Ein Ernährungswegweiser und Ratgeber bei häufigen ernährungsabhängigen Gesundheitsstörungen. Frankfurt a. M., Köln 1994.

die Broschüre an keiner Stelle direkt Frauen oder Männer ansprach, kann eine Stelle als Versuch gedeutet werden, implizit Männer anzusprechen:

> Ein normal beladenes Auto bringt seine optimale Leistung und hat eine lange Lebensdauer. Ein Auto, das ständig überladen wird, unterliegt einem starken Verschleiß. Motor und Fahrgestell werden überfordert. Die Leistung läßt nach. – Ihrem Körper geht es genauso! Wiegen Sie „zuviel" – dann wird es irgendwann auch Ihrem Körper „zuviel". Wenn Sie Ihren Körper ständig überladen, wird der „Motor", Ihr Herz streiken. Ihr „Fahrgestell", Ihre Knochen, Bandscheiben und Gelenke werden nicht mehr mitmachen. Auch andere Gesundheitsschäden sind möglich. Wiegen Sie zuviel, dann ist Ihr Risiko größer, zuckerkrank zu werden. Übergewicht kann auch zur Entstehung von Bluthochdruck, Herz-Kreislauf-Störungen, Herzinfarkt, Schlaganfall und Gicht beitragen.[41]

Autos galten und gelten als klare Domäne und eindeutiges Interessengebiet der Männer. Der Vergleich eines Autos mit dem menschlichen Körper sollte daher wohl bei Männern ein größeres Interesse wecken statt nur bei Frauen. Die *implizite männerspezifische Ansprache* an dieser Stelle wurde noch durch eine ganzseitige Fotografie eines Mannes unterstützt, der sich mehr als ungesund ernährte.

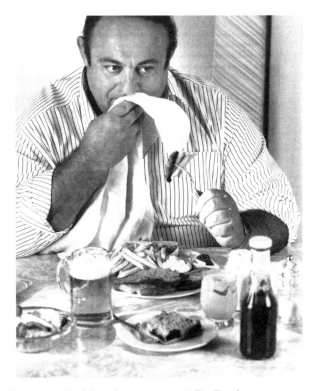

Abb. 35: Abbildung aus „Der Mensch ist, was er isst! Ein Ernährungswegweiser und Ratgeber bei häufigen ernährungsabhängigen Gesundheitsstörungen" (1994)

41  Ebd., S. 27.

Die Publikationen, die der Kategorie *explizite geschlechterspezifische Ansprache* zugeordnet wurden, stammen aus den unterschiedlichsten Themenbereichen. Die Broschüren „Achten Sie auf ihre innere Balance"[42] und „Hand aufs Herz"[43] beschäftigten sich beide im weitesten Sinne mit dem Herzinfarkt und seinen spezifischen Risikofaktoren. In der Broschüre „Hand aufs Herz" wurde der Herzinfarkt aufgrund seiner Risikofaktoren als eine typisch männliche Erkrankungsform dargestellt. Daher ist das gesonderte und ausführliche Eingehen auf die Problemlagen der Frauen beachtenswert, bei denen insbesondere die Auswirkungen der Anti-Baby-Pille beschrieben wurden.[44]

In der Broschüre „Achten Sie auf Ihre innere Balance" thematisierte man in erster Linie Stress als Risikofaktor für den Herzinfarkt. In der frühen Nachkriegszeit galt die Managerkrankheit noch als „hegemonialer Belastungsdiskurs"[45] und bezog sich fast ausschließlich auf Männer der wirtschaftlichen Elite. Jetzt versuchte man auf staatlicher Ebene, was der *Apotheken-Umschau* bereits in den 1980er Jahren gelang[46] – die Öffnung des Belastungsdiskurses für weitere Bevölkerungskreise durch Verwendung des Stresskonzeptes:

> Über Streß wird heute überall geklagt. Er tritt nicht nur bei Managern oder Piloten auf, sondern auch bei Hausfrauen, Kindern, Lehrern, Arbeitern und Musikern. Sie alle leiden unter dem **negativen Streß** [Hervorheb. im Orig.] (Distreß), der sich in Form von Abgeschlagenheit oder Hektik, gereizter Stimmung oder Mutlosigkeit bemerkbar macht und sogar ernstere gesundheitliche Folgen haben kann.[47]

Die Darstellung von Frauen und Männern in den Fallgeschichten der beiden Publikationen folgte den bekannten stereotypen Rollenmustern und zeigte dabei auch, wohin zwar geschlechterspezifisches, aber auch gesundheitsschädliches Verhalten führen könnte. Der Großteil der Fallgeschichten, die über Männer berichteten, bezog sich inhaltlich auf die Berufstätigkeit des Mannes:

> Gerol Czacik, 54 Jahre alt, verheiratet, eine berufstätige Tochter und einen Sohn, der gerade Abitur macht, erzählt. „Den Herzinfarkt vor zwei Jahren bekam ich zu einem Zeitpunkt, als ich mich eigentlich besonders stark fühlte. Ich arbeitete gern, ein 12-Stunden-Tag war normal, auch am Wochenende nahm ich mir Arbeit mit. Mehr als 6 Stunden Schlaf brauchte ich nicht. Als ich nach dem Infarkt dann auf der Intensivstation lag, fühlte ich mich bedroht und völlig hilflos."[48]

Über den 33-jährigen Büroangestellten Jürgen wurde berichtet, er triebe Sport zum Ausgleich zum Beruf, wärmte sich dabei richtig auf und ginge nicht über seine Leistungsgrenze hinaus. Des Weiteren versuchte er, Stress zu vermeiden

---

42  Bundeszentrale für gesundheitliche Aufklärung: Achten Sie auf Ihre innere Balance. Eine Broschüre zur Vorbeugung von Streßfolgen. Köln 1994.

43  Bundeszentrale für gesundheitliche Aufklärung: Hand aufs Herz. Eine Information über Herzinfarkt und Risikofaktoren. Köln 1991.

44  Vgl. ebd., S. 36.

45  Kury: Der überforderte Mensch (2012), S. 113.

46  Siehe Kap. 3.3.1.

47  Bundeszentrale für gesundheitliche Aufklärung: Achten Sie auf Ihre innere Balance. Eine Broschüre zur Vorbeugung von Streßfolgen. Köln 1994, S. 3.

48  Bundeszentrale für gesundheitliche Aufklärung: Hand aufs Herz. Eine Information über Herzinfarkt und Risikofaktoren. Köln 1991, S. 16.

oder, wenn dies nicht ging, diesen gezielt abzubauen, indem er sich eine Pause in der Natur gönnte oder eine Runde um den Block lief. Dies klingt zunächst, zumindest auf die Stressprävention bezogen, wie ein Paradebeispiel der gelungenen Umsetzung von Gesundheitsförderungslehren. Hier wurde jedoch nur das spätere Handeln von Jürgen H. beschrieben. Die Vorgeschichte fügt sich demgegenüber nahtlos in die anderen, defizitären Darstellungen von Männern in den früheren Publikationen ein:

> Jürgen H. (33) läßt die Bürotür hinter sich ins Schloß fallen. ‚Das war wieder ein Tag!‘ Schnell zum Auto. Vielleicht schaffe ich es, den Squashpartner nicht wieder warten zu lassen. Dieser Verkehr! Immer wenn es eilt, stehen alle Ampeln auf Rot. Ganz knapp kommt er an. Im Laufschritt in die Umkleide, dann nichts wie auf den Court. Eineinhalb Stunden liefern sie sich ein rasantes Match. Jürgen H. läuft der Schweiß über das Gesicht. Er kämpft verbissen und gewinnt knapp. Danach erst mal ein Bier![49]

An dieser Stelle ist noch nichts von dem späteren stresspräventiven Verhalten erkennbar, Jürgen H. verhielt sich im Gegenteil sogar sehr gesundheitsschädlich, indem er mehr Stress auf- als abbaute. Nachdem das Spiel beendet war, wurde es Jürgen H. schwindelig:

> Seine Umgebung hört er und sieht er nur noch wie durch Nebel. Ein siedendes Prickeln läuft ihm über Gesicht und Brust. Er wird blaß und muß sich setzen. Nach einigen Minuten geht es wieder. Aber beim Umziehen und Duschen ist er doch noch etwas wacklig auf den Beinen.[50]

Jürgen H. war also keineswegs aus sich selbst heraus auf seine Gesundheit bedacht, erst als sein Körper ihm verdeutlichte, dass sein Verhalten seine Gesundheit ganz konkret gefährden könnte, änderte er sein Verhalten. Diese Form der Darstellung von Männern wurde bereits in den 1980er Jahren verwendet[51] und unterstellt Männern, erst dann präventiv zu handeln, wenn ihnen ihre eigene Verletzlichkeit vor Augen geführt wird. Hier taucht der Defizitdiskurs in doppelter Weise auf. Zum einen wurde im ersten Teil der Geschichte wieder das defizitäre Gesundheitsverhalten von Männern dargestellt und zum anderen ist die Aussage, Männer würden erst dann präventiv handeln, wenn ihre Gesundheit konkret bedroht ist, als weiteres Defizit zu werten.[52]

Auch die Darstellung der Frauenrolle reduzierte sich nicht nur auf gemeinhin typisches Verhalten, sondern anderes, weniger stereotypes Verhalten von Frauen wurde ebenso angesprochen:

> Als das Kind geboren war, hatte ich das Gefühl, jetzt ist ein Lebensabschnitt zu Ende, mit dem Sport ist es nun vorbei. Gleichzeitig gab's in der Buchhandlung Probleme. Zu dieser Zeit begann ich zu rauchen und zwar bald 20 Zigaretten am Tag. Als mich dann

---

49  Ebd., S. 17.
50  Ebd.
51  Vgl. Das Kapitel „Die Entdeckung der Männer als Zielgruppe für Prävention (1980–1989)“, S. 226.
52  Vgl. Pfütsch: Männerspezifische Gesundheitsaufklärung (2015), S. 190.

noch mein Mann wegen einer wesentlich jüngeren Frau verließ, hatte ich fast ständig eine Zigarette im Mund.[53]

Rauchen, was vorher von der Gesundheitsaufklärung eher als ein männliches Problem wahrgenommen wurde, wurde hier als Laster einer Frau dargestellt. In der Broschüre „Die Freiheit des Abenteuers"[54], die ebenfalls zur Kategorie *explizite Ansprache beider Geschlechter* gezählt wird, wurde noch ausführlicher auf das Thema Rauchen eingegangen. Zunächst fand sich der explizite Hinweis auf die wörtliche Ansprache beider Geschlechter.[55] Daneben sprach die BZgA auch inhaltlich die Frauen gesondert an:

> Was vor allem Raucherinnen wissen sollten
> – Es gibt Hinweise darauf, daß Raucherinnen früher ins Klimakterium kommen.
> – Besonders gefährlich ist das Rauchen bei gleichzeitiger Einnahme der Pille: Durch diese Verbindung wird die Gefahr eines Herzinfarktes oder einer Thrombose um ein Mehrfaches erhöht."[56]

Die Broschüre „Essgeschichten"[57] thematisierte das Ernährungsverhalten von Kindern und damit zusammenhängende Verhaltensweisen der Eltern. In neun Fallgeschichten wurden die unterschiedlichsten Familiensituationen dargestellt, dabei häufig das Verhalten der Eltern ausführlich beschrieben und dessen Auswirkungen auf den Ernährungszustand des Kindes bewertet. Auch wenn man nicht von einer gut/schlecht Gegenüberstellung sprechen kann, so fällt doch die insgesamt negativere Darstellung des männlichen Handelns und Denkens auf. Neben Vätern, die sich nicht am Familienleben beteiligten, Kinder unterschiedlich behandelten und ungesunde Ernährungsratschläge gaben, wurden auch solche dargestellt, die noch immer eine klare Zuständigkeit der Frau für die Ernährung der Kinder sahen.[58] Innerhalb der Gesundheitsaufklärungspublikationen zeigte sich das real veränderte Bild von Vätern, die verstärkt für ihre Kinder da waren und Verantwortung übernahmen, noch nicht.[59]

Zwar wurden Frauen keineswegs als Übermütter oder perfekte Hausfrauen beschrieben, trotzdem wurde ihr Verhalten positiver als das der Männer dargestellt. Dies hängt wohl zum einen damit zusammen, dass sie, oftmals im Gegensatz zu den Vätern, die Zuständigkeit für die Ernährung der Kinder übernahmen und zum anderen, so die implizite Unterstellung der Gesundheitsauf-

---

53  Bundeszentrale für gesundheitliche Aufklärung: Hand aufs Herz. Eine Information über Herzinfarkt und Risikofaktoren. Köln 1991, S. 22.
54  Bundeszentrale für gesundheitliche Aufklärung: Die Freiheit des Abenteuers. Informationen über das Rauchen Passivrauchen und Nichtrauchen. Köln 1995.
55  Ebd., S. 3.
56  Ebd., S. 70.
57  Bundeszentrale für gesundheitliche Aufklärung: Essgeschichten. Warum Kinder zu dick oder zu dünn werden. Was dahinter steckt und was man tun kann. 5. Aufl. Köln 1995.
58  Ebd., S. 34 f.
59  Untersuchungen aus den 1990er ergaben, dass sich die Männer viel stärker mit ihren Kindern beschäftigten als es dies in den Jahrzehnten zuvor der Fall war. Vgl. Barbara Keddi, Gerlinde Seidenspinner: Arbeitsteilung und Partnerschaft. In: Hans Bertram (Hg.): Die Familie in Westdeutschland. Stabilität und Wandel familialer Lebensformen. (= Familien-Survey; Bd. 1) Leverkusen 1991, S. 166.

klärung, dabei immer bemüht waren, zum Wohle des Kindes zu handeln. Diese Darstellungsform ist ebenfalls bereits aus den 1980er Jahren bekannt: Wenn sich Frauen einmal aus gesundheitlicher Perspektive falsch verhielten oder falsch handelten, wurde um Verständnis für sie geworben. So verhielt es sich beispielsweise bei Frau Federsen, die ihr schlechtes Gewissen über den Zeitmangel für ihr Baby mit Süßigkeiten zu erleichtern versuchte.[60] Auch wenn diese Verhaltensweise als falsch bewertet und aufgezeigt wurde, dass dieses Verhalten zu starkem Übergewicht des Kindes führen könne, wurde Frau Federsens Bemühen gegenüber ihrem Sohn als positiv hervorgehoben. Die gutgemeinte Grundintention von Frau Federsen bewertete man hier hoch.

Zu den zwei Publikationen, die der Kategorie *explizite frauenspezifische Ansprache* zugeordnet wurden, gehört neben der Broschüre „Krebsfrüherkennung nutzen, Früherkennung bei Frauen"[61] die umfangreiche Broschüre „Starke Mädchen"[62]. Die eindeutige frauen-/mädchenspezifische Adressierung ergibt sich neben dem Titel aus dem ersten Satz der Broschüre: „Liebe Leserin, diese Broschüre ist für Mädchen gemacht."[63] Inhaltlich sollte die Broschüre Mädchen in der Pubertät über Themen wie Sexualität, Freundschaft oder Körperlichkeit informieren. Aus gesundheitlicher Sicht ist insbesondere die Thematisierung von Diäten und der damit verbundenen Gefährlichkeit von Folgeerkrankungen beachtenswert. Als Beispiel wurde die Geschichte der 15-jährigen Miriam dargestellt, die zunächst eine Diät machte, welche sich dann zur krankhaften Magersucht auswuchs.[64] Zwar war und ist die Inzidenz von Essstörungen bei Frauen ungleich höher als für Männer, doch der Hinweis auf eine „Mädchengeschichte", wie die Geschichte Miriams explizit in der Broschüre genannt wurde, schließt Jungen und Männer als Betroffene dieses Problems kategorisch aus. Des Weiteren wurde den Rezipienten in dieser Geschichte die Alltäglichkeit von Diäten vor Augen geführt, jedoch ohne Kritik am gesellschaftlichen Schönheitsideal der schlanken Frau. Es wurde zwar darauf hingewiesen, dass Schlanksein nicht die Lösung für alles sein könne, aber ein anderes Ideal bot man nicht an. Es wurde also auf die Gefährlichkeit von Diäten hingewiesen, aber keine präventive Lösungsmöglichkeit vorgegeben.

Durch die Konzentration auf die Zielgruppe der Kinder entstanden in den 1990er Jahren vorwiegend Publikationen, die sich an kein bestimmtes Geschlecht richteten. Wenn jedoch eine geschlechterspezifische Ausrichtung vorhanden war, so bezog sie sich zumeist auf beide Geschlechter.

---

60 Bundeszentrale für gesundheitliche Aufklärung: Essgeschichten. Warum Kinder zu dick oder zu dünn werden. Was dahinter steckt und was man tun kann. 5. Aufl. Köln 1995, S. 12.

61 Bundeszentrale für gesundheitliche Aufklärung: Krebsfrüherkennung nutzen. Früherkennung bei Frauen. Köln 1995.

62 Bundeszentrale für gesundheitliche Aufklärung: Starke Mädchen. Köln 1997.

63 Ebd., S. 2.

64 Ebd., S. 33. Zur Betrachtung der *Anorexia nervosa* aus leibphänomenologischer Perspektive: Isabella Marcinski: Anorexie – Phänomenologische Betrachtung einer Essstörung. (= Neue Phänomenologie; Bd. 25) Freiburg, München 2014.

Inhaltlich behandelten die Aufklärungspublikationen ähnliche Themen wie die Medien in den 1980er Jahren. Neben der Ernährung, die bereits in den 1980er Jahren das wichtigste Themengebiet der Gesundheitsaufklärung war, stand in den 1990er Jahren die Prävention von Herz-Kreislauf-Erkrankungen im Zentrum des Interesses. Auch hier waren es sowohl Männer als auch Frauen, die von den Aufklärungspublikationen angesprochen werden sollten.

In den 1990er Jahren zeigten sich unterschiedliche Formen der Ansprache von Männern und Frauen. Männliches Gesundheitsverhalten wurde wieder meist negativ dargestellt und bewertet. Das weibliche Handeln dagegen erfuhr oftmals eine positive Konnotation. Auch wenn das Verhalten von Frauen einmal falsch war, so wurde in der Darstellung die positive Absicht hervorgehoben. Damit verfestigten sich in den 1990er Jahren die Strategien der männer- bzw. frauenspezifischen Gesundheitsaufklärung.

## 4.2 Geschlechterspezifische Prävention auf Landes- und Kommunalebene

### 4.2.1 Maßnahmen in Hamburg

Da die politischen Vertreter in Hamburg Anfang der 1990er Jahre mit dem bestehenden Strukturen der Gesundheitsförderung in ihrer Stadt unzufrieden waren und sie daher eine Bündelung der Kräfte anstrebten, kam es am 26. Februar 1992 zur Gründung des Forums „Gesundheitsförderungskonferenz – Gesündere Zukunft für Hamburg". Ausgehend von der WHO-Definition des Begriffes Gesundheit sollte durch die Zusammenarbeit verschiedener Organisationen, Verbände, Körperschaften und Selbsthilfegruppen ein modernes Verständnis von Gesundheit innerhalb der Hamburger Bevölkerung implementiert werden.[65] Ziele der Gesundheitsförderungskonferenz waren laut Satzung:

> 1. Schaffung gesünderer Lebensverhältnisse 2. Senkung der Gesundheitsrisiken 3. Abbau von Benachteiligung und 4. Stärkung der Selbsthilfe und der Beteiligung der BürgerInnen 5. Unterstützung gesunder Lebensweisen 6. Unterstützung zur Vermeidung und bei der Bewältigung von Krankheit und Behinderung.[66]

Während der Vorstand der Gesundheitsförderungskonferenz „sich selbst vornehmlich als Koordinationsorgan und als Resonanzboden, um die Wahrnehmung der Probleme im öffentlichen Bewußtsein zu verstärken"[67] sah, wurde die inhaltliche Arbeit in Arbeitskreisen geleistet. Anfang der 1990er Jahre bestanden die Arbeitskreise „Ernährung und Schule", „Förderung der Gesundheit von Kindern und Jugendlichen in Hamburg", „Selbstbestimmtes Altern", „Straßenverkehr" und „Gesundheit – Frauen – Stadtentwicklung".

---

65  Vgl. Gesundheitsförderungskonferenz – Gesündere Zukunft für Hamburg: Jahresheft 1992 der Gesundheitsförderungskonferenz – Gesündere Zukunft für Hamburg. Hamburg 1993, S. 5.

66  Ebd., S. 37.

67  Ebd., S. 8.

Letzterem ging es darum, die Stadtplaner dazu zu sensibilisieren, mehr auf die Bedürfnisse von Frauen zu achten.[68] Dafür wurden vom Arbeitskreis die Lebens-, Arbeits- und Umweltbedingungen von Frauen in der Stadt Hamburg daraufhin untersucht, inwieweit sie förderlicher für die Gesundheit zu gestalten sind.[69] Im Jahr 1993 konnten die Ergebnisse dann in der Ausstellung „Frauenblicke auf die Großstadt Hamburg" und im Symposium „Beteiligungsmöglichkeiten für Frauen an einer gesundheitsförderlichen Stadtentwicklung" medial präsentiert werden. Die Ausstellung, die v. a. „städtische Erlebnisräume unter dem Blickwinkel, wie Frauen die Stadt erleben, wie Frauen die Stadt nutzen und wie Frauen die Stadt prägen"[70] zeigte, wurde von der Bevölkerung sehr gut angenommen. Nachdem sie in der Zentralbibliothek der Öffentlichen Bücherhalle gezeigt wurde, wurde sie von den unterschiedlichsten Trägern in Hamburg angefragt und später auch gezeigt. Sogar Anfragen aus anderen Bundesländern, bspw. aus Bonn, gab es.[71] Das Symposium war aus Sicht der Verantwortlichen ebenfalls positiv zu bewerten, wobei zwischen den Zeilen die mangelnde Teilnahme von Männern und damit auch deren mangelndes Interesse kritisiert wurde:

> Die ca. 120 Teilnehmerinnen (und wenigen männlichen Teilnehmer) hörten bzw. brachten spannende und engagierte Vorträge und Diskussionsbeiträge: als Stadtplanerinnen, Soziologinnen, Architektinnen, Gesundheitsexpertinnen und andere professionelle und/ oder betroffene Frauen.[72]

Der 1995 entstandene Arbeitskreis „Sexualität" plante als neues Projekt in Zusammenarbeit mit dem Senatsamt für Gleichstellung der Behörde für Arbeit, Gesundheit und Soziales und der Behörde für Schule, Jugend und Berufsbildung längerfristige Aktivitäten im Themenfeld „Männlichkeitskonzept und Gesundheit / Jungensozialisation und männliche Rolle / Männer-Sexualität-Gesundheit"[73]. In diesem Zusammenhang fand am 22.11.1995 eine Fachtagung zum Thema „Vom Jungen zum Mann. Neue Wege der Jungensozialisation, eine Aktivität des Arbeitskreises Sexualität" statt.[74] Der Arbeitskreis konnte seine als langfristig geplanten Tätigkeiten jedoch nicht mehr fortsetzen, da die Gesundheitsförderungskonferenz Ende 1996 ihren Betrieb in der bisherigen Form einstellte. Am 1. Juli 1997 ging aus der bisherigen Landesvereinigung für Gesundheitsförderung e. V., der Werkstatt Gesundheit und der Gesundheitsförderungskonferenz – Gesündere Zukunft für Hamburg die Hamburgische Arbeitsgemeinschaft für Gesundheitsförderung e. V. (HAG)

---

68  Ebd., S. 19.
69  Ebd.
70  Gesundheitsförderungskonferenz – Gesündere Zukunft für Hamburg: Jahresheft 1993 der Gesundheitsförderungskonferenz – Gesündere Zukunft für Hamburg. Hamburg 1994, S. 15.
71  Ebd.
72  Ebd., S. 46.
73  Gesundheitsförderungskonferenz – Gesündere Zukunft für Hamburg: Jahresheft 1995 der Gesundheitsförderungskonferenz – Gesündere Zukunft für Hamburg. Hamburg 1996, S. 19.
74  Ebd., S. 5.

hervor. Damit entstand wieder eine neue Institution, die sich der Gesundheitsförderung in der Hansestadt verschrieben hatte. Deren Aktivitäten wurden aber erst im neuen Jahrtausend sichtbar.

Geschlechterspezifische Präventionsangebote der Volkshochschule Hamburg

Der Trend des Ausbaus, welcher sich Ende der 1980er Jahre andeutete, setzte sich zu Beginn der 1990er Jahre fort, und so kam es zu einem weiteren Ausbau der Kurse zum Thema Prävention und Gesundheitsförderung. Bis zum Jahr 1992 hielt sich die Anzahl der Gesundheitskurse zwischen 17 und 20, danach stieg die Zahl sprunghaft auf 50 im Jahr 1992/1993, auf 72 1993/1994 an, bis sie 1997/1998 mit 134 Kursen ihren Höhepunkt erreichte. Zwischen 1998 und 2000 fiel die Anzahl der Kurse wieder deutlich, blieb jedoch immer noch weit über dem Niveau der 1980er Jahre. Zwar kam es auch ganz allgemein zu einem Ausbau des gesamten Kursangebotes der VHS, jedoch nicht in diesem Ausmaß. Der extreme Anstieg liegt v. a. darin begründet, dass ab diesem Zeitpunkt immer mehr Kurse angeboten wurden, die die aktive Teilnahme der Mitglieder forderten. So wurden zum einen die Koch- und Backkurse massiv ausgebaut und zum anderen immer mehr Stressbewältigungs- bzw. Entspannungskurse angeboten, die sich auf fernöstliche Körpertechniken beriefen. Autogenes Training, Yoga, Qi Gong oder auch Tai Chi erfreuten sich großer Beliebtheit in der Bevölkerung, sodass auch die Volkshochschule Hamburg diese Angebote in ihr Programm aufnahm und damit ihren Gesundheitsbereich stark erweiterte.[75] Die Volkshochschule orientierte sich so z. T. auch an den allgemeinen Trends des Gesundheitsmarktes.[76] Die Anzahl der Gymnastik- und Sportkurse blieb hingegen bis 1997/1998 auf einem konstant niedrigen Niveau. Danach kam es in diesem Bereich zu einer Steigerung. Auch in den 1990er Jahren war das Verhältnis von männlichen zu weiblichen Kursleitern stark schwankend und ein Trend nicht ersichtlich. Anders hingegen bei den Gymnastik- und Sportkursen, die nahezu ausschließlich von Frauen geleitet wurden. Eine Untersuchung über das Angebot und die Inanspruchnahme von Gesundheitsförderungskursen in Magdeburg im ersten Halbjahr 1994 zeigt ähnliche Ergebnisse zur geschlechterspezifischen Verteilung der Kursleiter. Dort leiteten Frauen insgesamt ca. 60 Prozent der Gesundheitsförderungskurse, wobei insbesondere der Bereich der Ernährung mit 90 Prozent eine Frauendomäne darstellte.[77] Frauen sind also nicht nur häufiger die Personen, die die Angebote in Anspruch nehmen, sondern auch diejenigen, die sie durchführen.[78]

---

75  Vgl. Gesundheitsförderungskonferenz – Gesündere Zukunft für Hamburg: Jahresheft 1993 der Gesundheitsförderungskonferenz – Gesündere Zukunft für Hamburg. Hamburg 1994, S. 44.
76  Vgl. Faltermaier: Gesundheitsbildung (2003), S. 518.
77  Vgl. Samland: Geschlechtsspezifische Analyse (1997), S. 17.
78  Vgl. Hinze, Samland: Gesundheitsbildung (2004), S. 171. Sowie: Vgl. Altgeld: Warum Gesundheit (2006), S. 91.

Tab. 38: Kurse (Themenbereich Gesundheit inkl. Gymnastik) der VHS Hamburg in den 1990er Jahren

| Jahr | Anzahl Kurse (unter-schiedlich) | Anzahl Kurse (gesamt) | Kursleitung männlich | Kursleitung weiblich |
|---|---|---|---|---|
| 1990/1991 | 12 | 21 | 5 | 16 |
| 1991/1992[79] | 11 | 20 | 5 | 15 |
| 1992/1993 | 15 | 54 | 31 | 23 |
| 1993/1994 | 28 | 78 | 46,5 | 31,5 |
| 1994/1995 | 45 | 130 | 55,5 | 74,5 |
| 1995/1996 | 44 | 116 | 60 | 56 |
| 1996/1997 | 51 | 118 | 61 | 57 |
| 1997/1998 | 81 | 142 | 74 | 68 |
| 1998/1999 | 43 | 71 | 26 | 45 |
| 1999/2000 | 32 | 99 | 34 | 65 |
| gesamt | 362 | 849 | 398 | 451 |

Quelle: eigene Berechnungen

Tab. 39: Kurse (Themenbereich Gesundheit exkl. Gymnastik) der VHS Hamburg in den 1990er Jahren

| Jahr | Anzahl Kurse (unter-schiedlich) | Anzahl Kurse (gesamt) | Kursleitung männlich | Kursleitung weiblich |
|---|---|---|---|---|
| 1990/1991 | 9 | 17 | 5 | 12 |
| 1991/1992 | 9 | 17 | 5 | 12 |
| 1992/1993 | 11 | 50 | 31 | 19 |
| 1993/1994 | 24 | 72 | 46,5 | 25,5 |
| 1994/1995 | 43 | 126 | 55,5 | 70,5 |
| 1995/1996 | 42 | 112 | 60 | 52 |
| 1996/1997 | 47 | 113 | 61 | 52 |
| 1997/1998 | 76 | 134 | 74 | 60 |
| 1998/1999 | 41 | 65 | 26 | 39 |
| 1999/2000 | 26 | 83 | 32 | 51 |
| gesamt | 338 | 789 | 396 | 393 |

Quelle: eigene Berechnungen

79  Bis zum Kursjahr 1991/1992 besaßen die Außenbezirke Hamburgs eigenständige Regio-nalprogramme der VHS, danach wurden diese in das Hauptprogramm integriert. Um bei der Analyse eine Vergleichbarkeit zu gewährleisten, wurden daher ab 1991/1992 le-diglich die Kurse des VHS-Bereichs „Hamburg Mitte/Nord" in die Auswertung mitein-bezogen, da dieser auch den geographischen Schwerpunkt der vorherigen Hauptpro-gramme bildete.

1998/1999 wurde erstmalig ein Gesundheitskurs angeboten, der sich bereits im Titel explizit an Frauen und Männer als Teilnehmer richtete. Der Kurs „Sich annehmen – abnehmen: Grundkurs für Frauen und Männer" wandte sich an Frauen und Männer, die mit ihrem Körpergewicht unzufrieden waren und durch den Kurs mehr über die Funktionen ihres Körpers lernen wollten:

> Disziplin, „eiserner Wille" und Diäten allein bringen meist nichts. Grundidee dieses bundesweit angebotenen Konzeptes ist deshalb: der erste Schritt zum Abnehmen ist, sich anzunehmen – so, wie ich bin. Mit unserer Seele als Verbündeten folgt alles Weitere dann. Ein Teil des Programms besteht deshalb aus Entspannungs- und Körperübungen und verschiedenen Übungen zur Selbsterfahrung. Daneben geht es auch um praktische Ernährungsfragen.[80]

Auch hier zeigt sich, ähnlich wie auf der Bundesebene, eine Veränderung der Bewertung von Schlankheit zugunsten einer Akzeptanz des eigenen Körpers. Dies änderte jedoch nichts daran, dass das Leitbild, sowohl für Frauen als auch für Männer, weiterhin ein schlanker Körper war.

Jedoch stellte diese Adressierung beider Geschlechter eine Ausnahme dar. Die Mehrzahl der Kurse zielte weiterhin eher auf Frauen. So versprach bspw. der im Kursjahr 1998/1999 angebotene Kurs „Gesunde Ernährung nach den fünf Elementen" einen „Leitfaden für Mütter, Gesundheitsbewußte und Menschen, die einen Diätratgeber und eine Erklärung für den Jojo-Effekt suchen."[81] Männer ließen sich von solch einem Angebot wohl kaum ansprechen. Daneben gab es weiterhin Kurse, die sich explizit nur an Frauen richteten. Neben der ab 1990/1991 alljährlich stattgefundenen „Fastenfreizeit für Frauen" wurde 1990/1991 auch der Kurs „Die Weisheit unseres weiblichen Körpers" durchgeführt, der auch schon Ende der 1980er im Programm der Volkshochschule Hamburg zu finden war. Die stärkere Ausrichtung des Gesundheitskursangebotes an Frauen entspricht auch dem Befund bei den Angeboten der VHS Aalen in den 1990er Jahren.[82]

---

80    Hamburger Volkshochschule: Programm Herbst 1998/Frühling 1999. Hamburg 1998, S. 135.
81    Hamburger Volkshochschule: Programm Herbst 1998/Frühling 1999. Hamburg 1998, S. 135.
82    Vgl. Moses: Prävention (2012), S. 156.

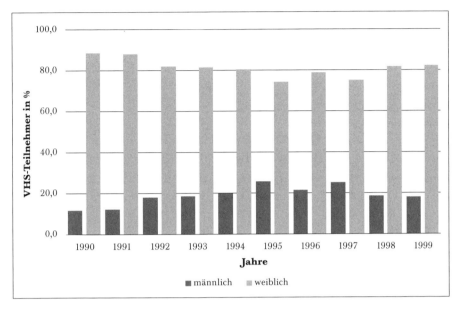

Abb. 36: Nutzung der Gesundheitskurse der VHS Hamburg in den 1990er Jahren

Frauen nahmen weiterhin deutlich häufiger an den Gesundheitskursen der VHS Hamburg teil als Männer. So waren bspw. 1991, ähnlich wie in den 1980er Jahren, 87,9 Prozent der Kursteilnehmer Frauen. Dass die Teilnehmerquoten der VHS Hamburg nicht als Einzelfall zu werten sind, zeigt die Untersuchung über die Inanspruchnahme der Gesundheitsförderungskurse in Magdeburg im Jahr 1994. Dort nahmen an den insgesamt 240 Kursen in den Bereichen Bewegung, Entspannung, Ernährung und Nichtrauchertraining 83 Prozent Frauen und 17 Prozent Männer teil.[83] Besonders hoch war mit 90 Prozent der Anteil der Frauen im Bereich Ernährung und mit 87 Prozent im Bereich Entspannung.[84]

Mit dem steigenden Angebot an Fitness- und Sportkursen außerhalb des Gymnastikbereichs stieg die Teilnehmerrate der Männer in der VHS Hamburg in den darauffolgenden Jahren spürbar an, bis sie in den Jahren 1995 und 1997 mit 25,7 Prozent bzw. 25 Prozent ihren Höhepunkt erreichte. Ein weiterer Grund für diesen starken Anstieg ist aber wohl auch in dem in die Statistik eingerechneten Programmzuschnitt zu suchen. In die Statistik fallen Kurse des Programmbereichs Gesundheit und nicht nur diejenigen Kurse, die einen expliziten Bezug zu Prävention und Gesundheitsförderung aufwiesen. Den Programmbereich Gesundheit bildete in Hamburg in den 1990er Jahren die Rubrik „Gesundheit und Umwelt", worunter z.B. auch die Themen „Natur- und Umweltschutz" und „Ökologie im Alltag" fielen. Hierunter wurden im Kursjahr 1994/1995 diverse Kooperationsveranstaltungen mit der Ver-

---

83  Vgl. Samland: Geschlechtsspezifische Analyse (1997), S. 15.
84  Vgl. ebd., S. 17.

braucherzentrale Hamburg angeboten, bspw. die Kurse „Umweltfreundliche und rationelle Heiztechnik", „Niedrig-Energie-Haus – Was ist das? – Wie wird's gebaut?", „Solaranlagen für Selbstnutzer zur Warmwasserbereitung" oder auch „Die Sonne anzapfen – auch in Hamburg?!". Es ist anzunehmen, dass diese Art von Kursen v. a. technikaffine Männer angesprochen haben und sich damit zum Teil auch die erstaunlich hohe Teilnehmerrate der Männer innerhalb der Gesundheitskurse erklären lässt.

### 4.2.2 Maßnahmen in Schleswig-Holstein

Die Maßnahmen zur Gesunderhaltung konzentrierten sich in Schleswig-Holstein in den 1990er Jahren insbesondere auf die Aidsprävention. Die Aidsprävention war eines der wenigen Felder, auf welchem oftmals Männer als Zielgruppe fokussiert wurden.[85] Dass Aids jedoch nicht nur ein Thema für Männer war, sollten einzelne Aktionen für Frauen verdeutlichen. Der seit 1988 von der WHO immer am 1. Dezember begangene Welt-Aids-Tag stand bspw. 1990 unter dem Motto: „Frauen und AIDS – Passt wie die Faust aufs Auge" und sollte die Frauen v. a. als Multiplikatorinnen ansprechen:

> Die WHO begründet diese Schwerpunktsetzung damit, daß die Betroffenheit von Frauen durch AIDS weltweit zunimmt, daß Frauen bei der gesundheitlichen Aufklärung in Familie, Schule und Gesellschaft sowie bei der medizinischen und psychosozialen Versorgung von HIV-Infizierten und AIDS-Kranken eine herausragende Rolle zukommt.[86]

Passend dazu sollte von der freien Frauenberatung der Humanistischen Union Lübeck ein Modellprojekt „Frauen und Aids" durchgeführt werden. Anlässlich der Auseinandersetzungen um den Paragraphen 218 StGB 1976 gegründet, führte die Humanistische Union v. a. Schwangerschaftskonfliktberatungen durch. Daneben sah man auch die Sexualaufklärung für Jugendliche als wichtige Aufgabe an. Ziele des Projektes sollten es sein, Mädchen durch Aufklärung zu einem selbstbewussteren Umgang gegenüber dem Partner zu bewegen, sie über Verhütungsmittel aufzuklären und Schwellenängste gegenüber Ärzten und Beratungsstellen abzubauen.[87] Aus ganz ähnlichen Motiven wie die Humanistische Union Lübeck entstand 1988 im Kreis Pinneberg der Arbeitskreis § 218, dessen Ziel die Durchsetzung des Selbstbestimmungsrechtes der Frau bei Schwangerschaftsabbrüchen war. Der Arbeitskreis setzte sich für die Gründung eines Frauengesundheitszentrums im Raum Pinneberg ein,

---

85    Vgl. Sebastian Scheele: Geschlecht, Gesundheit, Gouvernementalität. Selbstverhältnisse und Geschlechterwissen in der Männergesundheitsförderung. Sulzbach/Taunus 2010, S. 42 f.

86    Schreiben der Bundesministerin für Jugend, Familie, Frauen und Gesundheit Ursula Lehr an die Frauenministerin des Landes Schleswig-Holstein Gisela Böhrk vom 10.07.1990. In: LASH 781/708: Frauen und Aids: Aktivitäten zum 3. World-Aids-Tag (1990).

87    Schreiben der Freien Frauenberatung der Humanistischen Union Lübeck an die Frauenministerin von Schleswig-Holstein (o. J.). In: LASH 781/930: Frauen und Aids: Modellprojekt Lübeck (1986–1991).

welches Frauen nicht nur umfassend im Bereich der Familienplanung beraten sollte, sondern ebenso Sexualberatung und Aufklärung bei anderen Themenfeldern wie Suchtmittelmissbrauch anbieten sollte.[88] Auch wenn das Frauengesundheitszentrum aus finanziellen Gründen am Ende nicht realisiert wurde, zeigen diese Vorarbeiten, dass der Gesundheitszustand von Frauen zu Beginn der 1990er Jahre weiterhin auf politischer Ebene diskutiert wurden und sogar eine besondere Institution vorgesehen war. Auch wenn hiervon keine konkreten Änderungen ausgingen, wurde zumindest ein Problembewusstsein aufrechterhalten.

Ende der 1990er setzte die AOK Schleswig-Holstein ein Modell-Präventionskonzept ein, welches auf einer einjährigen Beratung in Form von Kursen und Gesprächen für Patienten mit Rücken-, Stoffwechsel- und Herz-Kreislaufproblemen basierte.[89] Insbesondere aus geschlechterspezifischer Perspektive wurde dieses Programm positiv bewertet:

> Für die Teilnahme am Projekt wurden Personen zwischen 20 und 65 Jahren ausgewählt, die im Jahr vor der Beratung an den bereits genannten Grunderkrankungen litten. Dies musste durch die ärztliche Abklärung in einer Arbeitsunfähigkeitsmeldungoder [sic] einer Krankenhausentlassungsanzeige belegt sein. […] Mit diesem Ansatz gelingt es dem Betreuungskonzept der AOK Schleswig-Holstein, die traditionell schwer für Präventionsangebote erreichbaren berufstätigen Männer für die Beratung zu gewinnen. Mehr als die Hälfte der rund 1.500 Teilnehmer sind Männer.[90]

Warum dieses Konzept sich letztendlich nicht dauerhaft durchsetzte, ist unklar. Wahrscheinlich waren v. a. die hohen Kosten, die durch diese Form der individuellen Betreuung durch Experten wie Ökotrophologen, Sportwissenschaftler und Pädagogen entstanden, ein Hindernis für die Umsetzung durch die GKV.

## 4.3 Geschlechterspezifische Prävention auf privatwirtschaftlicher und medizinischer Ebene

### 4.3.1 Die Inhalte der Apotheken-Umschau

Das Interesse an Themen der Prävention und Gesundheitsförderung stieg in den 1990er Jahren weiter an. Auch in diesem Jahrzehnt war die Mehrzahl der Artikel nicht geschlechterspezifisch ausgerichtet. Implizit wurden Frauen im Durchschnitt dreimal häufiger durch die Artikel in der *Apotheken-Umschau* angesprochen als die Männer.[91] Bei der expliziten Ansprache der Geschlechter

---

88  Konzept-Entwurf für ein Frauen-Gesundheits-Zentrum im Kreis Pinneberg des Arbeitskreises §218 (o. J.). In: LASH 781/698: Gesundheitszentren für Frauen.

89  Vgl. Christian Günster, Joachim Klose, Andrea Waltersbacher: Vorsorge zahlt sich aus. In: Gesundheit und Gesellschaft. Das AOK-Forum für Politik, Praxis und Wissenschaft. Berlin 1998, S. 16.

90  Ebd.

91  Die häufigere Ansprache von Frauen stellte auch Moses in ihrer Auswertung fest. Vgl. Moses: Prävention (2012), S. 158 f.

zeichnete sich hingegen eine Ausgewogenheit zwischen männer- und frauen-spezifischen Adressierung ab. Des Weiteren wurden sogar gegenüber den Artikeln, die ein bestimmtes Geschlecht adressierten, mehr Artikel abge-druckt, die sich an beide Geschlechter richteten und zwischen diesen differen-zierten.

Tab. 40: Auswertung *Apotheken-Umschau* 1990[92]

| | | | |
|---|---|---|---|
| geschlechterneutral adressierte Artikel | 100 | implizit männlich | 6 |
| | | implizit weiblich | 18 |
| | | tatsächlich neutral | 76 |
| geschlechterspezifisch adressierte Artikel | 13 | explizit männlich | 4 |
| | | explizit weiblich | 4 |
| | | differenzierend | 5 |

Quelle: eigene Berechnungen

Tab. 41: Auswertung *Apotheken-Umschau* 1995[93]

| | | | |
|---|---|---|---|
| geschlechterneutral adressierte Artikel | 89 | implizit männlich | 7 |
| | | implizit weiblich | 19 |
| | | tatsächlich neutral | 63 |
| geschlechterspezifisch adressierte Artikel | 13 | explizit männlich | 4 |
| | | explizit weiblich | 3 |
| | | differenzierend | 6 |

Quelle: eigene Berechnungen

Auch in diesem Jahrzehnt standen verstärkt die Themen Pflege und Schön-heit im Mittelpunkt der Artikel der *Apotheken-Umschau*. Attraktivität wurde für Frauen in diesem Jahrzehnt weniger durch Kosmetik als vielmehr durch Schlankheit bestimmt. Die Artikel „Sissy Höfferer: Fit mit Reis und Gemüse"[94], „Karin Dor: ‚Mein Gesundheitsrezept heißt Vitamin B'"[95] und „Monika

92   Der Jahrgang 1990 erschien in 24 Ausgaben. Die Ausgaben 1b, 2a, 2b, 3a, 3b, 4b, 5b, 6b, 7a, 7b, 8a, 8b, 9a, 9b, 10b, 11b, 12a und 12b umfassten 41 Seiten; die Ausgaben 4a, 5a, 6a, 10a und 11a je 49 Seiten und die Ausgabe 1a 61 Seiten.
93   Auch der Jahrgang 1995 erschien in 24 Ausgaben. 63 Seiten umfassten die Ausgaben 1a, 2a, 6a und 9a; die Ausgaben 3a, 4a, 5a, 8a und 10b fassten 67 Seiten. Die Ausgaben 1b, 2b, 7a, 7b und 12b hatten 51 Seiten; die Ausgaben 3b, 4b, 5b, 6b, 8b, 9b, 11b und 12a 59 Seiten und die beiden Ausgaben 10a und 11a besaßen 73 Seiten.
94   Vgl. o. V. Sissy Höfferer: Fit mit Reis und Gemüse. In: Apotheken-Umschau, Heft 1b (1990), S. 12 f.
95   Vgl. o. V. Karin Dor: „Mein Gesundheitsrezept heißt Vitamin B. In: Apotheken-Um-schau, Heft 2b (1990), S. 14 f.

Peitsch: Schlank durch Ananas"[96] aus der Rubrik „Gesundheitsinterview" zeigen, dass alle zum Thema Gesundheit befragten prominenten Frauen vorrangig Ernährungstipps gaben, die dazu dienten, eine schlanke Linie zu halten. Demnach war Erfolg eng an Schlanksein gekoppelt. Des Weiteren gab der Artikel „Gymnastik für die Taille: Ran an den Speck!" Tipps, wie der „Wunschtraum aller Frauen"[97] – eine schlanke und elastische Taille – zu erreichen sei. Und auch der Beitrag „Schlank und schön ins Frühjahr"[98] aus dem Jahr 1995 richtet sich implizit an Frauen. Der Artikel, der verschiedene Diätformen vorstellte, war zwar geschlechterneutral formuliert, doch die Abbildung eines Umfrageergebnisses zur Traumfigur der Deutschen, verdeutlicht hier das alleinige Interesse am Körper der Frau.

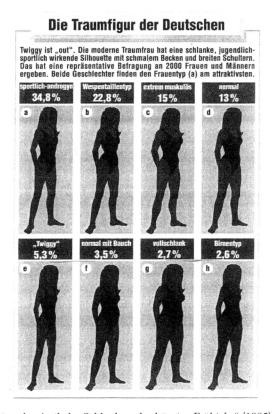

Abb. 37: Illustration des Artikels „Schlank und schön ins Frühjahr" (1995)

96  Vgl. o. V. Monika Peitsch: Schlank durch Ananas. In: Apotheken-Umschau, Heft 11a (1990), S. 30 f.
97  O. V. Gymnastik für die Taille: Ran an den Speck! In: Apotheken-Umschau, Heft 2a (1990), S. 16.
98  Vgl. o. V. Schlank und schön ins Frühjahr. In: Apotheken-Umschau, Heft 4a (1995), S. 6 f.

Während Frauen in den 1990er Jahren weniger zu Kosmetik- und Pflegethematiken angesprochen wurden, kann dies für die Männer nicht behauptet werden. Im Jahr 1990 erschien sogar das Spezialheft „Der gepflegte Mann", in dem verschiedene Artikel zur Schönheitspflege von Männern vorgestellt wurden. Im Einleitungstext zum Artikel „Körperpflege – an den Mann gebracht"[99] wurde Gesundheit mit Attraktivität gleichgesetzt. Was in den Jahrzehnten davor vorrangig nur für Frauen galt, galt von nun auch für die Männer. Folgerichtig war Körperpflege ein Thema der differenzierenden Ansprache beider Geschlechter. In dem Artikel „Die gesunde Haut" berichtete man über die richtige Pflege der Haut. Während ein Großteil der Tipps sich eher an Frauen wandte, hieß es unter der Zwischenüberschrift „Lauter dufte Typen":

> Kosmetik ist aber keine Frage des Geschlechts: Auch wenn die meisten Männer vor dem Schminkspiegel (noch) zurückschrecken, den Weg zu den Cremetöpfen haben sie schon gefunden. Spezielle Herrenserien finden begeisterten Anklang. Längst wird die Anwendung von Rasierschaum und After-shave durch Cremes, Lotionen und Gesichtswässer ergänzt. Die Herren der Schöpfung richten dabei besonderes Augenmerk auf die Gesundheit ihrer Haut: Sie greifen gern zu speziellen Reinigungspräparaten und Rubbelcremes gegen Hautunreinheiten, von denen viele Männer noch lange nach der Pubertät geplagt werden.[100]

Männerkosmetik wurde hier noch als etwas Besonderes, also eine gesonderte Form beschrieben. Demnach wurde in den 1990er Jahren Attraktivität für Männer immer wichtiger, die Bedeutung reichte aber noch lange nicht an die heran, die sie für Frauen hatte. Frauen wurden weiterhin noch viel stärker über ihre Attraktivität für das andere Geschlecht bestimmt.[101]

### 4.3.2 Die Inhalte der Public Health-Zeitschriften Bundesgesundheitsblatt und Das öffentliche Gesundheitswesen

Im Jahrzehnt 1990–1999 fanden sich mehr geschlechterspezifische Artikel zu Prävention als geschlechterneutrale, was auf die zunehmende Bedeutung der Kategorie Geschlecht in den Public Health-Zeitschriften hindeutet. Sowohl innerhalb des *Bundesgesundheitsblattes* als auch in *Das öffentliche Gesundheitswesen* wurden mit insgesamt 18 Artikeln in den Jahrgängen 1990 und 1995 deutlich mehr Artikel zu Frauen verfasst.

---

99  Vgl. o. V. Körperpflege – an den Mann gebracht. In: Apotheken-Umschau, Heft 8b (1990), S. 2 f.
100  O. V. Die gesunde Haut. In: Apotheken-Umschau, Heft 2a (1990), S. 2 f.
101  Vgl. Adler, Lenz: Einführung Band 2 (2011), S. 55.

Tab. 42: Auswertung *Bundesgesundheitsblatt* 1990

| geschlechterneutral ausgelegte Artikel | 4 | implizit männlich | 1 |
|---|---|---|---|
| | | implizit weiblich | 0 |
| | | tatsächlich neutral | 3 |
| geschlechterspezifisch ausgelegte Artikel | 4 | explizit männlich | 0 |
| | | explizit weiblich | 4 |
| | | differenzierend | 0 |

Quelle: eigene Berechnungen

Tab. 43: Auswertung *Bundesgesundheitsblatt* 1995

| geschlechterneutral ausgelegte Artikel | 1 | implizit männlich | 0 |
|---|---|---|---|
| | | implizit weiblich | 0 |
| | | tatsächlich neutral | 1 |
| geschlechterspezifisch ausgelegte Artikel | 5 | explizit männlich | 1 |
| | | explizit weiblich | 4 |
| | | differenzierend | 0 |

Quelle: eigene Berechnungen

Tab. 44: Auswertung *Das öffentliche Gesundheitswesen* 1990

| geschlechterneutral ausgelegte Artikel | 0 | implizit männlich | 0 |
|---|---|---|---|
| | | implizit weiblich | 0 |
| | | tatsächlich neutral | 0 |
| geschlechterspezifisch ausgelegte Artikel | 4 | explizit männlich | 2 |
| | | explizit weiblich | 2 |
| | | differenzierend | 0 |

Quelle: eigene Berechnungen

Tab. 45: Auswertung *Das Gesundheitswesen 1995*[102]

| geschlechterneutral ausgelegte Artikel | 4 | implizit männlich | 0 |
|---|---|---|---|
| | | implizit weiblich | 0 |
| | | tatsächlich neutral | 4 |
| geschlechterspezifisch ausgelegte Artikel | 8 | explizit männlich | 0 |
| | | explizit weiblich | 8 |
| | | differenzierend | 0 |

Quelle: eigene Berechnungen

102 Zur Namensänderung der Zeitschrift: Siehe Einleitung. Vgl.: Gostomzyk: Die Geschichte der Zeitschrift „Das Gesundheitswesen" (2005), S. 2.

Die Gesundheit von Frauen stand insbesondere im Jahr 1995 im Zentrum des geschlechterspezifischen Interesses beider *Public Health*-Zeitschriften. Das *Bundesgesundheitsblatt* widmete der Frauengesundheit ein eigenes Themenheft mit dem Leitthema „Frauenheilkunde, Frauenkunde, Frauen-Gesundheitsforschung". Im Editorial dieses Themenheftes wurde die Etablierung einer eigenständigen Frauengesundheitsforschung gefordert:

> Inzwischen ist Partizipation nicht nur ein Wort in den zahlreichen Deklarationen der Weltgesundheitsorganisation, sondern eine Notwendigkeit zur Erreichung zukünftiger Ziele in der Gesundheitsversorgung. Gesundheitsforschung – besonders wenn sie auf Prävention abzielt – verlangt die Beteiligung der Beforschten als Experten ihrer eigenen Sache. Gesundheitsforschung hat Gesundheitsschutz in Lebenszusammenhängen zum Gegenstand. Auf Frauen bezogen heißt das: Schutz der Frau in der Arbeitswelt, als Ausländerin oder in der Familie. Männer und Frauen nehmen in diesem Rahmen auch heute nicht die gleichen Stellungen ein. Es gibt spezifische Rollenzuweisungen, damit ungleiche Chancen und eine ungleiche Verteilung der Macht. Es gibt aber auch unterschiedliche Biographien bei Frauen und bei Männern, wenn Berufswege von Frauen durch Schwangerschaften und Kindererziehung unterbrochen werden, während die von Männern im allgemeinen eine stärkere Kontinuität aufweisen. Es gibt auch unterschiedliche gesundheitliche Bedürfnisse, die mit den unterschiedlichen Lebensplänen verbunden sind.[103]

Einen weiteren Vorstoß in diese Richtung stellt der Artikel „Die Schwierigkeit, Geschlechterdifferenzen in gesundheitsbezogenen Risikoverhalten in der Jugend zu erklären" von Cornelia Helfferich in *Das öffentliche Gesundheitswesen* dar, in dem Helfferich verschiedene Konzepte zum Alkoholkonsum von Frauen diskutiert. Sie schreibt Frauen andere Gründe und eine andere Bedeutung des Alkoholkonsums zu als Männern. Als Beispiel wählt sie das Rauschtrinken. Während dies bei männlichen Jugendlichen als angesehener Initiationsritus gelte, könne es für weibliche Jugendliche eine Stigmatisierung nach sich ziehen:

> Für Mädchen kann ein Rausch im Zusammenhang mit Initiation nicht diese Funktion haben. Für sie ist es eher „gefährlich", die Kontrolle zu verlieren: Sie laufen in Gefahr, für die sexuellen Erfahrungen der Jungen ausgenutzt und anschließend stigmatisiert zu werden, was eine eigene negative Entwicklungsdynamik nach sich ziehen kann, die wiederum mit Alkoholkonsum bewältigt wird.[104]

Und auch der Artikel „Mädchengesundheit unter Pubertätseinflüssen" zeigte durch den Hinweis auf die unterschiedliche Bedeutung der Pubertät für Jungen und Mädchen, dass Geschlecht einen wichtigen Faktor in der Gesundheitsforschung darstellt.[105]

---

103 Konrad W. Tietze: Editorial. In: Bundesgesundheitsblatt 2 (1995), S. 41.

104 Cornelia Helfferich: Die Schwierigkeit, Geschlechterdifferenzen in gesundheitsbezogenen Risikoverhalten in der Jugend zu erklären. In: Das Gesundheitswesen 57 H. 3 (1995), S. 158. Die stärkeren Restriktionen für Frauen beim Trinken von Alkohol galten in früheren Zeiten noch massiver. Vgl. Sam Willner: The Impact of Alcohol Consumption on Excess Male Mortality in Nineteenth- and Early Twenthieth-Century Sweden. In: Hygiea Internationalis 2 H. 1 (2002), S. 45–70.

105 Vgl. Gisela Gille: Mädchengesundheit unter Pubertätseinflüssen. In: Das Gesundheitswesen 57 H. 10 (1995), S. 652–660.

## 4.4 Aneignung auf Individualebene

Quantitative Analyse

Insgesamt 78 Eingaben zu Themen der Prävention und Gesundheitsförderung liegen im Quellenkorpus zu den 1990er Jahren vor. 42 Eingaben verfassten Männer, 30 Frauen und bei sechs Absendern ist das Geschlecht unbekannt.

Die meisten Eingaben wurden zu den Themenbereichen Rauchen und Drogenkonsum geschrieben. Während beim Thema Rauchen die Schreibrate der Männer deutlich über derjenigen der Frauen lag, verhielt es sich beim Thema Drogenkonsum genau umgekehrt.

Tab. 46: Eingaben aus den 1990er Jahren nach Thema und Geschlecht des Autors

| Thema | männlich | weiblich | unbekannt |
|---|---|---|---|
| Aids | 0 | 0 | 0 |
| Alkohol | 1 | 0 | 2 |
| Anderes | 2 | 1 | 1 |
| Bewegung | 0 | 0 | 0 |
| Drogen | 4 | 17 | 0 |
| Ernährung | 2 | 0 | 0 |
| Rauchen | 30 | 9 | 1 |
| Impfen | 0 | 0 | 0 |
| Krebs | 3 | 3 | 2 |
| Schwangerschaft/Verhütung | 0 | 0 | 0 |
| gesamt | 42 | 30 | 6 |

Quelle: eigene Berechnungen

### 4.4.1 Eingaben zur Tabakprävention

Auch in den 1990er Jahren lag der Anteil der von Männern verfassten Eingaben zum Rauchen im Quellenkorpus mit 30 deutlich über dem der Frauen mit neun. Die höhere Schreibrate der Männer ist, wie bereits in der quantitativen Gesamtanalyse angeführt, u. a. auf die männliche Präferenz für die öffentliche Sphäre zurückzuführen. Zusätzlich lassen sich aber auch themenspezifische Erklärungen anführen. Zum einen war der Diskurs zum Thema Rauchen über einen langen Zeitraum hinweg exklusiv männlich bestimmt. Auch wenn die Frauen ab den 1960er Jahren zunehmend das Rauchen für sich entdeckten, ist doch anzunehmen, dass sich die Männer gegenüber den Frauen weiterhin als Experten auf diesem Gebiet sahen, da sie eine längere Rauchtradition vorzuweisen hatten. Zum anderen zeigt ein Blick in die Eingaben, dass sich ein Großteil der Absender, wie bereits in den 1980er Jahren, für eine Durchsetzung bzw. Verbesserung des Nichtraucherschutzes einsetzte. Neben vereinzelten Nennungen von anderen Orten, wurde der Arbeitsplatz am häufigsten als bedeutendster Ort des Raucher-Nichtraucher-Konflikts betitelt. Den Grund dafür verdeutlicht eine Beschwerde von Herrn D.S. vom 23.07.1991:

> Gaststätten und Zugabteile und private Treffen, wo geraucht wird, kann ich meiden. Nicht dagegen Konferenzen und Arbeitstreffen im Beruf, Parteien und Verbänden. Welche rechtlichen Möglichkeiten hat man, wenn alles Bitten nichts mehr bringt und die Mehrheit trotzdem einfach weiterraucht, man andererseits aber auch nicht einfach rausgehen kann?[106]

Wenn der Arbeitsplatz den Ort des Konflikts darstellte, muss man bedenken, dass das Verhältnis von arbeitender zu nicht sozialversicherungspflichtig oder selbstständig arbeitender Bevölkerung im Untersuchungszeitraum stark geschlechterspezifisch geprägt war. Es gab eine deutlich höhere (v.a. ganztägige) Berufstätigkeit von Männern gegenüber den Frauen. Folglich waren deutlich mehr nichtrauchende Männer, auch für einen längeren Zeitraum, diesem Konflikt ausgesetzt und es gab für die somit mehr Schreibanlässe zu diesem Thema als für Frauen. Auch hierin liegt eine mögliche Erklärung für die höhere Schreibrate der Männer.[107]

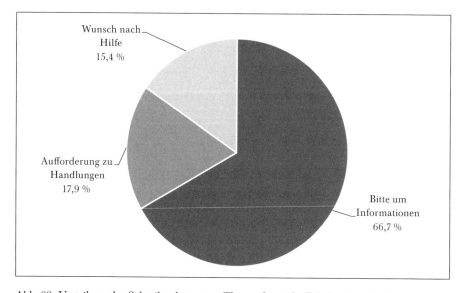

Abb. 38: Verteilung der Schreibanlässe zum Themenbereich „Tabakprävention" in den 1990er Jahren in Prozent (gesamt)

---

106 Schreiben von Herrn D.S. vom 23.07.1991. In: BArch B 208/577: Eingaben und Anfragen zur Bekämpfung der Nikotinsucht und zu den Gefahren des Passiv-Rauchens (1981–1991).

107 Vgl. Pfütsch: Anfragen (2015), S. 133 f.

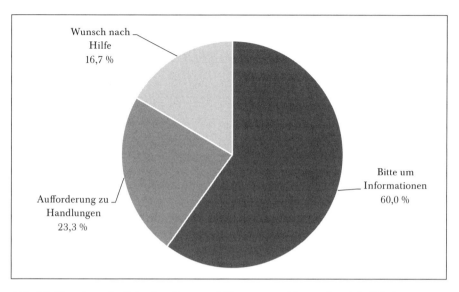

Abb. 39: Verteilung der Schreibanlässe von Männern zum Themenbereich „Tabakprävention" in den 1990er Jahren in Prozent

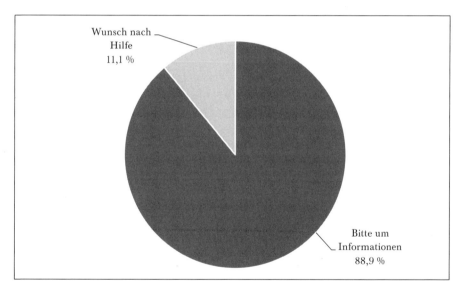

Abb. 40: Verteilung der Schreibanlässe von Frauen zum Themenbereich „Tabakprävention"
in den 1990er Jahren in Prozent

Bei der Verteilung der Schreibanlässe zum Thema Rauchen in den 1990er
Jahren zeigt sich ein ähnliches Bild wie im Jahrzehnt davor. Mit über 60 Pro-
zent stellte auch hier die Kategorie *Bitte um Informationen* den häufigsten
Schreibanlass dar. Während 16,5 Prozent der Männer in ihren Eingaben

*Aufforderungen zum staatlichen Handeln* aufstellten, tat dies in den 1990er Jahren keine einzige Frau. Um ihre Forderungen durchsetzen, argumentierten die Männer weiterhin, wie schon in den 1980er Jahren, vorderhand mit juristischen und wirtschaftlichen Argumenten. Neu war jedoch die Erwähnung ökologischer Aspekte in den Eingaben, die sich v. a. auf die Umweltverschmutzung bezogen, die durch das Rauchen auf vielfache Weise entstünde:

> 1. Wieviel Millionen! Regenbäume bzw. Bäume des Regenwaldes werden jährlich der Tabakindustrie geopfert? 2. Wieviel Heizungsenergie geht jährlich verloren, weil wegen Tabakqualm ständig bzw. regelmäßig gelüftet werden muß? 3. Wieviel Tonnen Schadstoffe werden jährlich bei uns durch Nikotinkonsum erzeugt? Bitte nach Stoffen bzw. Krebserregern getrennt![108]

Frauen hingegen argumentierten, ebenfalls, wie im vorherigen Jahrzehnt, auch mit gesundheitlichen Aspekten. Sie schilderten v. a., im Gegensatz zu den Männern, ihre eigene gesundheitliche Situation detailliert. Frau U. H. schrieb am 14. Februar 1991:

> Sehr geehrte Herren! Wie ich von der BARMER Ersatzkasse in Wuppertal erfuhr, arbeitet einer Ihrer Herren als Epidemiologe bzgl. Passivrauchens/Mitrauchens am Arbeitsplatz – wie z. B. mein Arbeitsplatz – Ich hatte 1989 Bronchitis mit Bluthusten, jetzt seit 2 ½ Mon. wieder eine so schwere Bronchitis. Sitze seit Herbst 1989 nur mit RAUCHERN im Arbeitszimmer. Habe sowieso tgl. Kopfschmerzen […] Jetzt vergehen meine Beschwerden nicht, kamen sogar wieder – und nachdem ich 1 ½ Wochen am Arbeitsplatz (Rauch) war. Was ist zu tun?[109]

So wurde nicht lediglich von einer abstrakten Gesundheitsschädigung gesprochen, sondern die Art der persönlichen Schädigung durch das Rauchen wurde weiter ausgeführt, indem auf die Bronchitis und die Kopfschmerzen verwiesen wurde.

Die Gründe für das unterschiedliche Argumentationsverhalten scheinen die gleichen gewesen zu sein wie in den 1980er Jahren. Während Frauen früh daran gewöhnt wurden, präventiv Arztbesuche wahrzunehmen und über ihre Gesundheit zu sprechen, wurden Männer oftmals dahingehend sozialisiert, Schmerz zu unterdrücken und nicht zu thematisieren. Daher liegt die Annahme nahe, dass hierin die Gründe zu suchen sind, warum Männer und Frauen in unterschiedlicher Weise in Eingaben mit dem Thema Gesundheit umgehen.

---

108 Schreiben von Herrn M. S. aus Bruchsal vom 11.12.1990. In: BArch B 208/577: Eingaben und Anfragen zur Bekämpfung der Nikotinsucht und zu den Gefahren des Passiv-Rauchens (1981–1991).

109 Schreiben von Frau U. H. vom 14.02.1991. In: BArch B 208/577: Eingaben und Anfragen zur Bekämpfung der Nikotinsucht und zu den Gefahren des Passiv-Rauchens (1981–1991).

### 4.4.2 Eingaben zur Drogenprävention

Der Großteil der Eingaben zum Thema Drogen in den 1990er Jahren betraf Informationsanfragen. Drei Briefe von Männern (Jungen) und 15 von Frauen (Mädchen) gingen in den 1990er Jahren speziell zur Anti-Drogen Kampagne „Keine Macht den Drogen" der BZgA ein.[110]

In lediglich einer Eingabe wurde explizit auf einen frauenspezifischen Drogenkonsum verwiesen:

> Sehr geehrte Damen und Herren, es ist allgemein bekannt, dass Suchtmittelmissbrauch in der Schwangerschaft das Ungeborene schädigen kann. Ich wäre dankbar, wenn Sie mich wissen lassen könnten, ob es Zahlen darüber gibt, wieviele Kinder in Deutschland jährlich mit einer gesundheitlichen Beeinträchtigung geboren werden, die auf Suchtmittelmissbrauch der Mütter (Nikotin, Alkohol, illegale Drogen, Medikamente, Schnüffelstoffe) und auf Eßstörungen zurückzuführen.[111]

Ob Frau C. D. als persönlich Betroffene oder aber lediglich als außenstehende Person die Eingabe verfasst hat, geht nicht daraus hervor. Es wurde mit keinem Wort die Gesundheitsschädigung der Mutter, sondern nur die des Kindes erwähnt. Auch hier, gut zwanzig Jahre nach den ersten Eingaben zu LSD, spielt die Bedeutung von Mutterschaft und dem damit zusammenhängenden Verantwortungsgefühl eine entscheidende Rolle in den Argumentationen der Frauen.

Aus den männlichen Eingaben können keine verallgemeinernden Argumentationsstrukturen herausgearbeitet werden, allerdings ist auch hier die unterdurchschnittliche Thematisierung von Gesundheit und Krankheit auffallend. In einer Eingabe von Herrn W. F. lässt sich analog zu der männlichen Argumentationsstrategie im Zusammenhang mit dem Nichtraucherschutz der Versuch erkennen, mittels Argumenten aus anderen Gebieten das Problem des Drogenkonsums zu lösen:

> Sollten wir nicht aus der Geschichte lernen? Die Prohibition in den USA nach 1918, die bekanntlich die alleinige Wurzel des dortigen organisierten Verbrechertums à la Al Capone war, zeigt, was solche Verbote bringen. Also: Freigabe der Drogen. Dann bricht die Beschaffungskriminalität völlig in sich zusammen, die Drogenmafia kann keine Gewinne mehr machen, die der Drogenbekämpfung zugedachten Millionen können der Drogenberatung zugeführt werden. Und ein sofortiges Gesetz, das den Banken die Geldwäsche verbietet, stopft auch dieses Loch. Zudem fiele der ungeheure Reiz des Verbotenen weg;

110 Daraus sollten allerdings keine geschlechterspezifischen Unterschiede im „Präventionsinteresse" herausgelesen werden. Offenbar gab es die Möglichkeit, von der BZgA gewisse „Werbemittel" wie bspw. Sweatshirts, T-Shirts, Poster etc. mit dem Aufdruck „KEINE MACHT DEN DROGEN" kostenlos anzufordern. Da das Logo der Kampagne durch einen großen pinkfarbenen Streifen flankiert war, ist anzunehmen, dass eher Mädchen solche Kleidungsstücke tragen wollten. So erklärt sich wohl auch der große geschlechterspezifische Unterschied. Um nicht nur nach den Werbegeschenken zu fragen, äußerten sich die Absender und Absenderinnen häufig noch positiv über die Wichtigkeit der Kampagne und ihre persönliche Einstellung gegenüber Drogen.
111 Schreiben von Frau C. D. vom 04.10.1993. In: BArch B 208/575: Bekämpfung der Drogen-, Medikamenten-, Alkohol- und Spielsucht. – Öffentlichkeitsarbeit, Umfragen sowie Eingaben und Anfragen, Bd. 1 (1954–1990).

Drogen hätten den Status von Alkohol und Nikotin. Die Zahl der Drogentoten würde keineswegs sprunghaft ansteigen (siehe Holland). Warum setzen Sie nicht Ihre ganze Autorität für diesen Weg ein?[112]

Das vorgebrachte Argument stammte hier aus dem Bereich der Geschichte und wurde mit volkswirtschaftlichen Überlegungen zur Verwendung der Steuergelder verknüpft.

### 4.4.3 Eingaben zum Bereich „Krebs"

Im gesamten Untersuchungszeitraum schrieben zum Themenfeld Krebs mehr als doppelt so viele Männer (elf) wie Frauen (fünf) Eingaben an Bundesbehörden. Während in den 1960er und 1980er Jahren das Verhältnis konstant bei 80 Prozent zu 20 Prozent zu Gunsten der Männer blieb, glich es sich in den 1990er Jahren aus. Aufgrund der geringen Anzahl besitzen die Daten jedoch nur eine geringe Aussagekraft. Von den sechs Eingaben von Männern und Frauen aus den 1990er Jahren wurden vier der Schreibanlasskategorie *Bitte um Informationen* und zwei der Kategorie *Aufforderung zum staatlichen Handeln* zugeordnet. Diese Eingaben stammen beide von Männern. Eine dieser Eingaben wurde von Herrn G. N. verfasst, der im Strafvollzug einsaß und sich inhaltlich mit den Früherkennungsuntersuchungen und dort speziell mit geschlechterspezifischen Unterschieden auseinandersetzte:

> Sehr geehrte Damen und Herren, in dem o. g. § 57 (2) des Strafvollzugsgesetzes ist festgelegt: daß Frauen frühestens ab dem 20. Lebensjahr und Männer frühestens ab dem fünfundvierzigsten Lebensjahres an im Strafvollzug Anspruch auf eine Untersuchung zur Früherkennung von Krebskrankheiten haben. Durch diese Unterschiedliche Altersgrenze bei Männern und Frauen im Strafvollzug ergibt sich zwangsläufig eine Ungleichbehandlung von Männern und Frauen, wobei festzustellen ist, daß die Position der Frauen eindeutig wesentlich vorteilhafter ist, als die der Männer.[113]

Mit einem Hinweis auf die durch das Grundgesetz verbriefte Gleichberechtigung von Mann und Frau forderte er die Angleichung der Altersgrenzen, ab denen ein Recht auf die Durchführung von Früherkennungsuntersuchungen bestehen sollten. Die unterschiedlichen Bestimmungen zum Alter galten aber nicht nur, wie hier suggeriert wurde, für den Strafvollzug, sondern für sämtliche Mitglieder der Gesetzlichen Krankenversicherung. Die vom Verfasser angemahnte vermeintliche Ungleichbehandlung von Männern und Frauen ergibt sich aus der umfangreichen Krankheitsbezeichnung Krebs, unter der sämtliche bösartigen Gewebeneubildungen im Körper verstanden werden. Da die Körper von Männern und Frauen unterschiedliche biologische Ausstattungen aufweisen, sind dementsprechend Tumorneubildungen an unterschied-

---

112 Schreiben von Herrn W. F. vom 10.02.1990. In: BArch B 208/575: Bekämpfung der Drogen-, Medikamenten-, Alkohol- und Spielsucht. – Öffentlichkeitsarbeit, Umfragen sowie Eingaben und Anfragen, Bd. 1 (1954–1990).
113 Schreiben von Herrn G. N. vom 23.05.1993. In: BArch B 141/452029: Gesundheitsfürsorge für Gefangene im allgemeinen – Eingaben und Anfragen, Bd. 6 (1987–1994).

lichen Körperteilen von Männern und Frauen möglich. Die Früherkennungsuntersuchungen, die zu diesem Zeitpunkt für Frauen ab dem 20. Lebensjahr
von der GKV gezahlt wurden, bezogen sich auf die Untersuchung der Scheide
und des Gebärmutterhalses, ab dem 30. Lebensjahr wurde auch die Brust
untersucht. Eine Untersuchung auf Dickdarmkrebs wurde Frauen ab dem
45. Lebensjahr von der GKV gezahlt. Letzteres galt auch für Männer. Bei ihnen konnte ab dem 45. Lebensjahr zusätzlich die Prostata und das äußere
Genital auf Tumorneubildungen hin auf Kosten der GKV untersucht werden.
Der Beginn der Früherkennungsuntersuchungen richtete sich dabei nach dem
durchschnittlichen Erkrankungsalter an der jeweiligen Krebsform. So treten
Brust- und Gebärmutterhalskrebs in einem früheren Lebensalter auf als bspw.
Prostatakrebs. Eine Ungleichbehandlung von Männern und Frauen war hier
demnach nicht gegeben, da Männer und Frauen auf unterschiedliche Erkrankungen hin untersucht wurden. Jedoch kann nicht geleugnet werden, dass
diese unterschiedlichen Altersstufen zu einer ungleichen Inanspruchnahme
der Vorsorgeuntersuchungen von Männern und Frauen beitrugen und immer
noch beitragen.[114]

## 4.5 Zwischenfazit 1990er Jahre

Durch die Wiedervereinigung wurden die in der BRD geltenden Strukturen
im Gesundheitsbereich weitestgehend auf die Gebiete der ehemaligen DDR
übertragen. Auch die Inhalte der Präventionsbotschaften wurden dementsprechend übernommen.

Die Präventionspolitik in der BRD wurde in den 1990er Jahren durch die
Auseinandersetzungen zwischen Gesetzgeber und Krankenkassen bestimmt.
Dabei ging es vorrangig um die Frage, wie viel und welche Art von Prävention
von den Krankenkassen durchgeführt werden durfte. Die 1989 durch das Ge-
sundheitsreformgesetz eingerichteten Möglichkeiten zur Durchführung von
Präventionsangeboten wurden 1996 durch das 2. GKV-Neuordnungsgesetz
wieder stark beschnitten.

Durch Tagungen, Workshops und die Durchführung von Studien versuchte man in den 1990er Jahren weiter, das Gebiet der Prävention zu profes-
sionalisieren. In Hamburg erkannte man in der uneinheitlichen Struktur und
dem Nebeneinanderbestehen der unterschiedlichsten Präventionsträger das
größte Hindernis für eine erfolgreiche und effiziente Präventionsarbeit, weshalb man versuchte, die Kräfte durch die Gründung der Gesundheitsförderungskonferenz zu bündeln. Diese machte es sich auch zur Aufgabe, verschiedene geschlechterspezifische Themen in ihre Arbeit zu integrieren.

Die Antwort auf die Frage, ob Männer oder Frauen durch die Präventionsinhalte eher angesprochen wurden, lässt sich für diesen Zeitraum nicht mehr

114 Vgl. Ursula Härtel: Geschlechtsspezifische Inanspruchnahme medizinischer Hilfe. Er-
    gebnisse der Münchner Blutdruckstudie. In: Sozial- und Präventivmedizin 33 (1988),
    S. 152.

eindeutig beantworten. Die Kurse der VHS Hamburg waren weiterhin verstärkt an Frauen adressiert. Durch das steigende Angebot von Fitness- und Sportkursen stieg jedoch auch die Zahl der männlichen Kursteilnehmer an, erreichte jedoch nicht annähernd die Nutzungsraten der Frauen. Die Artikel der *Apotheken-Umschau* und der analysierten *Public Health*-Zeitschriften richteten sich ebenfalls überwiegend an Frauen. Im Fall der *Apotheken-Umschau* ist dies wohl weiterhin auf die hohe Bedeutung des Themenbereichs Schönheitspflege zurückzuführen. Aber auch Männer wurden durchaus in den Blick genommen. So konzentrierte sich die Aidsaufklärung vorwiegend auf diese, mit einigen Ausnahmen bei Aufklärungsprojekten in Schleswig-Holstein, die sich an Frauen richteten. In der durch die BZgA durchgeführten Gesundheitsaufklärung auf Bundesebene wurden Männer und Frauen sowohl implizit als auch explizit etwa gleich häufig angesprochen.

Die vermittelten Geschlechterbilder wurden in den 1990er facettenreicher. Frauen stellte man nun auch als Raucherinnen dar. Dies zeigt, ähnlich wie bei der Berufstätigkeit, die Aneignung ehemals männlich konnotierter Rollen durch die Frauen. Auf der anderen Seite kam es nun aber ebenso zur Darstellung von Männern, die sich um die Ernährung kümmerten und damit zur Übertragung von weiblich markierten Feldern auf Männer. Jedoch muss einschränkend hinzugefügt werden, dass sich die dargestellten Männer lediglich mit dem Kochen beschäftigten, um die Frauen zu entlasten, nicht aus Gründen ihrer eigenen Ernährung. Männer wurden also für Frauenbedarfe funktionalisiert, ihre eigene Gesundheit stand weiterhin im Hintergrund.

Davon abgesehen waren die Geschlechterleitbilder, v. a. weiterhin das Frauenbild, durch Attraktivitätsaspekte bestimmt. Insbesondere in der *Apotheken-Umschau* fanden sich zahlreiche Artikel, die das Thema Schlankheit bei Frauen aufgriffen. Dies ist nicht verwunderlich, da es die Schönheitsprodukte sind, mit denen die Apotheken zusätzliche Gewinne generieren. In den BZgA-Publikationen wurde dieses Thema mit dem Verweis auf die zunehmenden Erkrankungen an Essstörungen kritisch kommentiert.

Auch in den 1990er Jahren schrieben Männer mehr Eingaben zu Prävention und Gesundheitsförderung als Frauen. Jedoch war dieses Verhältnis weit weniger deutlich als in den Jahrzehnten zuvor, was darauf hindeutet, dass sich mehr Frauen auf diese Form der Partizipation einließen. Ein anderer möglicher Grund wäre die verstärkte Nutzung neuer Kommunikationskanäle wie bspw. E-Mails seitens der Männer. Das Gesundheitsverhalten und -verständnis von Frauen orientierte sich in den 1990er Jahren an den Inhalten von Gesundheitsaufklärungskampagnen.[115]

In den Eingaben zum Rauchen und zum Drogenkonsum zeigte sich wieder das unterschiedliche Argumentationsverhalten von Männern und Frauen. Während Frauen detailliert über die Auswirkungen auf ihre eigene Gesundheit berichteten, verblieben Männer in ihrer Argumentation auf einer abstrak-

---

115 Vgl. Marita Brinkmann, Rosemarie Klesse, Ulrike Maschewsky-Schneider, Ute Sonntag: Gesundheitshandeln von Frauen. Leben zwischen Selbst-Losigkeit und Selbst-Bewußtsein. Frankfurt a. M. 1992, S. 52.

teren Ebene und argumentierten mit Sachverhalten aus anderen Bereichen. Trotzdem war ihnen ihre Gesundheit wichtig, da sie sich sonst bspw. nicht für einen Nichtraucherschutz eingesetzt hätten. Lediglich das Schreiben über ihre persönliche Gesundheit fiel ihnen schwer.

Dies zeigt, dass auch in den 1990er Jahren Männer das „präventive Selbst" verinnerlicht haben konnten. Vor allem der Fitnesstrend, der sich seit den 1980er Jahren durchsetzte und im darauffolgenden Jahrzehnt verfestigte, bot Männern die Möglichkeit, mehr Verantwortung für ihre eigene Gesundheit zu übernehmen, ohne in Konflikt mit Männlichkeitsleitbildern zu geraten.

# 5. Gender Mainstreaming und Pluralisierung in der Präventionsarbeit (2000–2010)

## 5.1 Geschlechterspezifische Prävention auf Bundesebene

### 5.1.1 Institutionelle Ebene

Wie bereits erwähnt, gingen in den Jahren 2000 bis 2010 die Auseinandersetzungen um die Leistungen der Krankenkassen im Feld der Prävention weiter.[1] Die durch das Beitragsentlastungsgesetz beschnittenen Rechte auf dem Gebiet der Prävention erhielten die Krankenkassen durch die GKV-Gesundheitsreform 2000 weitestgehend zurück. Damit wurden die Rechte der Krankenkassen in der Primärprävention wieder gestärkt.[2] Um aber dem Missbrauch von Präventionsleistungen für Marketingzwecke vorzubeugen, wurde die Entwicklung von Qualitätskriterien und Handlungsrichtlinien durch die Krankenkassen festgelegt. Die GKV-Spitzenverbände erarbeiteten einen Leitfaden, der wichtige Inhalte, Ansätze und Zielgruppen der Primärprävention festsetzte.[3] Des Weiteren wurden durch den Gesetzgeber klare Ausgabengrenzen für die Prävention beschlossen: Die Krankenkassen durften pro Versicherten maximal 2,56 € für Primärprävention und betriebliche Gesundheitsförderung und für die Förderung von Selbsthilfegruppen höchstens 0,51 € pro Versichertem ausgeben.[4]

Durch das Gesetz zur Modernisierung der gesetzlichen Krankenversicherung aus dem Jahr 2004 wurde es den Krankenkassen ermöglicht, Bonusprogramme anzubieten, wodurch Versicherte, die sich präventiv um ihre Gesundheit kümmerten, finanziell oder in Form von Sachprämien belohnt wurden. „Letztlich erhofft sich der Gesetzgeber, hierdurch individuelle Anreize zu gesundheitsbewusstem und ökonomischem Verhalten zu schaffen."[5]

---

1   Genauer zu den Diskussionen über die Leistungen der GKV: Fritz Beske: Die Diskussion über den Leistungskatalog der Gesetzlichen Krankenversicherung muss beginnen – jetzt! In: Ders. (Hg.): 50 Kommentare und Aufsätze zur Gesundheitspolitik 2007 bis 2009. Kiel 2009, S. 11–25.
2   Forster: Umsetzung (2003), S. 520.
3   Vgl. AEV-Arbeiter-Ersatzkassen-Verband e. V., AOK-Bundesverband, BKK Bundesverband, Bundesverband der landwirtschaftlichen Krankenkassen, IKK-Bundesverband, Knappschaft, Verband der Angestellten-Krankenkassen e. V. (Hg.): Leitfaden Prävention. Gemeinsame und einheitliche Handlungsfelder und Kriterien der Spitzenverbände der Krankenkassen zur Umsetzung von §§ 20 und 20a SGB V vom 21. Juni 2000 in der Fassung vom 2. Juni 2008. O. O. 2008.
4   Diese Budgetierung von Präventionsleistungen wird aus gesundheitswissenschaftlicher Sicht kritisch betrachtet, da diese die innovative Weiterentwicklung von Prävention verhindere. Vgl. Bieback: Prävention (2003), S. 414.
5   Klaus Zok: Bonusprogramme und Zusatzversicherungen in der GKV. Ergebnisse einer Repräsentativumfrage unter 3.000 GKV-Mitgliedern. In: AOK-Bundesverband, Wissenschaftliches Institut der AOK (WIdO) (Hg.): WIdO-monitor. Verlagsbeilage von Gesundheit und Gesellschaft, Bonn 2005, S. 2.

Auch das Gesetz zur Stärkung des Wettbewerbs in der Gesetzlichen Krankenversicherung (GKV-WSG) aus dem Jahr 2007 griff noch einmal in den gesetzlichen Rahmen der Prävention ein. Durch eine Neuformulierung des Paragraphen 20a SGB V wurden neue Möglichkeiten für die betriebliche Gesundheitsförderung geschaffen.[6] Dabei wurde die Gesetzliche Krankenversicherung verpflichtet, in Zusammenarbeit mit den Betrieben Modelle zur Stärkung der gesundheitlichen Ressourcen der Mitarbeiter zu entwickeln und zu realisieren.[7] Allerdings war eine Umsetzung im großen Rahmen schwierig, da jede Krankenkasse lediglich die Kosten ihrer eigenen Versicherten übernehmen konnte: „Klare Regelungen für eine kassenartenübergreifende Finanzierung fehlen und erschweren den Einstieg in gemeinsam finanzierte konkrete betriebsspezifische Programme."[8] Trotzdem zeigen Zahlen, wie sehr das Setting Betrieb dazu geeignet ist, Arbeitnehmer auf dem Feld der Prävention zu erreichen. So nahmen zwischen 2008 und 2011 37,6 Prozent der männlichen und 25,4 Prozent der weiblichen Arbeitnehmer der BASF, und damit ein signifikant größerer Anteil als aus der Allgemeinbevölkerung, an den angebotenen Hämokkult-Tests zur Darmkrebsvorsorge teil.[9]

Inhaltlich setzten sich die Präventions- und Gesundheitsförderungsprogramme dieses Jahrzehnts weiter mit der Reduktion von Krankheiten des Herz-Kreislaufsystems auseinander, wobei insbesondere die den typischen Risikofaktoren zugrundeliegenden Themenfelder Bewegung, Ernährung, Stress und Suchtmittelkonsum im Zentrum des Interesses standen. Methodisch wurde weiterhin der Setting-Ansatz verfolgt,[10] wobei insbesondere bei der Arbeit der Krankenkassen diejenigen Settings im Vordergrund standen, die mit Kindern und Jugendlichen arbeiteten, also Kindergarten und Schule. Neben dem auf den Lebensraum bezogenen Setting-Ansatz spielte aber auch die Verhaltensprävention, die auf das Individuum ausgerichtet ist, eine weiterhin wichtige Rolle.

In dem bereits erwähnten Leitfaden „Prävention der GKV-Spitzenverbände" wurde das Geschlecht explizit als eine zu berücksichtigende Kategorie festgelegt: „Mit beiden Zugangswegen [Setting-Ansatz und Primärpräven-

6    Vgl. Michael Drupp: Betriebliches Gesundheitsmanagement durch die GKV – Erfahrungen und Ausblick. In: Claudia Hornberg, Thomas Schott (Hg.): Die Gesellschaft und ihre Gesundheit. 20 Jahre Public Health in Deutschland: Bilanz und Ausblick einer Wissenschaft. Wiesbaden 2011, S. 385.

7    Vgl. Stefanie Bohley, Wolfgang Slesina: Gesundheitsförderung und Prävention in Settings: Betriebliches Gesundheitsmanagement. In: Thomas Schott, Claudia Hornberg (Hg.): Die Gesellschaft und ihre Gesundheit. 20 Jahre Public Health in Deutschland: Bilanz und Ausblick einer Wissenschaft. Wiesbaden 2011, S. 623.

8    Forster: Umsetzung (2003), S. 523.

9    Vgl. Hähner-Rombach: Von der Milchausgabe (2015), S. 54.

10   Vgl. AEV-Arbeiter-Ersatzkassen-Verband e. V., AOK-Bundesverband, BKK Bundesverband, Bundesverband der landwirtschaftlichen Krankenkassen, IKK-Bundesverband, Knappschaft, Verband der Angestellten-Krankenkassen e. V. (Hg.): Leitfaden Prävention. Gemeinsame und einheitliche Handlungsfelder und Kriterien der Spitzenverbände der Krankenkassen zur Umsetzung von §§ 20 und 20a SGB V vom 21. Juni 2000 in der Fassung vom 2. Juni 2008. O. O. 2008, S. 4.

tion, P. P.] sollen insbesondere Personen mit sozial bedingt ungünstigeren Gesundheitschancen erreicht werden. Dabei sind auch die unterschiedlichen Bedürfnisse zu berücksichtigen, die sich auf Grund geschlechtsspezifischer Unterschiede ergeben.“[11] Diese explizite Nennung ist wohl auf das Konzept des *Gender Mainstreaming* zurückzuführen, welches vorsieht, die Kategorie Geschlecht in allen Politikbereichen zu implementieren und bei allen Entscheidungen zu berücksichtigen, sodass Ungleichheiten zwischen den Geschlechtern abgebaut werden können.[12] Die Geschlechterperspektive sollte zu einer selbstverständlichen Blickrichtung werden.[13] Um dies zu gewährleisten, muss das Konzept auf den Ebenen der Politik, der Partizipation, der Methoden sowie der Theorien und Modelle berücksichtigt werden.[14] *Gender Mainstreaming* als zentrale Politikstrategie wurde auf der vierten Weltfrauenkonferenz 1995 in Peking verabschiedet und erhielt seitdem weltweit großen Zuspruch. So wurde *Gender Mainstreaming* 1997 im Amsterdamer Vertrag verankert und als Leitmotiv der Europäischen Union festgeschrieben. Die Ratifizierung der EU-Verträge 1999 durch die Bundesregierung führte zur offiziellen Anerkennung des *Gender Mainstreaming*-Konzeptes in der Bundesrepublik Deutschland.[15] Die Implementierung dieses Theorems sah vor, Männer als Geschlechtergruppe wahrzunehmen und unter Geschlechterpolitik nicht mehr ausschließlich Frauenpolitik zu verstehen.[16] Bezogen auf den Bereich der Gesundheit war es somit nicht das Ziel, für Frauen und Männer den gleichen Gesundheitszustand zu erreichen, sondern vielmehr, beiden Gruppen dieselben Möglichkeiten zu geben, ihre Gesundheitspotentiale auszuschöpfen.[17] Demnach sollen Frauen und Männer sowohl eine vertikale als auch eine horizontale gesundheitliche Chancengleichheit erhalten:

> Horizontale Chancengleichheit meint, dass da, wo Frauen und Männer den gleichen Bedarf haben, sie auch das gleiche Versorgungsangebot erhalten sollen. Dort, wo ein

---

11  Vgl. ebd., S. 8.
12  Kritisch zur Umsetzung des Konzeptes: Willi Walter: Muss das Gender Mainstreaming „gegendert“ werden? In: Forum Männer in Theorie und Praxis der Geschlechterverhältnisse, Heinrich-Böll-Stiftung (Hg.): Akteure des Wandels. Männer im Gender Mainstreaming. Dokumentation einer Fachtagung des Forum Männer in Theorie und Praxis der Geschlechterverhältnisse und der Heinrich-Böll-Stiftung am 9./10. Juli 2004 in Berlin. (= Schriften zur Geschlechterdemokratie der Heinrich-Böll-Stiftung; Nr. 9) Berlin 2004, S. 40 f.
13  Vgl. Kolip, Kuhlmann: Gender (2005), S. 75 f.
14  Vgl. Altgeld, Kolip: Geschlechtergerechte Gesundheitsförderung (2009), S. 21.
15  Kolip, Kuhlmann: Gender (2005), S. 73 ff.
16  Vgl. Klaus Schwerma: Gender Mainstreaming und was Männer davon haben können. Workshopbericht. In: Forum Männer in Theorie und Praxis der Geschlechterverhältnisse, Heinrich-Böll-Stiftung (Hg.): Akteure des Wandels. Männer im Gender Mainstreaming. Dokumentation einer Fachtagung des Forum Männer in Theorie und Praxis der Geschlechterverhältnisse und der Heinrich-Böll-Stiftung am 9./10. Juli 2004 in Berlin. (= Schriften zur Geschlechterdemokratie der Heinrich-Böll-Stiftung; Nr. 9) Berlin 2004, S. 14.
17  Vgl. Kolip, Kuhlmann: Gender (2005), S. 78.

unterschiedlicher Bedarf zu erkennen ist, müssen männer- bzw. frauenspezifische Angebote zur Erreichung vertikaler Chancengleichheit gemacht werden.[18]

Als Konsequenz daraus sollten in der Praxis geschlechteradäquate Zugange und Methoden in der Prävention und Gesundheitsförderung entwickelt werden.[19]

## 5.1.2 Die Publikationen der staatlichen Gesundheitsaufklärung

47 verschiedene Aufklärungspublikationen befinden sich im Quellenkorpus der 2000er Jahre. Auch wenn mit 26 Publikationen die Kategorie *implizite Ansprache beider Geschlechter* dominiert, so lässt sich doch ein Trend zu einer verstärkten geschlechterspezifischen Ansprache erkennen.

Tab. 47: Geschlechterspezifische Adressierung in den BZgA-Publikationen in den Jahren 2000–2010

| Kategorie | Anzahl |
|---|---|
| implizite Ansprache beider Geschlechter | 26 |
| explizite Ansprache beider Geschlechter | 1 |
| implizite frauenspezifische Ansprache | 1 |
| explizite frauenspezifische Ansprache | 7 |
| implizite männerspezifische Ansprache | 2 |
| explizite männerspezifische Ansprache | 5 |
| differenzierte geschlechterspezifische Ansprache | 5 |

Quelle: eigene Berechnungen

So wurden mehr Broschüren den Kategorien der *expliziten frauen-* bzw. *männerspezifischen Ansprache* zugeordnet als deren jeweiliger impliziter Kategorie. Und auch die Kategorie *differenzierte geschlechterspezifische Ansprache* ist mit fünf Publikationen so stark vertreten wie in keinem Jahrzehnt davor. Die quantitativ hohe Gewichtung der Kategorie *implizite Ansprache beider Geschlechter* lässt sich durch die inhaltliche Strukturierung des Korpus erklären: 13 Broschüren gehören der Reihe „gesund und munter" an, die gesundheitliche Themen an Grundschulkinder vermitteln sollte. Hier wurden von der BZgA bereits die Jüngsten als Subjekte der Prävention wahrgenommen und dementsprechend angesprochen. Weitere sechs Faltblätter informierten über die

---

18  Petra Kolip: Wege zu einer geschlechtersensiblen Gesundheitsberichterstattung. In: Claudia Hornberg, Thomas Schott (Hg.): Die Gesellschaft und ihre Gesundheit. 20 Jahre Public Health in Deutschland: Bilanz und Ausblick einer Wissenschaft. Wiesbaden 2011, S. 514.

19  Vgl. Altgeld, Kolip: Geschlechtergerechte Gesundheitsförderung (2009), S. 16. Sowie: Kolip, Koppelin: Geschlechtsspezifische Inanspruchnahme (2002), S. 501.

U-Untersuchungen von Kindern und waren dabei ebenfalls nicht geschlechterspezifisch ausgelegt. Würde man diese beiden Publikationsreihen aus dem Quellenkorpus entfernen, blieben lediglich sieben Publikationen innerhalb dieser Kategorie übrig und somit würde sich diese innerhalb der Größenordnung der anderen Kategorien bewegen.

Der Kategorie *explizite Ansprache beider Geschlechter* wurde in den 2000er Jahren lediglich eine Publikation[20] zugeordnet, was dafür spricht, dass eine Verlagerung hin zu mehr expliziten Adressierungen eines bestimmten Geschlechtes oder aber zu *differenzierten geschlechterspezifischen Ansprachen* stattgefunden hat. Dies verdeutlicht die von Planern und Gestaltern derartiger Kampagnen erlangte Erkenntnis, dass es nicht ausreicht, lediglich Männer und Frauen direkt anzusprechen, ohne die Inhalte an deren Lebensumstände anzupassen.

Des Weiteren fällt die Ausgewogenheit der männer- und frauenspezifischen Ausrichtungen auf. Explizite und implizite Ansprachen zusammengefasst bedeuten acht frauenspezifische und sieben männerspezifische Adressierungen. Auch an dieser Gegebenheit zeigt sich die zunehmende Bedeutung von geschlechterspezifischer Ansprache in den Aufklärungspublikationen.

Die einzige Broschüre, die der Kategorie *implizite frauenspezifische Ansprache* zugeordnet wurde, ist die Schrift „Blut + Plasma Spende"[21] aus dem Jahr 2003, die über die Bedeutung des Blutspendens aufklären und möglichst viele Menschen zum Helfen animieren wollte. Während der Text geschlechterneutral formuliert war, zeigten die Abbildungen, in der mit 56 Seiten sehr umfangreichen Broschüre nur Frauen. Im Mittelpunkt stand dabei die Beispielgeschichte von Cornelia Kieser-Eisenhauer, die seit 1994 regelmäßig Blutplasma spendete. Im Text wurde zwar erwähnt, sie tue dies gemeinsam mit ihrem Mann, doch auf diesen wurde nicht weiter eingegangen. Passend dazu fand sich in der Broschüre eine ganzseitige Abbildung von Frau Kieser-Eisenhauer unter der Überschrift: „Helfen – ganz einfach!"[22] Es ist zu anzunehmen, dass hierfür speziell eine Frau gewählt wurde, da das weibliche Rollenbild eher mit dem Thema Helfen, insbesondere im gesundheitlichen Bereich, assoziiert wurde als das männliche Pendant. Diese Annahme wird durch eine Untersuchung zum Frauenbild in der Fernsehwerbung im Jahr 2007 gestärkt. Neben der Pluralisierung der Frauenbilder zeigte diese auch, dass Frauen oftmals als Expertinnen für gesundheitliche Produkte auftraten.[23] Demnach schrieb auch die Fernsehwerbung das Thema Gesundheit den Frauen zu.

Innerhalb der Kategorie *explizite frauenspezifische Ansprache* finden sich gleich zwei Publikationen, die sich nicht nur allgemein an Frauen, sondern

20  Bundeszentrale für gesundheitliche Aufklärung: Über Drogen reden! Köln 2006.
21  Bundeszentrale für gesundheitliche Aufklärung: Blut + Plasma Spende. Jeder Tropen hilft. Köln 2003.
22  Ebd., S. 6.
23  Vgl. Christina Holtz-Bacha, Angela Vennemann: Mehr als Frühjahrsputz und Südseezauber? Frauenbilder in der Fernsehwerbung und ihre Rezeption. In: Christina Holtz-Bacha (Hg.): Stereotype? Frauen und Männer in der Werbung. 2. aktual. u. erweit. Aufl. Wiesbaden 2011, S. 92.

speziell an Migrantinnen richteten und somit bei der Zielgruppenauswahl noch spezifischer ausgelegt waren. Die Broschüre „Pregnant?!"[24] „richtet sich an alle Frauen in Deutschland, die nicht die deutsche Staatsbürgerschaft besitzen."[25] Sie informierte die Migrantinnen in englischer und deutscher Sprache[26] über das geltende Recht zum Thema Schwangerschaft in Deutschland und zeigte ihnen Möglichkeiten der Hilfe auf. Ähnliches gilt für die Broschüre „Es gibt etwas, das du vor deiner Ehe wissen musst",[27] die sich in deutscher und türkischer Sprache an türkische Migrantinnen richtete und sie über Aids und andere sexuell übertragbare Krankheiten aufklärte. Um ein gewisses Vertrauen zu den Migrantinnen aufzubauen, wurde die Medizinstudentin Meltem Koşan, die die Ansprache der Zielgruppe übernahm, inklusive Abbildung vorgestellt. Sie bekannte sich deutlich zu ihrem kulturellen Hintergrund und berücksichtigte diesen bei der Aufklärung über sexuell übertragbare Krankheiten:

> Du musst unbedingt wissen, wie du dich vor dieser Krankheit schützen kannst. Diese Broschüre ist gemacht worden, um dich aufzuklären und dir zu helfen. Vielleicht wirst du einige Ausdrücke in dieser Broschüre unmoralisch finden, aber das Thema ist so wichtig, dass man nicht darauf verzichten kann.[28]

So wurde auch vorsichtig versucht, das Kondom als legitimes Verhütungsmittel darzustellen. Hierbei sollten vor allem die Frauen dazu beitragen, die türkischen Männer zu überzeugen:

> Wenn dein Mann Vorurteile gegenüber Kondomen hat, hilf ihm, diese abzubauen. Z. B., wenn er sich schämt, ein Kondom aus der Tasche zu holen oder denkt, dass durch das Kondom der Geschlechtsakt herabgewürdigt und unrein wird. Dann kannst du ihn immer wieder daran erinnern, dass Aids eine tödliche Krankheit ist, vor der man sich aber ganz einfach schützen kann.[29]

Auch wenn es hier sowohl um die Gesundheit der Frau als auch des Mannes ging, wurde damit letztendlich der Frau ein wichtiger Teil der Verantwortung dazu übertragen, während Männer tendenziell abwertend dargestellt wurden.

In der Reihe „Frau Sucht Gesundheit", die von der Deutschen Hauptstelle für Suchtfragen e. V. herausgegeben und von der BZgA finanziell gefördert wurde, sind drei Publikationen erschienen, die mit den Themen Rauchen, Alkohol und Psychopharmaka vom biologischen Geschlecht unabhängige Themenfelder aufgriffen und diese frauenspezifisch darstellten. In der

---

24  Bundesarbeitsgemeinschaft der Freien Wohlfahrtspflege e. V.: Pregnant?! Information for female immigrants, advice and help. Berlin 2004.
25  Ebd., S. 2.
26  Die Broschüre ist außerdem in Arabisch, Bosnisch, Kroatisch, Serbisch, Französisch und Türkisch erschienen.
27  Bundeszentrale für gesundheitliche Aufklärung, Wissenschaftliches Institut der Ärzte Deutschlands: Es gibt etwas, das du vor deiner Ehe wissen musst. Köln o. J. (nach 2002).
28  Ebd.
29  Ebd.

Broschüre „Die Luft anhalten oder: Warum rauchen Frauen?"[30] wurde dezidiert über die Bedeutung des Rauchens für Frauen berichtet:

> Ein Aspekt des Rauchens, der viele Mädchen und Frauen während ihrer gesamten „Karriere" als Raucherin begleitet, findet bislang noch zu wenig Beachtung: der Ruf des Rauchens als Appetithemmer, als Hungerbremse und Diäthilfe. Um ihren Traum vom Schlanksein – in Wahrheit ist die überwiegende Mehrzahl der Mädchen normalgewichtig – zu verwirklichen, würden viele Mädchen noch wesentlich höhere und unmittelbarere Risiken eingehen als das des Rauchens.[31]

In der Broschüre wurde nicht nur auf die Gründe, warum Frauen mit dem Rauchen begännen, sondern auch, warum es besonders Frauen schwerfiele, mit dem Rauchen aufzuhören, eingegangen. Neben der Bedeutung der Gewichtskontrolle durch die Zigarette zählten dazu die bewusste Auszeit, mangelndes Selbstvertrauen und die Unterdrückung von Gefühlen.[32]

Auch die Broschüre „Mit Vorsicht genießen"[33] widmete sich mit dem Alkoholkonsum einem Thema aus weiblicher Perspektive, das, ähnlich wie das Rauchen, lange Zeit als eher männlich markiert galt. Nachdem die unterschiedlichen Trinkgewohnheiten von Männern und Frauen erläutert wurden, z. B.: warum Frauen weniger Alkohol vertragen, wurde auf die spezifisch weiblichen Probleme eines zu hohen Alkoholkonsums eingegangen. Neben der Schädlichkeit des Alkohols in der Schwangerschaft für das ungeborene Kind und häufige gynäkologische Probleme, wie Unfruchtbarkeit oder das Ausbleiben des Eisprungs, verwies man hier auf die Gefährlichkeit des alkoholisierten Zustandes für Frauen: „Angetrunkene Frauen, mehr noch als angetrunkene Männer, scheinen Wehrlosigkeit zu signalisieren und dadurch die Aggressionsbereitschaft gegen sich zu steigern."[34] So kamen die Autoren zu dem Schluss, für Frauen mit erhöhtem Alkoholkonsum steige das Risiko, das Opfer einer Gewalttat zu werden.[35] Bei Männern hingegen erhöhe sich durch Alkoholeinfluss die Gefahr, Gewaltverbrechen zu begehen.[36] Als ebenso frauenspezifisch erscheint der Hinweis auf die Gefährlichkeit der Abhängigkeit von Psychopharmaka. Hat dieses Thema auf den ersten Blick nicht viel mit Alkoholkonsum gemein, so zeigt der zweite Blick, dass beide Abhängigkeiten auf die gleichen Ursachen zurückgeführt wurden. An dieser Stelle wurde die gängige geschlechterspezifische Verschreibungspraxis von Psychopharmaka kritisiert, aber auch auf die Gefährlichkeit der Wechselwirkungen von Alkohol und Psychopharmaka hingewiesen.[37] In der Broschüre findet sich passenderweise ein Literaturhinweis auf die dritte Publikation, die in der Reihe

---

30  Deutsche Hauptstelle für Suchtfragen e. V.: Frau Sucht Gesundheit. Die Luft anhalten oder: Warum rauchen Frauen? Hamm 2003.
31  Ebd., S. 22.
32  Ebd., S. 25.
33  Deutsche Hauptstelle für Suchtfragen e. V.: Frau Sucht Gesundheit. Mit Vorsicht genießen. Informationen und Tipps für Frauen zum Thema Alkohol. Hamm 2002.
34  Ebd., S. 18.
35  Ebd.
36  Ebd., S. 17.
37  Ebd., S. 35 f.

„Frau Sucht Gesundheit" erschienen ist: „Statt Risiken und Abhängigkeit"[38], die den Umgang von Frauen mit Psychopharmaka in den Mittelpunkt stellte. Auch hier erfolgte wieder eine Kritik an der ärztlichen Verschreibungspraxis von Medikamenten, die an dieser Stelle unter Zuhilfenahme von statistischem Zahlenmaterial aber ausführlicher ausfiel. Ebenso findet sich in dieser Broschüre, wie in den beiden anderen Publikationen der Reihe, der Hinweis auf die Schädlichkeit des Medikamentenkonsums für das ungeborene Kind während einer Schwangerschaft. Auch wenn die weibliche Ansprache in den Publikationen die Frau längst nicht mehr nur ausschließlich als Mutter betrachtete, so hatte diese Rolle trotzdem noch eine sehr große Relevanz. Der Hinweis auf die Bedeutung des sozialen Umfeldes bei einem möglichen Entzug findet sich ebenfalls in allen drei Broschüren dieser Reihe und zeigt damit die Bedeutsamkeit dieser Unterstützungsmaßnahme speziell für Frauen.

Eine weitere Publikation, die explizit Frauen ansprach, war das umfangreiche Heft „Mädchensache(n)"[39], welches sich thematisch mit der Pubertät und den damit zusammenhängenden Fragestellungen aus der Sicht der Mädchen beschäftigte. Dazu gehörten Themen wie Sexualität, Menarche oder das körperliche Aussehen. Auffällig innerhalb dieser Broschüre ist die reflektierte Auseinandersetzung mit der männlichen Rolle innerhalb der Gesellschaft:

> In der Gesellschaft gibt es Bilder, wie Mädchen und Jungen, Frauen und Männer zu sein haben. Eines dieser Bilder: Kleine Mädchen sollen niedlich und sanft sein, kleine Jungs frech und durchsetzungsfähig. Und im Wettkampf unter den Jungen gilt es mitzuhalten: Wer pinkelt am weitesten? Wer hält die größten Schmerzen aus? Wer ist am mutigsten? Mit dem Älterwerden ändern sich vielleicht ein paar Themen, aber nicht der Druck. Wie sollen Männer sein? Die Bilder in Film und Fernsehen vermitteln oft: Männer sind ruppig und stark. Sie wissen, wo es lang geht, nichts bringt sie aus der Fassung. Sie stellen keine dummen Fragen und haben immer eine Lösung parat. Der Wettkampf geht daher weiter: Wer ist der Angesehenste in der Clique? Wer ist am beliebtesten bei den Mädchen? Wer hat die meiste Erfahrung mit ihnen?[40]

Zunächst mutet es etwas merkwürdig an, männerspezifische Inhalte in einer Broschüre, die auf Mädchen ausgerichtet war, zu finden. Allerdings ging es hier nicht um die Problematisierung des Rollenverhaltens und somit wurde auch nicht das Ziel verfolgt, dieses Verhalten zu ändern, sondern es ging allein um die Erklärung männlichen Verhaltens. Jedoch kann genau eine solche Erläuterung wieder dazu führen, stereotype Rollenbilder weiter zu verfestigen, anstatt sie abzubauen, indem Mädchen lernen, dass Jungen bzw. Männer sich so verhalten. Wenn diese sich dann doch anders verhalten als in dieser Schilderung, so werden sie von den Mädchen zwangsläufig nicht mehr als ‚richtige' Männer wahrgenommen. Dies ist besonders hervorzuheben, da in der Broschüre an anderer Stelle das für Frauen in der Gesellschaft vorherrschende Schönheitsideal kritisiert wurde, welches von Schlankheit geprägt

---

38  Deutsche Hauptstelle für Suchtfragen e. V.: Frau Sucht Gesundheit. Statt Risiken und Abhängigkeit. Wie Frauen ihren Umgang mit Psychopharmaka überprüfen können. Hamm 2002.
39  Bundeszentrale für gesundheitliche Aufklärung: Mädchensache(n). Köln 2010.
40  Ebd., S. 12.

war. Dagegen wurde für mehr Offenheit bei der Beantwortung der Frage „Was ist schön?" plädiert.

Die Broschüre „Stop Smoking – Girls"[41], die 2004 in zweiter Auflage erschien und ebenfalls explizit Frauen ansprach, wies, im Unterschied zu der Broschüre „Die Luft anhalten oder: Warum rauchen Frauen", eine Besonderheit auf: Zeitgleich erschien als Äquivalent die männerspezifische Broschüre „Stop Smoking – Boys"[42].

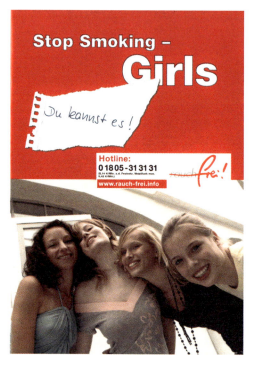

Abb. 41: Titelblatt der Broschüre „Stop Smoking – Girls" (6. Aufl.) (2011)

Ziel dieser Publikationsstrategie war es, Mädchen und Jungen in ihrer spezifischen Lebenswelt zu erreichen und sie mit Inhalten anzusprechen, die speziell auf sie ausgerichtet waren. Neben Argumenten, die sich in beiden Broschüren finden lassen, wurde in der frauenspezifischen Broschüre die besondere Gefährlichkeit des Rauchens in Kombination mit der Einnahme der Anti-Baby-Pille hervorgehoben und das Thema körperliches Aussehen in den Mittelpunkt gerückt. Dabei sollte den Mädchen v. a. die Angst vor der Gewichtszunahme genommen werden: „Wahrscheinlich machst du dir Sorgen,

---

41  Bundeszentrale für gesundheitliche Aufklärung: Stop Smoking – Girls. 2. Aufl. Köln 2004.
42  Bundeszentrale für gesundheitliche Aufklärung: Stop Smoking – Boys. 2. Aufl. Köln 2004.

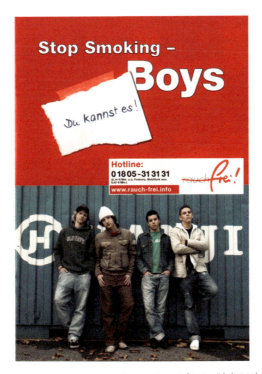

Abb. 42: Titelbild der Broschüre „Stop Smoking – Boys" (5. Aufl.) (2011)

dass du zunehmen wirst, wenn du mit dem Rauchen aufhörst. Keine Panik. Zwar sinkt der Energiebedarf und der Stoffwechsel muss sich neu einpendeln, aber es hängt ganz davon ab, wie du dich verhältst."[43] Um dieser Befürchtung der Mädchen zu begegnen, wurden auf einer ganzen Seite Tipps gegeben, wie man trotz Rauchstopp sein Gewicht halten könne. In der sechsten Auflage der Broschüre wurde dieser Punkt sogar noch ausgebaut, indem das Rauchen als gängige Strategie der Frauen zur Gewichtskontrolle thematisiert wurde:

> Ich rauche häufig [...] weil ich mein Gewicht mit Zigaretten kontrollieren und schlank bleiben oder schlanker werden will. Viele junge Frauen haben Angst zuzunehmen. Dabei wird man ohne Zigarette nicht automatisch dicker. Wer aufhört, läuft aber Gefahr, statt Zigaretten Süßes zu essen und nimmt deshalb etwas zu. Wichtig ist daher, sich – besonders in der Zeit nach der letzten Zigarette – gesund zu ernähren, viel zu bewegen und regelmäßig zu trinken.[44]

Damit reagierte die BZgA auf die Tatsache, dass das Gewicht v. a. für Mädchen und junge Frauen eine wichtiger Grund dafür ist, mit dem Rauchen zu

---

43  Bundeszentrale für gesundheitliche Aufklärung: Stop Smoking – Girls. 2. Aufl. Köln 2004, S. 17.
44  Bundeszentrale für gesundheitliche Aufklärung: Stop Smoking – Girls. 6. Aufl. Köln 2011, S. 11.

beginnen.[45] Dies hatte bereits 1928 der amerikanische Tabakkonzern Lucky Strike erkannt und bewarb seine Zigaretten als Süßigkeitenersatz mit dem Slogan „Reach for a LUCKY instead of a sweet".[46]

In der Aufzählung, warum Nichtrauchen „in" sei, wurden „gut aussehen"[47] und „gesunde Haut"[48] als die ersten beiden Punkte genannt. In der jungen-spezifischen Broschüre „Stop Smoking – Boys" führte man diese Dinge hinge-gen als letzte Punkte bei der Aufzählung an. Hier standen „mehr Geld für CDs, Kinos, Computerspiele"[49], „bessere Kondition"[50] und „unabhängig sein"[51] an den vordersten Stellen. Der Verweis auf zusätzlich verfügbares Geld und der Hinweis darauf, dass man dieses z. B. in Unterhaltungselektronik in-vestieren könnte, spiegelt die hohe Affinität von männlichen Jugendlichen zu diesen Arten der Unterhaltung wider. Noch wichtiger erscheint aber der Hin-weis auf die Steigerung der Kondition, denn auch an anderen Stellen wurde diese als wichtiges Argument für den Rauchstopp angegeben: „Wenn du nicht mehr rauchst, verbessert sich deine Kondition und Fitness merklich. Du wirst bald merken, dass du nicht mehr so schnell aus der Puste kommst."[52] Und auch die Bedeutung des Gewichtes wurde in der jungenspezifischen Publika-tion erwähnt: „Um deine Fitness weiter zu unterstützen und einer möglichen Gewichtszunahme vorzubeugen, folgender Tipp: statt Zigaretten lieber Obst oder zuckerfreie Bonbons oder Kaugummis – keine Erdnüsse oder Süßig-keiten."[53] Auch wenn der Hinweis auf eine mögliche Gewichtszunahme nicht so komplex ausfiel wie in der mädchenspezifischen Publikation, so zeigt dies trotzdem, dass Schlankheit mittlerweile auch für Jungen einen hohen Stellen-wert erreicht hatte.[54] In der fünften Auflage der Broschüre aus dem Jahr 2011 wurde dieser Punkt sogar noch um Strategien zur Gewichtskontrolle während des Rauchstopps erweitert.[55] Als weiteres wichtiges jungenspezifisches Argu-ment zum Verzicht auf das Rauchen wurde eine mögliche Beeinträchtigung der Sexualität in Form von Erektionsstörungen in die Neuauflage der Bro-schüre aufgenommen:

---

45  Vgl. Sally A. Shumaker, Teresa Rust Smith: Frauen und koronare Herzkrankheiten – eine psychologische Perspektive. In: Ulrike Maschewsky-Schneider (Hg.): Frauen – das kranke Geschlecht? Mythos und Wirklichkeit. Ein Beitrag aus gesundheitswissenschaftli-cher Perspektive. Opladen 1996, S. 33.

46  Vgl. Lux, Walter (2006): Prävention, S. 40.

47  Bundeszentrale für gesundheitliche Aufklärung: Stop Smoking – Girls. 2. Aufl. Köln 2004, S. 9.

48  Ebd.

49  Bundeszentrale für gesundheitliche Aufklärung: Stop Smoking – Boys. 2. Aufl. Köln 2004, S. 6.

50  Ebd.

51  Ebd.

52  Ebd., S. 13.

53  Ebd., S. 12.

54  Vgl. Wirtz: Mein Bauch (2012), S. 176.

55  Bundeszentrale für gesundheitliche Aufklärung: Stop Smoking – Boys. 5. Aufl. Köln 2011, S. 19.

**Rauchen kann sexuelle Funktionen einschränken.** [Hervorheb. im Orig.] Rauchen kann den Blutfluss in den Genitalien vermindern. Bei längerem Zigarettenkonsum werden möglicherweise die feinen Blutgefäße geschädigt, die für eine Durchblutung der Genitalien sorgen. Dadurch erhöht sich das Risiko von Erektionsstörungen.[56]

Obwohl in der Präventionsforschung auf die Notwendigkeit von geschlechterspezifischen Präventionsangeboten hingewiesen wird,[57] hat sich diese Form der geschlechtergerechten Gesundheitsaufklärung, wohl nicht zuletzt aus Kostengründen, bis jetzt noch nicht als Standard durchgesetzt.[58] Weitere Publikationen sind in dieser Form nicht entstanden.

Die restlichen vier explizit auf Männer ausgelegten Publikationen setzten sich inhaltlich nur mit einem Themenfeld auseinander: Sexualität. Die beiden Broschüren „Was Du schon immer über Sex wissen wolltest …"[59] und „Ein Thema für Männer mit Verantwortung"[60] sprachen gezielt türkische Jungen und Männer an, um sie über die Gefährlichkeit von Aids und anderen Geschlechtskrankheiten aufzuklären und sie von der Benutzung von Kondomen zu überzeugen. Dabei wurde ihr kultureller Hintergrund berücksichtigt.[61] Die Postkartenserie „Männersache"[62], die innerhalb der großen BZgA-Kampagne „Gib AIDS keine Chance"[63] erschienen war, widmete sich ebenfalls diesem Thema. Auffallend bei der Gestaltung der Postkarten ist das Spiel mit der stereotypen Männlichkeitsrolle. Bei Betrachtung aller vier Postkarten wird ersichtlich, dass genau diese in Frage gestellt und für mehr individuelle Männlichkeit geworben wurde. Die vier Postkarten zeigten deutlich den Schriftzug „MÄNNERSACHE" auf unterschiedlichen Motiven. Während eine Postkarte, die farblich in blaugrau gehalten war, eine Hantel emporstreckende Hand zeigte, war auf einer anderen Karte, die in der Farbe rosa gestaltet wurde, ein Lippenstift zu sehen. Auf einer dritten waren eine Teddybärensammlung und

---

56   Ebd., S. 9.

57   Vgl. Richard Lux, Ulla Walter: Tabakkonsum: Folgen und Prävention unter sex- und genderspezifischer Perspektive. In: Mechthild Neises, Gerhard Schmid-Ott (Hg.): Gender, kulturelle Identität und Psychotherapie. Lengerich 2007, S. 105 f.

58   Vgl. Altgeld: Warum weder Hänschen (2007), S. 96.

59   Bundeszentrale für gesundheitliche Aufklärung, Wissenschaftliches Institut der Ärzte Deutschlands: Was Du schon immer über Sex wissen wolltest. Info für türkische Jungs. Köln 2006.

60   Bundeszentrale für gesundheitliche Aufklärung, Wissenschaftliches Institut der Ärzte Deutschlands: Ein Thema für Männer mit Verantwortung. Info für türkische Männer. Köln 2008.

61   Simultan zur Broschüre „Es gibt etwas, das du vor deiner Ehe wissen musst" spricht in der Broschüre „Was Du schon immer über Sex wissen wolltest …" ein türkischer Medizinstudent die Rezipienten direkt an.

62   Bundeszentrale für gesundheitliche Aufklärung: Männersache. Köln o.J. (nach 2000).

63   Der Slogan „Gib Aids keine Chance" dient bereits seit 1987 als Aufklärungsbotschaft der BZgA: „„Die forcierte Sensibilisierung der Öffentlichkeit für Präventionsmaßnahmen sollte nicht paternalistisch erfolgen, sondern auf Augenhöhe – so lässt sich zumindest der Imperativ Singular des Satzes deuten. Außerdem wurde der Aids-Bedrohung durch das Wort „Chance" ihr schicksalhafter Charakter genommen. Ob man sich infiziere, hänge vom individuellen Verhalten ab." Tümmers: „GIB AIDS KEINE CHANCE" (2013), S. 494.

auf der vierten Kondome abgebildet. Der Schriftzug „MÄNNERSACHE"
setzte diese Symbole für klassische Männlichkeit (Hantel), Weiblichkeit (Lippenstift) und Kindheit (Teddybären) in Beziehung zur Rolle des Mannes. Der
erläuternde Text auf der Rückseite aller Karten brachte dazu noch die Karte
mit der Abbildung der Kondome in Verbindung:

> … schnelle Autos, Computer, Fußball. Immer noch gibt es viele klischeehafte Vorstellun-
> gen darüber, was ‚echte Männersache' ist und was nicht. Aids gehört nur sehr selten
> dazu. Dabei übertrifft fast überall auf der Welt die Zahl der Männer mit HIV und Aids
> die der Frauen. Männer stellen also die Mehrheit der Betroffenen." (aus der Broschüre
> „AIDS ist auch Männersache". kostenlos zu bestellen bei: BZgA, 51101 Köln)[64]

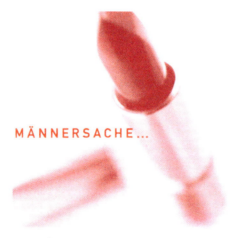

Abb. 43: Postkarte „MÄNNERSACHE … (o.J.)

Die 2002 erschienene Broschüre „Wie geht's – wie steht's?"[65] sprach explizit
Jungen und Männer an. Thematisch stand hier nicht die Aids-Aufklärung im
Vordergrund, sondern die Funktionsfähigkeit der männlichen Geschlechtsorgane. Neben der Aufklärung scheint aber noch ein anderer Aspekt im Fokus
der Broschüre gestanden zu haben: Die Sensibilisierung des Mannes für
seinen Körper. Durch eine detaillierte Beschreibung der männlichen Geschlechtsorgane sollten die Männer zu einer regelmäßigen Abtastung des eigenen Körpers im Sinne einer Krebsvorsorge angeleitet werden.[66] Diese sehr
genaue Schilderung zeigt zum einen die hohe Bedeutung dieses Teils innerhalb der Broschüre, steht zum anderen aber auch für die Annahme, Männer
hätten nicht gewusst, wie ihr Körper auszusehen und sich anzufühlen habe.
Neben der Sensibilisierung der Männer für ihren eigenen Körper sollte durch
das Werben für einen regelmäßigen Check-up und die Krebsfrüherkennungsuntersuchungen in der Broschüre der regelmäßige Arztbesuch des Mannes

---

64   Bundeszentrale für gesundheitliche Aufklärung: Männersache. Köln o.J. (nach 2000).
65   Bundeszentrale für gesundheitliche Aufklärung: Wie geht's – wie steht's? Wissenswertes
     für Jungen und Männer. Köln 2002.
66   Ebd., S. 87 f.

angeregt werden.[67] An dieser Stelle kann es allerdings nicht darum gehen, diese Zielstellung der BZgA zu bewerten; vielmehr scheint die Argumentation der Autoren aus der Genderperspektive auffällig: Die regelmäßige Krebsfrüh erkennung wurde zwar mit dem Argument der besseren Heilungschance und somit der Gesundheit empfohlen, sie wurde aber auch als eine Möglichkeit dargestellt, die eigene Sexualität lange genießen zu können. Hier wurde der vermeintlich hohen Bedeutung von Sexualität in der Konstruktion von Männlichkeit Rechnung getragen. Es ist bemerkenswert, dass sich in den Publikationen zur Krebsfrüherkennung bei Frauen diese Argumentation nicht finden lässt. Wenn man sich die Argumentation noch einmal vor Auge führt und die anderen Broschüren in der Kategorie *explizite männerspezifische Ansprache* berücksichtigt, bleibt festzustellen, dass in den Jahren 2000 bis 2010 männerspezifische Adressierung in der Prävention und Gesundheitsförderung allein über das Thema Sexualität erfolgte. Dies ist jedoch kein bundesdeutsches Phänomen, wie ein Blick nach Österreich zeigt.[68]

Die implizite Adressierung von Männern erfolgte in der Broschüre „frei ab 18 J."[69], die der Suchtprävention diente, durch die Auswahl eines männlichen Fallbeispiels: Der 18-jährige Jan wurde spielsüchtig. Auch die anderen Spieler, die ihm innerhalb der Geschichte begegneten, waren männlich. Die Broschüre „Ein Gläschen in Ehren …"[70] wurde aufgrund ihrer Abbildungen der Kategorie *implizite männerspezifische Ansprache* zugeordnet. Obwohl auf textlicher Ebene die Gefährlichkeit von Alkoholkonsum sowohl für Männer als auch für Frauen hervorgehoben wurde, geschah dies durch die siebenmalige Abbildung eines Mannes aus unterschiedlichen Perspektiven. Wurde im Text über die Gefährlichkeit des Alkohols für eine bestimmte Partie des Körpers gesprochen, so führte von diesem eine Linie zur jeweiligen Körperpartie auf der Abbildung des Mannes. Dies verdeutlicht die implizite Ausrichtung von Männern noch einmal. Auch wenn mit der Broschüre „Mit Vorsicht genießen" im Jahr 2002 eine explizit auf Frauen ausgerichtete Publikation zur Prävention von Alkoholkonsum erschienen war, so ändert dies nichts daran, dass eine vermeintlich geschlechterneutrale Ansprache bei dem Thema Alkoholkonsum implizit auf Männer ausgerichtet war.

Mit fünf Broschüren wurden der Kategorie *differenzierte geschlechterspezifische Ansprache* im Vergleich zu den vorherigen Jahrzehnten die mit Abstand meisten Publikationen zugeordnet. Dies verdeutlicht das gestiegene Bewusstsein für zielgruppenspezifische Ansprachen. Ein Beispiel für die Umsetzung bietet die Broschüre „Alkohol, Wie viel ist zu viel?"[71] aus dem Jahr 2005, die sich v. a. an Jugendliche richtete. Neben der altersspezifischen Ausrichtung war die

---

67  Ebd., S. 91.

68  Vgl. Peter Ballnik, Peter Wassertheurer: Männer. In: Bundesministerium für soziale Sicherheit, Generationen und Konsumentenschutz, Sektion V, Männerpolitische Grundsatzabteilung (Hg.): 1. Österreichischer Männerbericht. Wien 2006, S. 70 f.

69  Deutsche Hauptstelle für Suchtgefahren e.V.: frei ab 18 J. Hamm 2007.

70  Deutsche Hauptstelle für Suchtgefahren e.V.: Ein Gläschen in Ehren … Hamm 2002.

71  Bundeszentrale für gesundheitliche Aufklärung: Alkohol. Wie viel ist zu viel? Köln 2005.

Broschüre auf die Lebenswelten von Mädchen und Jungen abgestimmt. So zeigten die Fotografien innerhalb der Broschüre sowohl Alkohol trinkende Jungen als auch Mädchen.

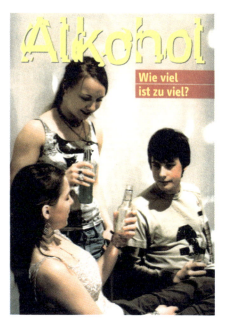

Abb. 44: Titelbild der Broschüre „Alkohol. Wie viel ist zu viel?" (2005)

Und ebenso wurden innerhalb des Textes beide Geschlechter angesprochen. Mädchen wurden auf ein erhöhtes Brustkrebsrisiko und Jungen auf mögliche Erektionsstörungen durch übermäßigen Alkoholkonsum hingewiesen:[72]

> Sex ohne Alkoholeinfluss klappt besser. Das gilt umso mehr für Jungs. Alkohol hat einen Einfluss auf den ganzen Körper, also auch auf deinen Hormonhaushalt. Die Jungs sollten wissen, dass Alkohol den Testosteronspiegel im Blut senkt. Der niedrigere Testosteronspiegel sorgt dafür, dass man zwar immer noch Lust auf Sex hat, aber möglicherweise nicht mehr so einfach eine Erektion oder einen Orgasmus bekommt wie in nüchternem Zustand. Das kann ganz schön frustrierend und peinlich sein![73]

---

72   Ebd., S. 13.
73   Ebd., S 14. Eine ganz ähnliche Argumentationsweise findet sich auch in der Broschüre: „Das nasse Blatt", die sich auch mit der Alkoholprävention für Jugendliche auseinandersetzt: „Eine Frau, die etwas getrunken hat, hat einen höheren Testosteronspiegel und darum mehr Lust auf Sex. Übermäßiger Alkoholkonsum kann jedoch auch Menstruationsstörungen verursachen. Bei Männern verringert Alkohol den Testosteronspiegel im Blut. Der niedrigere Testosteronspiegel sorgt dafür, dass du nicht mehr so einfach eine Erektion oder einen Orgasmus bekommst. Das kann ganz schön für Frust sorgen! Etwa jeder Zehnte alkoholabhängige Mann leidet unter Impotenz. Oft lässt sich das nicht mehr rückgängig machen. Für diese Männer ist der Zug abgefahren." Bundeszentrale für gesundheitliche Aufklärung: Das nasse Blatt. 2005/2006. Köln 2005, S. 13.

Auch an dieser Stelle wurde also die sexuelle Funktionsfähigkeit als männerspezifisches Argument zu einem gesundheitsförderlichem Verhalten genutzt. Dass die BZgA allerdings noch kein einheitliches und in sich geschlossenes Männerbild propagierte, zeigt sich, wenn man die Argumentation der Peinlichkeit einer Erektionsstörung mit der Bewertung einer Erektionsstörung in der männerspezifischen Publikation „Wie geht's – wie steht's?" vergleicht:

> Viele Jungen und Männer empfinden es als peinliches Versagen, wenn der Penis beim Sex nicht richtig hart oder wieder weich wird, obwohl sie den Geschlechtsverkehr noch nicht beenden wollen. So etwas passiert zum Beispiel häufig genau in dem Moment, wenn man ein Kondom über dem Penis abrollen will. Natürlich ist das schade. Aber vielleicht ist man einfach zu aufgeregt. Mit anderen Worten: Wenn der Penis mal „schlappmacht", ist das kein Zeichen von mangelnder Männlichkeit oder eine körperliche Störung, die ärztlich behandelt werden muss. Es ist nur der Beweis dafür, dass ein Mann keine Maschine ist.[74]

Zwar wurde auch an dieser Stelle eine Erektionsstörung als peinlicher Moment beschrieben, jedoch wurde diese Zuschreibung kritisiert und mit dem Hinweis darauf, der Mann sei keine Maschine, für ein Männlichkeitsbild in der Gesellschaft geworben, welches der sexuellen Funktionsfähigkeit nicht die höchste Bedeutung zumisst. In der Publikation „Alkohol, Wie viel ist zu viel?" wurde die Peinlichkeit der Erektionsstörung demgegenüber als normativer Zustand angesehen, der an dieser Stelle nicht kritisiert wurde. Damit wurde der sexuellen Funktionsfähigkeit für die Männlichkeit wiederum eine hohe Relevanz zugeschrieben.

Auch zwei weitere Publikationen, die differenziert beide Geschlechter ansprachen, beschäftigten sich überwiegend mit dem Thema Sexualität. Während in der Broschüre „Safer Sex"[75] unterschiedliche, vor Geschlechtskrankheiten schützende, Sexualpraktiken vorgestellt wurden, ging es in der Aufklärungsschrift „Ach übrigens …"[76] v. a. um die ausführliche Darstellung unterschiedlicher Geschlechtskrankheiten. Die differenzierende Ansprache von Männern und Frauen erfolgte hier bei dem Thema Arztbesuch:

> Vor allem jungen Männern und Frauen ist es anfangs oft unangenehm, wenn eine Ärztin oder ein Arzt ihre intimen Körperregionen untersucht. Versuchen Sie jemanden zu finden, dem Sie vertrauen und mit dem Sie über solche Ängste auch sprechen können. Einige Frauenärzte bieten besondere Beratungstermine für junge Frauen an, die zum ersten Mal zu einer Untersuchung kommen. Vielleicht fühlen Sie sich sicherer, wenn Sie zu dem Termin eine Freundin oder den Freund mitnehmen. Für manche jungen Männer ist es ungewohnt, auf Signale ihres Körpers zu achten und sie nicht einfach zu übergehen. Besser: Sie wahrnehmen und richtig einordnen. Holen Sie sich Rat! Das ist kein Gesichtsverlust, sondern fördert Ihr Wissen und Ihre Kompetenz.[77]

---

74  Bundeszentrale für gesundheitliche Aufklärung: Wie geht's – wie steht's? Wissenswertes für Jungen und Männer. Köln 2002, S. 10.
75  Bundeszentrale für gesundheitliche Aufklärung: Safer sex. 9. verändert. Aufl. Köln 2010.
76  Bundeszentrale für gesundheitliche Aufklärung: Ach übrigens … Informationen über sexuell übertragbare Krankheiten. Köln 2007.
77  Ebd., S. 6.

Auch wenn sowohl Frauen als auch Männern ein solch intimer Arztkontakt als unangenehm attestiert wurde, ging es hier nur bei den Männern darum, sie davon zu überzeugen, überhaupt einen Arzt aufzusuchen. Den jungen Frauen wurde eine speziell für sie zugeschnittene und damit institutionalisierte Beratung angeboten. Bei ihnen ging es nicht darum, sie davon zu überzeugen, überhaupt einen Arzt zu kontaktieren, sondern vielmehr um die Frage, wann dies geschehen sollte.

Die Auswertung der Publikationen der BZgA aus den Jahren 2000 bis 2010 hat auf quantitativer Ebene gezeigt, dass weiterhin Broschüren, die beide Geschlechter adressierten, in der Überzahl waren. Die geschlechterspezifische Ausrichtung gestaltete sich in diesem Jahrzehnt weitgehend ausgeglichen, sodass kein Geschlecht als ‚bevorzugt angesprochen‘ angesehen werden kann.

Die Analyse zeigte auch eine Begrenzung der geschlechterspezifischen Ansprache auf wenige Themenfelder wie Suchtprävention und die Aufklärung über Geschlechtskrankheiten.

Die Broschüren „Stop Smoking – Boys“ und „Stop Smoking – Girls“ zeigten eine mögliche Strategie für eine geschlechterdifferenzierende Ansprache auf dem Gebiet der Broschürenpublikation auf. Es ließ sich aber auch ein neues Bewusstsein für die Wichtigkeit von Rollenleitbildern für das Gesundheitshandeln feststellen. Insbesondere das klassische Bild von der harten Männlichkeit wurde immer häufiger in Frage gestellt. Wo diese Rolle jedoch nützlich erschien, bspw. innerhalb der Alkoholprävention, wurde sie weiterhin propagiert.

## 5.2 Geschlechterspezifische Prävention auf Landes- und Kommunalebene

### 5.2.1 Maßnahmen in Hamburg

Auf politischer Ebene wurde in der Hansestadt zu Beginn der 2000er Jahre die Bedeutung der Kategorie Geschlecht für die Gesundheitsforschung zunehmend erkannt und ausgehend von der Annahme, die medizinische Forschung orientierte sich noch immer am Mann, die interdisziplinäre Expertenkommission „Frauen und Gesundheit“ eingerichtet. Das im Februar 2000 von der Senatorin für Arbeit, Gesundheit und Soziales, Karin Roth, eingerichtete Gremium sollte politische Empfehlungen für die „Verbesserung der Frauengesundheit in Hamburg“[78] erarbeiten. Der im Februar 2001 vorgelegte Bericht der Expertenkommission kritisierte vor allem, dass die weiblichen Bedürfnisse in der Schulmedizin nicht ausreichend wahrgenommen würden und zeigte sieben „Perspektiven“ auf, die für die Verbesserung der Frauengesund-

---

78  Behörde für Arbeit, Gesundheit und Soziales der Freien und Hansestadt Hamburg: Frauen und Gesundheit. Perspektiven und Empfehlungen für ein Aktionsprogramm. Hamburg 2001, S. 5.

heit unerlässlich seien. Den Fokus legte man hier auf die Institutionalisierung der Frauengesundheit und die Qualitätssicherung.[79] Dafür wurde ein umfangreicher Maßnahmenkatalog etabliert,[80] an dem sich die politischen Akteure orientieren sollten. Ziel all dieser Empfehlungen war „der Zuwachs an Lebensqualität, Gesundheit und Kompetenz für jede Frau"[81] und damit auch die weitere Steigerung eines individualisierten, selbstbestimmten Gesundheitshandelns.

Am Großteil der Gesundheitsförderungsprojekte in Hamburg, die in diesem Jahrzehnt durchgeführt wurden, war die Hamburgische Arbeitsgemeinschaft für Gesundheitsförderung e. V. (HAG) beteiligt. Die Auswertung der Jahresberichte der HAG von 2005 bis 2010 zeigt, dass eine Vielzahl der Projekte, bei denen geschlechterspezifische Ansätze erkennbar waren, auf Frauen und deren Gesundheitshandeln ausgelegt waren. Z. B. wurde von 2006 bis 2009 von der HAG in Zusammenarbeit mit dem Zentrum für Interdisziplinäre Suchtforschung (ZIS) der Universität Hamburg das Projekt „PATERAS" (Hamburgs Proaktive Telefonberatung Rauchen und Schwangerschaft – Säuglingszeit) durchgeführt, welches das Nichtrauchen von Frauen in der Schwangerschaft und der Säuglingszeit fördern sollte.

Neben der Rauchentwöhnung galt die Ernährungsberatung als ein wichtiger Baustein im Arbeitskonzept der HAG. Der Jahresbericht des Jahres 2008 erwähnte u. a. ernährungspädagogische Angebote „mit jungen Frauen und Müttern in einem Schnittstellenprojekt"[82], „in zwei Einrichtungen, in denen junge allein erziehende Mütter leben"[83] und „mit Müttern und Kindern in zwei Eltern-Kind-Zentren"[84].

In den Broschüren, die die HAG herausgab, wurde die Kategorie Geschlecht meist berücksichtigt. Auch wenn keine konkreten geschlechterspezifischen Ansprachen umgesetzt wurden, so zeigt dies doch, dass man sich auf planerischer Ebene mit dem Gender Mainstreaming-Konzept auseinandersetzte.[85] Die Einbeziehung des Geschlechts in die Planung von Präventionsangeboten ist in Hamburg in dieser Zeit zum weitgehenden Standard geworden. Wenn es um die konkrete Umsetzung von geschlechterspezifischen Präventionskonzepten ging, stand jedoch weiterhin die Frau ganz überwiegend im Fokus.

---

79  Vgl. ebd., S. 21.
80  Ebd., S. 103–109.
81  Ebd., S. 97.
82  Hamburger Arbeitsgemeinschaft für Gesundheitsförderung: Jahresbericht 2008. Hamburg 2009, S. 23.
83  Ebd.
84  Ebd.
85  Bspw. wurde in der Broschüre „Verletzbare Seelen" zum einen auf die Bedeutung von Geschlechterrollen eingegangen und zum anderen wurden geschlechterspezifische Hilfen vorgestellt. Vgl. Hamburgische Arbeitsgemeinschaft für Gesundheitsförderung e. V.: Verletzbare Seelen. Ein Ratgeber. Hamburg 2006.

Geschlechterspezifische Präventionsangebote der Hamburger
Volkshochschule

Nach den Phasen des Ausbaus und der Konsolidierung des Kursangebotes in
den 1990er Jahren begann Anfang des 21. Jahrhunderts eine weitere Phase
der Vergrößerung des gesundheitlichen Kursangebotes. Der Höhepunkt wurde
im Jahr 2004/2005 erreicht, als insgesamt 285 Kurse zu den Themenbereichen Prävention und Gesundheitsförderung angeboten wurden (darunter
fielen allein 199 Gymnastik- und Sportkurse). Im letzten Jahr des Untersuchungszeitraumes, 2010/2011, erreichte man diesen Spitzenwert mit 274 Kursen fast wieder. Dieser hohe Anteil an Gymnastik- und Sportkursen verdeutlicht, dass innerhalb dieses Jahrzehnts das Treiben von Sport aus gesundheitlichen Gründen einen weiteren enormen Bedeutungszuwachs innerhalb der
Bevölkerung erhielt. Hierfür verantwortlich ist der anhaltende Fitnessboom,
der sich auch in vielen Kursen der Hamburger Volkshochschule niederschlug.
Die hohe Anzahl der Analysekategorie „unterschiedliche Kurse" verweist auf
einen weiteren Trend bei der Konzeption des Kursangebotes. Viele Inhalte
wurden nun für bestimmte Zielgruppen festgelegt. So bot die VHS Hamburg
z. B. im Kursjahr 2009/2010 folgende Qi Gong- und Tai Chi-Kurse an: „Qi
Gong und Tai Chi zum Kennenlernen", „Qi Gong im Alltag. Stressreduktion,
Entspannung und Kräfteaufbau", „Qi Gong und Tai Chi", „Qi Gong und Tai
Chi mit Elbblick", „Qi Gong am Vormittag", „Qi Gong im Park", „Qi Gong
für Anfängerinnen und Teilnehmende mit Vorkenntnissen. Frauenkurs", „Be-
wegtes und stilles Qi Gong", „Qi Gong für Fortgeschrittene", „Qi Gong im
Innocentia-Park", „Kranich-Qi Gong", „Qi Gong für Menschen mit Multipler
Sklerose", „Qi Gong am Vormittag für Ältere", „Qi Gong für Ältere", „Qi
Gong für einen besseren Schlaf", „Tai Chi für Anänger/innen", „Tai Chi für
Teilnehmer/innen mit Vorkenntnissen" und „Tai Chi für Fortgeschrittene".
Wie aus der Auflistung gut zu erkennen ist, wurden die Kurse teilweise nach
der Zeit, dem Ort, dem Kenntnisstand der Teilnehmenden, dem Alter, aber
auch dem Geschlecht der Teilnehmenden konzipiert.

     Der Anteil der weiblichen Kursleiter lag in diesem Jahrzehnt in allen Be-
reichen über denen der Männer. Zwar war der Anteil der Männer bei der
Durchführung der Gymnastik- und Sportkurse zu Beginn des Jahrzehnts im
Gegensatz zu den Jahren davor relativ hoch, dies änderte sich allerdings im
Laufe des Jahrzehnts wieder.

Tab. 48: Kurse (Themenbereich Gesundheit inkl. Gymnastik) der VHS Hamburg in den 2000er Jahren

| Jahr | Anzahl Kurse (unter-schiedlich) | Anzahl Kurse (gesamt) | Kursleitung männlich | Kursleitung weiblich |
|---|---|---|---|---|
| 2000/2001 | 36 | 106 | 36 | 70 |
| 2001/2002 | 41 | 124 | 38 | 86 |
| 2002/2003 | 42 | 128 | 38 | 90 |
| 2003/2004 | 43 | 147 | 31 | 116 |
| 2004/2005 | 61 | 285 | 61 | 224 |
| 2005/2006 | 40 | 209 | 38 | 171 |
| 2006/2007 | 47 | 198 | 20,5 | 177,5 |
| 2007/2008 | 54 | 220 | 21,5 | 198,5 |
| 2008/2009 | 48 | 221 | 38 | 183 |
| 2009/2010 | 58 | 223 | 44 | 179 |
| gesamt | 470 | 1861 | 366 | 1495 |

Quelle: eigene Berechnungen

Tab. 49: Kurse (Themenbereich Gesundheit exkl. Gymnastik) der VHS Hamburg in den 2000er Jahren

| Jahr | Anzahl Kurse (unter-schiedlich) | Anzahl Kurse (gesamt) | Kursleitung männlich | Kursleitung weiblich |
|---|---|---|---|---|
| 2000/2001 | 28 | 88 | 31 | 57 |
| 2001/2002 | 31 | 101 | 31 | 70 |
| 2002/2003 | 33 | 109 | 35 | 74 |
| 2003/2004 | 33 | 123 | 31 | 92 |
| 2004/2005 | 33 | 199 | 50 | 149 |
| 2005/2006 | 30 | 148 | 38 | 110 |
| 2006/2007 | 30 | 108 | 18,5 | 89,5 |
| 2007/2008 | 32 | 119 | 21,5 | 97,5 |
| 2008/2009 | 31 | 133 | 34 | 99 |
| 2009/2010 | 37 | 132 | 39 | 93 |
| gesamt | 318 | 1260 | 329 | 931 |

Quelle: eigene Berechnungen

In den Jahren 2000 bis 2010 wurde von Seiten der VHS Hamburg mehr Wert auf die zielgruppenspezifische Ansprache der potentiellen Teilnehmenden gelegt. Bspw. erfuhr man bei dem Kurs „Schonendes Fitnesstraining für Männer und Frauen" bereits aus dem Titel, dass der Kurs für beide Geschlechter geeignet war. Wenn die Ansprache nicht direkt im Titel zu finden war, konnte dies auch durch den Ankündigungstext geschehen. So hieß es z. B. in den Ausführungen zum 2000/2001 durchgeführten Kurs „Wirbelsäulenfitness, Wirbelsäulengymnastik":

> Übungen zur Kräftigung, Dehnung und Mobilisierung der gesamten Wirbelsäulenmuskulatur, zur Musik durchgeführt, machen Spass und trainieren nebenbei Ausdauer, Fitness, Koordination und Gleichgewicht. Am Ende folgt ein Entspannungsteil. Für Frauen und Männer gleich gut geeignet.[86]

Neben Kursen für beide Geschlechter wurden im ersten Jahrzehnt des 21. Jahrhunderts auch häufiger Gesundheitskurse, die sich ausschließlich an Männer richteten, angeboten. Dies stellte ein Novum im Kursangebot der Hamburger Volkshochschule dar. Der im Kursjahr 2004/2005 stattgefundene Kurs „Fit for fun – Männerkurs" sollte Männer dazu animieren, mehr Sport zu treiben:

> Fit for fun – Männerkurs: „Männer aufgepasst: Hier ist Ihre Chance, Ihren Vorsatz Sport zu treiben, in die Tat umzusetzen. Bei uns werden Sie – insbesondere in Kombination mit dem Lauftraining für Männer – bis zum Sommer 2005 fit! Mit Spaß, professioneller Betreuung und ohne Leistungsdruck.[87]

Während bei der Ansprache der Männer als Trainingsziel das „fit werden" ausgegeben wurde, zielte man bei einem ähnlich konzipierten Kurs für Frauen v. a. auf die Gewichtsreduktion ab:

> Ein Fitnessprogramm zur Musik, das den ganzen Körper beansprucht. Besonders wird auf die weiblichen „Problemzonen" eingegangen. Einem allgemeinen Erwärmungsteil folgt gezielte Dehnung und Kräftigung der Muskulatur. Koordination und Gleichgewicht werden geschult. Es wird darauf geachtet, alle Übungen rückenschonend auszuführen. Abschließen werden wir mit einem Entspannungsteil.[88]

Auch sprachlich richtete man sich hier eher an Frauen, wenn von „Erwärmung", „rückenschonend" und „Entspannung" die Rede war. Noch stärker fallen die unterschiedlichen Inhalte in der Adressierung bei der Betrachtung des Ankündigungstextes des Kurses „Manpower für den Beckenboden. Feldenkrais für Männer" ins Auge:

> Was haben ein dramatischer Heldentenor, ein anmutiger Torero oder ein geschmeidiger Boxer gemein? Vermutlich eine starke Mitte in Form eines präsenten Beckenbodens. Beckenbodenarbeit mit der Feldenkrais-Methode ist für Männer nicht nur eine exzellente Vorbeugung bei Blasenschwäche, Unterleib-OPs und Potenzproblemen. Auch die physische Kraft steigt an. Ganz gleich ob Liegestütz, Laufen oder Kampfsport, ein inte-

---

86  Hamburger Volkshochschule: Programm Herbst 2000/Frühjahr 2001. Hamburg 2000, S. 142.
87  Hamburger Volkshochschule: Katalog 2004/2005. Hamburg 2004, S. 333.
88  Hamburger Volkshochschule: Programm Herbst 2000/Frühjahr 2001. Hamburg 2000, S. 143.

grierter Beckenboden nimmt an allen Bewegungen des Lebens teil und verbessert sie. Auch Ihre Haltung wird von der Beckenbodenarbeit profitieren – äußerlich wie innerlich.[89]

Stärke, Kraft und Präsenz waren die Attribute, welche hier als Ideale von Männlichkeit beschworen wurden. Gleichzeitig wurde der Beckenboden als körperliches Zentrum von Männlichkeit präsentiert. Dagegen stellte man Blasenschwäche und Potenzprobleme sowie mögliche Operationen am Unterleib als die größten Widersacher dieses Männlichkeitsideals dar. Nur wenn Männer diesen Problemen vorbeugten, könnten sie ihre, hier propagierte Form von, Männlichkeit erhalten.

Neben diesen Fitnesskursen wurden auch Kochkurse für die Zielgruppe der Männer angeboten. Inhaltlich ging es jedoch weniger explizit um gesunde Ernährung, sondern vielmehr um die Grundlagen des Kochens und Backens, die den teilnehmenden Männern vermittelt werden sollten.

Im neuen Jahrtausend ging die Hamburger VHS bei der Implementierung von Gesundheitsangeboten für Männer deutlich progressiver vor als bspw. die VHS in Aalen, wo Gesundheitskurse für Männer immer noch sehr selten anzutreffen waren.[90]

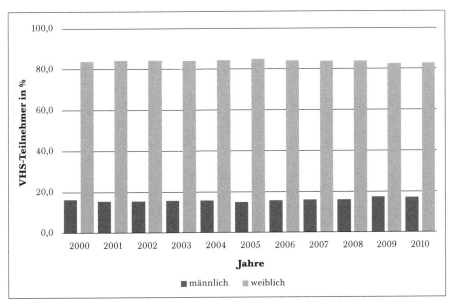

Abb. 45: Nutzung der Gesundheitskurse der VHS Hamburg in den 2000er Jahren

Nach dem Hochpunkt der männlichen Teilnehmerrate bei den VHS-Kursen Mitte der 1990er Jahre pendelte sich diese im Jahrzehnt 2000–2010 zwischen 15 und 17 Prozent ein. Auch wenn die Männer also immer noch deutlich

---

89  Hamburger Volkshochschule: Katalog 2004/2005. Hamburg 2004, S. 331.
90  Vgl. Moses: Prävention (2012), S. 161 f.

hinter den Nutzungsgewohnheiten von Frauen zurücklagen, zeigt der Langzeitverlauf, eine steigende Nutzung durch Männer. Während Anfang der 1960er Jahre nur jeder 20. Teilnehmer eines Gesundheitskurses männlich war, war es in den 2000er Jahren immerhin jeder siebte Teilnehmer. Die Ergebnisse aus Hamburg decken sich mit einer Auswertung der Teilnehmerstatistik aus dem Bundesgebiet aus dem Jahr 2005. Demnach waren im Bundesdurchschnitt im Jahr 2005 83,7 Prozent der Teilnehmer von Gesundheitsbildungskursen weiblich.[91] Und auch Auswertungsergebnisse aus Baden-Württemberg sehen ähnlich aus. Dort waren im Jahr 2003 von den Teilnehmern an Gesundheitskursen 16,5 Prozent Männer (im Jahr 2008 nur noch 15,9 Prozent).[92]

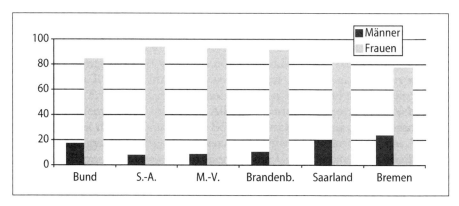

Abb. 46: Inanspruchnahme von Gesundheitsbildungskursen der Volkshochschulen 2005 nach Geschlecht. Adaptiert von: Altgeld: Warum Gesundheit (2006), S. 92.

Hamburg lag mit einer Beteiligungsquote von 85 Prozent Frauen sogar leicht über dem Bundesdurchschnitt. Die deutlich höhere Inanspruchnahme von Gesundheitskursen durch Frauen zeigte sich auch in den Kursen, die von der GKV finanziert wurden. Demnach nahmen im Jahr 2002 bundesweit 252.961 GKV-Versicherte an primärpräventiven Kursen teil, wobei der Frauenanteil bei insgesamt 77,2 Prozent lag.[93]

### 5.2.2 Maßnahmen in Schleswig-Holstein

Auch in Schleswig-Holstein wurde im Jahrzehnt von 2000–2010 die Präventionsarbeit zielgruppenspezifisch ausgelegt. So schuf man Präventionsangebote für Kinder, Ältere, sozial Benachteiligte oder Migranten. Neben einzelnen Vorträgen zu geschlechterspezifischen Fragestellungen der Prävention

91  Vgl. Altgeld: Warum weder Hänschen (2007), S. 93.
92  Vgl. Neubauer, Winter: Jungen- und männerspezifische Gesundheitsförderung (2015), S. 155.
93  Vgl. Altgeld: Warum Gesundheit (2006), S. 90.

und Gesundheitsförderung waren die beiden großen Projekte „BRUSTlife" und „MÄNNERsache" für die geschlechterspezifische Aufklärungsarbeit der Landesvereinigung für Gesundheitsförderung Schleswig-Holstein von zentraler Bedeutung. Das Programm „BRUSTlife" startete im Jahr 2000 und diente dem Ziel der Früherkennung von Brustkrebs von Frauen. Gleichzeitig sollten Frauen auch allgemein für ihre eigene Gesundheit sensibilisiert werden.[94] In spezifischen „BRUSTlife"-Kursen wurde Frauen von geschulten Ärzten vermittelt, wie sie selbst ihre Brust nach Anzeichen für Tumorneubildungen abtasten können. Dieses Programm erfreute sich großer Beliebtheit. So wurden jedes Jahr zwischen 70 und 130 Veranstaltungen mit zwölf bis 20 Teilnehmerinnen durchgeführt.[95]

In Anlehnung an das Projekt „BRUSTlife" wurde 2005 von der Landesvereinigung für Gesundheitsförderung das männerspezifische Projekt „MÄNNERsache" initiiert. Die Initiatoren gingen dabei von der Tatsache aus, dass bei Männern zwischen 20 und 35 Jahren eine zunehmende Häufigkeit an Hodenkrebserkrankungen auftrat und für diese Zielgruppe keinerlei Früherkennungsangebote zur Verfügung standen. Durch eine fachgerechte Anleitung sollten junge Männer mit Hilfe von Tastmodellen zur Selbstuntersuchung angeleitet werden.[96] Im Jahr 2005 wurde daher ein Modellprojekt an Beruflichen Schulen in Schleswig-Holstein durchgeführt. Innerhalb dieses Projektes wurden an drei Beruflichen Schulen insgesamt 293 Schüler aus 17 Klassen aus dem technisch-gewerblichen Bereich in je zweistündigen Unterrichtseinheiten geschult: „Zielsetzung dieses Modellversuches ist es, junge Männer im Setting Schule für geschlechts-spezifische gesundheitliche Risikofaktoren zu sensibilisieren und sie zu einer regelmäßigen Selbstuntersuchung der Hoden nach ärztlicher Anleitung anhand von Tastmodellen zu motivieren."[97] Nachdem auch im Jahr 2006 Schulungen mit männlichen Auszubildenden stattfanden,[98] wurde das Projekt „MÄNNERsache" 2007 aufgrund fehlender finanzieller Mittel eingestellt.

Dezidiert mit der Prävention für Männer setzte man sich auch innerhalb der Aidsprävention im 2005 initiierten Arbeitskreis „Prävention für Männer, die mit Männern Sex haben" auseinander. Ziel des Arbeitskreises war es, neue Wege zu suchen, um der „Präventionsresistenz" dieser Zielgruppe entgegenzuwirken.[99] Allerdings gestaltete sich diese Umsetzung mehr als schwie-

---

94  Vgl. Landesvereinigung für Gesundheitsförderung Schleswig-Holstein e. V.: 40 Jahre (2006), S. 9.

95  Auch gegenwärtig wird dieses Programm noch von der Landesvereinigung für Gesundheitsförderung Schleswig-Holstein e. V. durchgeführt, was ein weiteres Indiz für den Erfolg des Projektes ist.

96  Vgl. Landesvereinigung für Gesundheitsförderung Schleswig-Holstein e. V.: Jahresbericht 2005. Kiel 2005, S. 28.

97  Ebd.

98  Vgl. Landesvereinigung für Gesundheitsförderung Schleswig-Holstein e. V.: Jahresbericht 2006. Kiel 2006, S. 37.

99  Vgl. Landesvereinigung für Gesundheitsförderung Schleswig-Holstein e. V.: Jahresbericht 2005. Kiel 2005, S. 25.

rig, und die meisten Initiativen blieben erfolglos. So wurde z. B. 2008 ein Runder Tisch mit Personen aus Schleswig-Holstein, die in dieser Szene tätig waren, durchgeführt:

> Die geringe Teilnahme trotz vorausgegangener positiver Rückmeldungen zeigt die Problematik des Arbeitskreises. Im Gegensatz zu großen Städten, in denen sich die Zielgruppe in bestimmten Lokalen und Saunen trifft und demzufolge mit Präventionsbotschaften auch gezielt erreicht werden kann, spielt sich in Schleswig-Holstein das schwule Leben eher im Bereich privater Kontakte, die via Internet erfolgen, ab. Es muss weiter nach anderen Ansätzen gesucht werden, um diese Zielgruppe zu erreichen.[100]

Und auch die Aktivitäten im Jahr 2009 im Rahmen der von der Deutschen Aids-Hilfe konzipierten IWWIT-Kampagne („Ich weiß, was ich tu") blieben in Schleswig-Holstein waren nicht erfolgreich, was zu einem Umdenken in der Strategieplanung führte:

> Die Nutzung des Angebotes war im Vergleich zum Aufwand allerdings gering, nur wenige Männer nutzten die Gelegenheit zum Test. Der Arbeitskreis wird sich deshalb zukünftig primär über eine konkrete Öffentlichkeitsarbeit der Zielgruppe widmen. Andere Möglichkeiten sind in Schleswig-Holstein nicht effektiv umsetzbar, weil es keinen typischen Treffpunkt für MSM gibt.[101]

Es zeigt sich also deutlich, wie schwer sich männerspezifische Präventionsangebote in Schleswig-Holstein durchführen ließen.

Weitere geschlechterspezifische Angebote der Landesvereinigung für Gesundheitsförderung bezogen sich vordergründig auf das Setting Kindergarten, da man hier einen inhaltlichen Schwerpunkt setzte. So fand am 11.03.2004 ein landesweiter Aktionstag zur Sexualerziehung von Kindern unter dem Motto „Vom Spüren und Berühren" statt. In diesem Zusammenhang wurden bei verschiedenen Vorträgen Pädagogen und Multiplikatoren darüber sensibilisiert, „wie wichtig die Entwicklung eines gesunden Körpergefühls, Möglichkeiten, den Körper und alle seine Sinne auszuprobieren und über seine Gefühle zu sprechen für eine gesunde Entwicklung sind."[102] In Workshops wie „Pippi Langstrumpf und Bob der Baumeister – Jungen und Mädchen zwischen tradierten Geschlechterrollen und aktuellen Lebensformen"[103] konnten Erzieher Praxisbeispiele erproben. Seit 2006 wurden von der Landesvereinigung zunehmend Fortbildungen für Erzieher und Eltern angeboten, die sich speziell mit der Lebenslage von Jungen beschäftigten. Dazu zählen z. B. die Fortbildungen „Toben, Raufen, Kräfte messen! – Spiele für starke Jungs!", „Jungen im Kindergarten! Dynamik, Grenzen, Förderung!", „Jungen machen Probleme – Was Jungs brauchen, um sozial zu sein" oder „Jungen gewinnen! Wie Jungs zu interessieren sind." Dies verdeutlicht, dass besondere geschlech-

---

100 Landesvereinigung für Gesundheitsförderung Schleswig-Holstein e. V.: Jahresbericht 2008. Kiel 2008, S. 23 f.

101 Landesvereinigung für Gesundheitsförderung Schleswig-Holstein e. V.: Jahresbericht 2009. Kiel 2009, S. 30 f.

102 Landesvereinigung für Gesundheitsförderung Schleswig-Holstein e. V.: Jahresbericht 2004. Kiel 2004, S. 18.

103 Ebd.

terspezifische Problemlagen durchaus im gesundheitspolitischen Bewusstsein angekommen waren und diese auch in vielen Projekten thematisiert wurden. Eine konsequente Umsetzung des Gender Mainstreaming-Konzeptes fand auf dieser Ebene allerdings noch nicht statt.

## 5.3 Geschlechterspezifische Prävention auf privatwirtschaftlicher und medizinischer Ebene

### 5.3.1 Die Inhalte der Apotheken-Umschau

Auch in den Jahren 2000 bis 2010 setzten sich die Trends in der geschlechterspezifischen Ansprache innerhalb der *Apotheken-Umschau* fort. Ca. 130 Artikel zu den Themen Prävention und Gesundheitsförderung pro Jahr verdeutlichen das weiterhin bestandene hohe Interesse an diesen Themen. Ein Großteil der Artikel richtete sich wieder an kein bestimmtes Geschlecht. Wenn ein Geschlecht implizit adressiert wurde, dann häufiger Frauen.[104] Innerhalb der Kategorie der geschlechterspezifischen Artikel zeigt sich weiterhin die ausgeglichene Ansprache von Männern und Frauen. Des Weiteren fanden sich in diesem Jahrzehnt noch mehr Artikel, die sich differenzierend an Männer und Frauen richteten.

Tab. 50: Auswertung *Apotheken-Umschau* 2000[105]

| | | | |
|---|---|---|---|
| geschlechterneutral adressierte Artikel | 105 | implizit männlich | 13 |
| | | implizit weiblich | 20 |
| | | tatsächlich neutral | 72 |
| geschlechterspezifisch adressierte Artikel | 25 | explizit männlich | 6 |
| | | explizit weiblich | 8 |
| | | differenzierend | 11 |

Quelle: eigene Berechnungen

104 Zu ähnlichen Ergebnissen kommt Moses. Vgl. Moses: Prävention (2012), S. 162.
105 Der Jahrgang 2000 erschien in 24 Ausgaben. Die Ausgaben 1a, 2a, 2b, 4b, 6a, 9a, 9b, 12a und 12b umfassten 75 Seiten; die Ausgaben 1b, 6b, 7a, 7b, 8a und 8b je 67 Seiten; Die Ausgaben 3b, 4a, 5a, 10b und 11b 83 Seiten, die Ausgaben 3a und 11a 87 Seiten; die Ausgabe 5b 71 Seiten und die Ausgabe 10a 91 Seiten.

Tab. 51: Auswertung *Apotheken-Umschau* Jahrgang 2005[106]

| geschlechterneutral adressierte Artikel | 111 | implizit männlich | 8 |
| | | implizit weiblich | 22 |
| | | tatsächlich neutral | 81 |
| geschlechterspezifisch adressierte Artikel | 27 | explizit männlich | 6 |
| | | explizit weiblich | 7 |
| | | differenzierend | 14 |

Quelle: eigene Berechnungen

Tab. 52: Auswertung *Apotheken-Umschau* 2010[107]

| geschlechterneutral adressierte Artikel | 106 | implizit männlich | 7 |
| | | implizit weiblich | 23 |
| | | tatsächlich neutral | 76 |
| geschlechterspezifisch adressierte Artikel | 19 | explizit männlich | 6 |
| | | explizit weiblich | 7 |
| | | differenzierend | 6 |

Quelle: eigene Berechnungen

Die Inhalte der Artikel sind denen des vorangegangenen Jahrzehnts überaus ähnlich. Für Frauen stand weiterhin das Aussehen an erster Stelle der Themen. Sie hielt man dazu an, ihr Gewicht zu kontrollieren und ihren Körper in Form zu bringen. So wurden bspw. im Artikel „Der Stepper" Fitnessübungen auf diesem Gerät empfohlen:

> Frauen stehen auf die Tretgeräte. Sorgen sie doch genau da für straffere Formen, wo die meisten ihre Problemzonen haben: an Po und Oberschenkeln. Auch die Muskeln an Bauch und Rücken profitieren vom gelenkschonenden Training. Entscheidend für Gesundheitsbewusste ist der positive Effekt auf Herz und Kreislauf.[108]

Auch wenn im letzten Satz die positiven Auswirkungen auf Herz und Kreislauf angesprochen wurden, so kann dies doch nicht über die in erster Linie beworbenen Möglichkeiten der Körperformung hinwegtäuschen. Im Artikel

---

106 Der Jahrgang 2005 erschien in 24 Ausgaben. Die Ausgaben 1a, 2a, 2b, 3a, 4a, 4b, 5a, 8a, 9b und 10a wiesen 99 Seiten auf. Die Ausgaben 1b, 5b, 6b, 7a und 7b besaßen 91 Seiten; die Ausgaben 3b und 6a je 107 Seiten; die Ausgaben 11a und 12a je 135 Seiten; die Ausgabe 8b 89 Seiten; die Ausgabe 9a 87 Seiten; die Ausgabe 10b 111 Seiten; die Ausgabe 11b 123 Seiten und die Ausgabe 12b 115 Seiten.

107 Der Jahrgang 2010 erschien in 24 Ausgaben. Die Ausgaben 1a, 2a, 3a, 4a, 10b, 11b und 12b besaßen 99 Seiten; die Ausgaben 1b, 3b, 4b, 5b, 6b, 7b und 8a 83 Seiten; die Ausgaben 2b, 6a, 8b, 9a und 9b je 91 Seiten; die Ausgabe 5a 107 Seiten, Die Ausgabe 10a 123 Seiten; die Ausgabe 11a 135 Seiten und die Ausgabe 12a 147 Seiten.

108 O. V. Der Stepper. In: Apotheken-Umschau, Heft 3a (2000), S. 76.

„Pausenfüller, die fit halten"[109] wurde Frauen Tipps gegeben, wie sie während der Hausarbeit mit Fitnessübungen ihren Körpern etwas Gutes tun konnten. Die frauenspezifische Ausrichtung wurde damit begründet, dass Frauen im Großteil der Fälle noch immer für die Hausarbeit zuständig wären.

Geschlechterdifferenzierende Artikel hoben auf unterschiedliche Formen des Krankseins von Männern und Frauen ab. Der Artikel „Anders krank, Frauen und Männer"[110] referierte z. B. epidemiologische Daten zu Erkrankungsraten von Männern und Frauen bei spezifischen Erkrankungen. Und auch die *Apotheken-Umschau* selbst nahm sich im Jahr 2010 des unterschiedlichen Gesundheits- und Krankheitsverhaltens von Männern und Frauen an und gab beim Marktforschungsinstitut GfK (Gesellschaft für Konsumforschung, Nürnberg) eine Umfrage zum Gesundheitsverhalten in Auftrag:

> Die große Bedeutung der Frau als Managerin in Sachen Gesundheit bestätigt eine aktuelle repräsentative Umfrage des Marktforschungsinstituts Gfk im Auftrag der *Apotheken Umschau* eindrucksvoll: 64 Prozent der befragten Frauen, aber nur 40 Prozent der Männer interessieren sich stark oder sehr stark für das Thema Gesundheit.

## 5.3.2 Die Inhalte der Public Health-Zeitschriften Bundesgesundheitsblatt und Das Gesundheitswesen

Im Gegensatz zu den 1990er Jahren nahm die Anzahl der geschlechterspezifischen Artikel gegenüber den geschlechterneutralen im ersten Jahrzehnt des neuen Jahrtausends wieder ab. Die zunehmende Bedeutung der Kategorie Geschlecht innerhalb der Gesundheitsforschung schlug sich zumindest auf quantitativer Ebene in den beiden untersuchten *Public Health*-Zeitschriften demnach nicht mehr nieder. Die einzige wirkliche Konstante zeigt sich in der geringen Bedeutung von Prävention und Gesundheitsförderung innerhalb der Zeitschriften. Mit maximal zehn Artikeln pro Jahrgang wurden die Ausmaße der *Apotheken-Umschau* nie erreicht.

Innerhalb der Kategorie geschlechterneutrale Ansprache richteten sich die Artikel auch implizit an kein bestimmtes Geschlecht. In der Kategorie geschlechterspezifische Artikel finden sich mit acht zu vier doppelt so viele Artikel zu Frauen wie zu Männern.

---

109 Vgl. o. V. Pausenfüller, die fit halten. In: Apotheken-Umschau, Heft 3b (2000), S. 72 f.
110 Vgl. o. V. Anders krank, Frauen und Männer. In: Apotheken-Umschau, Heft 12a (2010), S. 84–89.

Tab. 53: Auswertung *Bundesgesundheitsblatt* 2000[111]

| geschlechterneutral ausgelegte Artikel | 2 | implizit männlich | 0 |
|---|---|---|---|
| | | implizit weiblich | 0 |
| | | tatsächlich neutral | 2 |
| geschlechterspezifisch ausgelegte Artikel | 2 | explizit männlich | 1 |
| | | explizit weiblich | 1 |
| | | differenzierend | 0 |

Quelle: eigene Berechnungen

Tab. 54: Auswertung *Bundesgesundheitsblatt* 2005

| geschlechterneutral ausgelegte Artikel | 8 | implizit männlich | 0 |
|---|---|---|---|
| | | implizit weiblich | 0 |
| | | tatsächlich neutral | 8 |
| geschlechterspezifisch ausgelegte Artikel | 1 | explizit männlich | 0 |
| | | explizit weiblich | 1 |
| | | differenzierend | 0 |

Quelle: eigene Berechnungen

Tab. 55: Auswertung *Bundesgesundheitsblatt* 2010

| geschlechterneutral ausgelegte Artikel | 7 | implizit männlich | 0 |
|---|---|---|---|
| | | implizit weiblich | 0 |
| | | tatsächlich neutral | 7 |
| geschlechterspezifisch ausgelegte Artikel | 1 | explizit männlich | 0 |
| | | explizit weiblich | 1 |
| | | differenzierend | 0 |

Quelle: eigene Berechnungen

111 Seit 1999 erscheint das Bundesgesundheitsblatt offiziell unter dem Namen „Bundesge-sundheitsblatt, Gesundheitsforschung, Gesundheitsschutz" und wird vom Springer Ver-lag aus Heidelberg herausgegeben.

Tab. 56: Auswertung *Das Gesundheitswesen* 2000

| geschlechterneutral ausgelegte Artikel | 3 | implizit männlich | 0 |
|---|---|---|---|
| | | implizit weiblich | 0 |
| | | tatsächlich neutral | 3 |
| geschlechterspezifisch ausgelegte Artikel | 3 | explizit männlich | 0 |
| | | explizit weiblich | 3 |
| | | differenzierend | 0 |

Quelle: eigene Berechnungen

Tab. 57: Auswertung *Das Gesundheitswesen* 2005

| geschlechterneutral ausgelegte Artikel | 7 | implizit männlich | 0 |
|---|---|---|---|
| | | implizit weiblich | 0 |
| | | tatsächlich neutral | 7 |
| geschlechterspezifisch ausgelegte Artikel | 3 | explizit männlich | 2 |
| | | explizit weiblich | 1 |
| | | differenzierend | 0 |

Quelle: eigene Berechnungen

Tab. 58: Auswertung *Das Gesundheitswesen* 2010

| geschlechterneutral ausgelegte Artikel | 2 | implizit männlich | 0 |
|---|---|---|---|
| | | implizit weiblich | 0 |
| | | tatsächlich neutral | 2 |
| geschlechterspezifisch ausgelegte Artikel | 2 | explizit männlich | 1 |
| | | explizit weiblich | 1 |
| | | differenzierend | 0 |

Quelle: eigene Berechnungen

Auch wenn ein Großteil der Artikel zu Prävention und Gesundheitsförderung kein bestimmtes Geschlecht thematisierte, so war Geschlecht als Kategorie in den Gesundheitswissenschaften dennoch ein innerhalb der *Public Health*-Zeitschriften diskutiertes Thema. So führte bspw. der Artikel „Die Berücksichtigung der Geschlechterperspektive" in viele Aspekte der Thematik ein und stellte die Wichtigkeit heraus:

Aufgabe der Public-Health-Forschung ist es, das notwendige geschlechterdifferenzierte Wissen zu liefern und zu klären, welche – nicht zwangsläufig unterschiedlichen – gesundheitlichen Risiken und Ressourcen sowie Bedürfnisse und Bedarfe Frauen und Männer haben, um daraus adäquate Strategien für einen gleichwertigen Zugang zu den Ressourcen entwickeln zu können.[112]

Und auch der Artikel „Sucht und Gender" setzte sich für eine Berücksichtigung der Kategorie Geschlecht ein und meinte damit ausdrücklich sowohl Frauen als auch Männer: „Geschlechtsspezifische Suchtarbeit wird bisher vor allem mit frauenspezifischen Ansätzen gleichgesetzt. Diese müssen, genau wie die bisher vorhandene männerspezifische Suchtarbeit, zu einer geschlechtergerechten Suchtarbeit weiterentwickelt und Standard werden."[113]

Ähnlich wie in den Jahrzehnten davor wurde in diesem Jahrzehnt das Thema Rauchen im Zusammenhang mit Weiblichkeit diskutiert. Während in den vorherigen Artikeln v. a. die Aufmerksamkeit auf den zunehmenden Tabakkonsum von Frauen gelegt wurde, verwies man hier insbesondere auf die Möglichkeiten eines Rauchstopps. Demnach wirkten bei Frauen andere Hindernisse als bei Männern:

> Eine wichtige Barriere für den Rauchstopp ist die Angst vor einer Gewichtszunahme. Tatsächlich hat ein Rauchstopp ohne Anpassung des Ernährungs- und Bewegungsverhaltens häufig eine Gewichtszunahme zur Folge, da Nikotin einerseits den Grundumsatz erhöht und andererseits den Appetit bremst. Frauen nehmen hierbei durchschnittlich mehr an Gewicht zu als Männer."[114]

Weiter neu ist die zwar aus der Perspektive der Frauengesundheitsforschung bereits bekannte, jedoch sowohl auf Frauen als auch Männer bezogene Forderung nach geschlechterspezifischen Präventionskonzepten: „Um die Wirksamkeit der Tabakprävention in Deutschland langfristig zu stärken, müssen Maßnahmen, Programme und Kampagnen immer auch genderspezifisch gestaltet sein, damit sie die Lebensumstände von Frauen und Mädchen ausreichend berücksichtigen."[115] Auch von Seiten der sich etablierenden Männergesundheitsforschung wurde auf die Bedeutung der Kategorie Geschlecht hingewiesen, wie der 2005 in *Das Gesundheitswesen* veröffentlichte Artikel „Genderspezifische Gesundheitsberichterstattung im Bodenseekreis: Zukunftsthema ‚Gesundheit von Jungen und Männern'"[116] verdeutlicht.

---

112 I. Jahn: Die Berücksichtigung der Geschlechterperspektive. Neue Chancen für Qualitätsverbesserungen in Epidemiologie und Gesundheitsforschung. In: Bundesgesundheitsblatt, Gesundheitsforschung, Gesundheitsschutz 3 (2005), S. 288.

113 C. Zenker: Sucht und Gender. In: Bundesgesundheitsblatt, Gesundheitsforschung, Gesundheitsschutz 4 (2005), S. 469.

114 K. Balke, B. Dohnke, S. Fleitmann, C. Rustler, U. Sonntag: Frauen und Rauchen. Herausforderung für die Tabakkontrollpolitik in Deutschland. In: Bundesgesundheitsblatt, Gesundheitsforschung, Gesundheitsschutz 2/3 (2000), S. 120.

115 Ebd.

116 Vgl. S. Preuß, B. Szagun: Genderspezifische Gesundheitsberichterstattung im Bodenseekreis: Zukunftsthema „Gesundheit von Jungen und Männern". In: Das Gesundheitswesen 68 H. 12 (2005), S. 862–866.

## 5.4 Zwischenfazit 2000er Jahre

Im letzten Untersuchungsjahrzehnt standen in Deutschland in präventionspolitischer Hinsicht weiterhin die Auseinandersetzungen zwischen den Krankenkassen und dem Staat um die Frage des Einflusses der Krankenkassen im Vordergrund. Die in den 1990er Jahren beschnittenen Rechte wurden jetzt teilweise wieder erweitert. Bei der Durchführung von Präventionsleistungen gab es ebenfalls kaum Neuerungen, man orientierte sich weiter am Setting-Ansatz und an der Verhaltensprävention.

Aus geschlechterspezifischer Perspektive brachte auf politischer Ebene insbesondere der Ansatz des Gender Mainstreaming Veränderungen. Ziel dieses Konzeptes war es, bei allen politischen Entscheidungen die Kategorie Geschlecht in die Überlegungen miteinzubeziehen. Auch wenn es fraglich ist, ob dies erreicht wurde, so hat es doch zumindest dazu geführt, dass die Kategorie Geschlecht mehr berücksichtigt wurde als zuvor. So fanden bspw. in Schleswig-Holstein Veranstaltungen für Multiplikatoren im Gesundheitsbereich statt, die speziell auf unterschiedliche Geschlechterrollen eingingen.

Auch die Geschlechterausrichtung der analysierten Präventionsinhalte zeigte, wie bereits im Jahrzehnt zuvor, keine klare Tendenz mehr. In den untersuchten Medien der Gesundheitsaufklärung war die Anzahl der Frauen und Männer ansprechenden Publikationen in etwa gleich. Es entstanden besonders viele Broschüren, die beide Geschlechter in einer differenzierenden Weise ansprachen. Auch in den Artikeln der *Apotheken-Umschau* konnte dies beobachtet werden. Jedoch richtete sich weiterhin ein großer Teil der *Apotheken-Umschau*-Artikel an Frauen. In Hamburg stand in den Jahren 2000 bis 2010 ebenfalls die Frauengesundheit vorrangig im Kurs. So wurden nicht nur von der HAG viele Projekte durchgeführt, die vornehmlich auf Frauen ausgerichtet waren, sondern auf politischer Ebene wurde sogar eigens ein Expertengremium zur Frauengesundheit einberufen. In Schleswig-Holstein gestaltete sich die Präventionsarbeit etwas ausgeglichener. Mit „BRUSTlife" und „MÄNNERsache" wurden zwei große Projekte für Frauen und Männer initiiert, wobei das frauenspezifische Programm erfolgreicher durchgeführt werden konnte. Die VHS Hamburg, die weiterhin eine Einrichtung blieb, die, bezogen auf den Gesundheitsbereich, vorwiegend von Frauen genutzt wurde, versuchte in diesem Jahrzehnt erstmals ganz überwiegend Kurse für Männer anzubieten. Diese ließen sich v. a. über den Sportbereich gut erreichen.

Die in der Präventionsliteratur eingesetzten Geschlechterbilder erfuhren eine weitere Pluralisierung, ohne dass jedoch die althergebrachten Rollenleitbilder aufgegeben wurden. Neu innerhalb der Darstellung von Männern und Frauen in den untersuchten Präventionskonzepten war die Präsenz von Migranten und Migrantinnen. Thematisch wurden sie v. a. in der Sexualaufklärung angesprochen.

Bei den Frauenleitbildern war weiterhin die Rolle der Mutter präsent. Hier wurde immer wieder die Schädlichkeit des Suchtmittelkonsums für ungeborene Kinder angeführt. Ebenso war, v. a. durch die Artikel der *Apotheken-*

*Umschau*, Attraktivität ein wichtiges Leitthema für Frauen. Daneben hatten sich aber auch fest Erwerbsarbeit und beruflicher Erfolg innerhalb des Frauenbildes etabliert.[117]

Auch die männlichen Leitbilder erfuhren eine weitere Pluralisierung. Innerhalb der Aids-Aufklärung wurde sogar explizit für die Anerkennung verschiedener Arten des Mannseins und damit für eine Öffnung von Männlichkeitskonzepten geworben. Häufig war das Bild des fitten Mannes als Leitbild anzutreffen. Bspw. warb man mit Fitness für die Aufgabe des Rauchens. So wurde der übergewichtige Körper sowohl bei Männern als auch Frauen als ein die Gesellschaft bedrohendes Massenphänomen gedeutet, welches es aufzuhalten gelte.[118]

---

117 Vgl. Adler, Lenz: Einführung Band 1 (2010), S. 92.
118 Vgl. Maria Haun: Schwere Körper. In: Dagmar Filter, Jana Reich (Hg.): „Bei mir bist Du schön …". Kritische Reflexionen über Konzepte von Schönheit und Körperlichkeit. (= Feministisches Forum – Hamburger Texte zur Frauenforschung; Bd. 4) Freiburg 2012, S. 262.

# Fazit

Ein langes und gesundes Leben zu führen, gilt in der sich seit längerer Zeit formierenden Gesundheitsgesellschaft als oberstes anzustrebendes Ziel. Daher gewinnt Prävention mehr und mehr an Bedeutung.

Zur Analyse ist in der vorliegenden Untersuchung auf Michel Foucaults Konzept der Biopolitik zurückgegriffen worden. So wurden Präventionskonzepte als biopolitische Maßnahmen verstanden, die dazu beitragen sollen, die Gesundheit zu verbessern und damit letztendlich auch potentiell das Leben zu verlängern. Zur Implementierung dieser Maßnahmen in die Gesellschaft ist eine Form von Macht notwendig, die sich hier in der von Foucault sogenannten Gouvernementalität wiederfindet. Ziel ist es hierbei, Subjekte zu formen, die aus sich selbst heraus rationale und moralisch richtige Entscheidungen treffen, die letztendlich auch den Staat – durch die Volksgesundheit – positiv beeinflussen. Die konkreten Präventionsmaßnahmen verstehen sich in diesem Kontext als Techniken des Selbst. In den letzten Jahren wurde vor diesem Hintergrund das theoretische Konstrukt des „präventiven Selbst" entwickelt. Darunter lässt sich ein Individuum verstehen, welches ständig im Sinne der eigenen Gesundheit auf sich selbst bedacht ist, sich selbst kontrolliert und sein Handeln daran ausrichtet. Besonders in der Gesundheitsgesellschaft scheint das „präventive Selbst" den Normaltypus eines Bürgers darzustellen.

Bei näherer Betrachtung dieses Konzeptes stellt sich allerdings die Frage, ob es ohne Weiteres auf alle Menschen in der BRD angewendet werden kann.[1] Soziale Kategorien wie Alter, Geschlecht, soziale Lage, Religion oder Sexualität wurden bisher von der Forschung im Zusammenhang mit dem „präventiven Selbst" kaum näher betrachtet. In dieser Arbeit wurde eine dieser Kategorien – die Bedeutung des Geschlechts – näher untersucht. Das Geschlecht eignet sich besonders gut für historische Fragestellungen zu den Themen Gesundheit und Krankheit, da hier bereits beachtliche Unterschiede in vielen Facetten von der historischen, der sozialwissenschaftlichen als auch von der medizinischen Forschung nachgewiesen wurden. So steht bspw. gesundheitsbewusstes Verhalten oftmals im Gegensatz zu Männlichkeitsleitbildern. Die Antwort auf die Frage, ob das „präventive Selbst" ein Geschlecht besitzt, war ein zentrales Anliegen der Arbeit.

Da Prävention und Gesundheitsförderung in Deutschland von verschiedenen Anbietern betrieben wird, war es besonders zielführend, entsprechend unterschiedliche Quellenkorpora in den Blick zu nehmen, um die Ausgangsfragen umfassender beantworten zu können. Aus forschungspragmatischen Gründen musste jedoch eine Auswahl getroffen werden. Die Hauptquellenbasis für die Bundesebene bildeten Aufklärungspublikationen der Bundeszen-

---

1   Die Beiträge im Sammelband von Lengwiler und Madarász beziehen sich auf eine transatlantische Perspektive und suggerieren so, dass das Konzept auch in anderen Gebieten Anwendung findet. Da hier jedoch nur die BRD als geographischer Raum betrachtet wurde, werden andere Räume nicht untersucht.

trale für gesundheitliche Aufklärung und deren Vorgängerinstitution Deutsches Gesundheits-Museum. Als Medien der Gesundheitsaufklärung, die in vielen Aspekten der Printwerbung durchaus ähnlich sind, vermitteln diese auf vielfältige Art und Weise Geschlechterbilder, die es zu analysieren galt. Wegen der hohen Bedeutung von Bildern in der Vermittlung der Inhalte wurden auch die Zeichnungen und Fotografien in die Untersuchung miteinbezogen. Internes Aktenmaterial wie Budgetplanungen, Besprechungsprotokolle und Vorstudien der Bundesbehörden befanden sich ebenfalls im Quellenkorpus zur Bundesebene.

Auf der Länderebene wurden Quellen zu Prävention und Gesundheitsförderung der Bundesländer Hamburg und Schleswig-Holstein näher betrachtet, damit sowohl die Aktivitäten eines Stadt- als auch eines Flächenstaates in die Analyse einbezogen werden konnten. Aus beiden Ländern wurden v. a. behördliche Aktenbestände der Gesundheitsbehörden ausgewertet, aber auch veröffentlichte Aufklärungspublikationen befanden sich im Quellenkorpus. Zudem zählten die Vorlesungsverzeichnisse der VHS Hamburg zu den ausgewerteten Quellen dieser Ebene. Die VHS gilt neben der Gesundheitsbehörde zu den wichtigsten Trägern von Präventionsmaßnahmen auf der Kommunalebene, die in Hamburg mit der Länderebene deckungsgleich ist. Da die Vorlesungsverzeichnisse über einen langen Zeitraum vorliegen, eignen sie sich gut für eine diachrone Analyse. Des Weiteren wurden Teilnehmerstatistiken der VHS betrachtet, sodass Aussagen über die Inanspruchnahme der Angebote getroffen werden konnten.

Weitere Präventionsträger wurden gemeinsam auf der privatwirtschaftlichen und medizinischen Ebene betrachtet. Exemplarisch wurde die *Apotheken-Umschau* als Medium der privatwirtschaftlichen Akteure und die beiden *Public Health*-Zeitschriften *Bundesgesundheitsblatt* und *Das öffentliche Gesundheitswesen* als Quellen der professionellen Präventionsforschung analysiert.

Als letzte zu untersuchende Akteure, die jedoch nicht zu den Präventionsanbietern zu zählen sind und daher eine gewisse Sonderrolle in der Arbeit einnehmen, sind die einzelnen Subjekte zu nennen, die die Präventionsmaßnahmen letztendlich umsetzen sollten. Als Quellenbasis dienten insgesamt 649 Eingaben von Privatpersonen an Bundesbehörden wie das Gesundheitsministerium oder die BZgA. Auch wenn diese Zahl der Eingaben weit davon entfernt ist, Repräsentativität zu beanspruchen, muss darauf hingewiesen werden, dass es bereits als Erfolg zu werten ist, überhaupt Selbstzeugnisse zu diesem Themenfeld gefunden zu haben. Die Inanspruchnahme von Präventionsleistungen war im Gegensatz zur Behandlung von Krankheiten für Menschen nur sehr selten ein Schreibanlass. Als Selbstzeugnisse haben Eingaben den Vorteil, zeitnah von der betroffenen Person, die damit relativ direkt über ihr eigenes Leben berichtet, verfasst worden zu sein. Allerdings unterliegen die Eingaben einem gewissen Konstruktionscharakter, der bei der Quellenanalyse berücksichtigt werden musste. Die Verfasser der Eingaben verfolgten mit der Niederschrift und dem Absenden ihres Schreibens letztendlich bestimmte Ziele, weshalb einige Themen vielleicht verschwiegen und andere hingegen übertrieben dargelegt wurden. Damit hat sich gezeigt, dass trotz quellenimmanenter Einschränkungen die Eingaben eine sinnvolle Quelle zur Analyse dieser Fragestellungen darstellen.

Als erstes brachte die Untersuchung zum Vorschein, dass Männer – entgegen gängigen Annahmen – sich sehr wohl um ihre eigene Gesundheit und auch um die anderer Personen kümmerten. Das Stereotyp vom „Gesundheitsidioten Mann" kann also nicht bestätigt werden, was insbesondere durch die Analyse der Eingaben deutlich wurde.

Auch wenn, wie bereits erwähnt, das Quellenkorpus keine Repräsentativität beanspruchen kann, so konnte die Anzahl von über 600 Eingaben zumindest Tendenzen offenlegen. So ergab die quantitative Analyse, dass insgesamt deutlich mehr Männer als Frauen als Absender auftraten. Auch bei der Betrachtung der einzelnen Untersuchungsjahrzehnte war dies durchgehend der Fall. Durchschnittlich lag das Verhältnis bei ca. zwei Dritteln männlichen und einem Drittel weiblichen Verfassern (außer in den 1990er Jahren, in denen das Verhältnis geringfügig ausgeglichener war). Dieses Ergebnis war zunächst unerwartet, da Prävention und Gesundheitsförderung in anderen wissenschaftlichen Untersuchungen zum Gesundheitswissen eher als Aufgaben der Frauen innerhalb der Familie dargestellt werden. Und auch die Analyse der Präventionsangebote zeigte die stärkere Ausrichtung auf Frauen als Zielgruppe. Neben diversen themenspezifischen Aspekten ist dieses Ergebnis wohl v. a. auf die Quellengattung zurückzuführen. Eingaben besitzen zwar in der BRD keinen offiziellen Status, doch gelten sie als behördliche Kommunikation und haben damit einen gewissen Öffentlichkeitscharakter. Besonders in den ersten Jahrzehnten des Untersuchungszeitraums galt diese Form der Kommunikation als Aufgabe des Mannes innerhalb der Familie. Und auch wenn sich dies innerhalb des Untersuchungszeitraums allmählich veränderte, wurde es in einigen Familien später ebenfalls noch so gehandhabt. Doch trotz dieser Einschränkungen kann nicht geleugnet werden, dass Männer sich für präventive Belange einsetzten.

Zentrales Anliegen dieser Arbeit war die Klärung der Frage, ob das „präventive Selbst" ein Geschlecht besitzt. Um diese Frage beantworten zu können, musste zunächst die geschlechterspezifische Ausrichtung von Präventionsangeboten näher betrachtet werden. Waren Frauen oder Männer mehr im Fokus der Präventionsanbieter? Und, änderte sich dies im Untersuchungszeitraum?

In den 1950er und 1960er Jahren standen die Frauen deutlich stärker im Interesse der Präventionsträger. Auf Bundesebene zeigten die analysierten Aufklärungsmedien, auch wenn diese sich vordergründig an beide Geschlechter richteten, eine implizite Adressierung an Frauen auf. Und auch die Aufklärungsmedien, die auf Länderebene, bspw. in Hamburg konzipiert wurden, richteten sich an Frauen. Auf Länderebene waren es aber in erster Linie die geschaffenen Beratungsstellen, die Prävention vorrangig als Maßnahmen für Frauen verstanden. Die VHS-Kurse in Hamburg bestätigen das Bild der vorrangigen Ansprache von Frauen in dieser Zeit auf der Länderebene. Die Ana-

lyse der Geschlechterausrichtung der anderen Präventionsanbieter zeichnet
ein ganz ähnliches Bild. Die Artikel der *Apotheken-Umschau* und des *Bundesgesundheitsblattes* setzten sich ebenfalls mehr mit der Frau als Ansprechperson
auseinander. Zwar wurden Männer in den 1950er und 1960er keineswegs von
den Präventionsangeboten ausgeschlossen, doch wurden sie in den analysierten Quellen viel seltener adressiert als Frauen. Einzig der Ausbau der Krebs-
fürsorgestellen in Hamburg kann als systematisches Angebot von Präventionsangeboten auch für Männer betrachtet werden.

Auch wenn die 1970er Jahre im Präventionsbereich vielfältige Veränderungen mit sich brachten, änderte sich an der Geschlechterausrichtung nur
wenig. Die Präventionsangebote blieben weiterhin vornehmlich auf Frauen
ausgerichtet. Die BZgA-Publikationen richteten sich in ihrer Mehrzahl explizit bzw. implizit vorrangig an Frauen, allerdings nicht mehr in der Deutlichkeit der beiden vorherigen Jahrzehnte. So entstanden auch Aufklärungsmedien, die an Männer adressiert waren. Allerdings fällt auf, dass, wenn Männer
in den Blick gerieten, es oftmals darum ging, die Gesundheit der Frau zu
verbessern. Damit nutzte diese Form der Ansprache in letzter Konsequenz
wiederum v. a. den Frauen. In Hamburg und Schleswig-Holstein waren ebenfalls die Frauen weiterhin das bevorzugt angesprochene Geschlecht. So fanden in Schleswig-Holstein mehr Vorträge zu frauenspezifischen Themen statt,
die ausgegebenen Merkblätter richteten sich häufiger an Frauen und das Publikum bei öffentlichen Vorträgen bestand mit Hausfrauenverbänden und Mütterschulen vorrangig aus Frauen.

In den Jahren 1980 bis 2000 gestaltete sich die Geschlechterausrichtung
weit weniger deutlich, doch weiterhin war Prävention mehr auf Frauen ausgerichtet. Nur in den analysierten Publikationen, die durch die BZgA auf der
Bundesebene entstanden, wurden in beiden Jahrzehnten Frauen und Männer
ungefähr gleich oft angesprochen. Auf den anderen Untersuchungsebenen
zeichnete sich diese relative Ausgewogenheit jedoch noch nicht ab. Dort blieben weiterhin die Frauen dasjenige Geschlecht, welches im Fokus der Präventionsangebote stand. Auf Länderebene führte die VHS Hamburg in den
1980er Jahren die eigenständige Rubrik „Frauen und Gesundheit" ein, die die
Ausrichtung auf Frauen als Zielgruppe unterstrich. Auch wenn in den 1990er
Jahren durch das ausgebaute Angebot von Fitness- und Sportkursen die Rate
von männlichen Teilnehmern an den Gesundheitskursen der VHS leicht anstieg, kann dies nicht über die generell stärkere Ausrichtung auf Frauen hinwegtäuschen. In der *Apotheken-Umschau* fanden sich ebenfalls in beiden Jahrzehnten weiterhin mehr Artikel, die Frauen ansprachen. Dies hängt wahrscheinlich mit der starken inhaltlichen Ausrichtung der *Apotheken-Umschau* auf
Attraktivitätsthemen zusammen. Und auch in den *Public Health*-Zeitschriften
fanden sich überwiegend frauenspezifische Artikel.

Im letzten Untersuchungsjahrzehnt setzte sich der Trend der zunehmenden männerspezifischen Ausrichtung zumindest auf der Bundesebene fort.
Insgesamt wurde das Verhältnis von frauen- zu männerspezifischen Ansprachen nun relativ ausgeglichen. Insbesondere fanden sich deutlich mehr Auf-

klärungspublikationen, die differenziert sowohl Männer als auch Frauen ad-ressierten. In den Artikeln der *Apotheken-Umschau* wurde diese Form der Aus-richtung ebenfalls häufig festgestellt. Die Aktivitäten in Schleswig-Holstein waren in diesem Zeitraum nicht vornehmlich auf ein Geschlecht ausgerichtet. Es fanden bspw. Multiplikatorenveranstaltungen statt, die auf das Thema Ge-schlechterrollen eingingen und damit die Bedeutung des Geschlechtes als relevante Kategorie hervorhoben.

Im gesamten Untersuchungszeitraum waren Frauen die Hauptzielgruppe der analysierten Präventionsanbieter. Männer kamen erst ab den 1970er Jah-ren vermehrt in den Blick der Präventionsträger. Allerdings konnten sie sich lediglich auf der Bundesebene als gleichbedeutende Zielgruppe von Präven-tionsangeboten etablieren, während sie auf den anderen Untersuchungsebe-nen weiterhin gegenüber den Frauen eine geringere Rolle spielten. Wenn also in der medizinischen Forschung Prävention immer wieder als Feld der Frauen beschrieben wird, muss jedoch mit berücksichtigt werden, dass die Arbeit der Präventionsanbieter der letzten 60 Jahre dies auch systematisch förderte.

Ausgehend von diesen Erkenntnissen wurde in einem nächsten Untersu-chungsschritt danach gefragt, inwieweit diese Angebotsausrichtung Auswir-kungen auf die einzelnen Subjekte hatte. Daher wurde anhand von Eingaben die Einstellung von Männern und Frauen zu Präventionsangeboten unter-sucht. Deutet man die Präventionsangebote als biopolitische Maßnahmen zur Konstituierung eines genuin weiblichen Präventionshabitus', so konnte man annehmen, dass zum einen Frauen häufiger die Absender von Eingaben wa-ren und sie sich zum anderen intensiver mit Aspekten der Prävention beschäf-tigten. Dies konnte jedoch für kein Untersuchungsjahrzehnt bestätigt werden, da immer deutlich mehr Männer als Absender der Eingaben auftraten. Trotz quellenkritischer Einschränkungen muss daher konstatiert werden, dass sich Männer sehr wohl auch mit Themen der Prävention beschäftigten. Einschrän-kend ist jedoch auf bestehende Diskrepanzen zwischen dem Gesundheitswis-sen und den tatsächlich aufgeführten Gesundheitspraktiken hinzuweisen. So-ziologische Studien konnten ein gesundheitsschädliches Verhalten von Män-nern trotz einem ausgeprägten Gesundheitswissen aufzeigen.[2]

In den 1960er Jahren schrieben deutlich mehr Männer als Frauen dazu Eingaben an die Bundesbehörden. Insbesondere die ausgeglichene Schreib-rate von Männern und Frauen zum Thema Impfung von Kindern ist in die-sem Zeitraum bemerkenswert und deutet ein Interesse der Väter an, welches durch die Angebotsseite nicht aktiviert wurde. In den 1970er Jahren waren die Männer ebenfalls als Absender deutlich in der Überzahl.

Auch in den 1980er Jahren verfassten mehr Männer Eingaben als Frauen, insgesamt ca. doppelt so viele. Da aus diesem Jahrzehnt die mit Abstand meisten Eingaben vorliegen, werden die Tendenzen der vorhergehenden

2   Vgl. Diana Baumgarten, Frank Luck, Andrea Maihofer, Nina Wehner: „Mir geht es gut!"
    Gesundheitsvorstellungen von Männern in der Schweiz. Ergebnisse aus einem empiri-
    schen Projekt. In: Freiburger Zeitschrift für Geschlechterstudien 21 H. 2 (2015), S. 33–
    49.

Jahrzehnte bestätigt. Innerhalb der Eingaben zum Rauchen konnte exemplarisch gezeigt werden, dass, obwohl die Männer häufiger als Verfasser auftraten, sie weniger über ihre eigene Gesundheit berichteten als Frauen. Hier kann nun doch, zumindest ein eine geringe Auswirkung der vorrangigen frauenspezifischen Ansprache der Präventionsangebote angenommen werden, die eine stärkere Auseinandersetzung von Männern mit der eigenen Gesundheit eher behinderten, statt sie zu fördern. Demnach wurde von vielen Männern selbst Gesundheit als ein eher weiblich konnotiertes Thema bewertet. Dass dies kein Einzelfall ist, belegen die Eingaben zum Drogenkonsum aus den 1990er Jahren. Auch hier argumentierten die Männer vordergründig juristisch und ökonomisch, jedoch seltener als Frauen mit einem direkten Bezug auf Gesundheit.

Das „präventive Selbst" war also weder exklusiv weiblich noch männlich. Über den gesamten Untersuchungszeitraum hinweg betrachtet, sprachen die Präventionsträger zwar mit ihren Angeboten vorrangig Frauen an und wirkten damit auf eine „Feminisierung" des „präventiven Selbst" hin, doch laut der Analyse der Eingaben setzten sich die Männer trotz der selteneren Adressierung durch die Präventionsanbieter ebenso mit Themen der Prävention auseinander.

Auch die Form der geschlechterspezifischen Adressierung änderte sich im Untersuchungszeitraum. Während in den 1950er und 1960er Jahren noch vorwiegend Verbote ausgesprochen und beiden Geschlechtern ihre Fehler aufgezeigt wurden, ging man ab Ende der 1970er Jahre innerhalb der frauenspezifischen Ansprache dazu über, Frauenfiguren als positive Beispiele für Gesundheitshandeln darzustellen. Männer wurden hingegen immer häufiger als negativ und defizitär in ihrem Gesundheitswissen und -handeln präsentiert. Es verfestigte sich ein Defizitdiskurs zur Männergesundheit, der bis heute anhält. Ralf Ruhl kritisiert z. B. die Darstellung von Vätern in der Zeitschrift Brigitte. Zum Thema Essstörungen wurden dort Tipps für Väter gegeben, die diese implizit als in Gesundheitsfragen Unwissende darstellten.[3] Und auch bei der allgemeinen Thematisierung männlicher Gesundheit in der Öffentlichkeit wird gegenwärtig das vermeintlich defizitäre Verhalten von Männern überproportional oft thematisiert.[4]

Zuletzt bestätigte der Blick auf die Geschlechterleitbilder einen auch in anderen Bereichen der Zeitgeschichte nachgewiesenen Trend – den der Pluralisierung.[5] Trotz gesamtgesellschaftlicher Veränderungen unterlagen die in den Quellen transportierten Geschlechterleitbilder nur einem langsamen Wandel und waren somit sowohl durch Stabilität als auch durch Veränderung

3   Vgl. Ralf Ruhl: Risikofaktor Vater? Ein Streifzug durch Gesundheitsinformationen und -versorgungsangebote. In: Dr. med. Mabuse 159 (2006), S. 52.

4   Vgl. Thomas Altgeld: Geschlechteraspekte in der Prävention und Gesundheitsförderung. In: Klaus Hurrelmann, Petra Kolip (Hg.): Handbuch Geschlecht und Gesundheit. Männer und Frauen im Vergleich. 2., vollst. überarb. u. erweitert. Aufl. Bern 2016, S. 301.

5   Eine tabellarische Zusammenfassung der Geschlechterleitbilder findet sich bei Linek, Pfütsch (2016): Geschlechterbilder, S. 101.

geprägt. Das Frauenbild der 1950er und 1960er Jahre war in den Präventionsbotschaften vorrangig durch die Rollen als Mutter und Hausfrau bestimmt.
Die Mutter galt als „Hüterin des Lebens" und war daher die wichtigste Person
für Präventionsangebote. Eng an dieses Mutterbild war das Bild der Hausfrau
gekoppelt, welches in den 1950er und 1960er Jahren insbesondere von konservativen Politikern und Vertretern der Kirche als Ideal angesehen wurde.
Demnach sollten Frauen keine Berufsarbeit verrichten, sondern ihre Arbeits-
kraft in das Familienleben investieren. Die Enquête über die Situation der
Frau in Beruf, Familie und Gesundheit forderte sogar eine „Professionalisierung" der Hausfrauenrolle. Daneben wurde immer wieder die große Bedeutung von Attraktivität für Frauen herausgestellt. Neben Themen wie Mode,
bei denen der Zusammenhang zur Gesundheit nur indirekt herstellbar ist,
waren v. a. die Themen Schlankheit und Schönheitspflege von zentraler Wichtigkeit. In den 1970er Jahren veränderte sich an der Bedeutung von Schönheit
für Frauen und deren Bewertung kaum etwas. Allerdings wurde die Frau nur
noch selten explizit als Mutter angesprochen. Zwar stand weiterhin die Gesundheit von Kindern im Fokus des Interesses der Präventionsträger, doch
wurden von nun an verstärkt beide Elternteile adressiert. Auch die Hausfrauenrolle wurde in den Präventionsangeboten immer seltener thematisiert.
Wenn dies geschah, hinterfragte man sie zunehmend kritisch. Aus gesundheitswissenschaftlicher Perspektive tauchte mit Frau Schlapp-Schlapp in den
1970er Jahren erstmals eine Figur auf, die das Bild des „präventiven Selbst"
erfüllte. Durch die von nun an positive Darstellung von Frauenfiguren wurde
das Bild des „präventiven Selbst" zu einem Leitbild v. a. für Frauen gemacht.
Ein Jahrzehnt später zeigt sich die beginnende Pluralisierung der Geschlechterbilder. So gab es Darstellungen, die weiterhin mit der Frau als Mutter und
Hausfrau argumentierten. Insbesondere beim Thema Ernährung war dies au-
genscheinlich. Daneben tauchten aber nun auch berufstätige Frauen auf. Mit
Stress wurde in diesem Zusammenhang eine Problematik angesprochen, die
in früheren Jahrzehnten eher den Männern vorbehalten war. Ein weiteres
Frauenbild, welches sich in den 1980er Jahren etablierte, war das der sportlich aktiven Frau. Bei all diesen unterschiedlichen Facetten des Frauenbildes,
die sich teilweise auch überlagerten, zeigte sich eine Kontinuität in der Darstellung ihres Gesundheitshandelns. Dieses war weiterhin positiv geprägt und
orientierte sich am Leitbild des „präventiven Selbst".

In den 1990er Jahren setzte sich diese Pluralisierung weiter fort. So wurde
Rauchen nicht mehr als ein vornehmlich männliches Problem dargestellt,
sondern Frauen traten ebenfalls als Raucherinnen auf. Hier zeigt sich deutlich, dass sich innerhalb der Geschlechterleitbilder in den Präventionskonzepten, reale gesellschaftliche Veränderungen widerspiegeln. Der Statistik zufolge
fingen Frauen zu dieser Zeit immer häufiger mit dem Rauchen an, wodurch
die Zigarette ihren Status als Männlichkeitsmarker verloren hatte. Attraktivität blieb weiterhin ein wichtiges Thema für Frauen in den Präventionsinhalten. Jedoch wurde ab dieser Zeit aufgrund der stärkeren Thematisierung von
Essstörungen in den Öffentlichkeit vermehrt Kritik am Diätverhalten von

Frauen geübt. Dies hatte allerdings nicht die Kraft, das Schönheitsideal einer schlanken Frau in der Gesellschaft zu beeinflussen.

Im Jahrzehnt 2000 bis 2010 war das Frauenbild der Mutter weiterhin präsent, während die Hausfrauenrolle so gut wie gar nicht mehr dargestellt wurde. Suchtmittelkonsum war ein Thema, welches jetzt erstmals auf Frauen zugeschnitten wurde, in den vorherigen Jahrzehnten aber eher als Männerthema galt. Ein weiteres Frauenbild, welches in diesem Jahrzehnt hinzukam, war das der Migrantin. Hier wurden erstmals Themen wie Sexualität, Schwangerschaft und die Darstellung von Geschlechtskrankheiten kulturell sensibel behandelt und an die Lebenswirklichkeit von Migrantinnen angepasst.

Diesen Prozess der Pluralisierung der Frauenbilder lässt sich in ganz ähnlicher Weise auch an den Männerbildern zeigen. Wenn Männer dargestellt wurden, dann geschah dies oft im Kontext von Berufsarbeit. Die Krankheit, vor der es präventiv zu schützen galt, war die Managerkrankheit. In den 1950er Jahren war zudem noch das Rauchen eine gesundheitsschädigende Praktik, die v. a. von Männern ausgeübt wurde und daher als eine solche dargestellt wurde. Bereits in den 1960er Jahren kamen ganz vereinzelt erste Angebote auf, die das Schönheitsverhalten von Männern thematisierten und von ihnen einen reflexiven Umgang mit der eigenen körperlichen Attraktivität einforderten.

Wie vielfach beschrieben, waren die 1970er Jahre als das Jahrzehnt „nach dem Boom" ein ereignisreiches Jahrzehnt sowohl für die Präventionsforschung als auch für Geschlechterfragen. In einigen Gesundheitsaufklärungsmedien wurde dezidiert Kritik am vermeintlich existierenden Männlichkeitsleitbild geübt, welches demnach v. a. durch Härte geprägt gewesen sei. Dies führe nämlich in letzter Konsequenz zu einem gesundheitsschädlichen Verhalten. Weiterhin wurde das Verhalten von Männern gegenüber ihren Frauen kritisiert. Man forderte sie nun dazu auf, den Frauen Arbeiten im Haushalt sowie auch Familienarbeit abzunehmen. Diese kritische Bewertung verfestigt sich noch, wenn man auf das dargestellte Gesundheitsverhalten von Männern blickt. In vielen Situationen zeigten die präsentierten Männer, dass sie kaum Wissen über gesundheitliche Themen besaßen und verhielten sich demnach aus gesundheitlicher Perspektive falsch. Positives Gesundheitshandeln von Männern wurde hingegen auffällig selten dargestellt.

Eine Veränderung innerhalb des normativen Männlichkeitsleitbildes deutete sich in den 1970er Jahren bereits in der *Apotheken-Umschau* an und setzte sich ein Jahrzehnt später auch auf den anderen Ebenen durch. Standen in den 1960er Jahren noch körperlich füllige Männer wie Ludwig Erhard für Erfolg und Männlichkeit, verfestigte sich hier zunehmend das Leitbild des schlanken Mannes. Der Durchbruch des Fitnesstrends in den 1980er Jahren ließ dann den schlanken und sportlich aktiven Mann zum alleinigen normativen Leitbild avancieren. Die dargestellten Männer eigneten sich so Elemente der für Frauen gewünschten Körperleitbilder an. Neben Schlankheit wurde in den 1970er und 1980er Jahren die Schönheitspflege zu einem Thema, welches

auch den Männern nahegelegt wurde. Seitdem ist das vorherrschende körperliche Leitbild des Mannes geprägt von Schlankheit, Muskeln, Fitness und Jugendlichkeit.[6]

Eine weitere Pluralisierung zeigt sich in den 1990er Jahren, als es auch für
Männer immer normaler wurde, sich um die Ernährung zu kümmern.

Zwar war dies immer noch eher eine Ausnahme als die Regel, dennoch
zeigte sich hier die Öffnung geschlechterspezifisch codierter Themen und
Handlungen für das jeweils andere Geschlecht. Ähnlich wie bei den Illustrationen von Frauen kam im letzten Untersuchungsjahrzehnt auch bei den
Männerbildern noch der Aspekt der Migration hinzu. Hier ging es darum,
Migranten in ihrer Lebenswirklichkeit zu den Themen Sexualität, Schwangerschaft und Geschlechtskrankheiten anzusprechen.

Die Analyse hat zum einen gezeigt, dass die geschlechterspezifische Betrachtung von Präventionskonzepten sehr gut dazu geeignet ist, die vorherrschenden Geschlechterleitbilder einer Gesellschaft herauszuarbeiten. In ihnen spiegeln sich die gängigen Vorstellungen über geschlechterspezifisches
Denken und Handeln wider. Zum anderen wurde deutlich, dass durch Indivi-
dualisierungstendenzen bestehende Geschlechterleitbilder in der Gesellschaft
sich zunehmend aufgelöst haben, durch andere überlagert wurden, teilweise
gleichzeitig bestehen und es damit immer schwieriger wird, weibliches und
männliches Verhalten klar voneinander zu unterscheiden.

Auch wenn sich die Geschichte der Prävention in den letzten Jahren zu-
nehmender Beliebtheit als Forschungsthema erfreut, sind bis jetzt noch viele
Fragen offen geblieben. Da auch diese Studie aus forschungspragmatischen
Gründen Grenzen hat, konnten nicht alle Fragen beantwortet werden. Daher
lohnt es sich, weiterhin eine Zeitgeschichte der Vorsorge zu betreiben, da sie
„Erkenntnisse zum Verhältnis zwischen Staat und Staatsbürger sowie zwischen Allgemein- und Individualwohl"[7] verspricht.

Um v. a. das Wesen des „präventiven Selbst" noch besser bestimmen zu
können, ist es unerlässlich, neben Gender andere Strukturkategorien wie Alter, soziale Schicht, Religionszugehörigkeit oder die Sexualität in die Analyse
von Präventionskonzepten einzubeziehen und in einem weiteren Schritt diese
untereinander in Beziehung zu setzen.[8]

Ebenso könnte nach generationsspezifischen Praktiken der Prävention gefragt werden.[9] Eine Ausdehnung der Fragestellung auf andere Kulturräume
wäre ebenfalls wünschenswert. Da Lengwiler und Madarász zeigen, dass das
Konzept des „präventiven Selbst" in einer transatlantischen Perspektive An-

---

6    Vgl. Nicole Baake, Frank Sommer: Männergesundheit und Sport. In: Theodor Klotz,
     Matthias Stiehler (Hg.): Männerleben und Gesundheit. Eine interdisziplinäre, multipro-
     fessionelle Einführung. Weinheim, München 2007, S. 210.
7    Thießen: Die immunisierte Gesellschaft (2015), S. 244.
8    Dies verlangt auch Martschukat von der Geschlechtergeschichte. Vgl. Jürgen Martschu-
     kat: Geschichte der Männlichkeiten. Akademisches Viagra oder Baustein einer relatio-
     nalen und intersektionalen Geschlechtergeschichte? In: : L'Homme, Europäische Zeit-
     schrift für feministische Geschichtswissenschaft 26 H. 2 (2015), S. 127.
9    Auch Malte Thießen fordert dies ein. Vgl. Thießen: Praktiken (2015), S. 224.

wendung findet, könnten geschlechterspezifische Aspekte des „präventiven Selbst" in diesen Räumen näher betrachtet werden.

Auch wenn in der vorliegenden Arbeit bereits eine Vielzahl von unterschiedlichen Quellengattungen herangezogen wurde, so bestehen hier noch weitere Anknüpfungsmöglichkeiten.

Auf der Bundesebene könnte man die Entwicklungsgeschichte einzelner BZgA-Kampagnen noch genauer untersuchen. Auch wenn es forschungspraktisch sehr schwierig wäre, könnte man nach den verantwortlichen Personen innerhalb der BZgA und den zuständigen Werbeagenturen und deren persönlichen und politischen Hintergründen fragen. Möglicherweise ließe sich so feststellen, welche Haltung sie bspw. gegenüber der Frauenbewegung hatten und ob bewusst bestimmte Männer- und Frauenbilder eingesetzt wurden. Neben der BZgA gibt es noch weitere Institutionen, wie die Deutsche Hauptstelle für Suchtfragen e. V. oder die Deutsche Gesellschaft für Ernährung e. V., die sich von staatlicher Seite mit Prävention befassen und deren Präventionskonzepte ebenfalls analysiert werden müssten. Ein Vergleich mit den Ergebnissen der Präventionsinhalte der BZgA könnte zeigen, ob deren Tätigkeit, wie hier angenommen, als Leitdiskurs die Arbeit anderer Institutionen prägte oder aber ob sich diese ganz anderen Konzepten und Inhalten verschrieben hatten.

Auf der Landes- und Kommunalebene bestünden zwei Möglichkeiten, die Untersuchung auszuweiten. Zunächst könnte die Präventionstätigkeit weiterer Bundesländer näher betrachtet werden. Dabei wären v. a. etwaige Gemeinsamkeiten oder Unterschiede im Nord-Süd-Vergleich interessant.[10] Auch die gesonderte Betrachtung der Präventionsarbeit in den Neuen Bundesländern könnte weitere Ergebnisse zu Tage förderten. Vielleicht wurden über den hier angedeuteten Institutionentransfer hinaus doch bestimmte Konzepte und Inhalte aus der ehemaligen DDR übernommen.[11] Zum anderen könnten kleinere Kommunen verstärkt in den Fokus rücken. Jedoch ist aufgrund des Bedeutungsverlustes des ÖGD kaum zu erwarten, dass sich bspw. bei den Gesundheitsämtern viele Quelle finden lassen. Eine weitere Möglichkeit bestünde daher in der Betrachtung einzelner Projekte, die in den Kommunen umgesetzt worden, z. B. Gesundheitsförderungsprojekte in der Schule oder im Stadtteil.

Auf der privatwirtschaftlichen und medizinischen Ebene ließen sich ebenfalls weitere Quellenbestände untersuchen. Der medizinische Fachdiskurs könnte so durch die Betrachtung von Lehrbüchern, ärztlichen Schriften oder weiteren, v. a. internationalen Zeitschriften, noch stärker herausgearbeitet werden. Die Analyse der privatwirtschaftlichen Seite, die hier stellvertretend durch die *Apotheken-Umschau* in den Blick genommen wurde, könnte ebenfalls ausgebaut werden. Als weitere Anbieter könnten Pharmafirmen, Fitnessstu-

---

10  Gemeinsamkeiten und Unterschiede in der Arbeit einer norddeutschen und einer süddeutschen Volkshochschule konnten bereits in dieser Arbeit in Bezug auf Simone Moses dargestellt werden. Moses: Prävention (2011).

11  Zur Geschichte der Prävention in der DDR: Linek: Gesundheitsvorsorge (2016).

dios oder andere Gesundheitsunternehmen analysiert werden. Das Betriebliche Gesundheitsmanagement ist ein weiteres Feld, welches lohnt, durch die historische Forschung weiter erschlossen zu werden, wie Hähner-Rombach aufzeigt.[12]

Andere Selbstzeugnisse zu finden, die auf der subjektiven Ebene die Auseinandersetzung von Männern und Frauen mit Themen von Prävention und Gesundheitsförderung zeigen, wird schwierig sein. Dennoch besteht die Möglichkeit, auch in privaten Briefen, Autobiographien oder Tagebüchern Hinweise zur Nutzung von Präventionsangeboten auszumachen.

Für all diese weiteren Forschungsmöglichkeiten hält die vorliegende Arbeit Anknüpfungspunkte bereit. Durch die Analyse unterschiedlicher Quellenkorpora werden die Konzepte der Prävention und Gesundheitsförderung in einem Umfang analysiert, der es an vielen Stellen ermöglicht, darauf aufzubauen.

Die geschlechterspezifische Fragestellung förderte Ergebnisse zu Tage, die bis jetzt sowohl von der historischen als auch von der medizinhistorischen Forschung noch kaum beachtet wurden. Durch den Rückgriff auf das Konzept des „präventiven Selbst" konnte zum einen der spezifische Präventionshabitus während der letzten 40 Jahre fassbar gemacht werden, und zum anderen konnte das Konzept aus geschlechterspezifischer Perspektive näher bestimmt werden.

12   Hähner-Rombach: Von der Milchausgabe (2015).

# Anhang

Tab. 59: Kurse (Gymnastik) der VHS Hamburg in den 1950er Jahren

| Jahr | Anzahl Kurse (unter-schiedlich) | Anzahl Kurse (gesamt) | Kursleitung männlich | Kursleitung weiblich |
|---|---|---|---|---|
| 1949/1950 | 7 | 7 | 1 | 6 |
| 1950/1951 | 13 | 14 | 0 | 14 |
| 1951/1952 | 8 | 9 | 0 | 9 |
| 1952/1953 | 6 | 10 | 0 | 10 |
| 1953/1954 | 6 | 18 | 0 | 18 |
| 1954/1955 | 5 | 17 | 0 | 17 |
| 1955/1956 | 3 | 17 | 0 | 17 |
| 1956/1957 | 2 | 22 | 0 | 22 |
| Sommer 1957 | 1 | 13 | 0 | 13 |
| Winter 1957/1958 | – | – | – | – |
| 1958/1959 | – | – | – | – |
| 1959/1960 | – | – | – | – |

Quelle: eigene Berechnungen

Tab. 60: Kurse (Gymnastik) der VHS Hamburg in den 1960er Jahren

| Jahr | Anzahl Kurse (unter-schiedlich) | Anzahl Kurse (gesamt) | Kursleitung männlich | Kursleitung weiblich |
|---|---|---|---|---|
| Sommer 1960 | – | – | – | – |
| Winter 1960/1961 | 1 | 24 | 0 | 24 |
| 1961/1962 | – | – | – | – |
| 1962/1933 | 6 | 34 | 0 | 34 |
| 1963/1964 | 7 | 33 | 0 | 33 |
| 1964/1965 | 7 | 22 | 0 | 22 |
| 1965/1966 | 9 | 22 | 0 | 22 |
| 1966/1967 | 12 | 22 | 0 | 22 |
| 1967/1968 | 12 | 23 | 0 | 23 |
| 1968/1969 | 12 | 26 | 0 | 26 |
| 1969/1970 | 11 | 24 | 0 | 24 |

Quelle: eigene Berechnungen

Tab. 61: Kurse (Gymnastik) der VHS Hamburg in den 1970er Jahren

| Jahr | Anzahl Kurse (unter-schiedlich) | Anzahl Kurse (gesamt) | Kursleitung männlich | Kursleitung weiblich |
|---|---|---|---|---|
| 1970/1971 | 10 | 26 | 0 | 26 |
| Sommer 1971 | – | – | – | – |
| Winter 1971/1972 | 4 | 10 | 0 | 10 |
| 1972/1973 | 9 | 21 | 0 | 21 |
| Sommer 1973 | – | – | – | – |
| Winter 1973/1974 | 5 | 10 | 0 | 10 |
| 1974/1975 | 4 | 10 | 0 | 10 |
| 1975/1976 | 4 | 10 | 0 | 10 |
| 1976/1977 | 1 | 10 | 0 | 10 |
| 1977/1978 | 1 | 10 | 0 | 10 |
| 1978/1979 | 1 | 4 | 0 | 4 |
| 1979/1980 | 3 | 4 | 2 | 2 |

Quelle: eigene Berechnungen

Tab. 62: Kurse (Gymnastik) der VHS Hamburg in den 1980er Jahren

| Jahr | Anzahl Kurse (unter-schiedlich) | Anzahl Kurse (gesamt) | Kursleitung männlich | Kursleitung weiblich |
|---|---|---|---|---|
| 1980/1981 | 4 | 5 | 3 | 2 |
| 1981/1982 | 4 | 4 | 1 | 3 |
| 1982/1983 | 4 | 4 | 0 | 4 |
| 1983/1984 | 3 | 4 | 0 | 4 |
| 1984/1985 | 3 | 4 | 0 | 4 |
| 1985/1986 | 3 | 4 | 0 | 4 |
| 1986/1987 | 2 | 3 | 0 | 3 |
| 1987/1988 | – | – | – | – |
| 1988/1989 | 2 | 3 | 0 | 3 |
| 1989/1990 | 2 | 3 | 0 | 3 |

Quelle: eigene Berechnungen

354                             Anhang

Tab. 63: Kurse (Gymnastik) der VHS Hamburg in den 1990er Jahren

| Jahr | Anzahl Kurse (unterschiedlich) | Anzahl Kurse (gesamt) | Kursleitung männlich | Kursleitung weiblich |
|---|---|---|---|---|
| 1990/1991 | 3 | 4 | 0 | 4 |
| 1991/1992 | 2 | 3 | 0 | 3 |
| 1992/1993 | 4 | 4 | 0 | 4 |
| 1993/1994 | 4 | 6 | 0 | 6 |
| 1994/1995 | 2 | 4 | 0 | 4 |
| 1995/1996 | 2 | 4 | 0 | 4 |
| 1996/1997 | 4 | 5 | 0 | 5 |
| 1997/1998 | 5 | 8 | 0 | 8 |
| 1998/1999 | 2 | 6 | 0 | 6 |
| 1999/2000 | 6 | 14 | 2 | 12 |
| gesamt | 34 | 58 | 2 | 56 |

Quelle: eigene Berechnungen

Tab. 64: Kurse (Gymnastik) der VHS Hamburg in den 2000er Jahren

| Jahr | Anzahl Kurse (unterschiedlich) | Anzahl Kurse (gesamt) | Kursleitung männlich | Kursleitung weiblich |
|---|---|---|---|---|
| 2000/2001 | 8 | 18 | 5 | 13 |
| 2001/2002 | 10 | 23 | 7 | 16 |
| 2002/2003 | 9 | 19 | 3 | 16 |
| 2003/2004 | 10 | 24 | 0 | 24 |
| 2004/2005 | 28 | 86 | 11 | 75 |
| 2005/2006 | 10 | 61 | 0 | 61 |
| 2006/2007 | 17 | 90 | 2 | 88 |
| 2007/2008 | 22 | 101 | 0 | 101 |
| 2008/2009 | 17 | 88 | 4 | 84 |
| 2009/2010 | 21 | 91 | 5 | 86 |
| gesamt | 152 | 601 | 37 | 564 |

Quelle: eigene Berechnungen

# Quellen- und Literaturverzeichnis

## Quellen

*Ungedruckte Quellen*

### Archiv der BZgA:

ABZgA I/62: Studie: Stellungnahme zur geplanten Kampagne der BZgA (1971).
ABZgA I/66: „Frau im Spiegel", „Brigitte", „Stern", „Gong" (1974).
ABZgA I/73: Studie: Die Situation werdender Mütter (1970).
ABZgA I/75: Studie: Familienstrukturen und Gesundheit (1984).
ABZgA K/5: Studie: Mädchen und Alltagsdrogen (1977).
ABZgA N/30: Psychologische Leitstudie Rauchen (1973).

### Bundesarchiv Koblenz:

*B 141: Bundesministerium der Justiz:*

BArch B 141/452029: Gesundheitsfürsorge für Gefangene im allgemeinen – Eingaben und Anfragen, Bd. 6 (1987–1994).

*B 142: Bundesministerium für Gesundheitswesen:*

BArch B 142/1897: Schutzimpfung gegen Kinderlähmung – Bereitstellung und Prüfung von Impfstoff (1962–1963).

*B 189: Bundesministerium für Familie, Senioren, Frauen und Jugend:*

BArch B 189/766: Enquête über die Situation der Frau in Beruf, Familie und Gesundheit, Bd. 2 (1963–1965).
BArch B 189/767: Enquête über die Situation der Frau in Beruf, Familie und Gesundheit, Bd. 4 (1965).
BArch B 189/24163: AIDS-Aufklärung, Anfragen und Eingaben, Bd. 1–3 (1983–1985).
BArch B 189/24164: AIDS-Aufklärung, Anfragen und Eingaben, Bd. 4–6 (1985).
BArch B 189/29780: Lebensmittelfarbstoffe – Anfragen aus der Bevölkerung über gesundheitliche Bedenken, Bd. 1–3 (1974–1986).
BArch B 189/29781: Lebensmittelfarbstoffe – Anfragen aus der Bevölkerung über gesundheitliche Bedenken, Bd. 4–5 (1986–1989).
BArch B 189/34023: Entwurf eines Gesetzes über die freiwillige Kastration (1964–1976).
BArch B 189/34083: Schwangerschaftsunterbrechung (1971–1974).
BArch B 189/35199: Yoga und transzendentale Meditation (1975–1978).

*B 208: Bundesgesundheitsamt:*

BArch B 208/527: Institut für Sozialmedizin und Epidemiologie, Berlin – Gesundheitsgefährdung durch Passivrauchen (1982–1989).

BArch B 208/541: Krebsforschung und Bekämpfung – Anfragen und Eingaben (1986–1992).

BArch B 208/575: Bekämpfung der Drogen-, Medikamenten-, Alkohol- und Spielsucht. – Öffentlichkeitsarbeit, Umfragen sowie Eingaben und Anfragen, Bd. 1 (1954–1990).

BArch B 208/577: Eingaben und Anfragen zur Bekämpfung der Nikotinsucht und zu den Gefahren des Passiv-Rauchens (1981–1991).

BArch B 208/578: Eingaben und Anfragen zur Bekämpfung der Alkoholsucht (1964–1991).

BArch B 208/843: Kariesprophylaxe durch Fluoridierung des Trinkwassers oder Einnahme von Fluoridtabletten. – Eingaben und Anfragen sowie Zusammenarbeit mit verschiedenen Institutionen, Bd. 2 L-Z (1981–1988).

*B 295: Bundesministerium für Umwelt, Naturschutz und Reaktorsicherheit:*

BArch B 295/16284: Belastung von Lebensmitteln mit Schadstoffen – Beantwortung von Anfragen aus der Bevölkerung, Bd. 1 (1987–1989).

*B 310: Bundeszentrale für gesundheitliche Aufklärung:*

BArch B 310/13: Sportförderung – Veröffentlichungen „Was hält der Mensch aus?" und „Machen Sie mit?" (1962–1967).

BArch B 310/31: Medikamenten-, Alkohol- und Drogenmissbrauch: Entwicklung von Kampagnen (1971–1975).

BArch B 310/32: Medikamenten-, Alkohol- und Drogenmissbrauch – Entwicklung von Kampagnen, Bd. 2 (1973–1974).

BArch B 310/38: Kampagne „Ernährung und Bewegung", Bd. 2 (1972–1975).

BArch B310/43: Projekte. – Projektplanungen, -listen und -berichte, Tätigkeitsberichte und Abschlußbilanzen (1970–1975).

BArch B 310/45: Kampagne „Ernährung und Bewegung", Bd. 3 (1973–1974).

BArch B 310/112: Abteilungs- und Abteilungsleiterbesprechungen, Bd. 1 (1964–1969).

BArch B 310/181: Freizeit. – Entwicklung von Projekten (1968–1972).

BArch B 310/193: Kampagne „Die Aufgabe der Frau für die Gesundheit in Familie und Gesellschaft", Bd. 2 (1969–1972).

BArch B 310/194: Projekte 1975–1976 (1975–1977).

BArch B 310/230: Rauchverhalten von Frauen und Kindern (1972–1973).

BArch B 310/241: Kampagne „Mehr Spaß in der Freizeit", Bd. 1 (1971).

BArch B 310/242: Kampagne „Mehr Spaß in der Freizeit", Bd. 2 (1971–1972).

BArch B 310/283: Tätigkeitsberichte (1955–1964).

BArch B 310/289: Allgemeine gesundheitspolitische Themen – Eingaben und Anfragen (1964–1969).

BArch B 310/316: Abteilungsleiterbesprechungen, Gruppenleiterbesprechungen, Gruppenbesprechungen. – Protokolle, Bd. 2 (1972–1974).

BArch B 310/317: Kampagne „Familie – jeder für jeden", Bd. 6 (1978–1979).

*B 353: Bundesministerium für Gesundheit:*

BArch B 353/3029: Bekämpfung der Rauschgiftsucht – Stellungnahmen der Länder, Kleine Anfragen, Eingaben von Anfragen von Privatpersonen und Institutionen (1964–1971).

# Staatsarchiv Hamburg:

*352–6: Gesundheitsbehörde:*

StHH 352–6/1029: Soziale Hygiene und Gesundheitsfürsorge – Allgemeines, Bd. 1 (1949–1958).

StHH 352–6/1029: Soziale Hygiene und Gesundheitsfürsorge – Allgemeines, Bd. 3 (1961–1962).

StHH 352–6/1029: Soziale Hygiene und Gesundheitsfürsorge – Allgemeines, Bd. 4 (1963–1964).

StHH 352–6/1043: Materialsammlung zur Veröffentlichung „Gesunde Großstadt" Sonderheft des Hamburg Journals 1955 (1954–1955).

StHH 352–6/1044: Herausgabe von Merkblättern und Broschüren zur gesundheitlichen Volksbelehrung, Bd. 2 (1955–1961).

StHH 352–6/1046: „Gesundes Leben" Hamburger Vereinigung für gesundheitliche Volksbelehrung e. V., Bd. 1 (1949–1956).

StHH 352–6/1046: „Gesundes Leben" Hamburger Vereinigung für gesundheitliche Volksbelehrung e. V., Bd. 2 (1957–1960).

StHH 352–6/1047: Bundesausschuß für gesundheitliche Volksbelehrung e. V., später: Bundesvereinigung für Gesundheitserziehung e. V., Bd. 2 (1955–1957).

StHH 352–6/1047: Bundesausschuß für gesundheitliche Volksbelehrung e. V., später: Bundesvereinigung für Gesundheitserziehung e. V., Bd. 4 (1962–1963).

StHH 352–6/1050: Planung der Übernahme der Heidelberger Ausstellung „Wir bleiben gesund" (1949–1950).

StHH 352–6/1053: Der Mensch in seiner Stadt, Bd. 3 (1965–1966).

StHH 352–6/1053: Weltgesundheitstag 1967 „Gesundheit – gemeinsame Aufgabe aller", Bd. 4 (1966–1967).

StHH 352–6/1053: Weltgesundheitstag 1971 „Ein erfülltes Leben trotz Diabetes", Bd. 8 (1970–1971).

StHH 352–6/1053: Weltgesundheitstag 1973 „Gesundheit fängt zuhause an", Bd. 10 (1979–1973).

StHH 352–6/1053: Weltgesundheitstag 1979 „Gesunde Kinder – Unsere Verantwortung", Bd. 14 (1978–1979).

StHH 352–6/1065: Fürsorge für werdende Mütter – Allgemeines (1956–1959).

StHH 352–6/1067: Säuglings- und Kleinkinderfürsorge – Allgemeines –, insbesondere: Mütterberatungsstellen, Bd. 1 (1955–1958).

StHH 352–6/1068: Aufklärungsmaterial zur Säuglings- und Kleinkinderfürsorge, Bd. 1 (1950–1958).

StHH 352–6/1232: Organisation und Durchführung von Krebsvorsorgeuntersuchungen der Bezirksämter für Frauen im AKH Barmbek, Bd. 1 (1948–1954).

StHH 352–6/1232: Organisation und Durchführung von Krebsvorsorgeuntersuchungen der Bezirksämter für Frauen im AKH Barmbek, Bd. 2 (1955–1968).

StHH 352–6/1233: Statistiken der vorbeugenden Krebsberatungsstellen, AKH St. Georg, AKH Barmbek, UK Eppendorf (1946–1954).

## Landesarchiv Schleswig-Holstein:

*761: Sozialministerium*

LASH 761/9138: Landesausschuss für Krebsbekämpfung und -forschung: Sitzungsprotokolle (1951–1962).
LASH 761/9353: Jahresgesundheitsberichte: Einzelberichte der Kreise Husum, Norderdith-marschen, Oldenburg, Pinneberg, Plön (1964–1965).
LASH 761/9399: Jahresgesundheitsberichte 1970: Zusammenstellung der Einzelberichte, Bd. 1 (1970).
LASH 761/9411: Jahresgesundheitsberichte 1972: Zusammenstellung der Einzelberichte, Bd. 1 (1972).
LASH 761/9600: Maßnahmen zur Krebsvorsorge und -fürsorge: Allgemeines, Bd. 1 (1934–1950).
LASH 761/9602: Maßnahmen zur Krebsvorsorge und -fürsorge: Allgemeines, Bd. 3 (1950–1951).
LASH 761/9603: Maßnahmen zur Krebsvorsorge und -fürsorge: Allgemeines, Bd. 4 (1951–1952).
LASH 761/9605: Maßnahmen zur Krebsvorsorge und -fürsorge: Allgemeines, Bd. 6 (1954–1961).
LASH 761/9607: Maßnahmen zur Krebsvorsorge und -fürsorge, Bd. 8 (1956–1958).
LASH 761/9608: Maßnahmen zur Krebsvorsorge und -fürsorge: Allgemeines, Bd. 9 (1958–1967).

*LASH 781: Frauenministerium*

LASH 781/698: Gesundheitszentren für Frauen.
LASH 781/708: Frauen und Aids: Aktivitäten zum 3. World-Aids-Tag (1990).
LASH 781/930: Frauen und Aids: Modellprojekt Lübeck (1986–1991).

*Gedruckte Quellen*

## Broschüren und populäre Medien:

Bundesarbeitsgemeinschaft der Freien Wohlfahrtspflege e. V.: Pregnant?! Information for female immigrants, advice and help. Berlin 2004.
Bundeszentrale für gesundheitliche Aufklärung: Ach übrigens … Informationen über sexuell übertragbare Krankheiten. Köln 2007.
Bundeszentrale für gesundheitliche Aufklärung: Achten Sie auf Ihre innere Balance. Eine Broschüre zur Vorbeugung von Streßfolgen. Köln 1994.
Bundeszentrale für gesundheitliche Aufklärung: Alkohol. Wie viel ist zu viel? Köln 2005.
Bundeszentrale für gesundheitliche Aufklärung: Als Verbraucher muß ich wissen … 2. überarb. Aufl. Köln 1976.
Bundeszentrale für gesundheitliche Aufklärung: Aus Dir wird nie ein richtiger Mann. Köln 1979.
Bundeszentrale für gesundheitliche Aufklärung: Bericht: „Internationales Seminar zum Thema: ,Geschlechtsspezifische Aspekte der Ernährungsaufklärung', Köln, 6.–9. Juni 1993. Köln 1993.
Bundeszentrale für gesundheitliche Aufklärung: Blut + Plasma Spende. Jeder Tropen hilft. Köln 2003.

Bundeszentrale für gesundheitliche Aufklärung: Da wäre ich ja besser im Büro geblieben! Köln 1981.

Bundeszentrale für gesundheitliche Aufklärung: Das nasse Blatt. 2005/2006. Köln 2005.

Bundeszentrale für gesundheitliche Aufklärung: Dein Kind schreit ja schon wieder! Köln 1978.

Bundeszentrale für gesundheitliche Aufklärung: Die Ferien des Herrn Schlapp-Schlapp. Köln 1972.

Bundeszentrale für gesundheitliche Aufklärung: Die Freiheit des Abenteuers. Informationen über das Rauchen Passivrauchen und Nichtrauchen. Köln 1995.

Bundeszentrale für gesundheitliche Aufklärung: Ein Junge weint nicht! Köln 1978.

Bundeszentrale für gesundheitliche Aufklärung: ErnährungsTip 1. Gewußt wie: Nährstoffe und Ballaststoffe. Köln 1984.

Bundeszentrale für gesundheitliche Aufklärung: ErnährungsTip 2. Nichts geht mehr – ohne Vitamine und Mineralstoffe. Köln 1984.

Bundeszentrale für gesundheitliche Aufklärung: ErnährungsTip 3. Jeden Morgen Hektik. Und was ist mit dem Frühstück? Köln 1984.

Bundeszentrale für gesundheitliche Aufklärung: ErnährungsTip 4. Zwischendurch gibt's nichts! Köln 1984.

Bundeszentrale für gesundheitliche Aufklärung: ErnährungsTip 5. Mittagessen mit Hindernissen. Köln 1984.

Bundeszentrale für gesundheitliche Aufklärung: ErnährungsTip 7. Die „flüssige Energie". Köln 1984.

Bundeszentrale für gesundheitliche Aufklärung: ErnährungsTip 10. Liebe Gewohnheiten. Köln 1984.

Bundeszentrale für gesundheitliche Aufklärung: Essen und Trimmen – beides muß stimmen. Köln o.J.

Bundeszentrale für gesundheitliche Aufklärung: Essgeschichten. Warum Kinder zu dick oder zu dünn werden. Was dahinter steckt und was man tun kann. 5. Aufl. Köln 1995.

Bundeszentrale für gesundheitliche Aufklärung: Familienbilder. Informationen über Familien in unserer Zeit. 17 Beispiele – Probleme und Hilfen. Köln 1979.

Bundeszentrale für gesundheitliche Aufklärung: Hand aufs Herz. Eine Information über Herzinfarkt und Risikofaktoren. Köln 1991.

Bundeszentrale für gesundheitliche Aufklärung: Ich muß ja schließlich das Geld verdienen! Köln 1978.

Bundeszentrale für gesundheitliche Aufklärung: iss was? Ein Magazin für Kinder. Über Essen, Trinken und alles was euch sonst noch interessiert. Köln 1996.

Bundeszentrale für gesundheitliche Aufklärung: Jugend und Alkohol. Köln 1984.

Bundeszentrale für gesundheitliche Aufklärung: Kampf dem Krebs. Früherkennung rettet Leben. Köln 1973.

Bundeszentrale für gesundheitliche Aufklärung: Krebsfrüherkennung nutzen. Früherkennung bei Frauen. Köln 1995.

Bundeszentrale für gesundheitliche Aufklärung: Mädchensache(n). Köln 2010.

Bundeszentrale für gesundheitliche Aufklärung: Männersache. Köln o.J.

Bundeszentrale für gesundheitliche Aufklärung: Max – 37 Jahre – Raucher. Köln 1984.

Bundeszentrale für gesundheitliche Aufklärung: Papi, hör endlich auf zu rauchen! Köln 1980.

Bundeszentrale für gesundheitliche Aufklärung: Profi-Tips zum Fitbleiben und Gesünderleben 1. Machen Sie mit – bleiben Sie fit. Köln 1981.

Bundeszentrale für gesundheitliche Aufklärung: Profi-Tips zum Fitbleiben und Gesünderleben 4. Ein ‚pfundiges‘ Abendprogramm? Köln 1981.

Bundeszentrale für gesundheitliche Aufklärung: Profi-Tips zum Fitbleiben und Gesünderleben 7. Vom Umgang mit der Energie. Köln 1981.

Bundeszentrale für gesundheitliche Aufklärung: Profi-Tips zum Fitbleiben und Gesünderleben 8. Warum ist „richtiges Essen so wichtig? Köln 1981.

Bundeszentrale für gesundheitliche Aufklärung: Profi-Tips zum Fitbleiben und Gesünderleben 14. Die süßen Verführer. Köln 1981.

Bundeszentrale für gesundheitliche Aufklärung: Profi-Tips zum Fitbleiben und Gesünderleben 18. Trimm-Trab – Laufen, ohne zu schnaufen. Köln 1981.

Bundeszentrale für gesundheitliche Aufklärung: Profi-Tips zum Fitbleiben und Gesünderleben 20. Ausdauertraining – Trimmsport der vielen Möglichkeiten. Köln 1981.

Bundeszentrale für gesundheitliche Aufklärung: Rauchen macht frei. Köln 1984.

Bundeszentrale für gesundheitliche Aufklärung: Safer sex. 9. verändert. Aufl. Köln 2010.

Bundeszentrale für gesundheitliche Aufklärung: Schlank werden, schlank bleiben. Köln o. J.

Bundeszentrale für gesundheitliche Aufklärung: So ist dafür gesorgt, daß auch bekommt, was so gut geschmeckt. Wissenswertes zum Verbraucherschutz im Lebensmittelrecht. Köln 1974.

Bundeszentrale für gesundheitliche Aufklärung: Starke Mädchen. Köln 1997.

Bundeszentrale für gesundheitliche Aufklärung: Stop Smoking – Boys. 2. Aufl. Köln 2004.

Bundeszentrale für gesundheitliche Aufklärung: Stop Smoking – Boys. 5. Aufl. Köln 2011.

Bundeszentrale für gesundheitliche Aufklärung: Stop Smoking – Girls. 2. Aufl. Köln 2004.

Bundeszentrale für gesundheitliche Aufklärung: Stop Smoking – Girls. 6. Aufl. Köln 2011.

Bundeszentrale für gesundheitliche Aufklärung: Trimmpfade zum Wohlbefinden. Köln 1982.

Bundeszentrale für gesundheitliche Aufklärung: TÜV für Sie. Köln 1974.

Bundeszentrale für gesundheitliche Aufklärung: Über Drogen reden! Köln 2006.

Bundeszentrale für gesundheitliche Aufklärung: Unser Leben, unsere Entscheidung. Köln 1979.

Bundeszentrale für gesundheitliche Aufklärung: Wie geht's – wie steht's? Wissenswertes für Jungen und Männer. Köln 2002.

Bundeszentrale für gesundheitliche Aufklärung, Deutsche Gesellschaft für Lebensmittel e. V.: Der Mensch ist, was er isst! Ein Ernährungswegweiser und Ratgeber bei häufigen ernährungsabhängigen Gesundheitsstörungen. Frankfurt a. M., Köln 1994.

Bundeszentrale für gesundheitliche Aufklärung, Wissenschaftliches Institut der Ärzte Deutschlands: Ein Thema für Männer mit Verantwortung. Info für türkische Männer. Köln 2008.

Bundeszentrale für gesundheitliche Aufklärung, Wissenschaftliches Institut der Ärzte Deutschlands: Es gibt etwas, das du vor deiner Ehe wissen musst. Köln o. J.

Bundeszentrale für gesundheitliche Aufklärung, Wissenschaftliches Institut der Ärzte Deutschlands: Was Du schon immer über Sex wissen wolltest. Info für türkische Jungs. Köln 2006.

Deutsche Gesellschaft für Ernährung: Die Ernährung des Kleinkindes und des Schulkindes. 3. verbesserte Aufl. Frankfurt a. M. 1973.

Deutsche Hauptstelle für Suchtgefahren e. V.: Ein Gläschen in Ehren … Hamm 2002.

Deutsche Hauptstelle für Suchtfragen e. V.: Frau Sucht Gesundheit. Die Luft anhalten oder: Warum rauchen Frauen? Hamm 2003.

Deutsche Hauptstelle für Suchtfragen e. V.: Frau Sucht Gesundheit. Mit Vorsicht genießen. Informationen und Tipps für Frauen zum Thema Alkohol. Hamm 2002.

Deutsche Hauptstelle für Suchtfragen e. V.: Frau Sucht Gesundheit. Statt Risiken und Abhängigkeit. Wie Frauen ihren Umgang mit Psychopharmaka überprüfen können. Hamm 2002.

Deutsche Hauptstelle für Suchtgefahren e. V.: frei ab 18 J. Hamm 2007.

Deutsches Gesundheits-Museum: Ernährung der Berufstätigen. Köln 1960.

Deutsches Gesundheits-Museum: Gesund und schön durch Reinlichkeit. Köln 1954.

Deutsches Gesundheits-Museum: Unser Kind ißt schlecht – was tun? Köln 1960.

Deutsches Gesundheits-Museum: Verführerin Mode. Köln 1960.

Deutsches Gesundheits-Museum: Wer schlank ist, hat mehr vom Leben. Köln 1959.

Deutsches Gesundheits-Museum: Zum Problem des Rauchens. Wiesbaden 1963.

Deutsches Gesundheits-Museum: … denn schon von Kindesbeinen. Köln 1958.

Freie und Hansestadt Hamburg, Gesundheitsbehörde: Gesunde Kinderkost. Hamburg 1960.

Freie und Hansestadt Hamburg, Gesundheitsbehörde: Mütter, stillt Eure Kinder voll und lange! Hamburg 1954.

Freie und Hansestadt Hamburg, Gesundheitsbehörde: Über die Ernährung junger Kinder. Hamburg 1959.

Freie und Hansestadt Hamburg, Gesundheitsbehörde: Über die frühzeitige Erkennung des Gebärmutterkrebses. Hamburg o. J.

Gesellschaft zur Förderung der Gesundheitspflege der Frau e. V.: Traumstudio 15. Ihre Fragen an das Leben. Düsseldorf o. J.

Graf, Otto: Die Krankheit der Verantwortlichen. Manager-Krankheit. Köln 1953.

Graupner, Heinz: So gefällst du mir … Gespräch mit einem jungen Mädchen über Schönheit und Gesundheit. Köln 1957.

Hamburger Arbeitsgemeinschaft für Gesundheitsförderung: Jahresbericht 2008. Hamburg 2009.

Hamburgische Arbeitsgemeinschaft für Gesundheitsförderung e. V.: Verletzbare Seelen. Ein Ratgeber. Hamburg 2006.

Kaiser, Karl: Die Manager-Krankheit lässt sich vermeiden. Köln 1953.

O. V.: Schreck von drüben. In: Der Spiegel Nr. 22 (1982), S. 187–189.

O. V.: Wir haben abgetrieben. In: Stern H. 24 (1971), S. 216–224.

## Wissenschaftliche Studien

AEV-Arbeiter-Ersatzkassen-Verband e. V., AOK-Bundesverband, BKK Bundesverband, Bundesverband der landwirtschaftlichen Krankenkassen, IKK-Bundesverband, Knappschaft, Verband der Angestellten-Krankenkassen e. V. (Hg.): Leitfaden Prävention. Gemeinsame und einheitliche Handlungsfelder und Kriterien der Spitzenverbände der Krankenkassen zur Umsetzung von §§ 20 und 20a SGB V vom 21. Juni 2000 in der Fassung vom 2. Juni 2008. O. O. 2008.

Anderson, Robert: Health Promotion: An Overview, o. O. 1984.

Baymak-Schuldt, Mediha; Feller, Antje; Zaccaï, Claudia: Ausländische Frauen in Hamburg. Gesundheitswissen – Gesundheitsverhalten. Eine empirische Untersuchung im Auftrag der Senatskanzlei – Leitstelle Gleichstellung der Frau –. Hamburg 1982.

Behörde für Arbeit, Gesundheit und Soziales der Freien und Hansestadt Hamburg: Frauen und Gesundheit. Perspektiven und Empfehlungen für ein Aktionsprogramm. Hamburg 2001.

Coerper, Carl: Die Vorbeugungsmedizin (praeventive Medizin) als zentrale Aufgabe der Volksgesundheitspflege. Denkschrift. O. O. 1951.

Franke, Alexa: Frauen und Rauchen – Analyse von Biographien von Nicht-rauchenden Frauen – Eine qualitative Studie. Teil 2. Arbeitsbericht. Köln 1984.

Franzkowiak, Peter; Helfferich, Cornelia; Walter, Melitta: MÄDCHEN-GESUNDHEIT. Risikoaffinitäten und Gesundheitsverhalten in der Sozialisation weiblicher Jugendlicher. Abschlußbericht zum Forschungsvorhaben „Gesundheitserziehung weiblicher Jugendlicher zwischen Schule und Arbeitswelt" im Auftrag und mit Mitteln der Bundeszentrale für gesundheitliche Aufklärung. Köln 1986.

Gesundheitsförderungskonferenz – Gesündere Zukunft für Hamburg: Jahresheft 1992 der Gesundheitsförderungskonferenz – Gesündere Zukunft für Hamburg. Hamburg 1993.

Gesundheitsförderungskonferenz – Gesündere Zukunft für Hamburg: Jahresheft 1993 der Gesundheitsförderungskonferenz – Gesündere Zukunft für Hamburg. Hamburg 1994.

Gesundheitsförderungskonferenz – Gesündere Zukunft für Hamburg: Jahresheft 1995 der Gesundheitsförderungskonferenz – Gesündere Zukunft für Hamburg. Hamburg 1996.

Hagen, Wilhelm: Vorbeugende Gesundheitsfürsorge. München 1953.

Helfferich, Cornelia; Franzkowiak, Peter; Weise, Eva: Praxisansätze und Theorieentwicklung der geschlechtsbezogenen Suchtprävention in der Jugendphase. Ein Forschungsprojekt im Auftrag der Bundeszentrale für gesundheitliche Aufklärung. Kurzfassung des Endberichts. Köln 1996.

Landesvereinigung für Gesundheitsförderung Schleswig-Holstein e. V.: Jahresbericht 2004. Kiel 2004.

Landesvereinigung für Gesundheitsförderung Schleswig-Holstein e. V.: Jahresbericht 2005. Kiel 2005.

Landesvereinigung für Gesundheitsförderung Schleswig-Holstein e. V.: Jahresbericht 2006. Kiel 2006.

Landesvereinigung für Gesundheitsförderung Schleswig-Holstein e. V.: Jahresbericht 2008. Kiel 2008.

Landesvereinigung für Gesundheitsförderung Schleswig-Holstein e. V.: Jahresbericht 2009. Kiel 2009.

Maschewsky-Schneider, Ulrike: Frauen und Rauchen – Analyse von Raucherinnen-Biographien – Eine qualitative Studie. Teil 1. Arbeitsbericht. Köln 1984.

Oeter, Ferdinand: Gesundheitserziehung der Frau in der Familie. In: Bundesausschuss für gesundheitliche Volksbelehrung e. V. (Hg.): Frau und Gesundheitserziehung. Bericht über Internationales Seminar für Gesundheitserziehung vom 17.–21. Juni 1963. Bad Godesberg 1963

O. V.: Die Bedeutung der Frau und Mutter für die Gesundheit. In: Gesundheits-Presse-Dienst 6 (1967), S. 11.

Pott, Elisabeth: Förderung der Gesundheit der Frau – Aufgabe der Gesundheitserziehung / Einführung in die Thematik der Expertentagung. In: Bundeszentrale für gesundheitliche Aufklärung, Expertentagung „Frauen und Gesundheit" am 04. und 05. Mai 1987 in Travemünde. Köln 1987.

Sanck, Manfred; Saxowsky, Friedrich: Die Teilnehmerinnen und Teilnehmer der Hamburger Volkshochschule. Eine empirische Untersuchung über Sozialstruktur, Motivation, Teilnahmeverhalten und Kritik. Hamburg 1986.


Volkshochschulprogramme:

Hamburger Volkshochschule: Arbeitspläne von 1949 – Sommer 1957.
Hamburger Volkshochschule: Arbeitsplan vom Winter 1960/1961.
Hamburger Volkshochschule: Arbeitspläne von 1962/1963–1970/1971.
Hamburger Volkshochschule: Arbeitspläne von Winter 1971/1972–1972/1973.
Hamburger Volkshochschule: Arbeitspläne von Winter 1973/1974–1987.
Hamburger Volkshochschule: Arbeitspläne von 1988/1989–2010/2011.


Zeitschriften:

Apotheken-Umschau. Hefte 2–12 (1956).
Apotheken-Umschau, Hefte 1–12 (1960).
Apotheken-Umschau, Hefte 1–12 (1965).
Apotheken-Umschau, Hefte 1–12 (1970).
Apotheken-Umschau, Hefte 1a–11a (1975).
Apotheken-Umschau, Hefte 12a–12b (1975).
Apotheken-Umschau, Hefte 1a–12b (1980).
Apotheken-Umschau, Hefte 1a–12b (1980).
Apotheken-Umschau, Hefte 1a–12b (1990).

Apotheken-Umschau, Hefte 1a–12b (1995).
Apotheken-Umschau, Hefte1a–12b (2000).
Apotheken-Umschau, Hefte 1a–13b (2005).
Apothecn-Umschau, Hefte 1a–12 (2010).
Bundesgesundheitsblatt, Hefte 1–24 (1958).
Bundesgesundheitsblatt, Hefte 1–27 (1960).
Bundesgesundheitsblatt, Hefte 1–26 (1965).
Bundesgesundheitsblatt, Hefte 1–26 (1970).
Bundesgesundheitsblatt, Hefte 1–24 (1975).
Bundesgesundheitsblatt, Hefte 1–36 (1980).
Bundesgesundheitsblatt, Hefte 1–12 (1985).
Bundesgesundheitsblatt, Hefte 1–12 (1990).
Bundesgesundheitsblatt, Hefte 1–12 (1995).
Bundesgesundheitsblatt – Gesundheitsforschung – Gesundheitsschutz, Hefte 1–12 (2000).
Bundesgesundheitsblatt – Gesundheitsforschung – Gesundheitsschutz, Hefte 1–12 (2005).
Bundesgesundheitsblatt – Gesundheitsforschung – Gesundheitsschutz, Hefte 1–12 (2010).
Das öffentliche Gesundheitswesen 29 Hefte 1–12 (1967).
Das öffentliche Gesundheitswesen 32 Hefte1–12 (1970).
Das öffentliche Gesundheitswesen 37 Hefte 1–12 (1975).
Das Gesundheitswesen 42 Hefte 1–12 (1980).
Das Gesundheitswesen 47 Hefte 1–12 (1985).
Das Gesundheitswesen 52 Hefte 1–12 (1990).
Das Gesundheitswesen 57 Hefte 1–12 (1995).
Das Gesundheitswesen 62 Hefte 1–12 (2000).
Das Gesundheitswesen 67 Hefte 1–12 (2005).
Das Gesundheitswesen 72 Hefte 1–12 (2010).

## Literatur

Ackermann-Liebrich, Ursula; Zemp, Elisabeth: Geschlechtsunterschiede in Gesundheit und Gesundheitsverhalten. In: Sozial- und Präventivmedizin 1988 (33), S. 186–192.
Adler, Marina; Lenz, Karl: Einführung in die sozialwissenschaftliche Geschlechterforschung. Bd. 1, Geschlechterverhältnisse. Weinheim, München 2010.
Adler, Marina; Lenz, Karl: Einführung in die sozialwissenschaftliche Geschlechterforschung. Bd. 2, Geschlechterbeziehungen. Weinheim, München 2011.
Adolph, Holger; Holzhausen, Julie; Matheis, Elke; Meyer, Roger; Schenk, Liane; Schnitzer, Susanne: Informationen für eine partizipative Gesundheitsversorgung (IPAGE). Abschlussbericht. Berlin 2010.
Ahlheim, Rose: Einleitung. In: Dies. (Hg.): Johanna Haarer / Gertrud Haarer. Die deutsche Mutter und ihr letztes Kind. Die Autobiografien der erfolgreichsten NS-Erziehungsexpertin und ihrer jüngsten Tochter. Hannover 2012, S. 7–48.
Alfermann, Dorothee; Pfeffer, Ines: Fitnesssport für Männer – Figurtraining für Frauen?! Gender und Bewegung. In: Altgeld, Thomas; Kolip, Petra (Hg.): Geschlechtergerechte Gesundheitsförderung und Prävention. Theoretische Grundlagen und Modelle guter Praxis. 2. Aufl. Weinheim, München 2009, S. 61–73.
Allemann-Tschopp, Annemarie: Geschlechtsrollen. Versuch einer interdisziplinären Synthese. Bern, Stuttgart u. a. 1979.
Altgeld, Thomas: Der Settingansatz als solcher wird es schon richten? Zielgruppengenauigkeit bei der Arbeit im Setting. In: Altgeld, Thomas; Kolip, Petra (Hg.): Geschlechtergerechte Gesundheitsförderung und Prävention. Theoretische Grundlagen und Modelle guter Praxis. 2. Aufl. Weinheim, München 2009, S. 75–88.

Altgeld, Thomas: Die doppelte Verborgenheit von Männergesundheits(politik). In: Theunert, Markus (Hg.): Männerpolitik. Was Jungen, Männer und Väter stark macht. Wiesbaden 2012, S. 259–281.

Altgeld, Thomas: Geschlechteraspekte in der Prävention und Gesundheitsförderung. In: Hurrelmann, Klaus; Kolip, Petra (Hg.): Handbuch Geschlecht und Gesundheit. Männer und Frauen im Vergleich. 2., vollst. überarb. u. erweitert. Aufl. Bern 2016, S. 300–311.

Altgeld, Thomas: Jenseits von Anti-Aging und Workout? Wo kann Gesundheitsförderung bei Jungen und Männern ansetzen und wie kann sie funktionieren? In: Ders. (Hg.): Männergesundheit – Neue Herausforderungen für Gesundheitsförderung und Prävention. Weinheim, München, S. 265–286.

Altgeld, Thomas: Männergesundheit: Mehr Gesundheit von Jungen und Männern fördern statt Chancenungleichheiten zwischen den Geschlechtern ignorieren! In: Bundesministerium für Gesundheit, Bundesvereinigung Prävention und Gesundheitsförderung e.V. (Hg.): Gesundheit von Frauen und Männern effektiv fördern – geschlechterspezifische Prävention und Gesundheitsförderung. Kongressdokumentation. 6. gemeinsamer Präventionskongress des Bundesministeriums für Gesundheit und der Bundesvereinigung Prävention und Gesundheitsförderung e.V. (BVPG). Bonn 2013, S. 9–11.

Altgeld, Thomas (Hg.): Männergesundheit. Neue Herausforderungen für Gesundheitsförderung und Prävention. Weinheim, München 2004.

Altgeld, Thomas: Rein risikoorientierte Sichtweisen auf Männergesundheit enden in präventiven Sackgassen – Neue Männergesundheitsdiskurse und geschlechtsspezifische Gesundheitsförderungsstrategien sind notwendig. In: Jacob, Jutta; Stöver, Heino (Hg.): Männer im Rausch. Konstruktionen und Krisen von Männlichkeiten im Kontext von Rausch und Sucht. (= Studien interdisziplinäre Geschlechterforschung; Bd. 2) Bielefeld 2009, S. 99–115.

Altgeld, Thomas: Warum Gesundheit noch kein Thema für „richtige" Männer ist und wie es eines werden könnte. In: Jacob, Jutta; Stöver, Heino (Hg.): Sucht und Männlichkeiten. Entwicklungen in Theorie und Praxis der Suchtarbeit. (= Studien interdisziplinäre Geschlechterforschung; Bd. 11) Wiesbaden 2006, S. 79–97.

Altgeld, Thomas: Warum weder Hänschen noch Hans viel über Gesundheit lernen – Geschlechtsspezifische Barrieren der Gesundheitsförderung und Prävention. In: Prävention und Gesundheitsförderung 2 (2007), S. 90–97.

Altgeld, Thomas; Kolip, Petra (Hg.): Geschlechtergerechte Gesundheitsförderung und Prävention. Theoretische Grundlagen und Modelle guter Praxis. 2. Aufl. Weinheim, München 2009.

Altgeld, Thomas; Kolip, Petra: Geschlechtergerechte Gesundheitsförderung und Prävention: Ein Beitrag zur Qualitätsverbesserung im Gesundheitswesen. In: Dies. (Hg.): Geschlechtergerechte Gesundheitsförderung und Prävention. Theoretische Grundlagen und Modelle guter Praxis. 2. Aufl. Weinheim, München 2009, S. 15–26.

Altgeld, Thomas; Laser, Ina; Walter, Ulla (Hg.): Wie kann Gesundheit verwirklicht werden? Gesundheitsfördernde Handlungskonzepte und gesellschaftliche Hemmnisse. Weinheim 1997.

Antonovky, Aaron: Salutogenese: Zur Entmystifizierung der Gesundheit. Tübingen 1997.

Arntz, Klaus: Gibt es eine Pflicht zur Gesundheit? Zu den ethischen Grenzen medizinischer Prävention. In: Das Gesundheitswesen 78 H. 2 (2016), S. 71–75.

Aulenbacher, Brigitte; Meuser, Michael; Riegraf, Birgit: Soziologische Geschlechterforschung. Eine Einführung. Wiesbaden 2010.

Ayaß, Ruth: Kommunikation und Geschlecht. Eine Einführung. Stuttgart 2008.

Baake, Nicole; Sommer, Frank: Männergesundheit und Sport. In: Klotz, Theodor; Stiehler, Matthias (Hg.): Männerleben und Gesundheit. Eine interdisziplinäre, multiprofessionelle Einführung. Weinheim, München 2007, S. 209–219.

Bänziger, Peter-Paul: Vom Seuchen- zum Präventionskörper? Aids und Körperpolitik in der BRD und der Schweiz in den 1980er Jahren. In: Body Politics 2 H. 3 (2014), S. 179–214.

Ballnik, Peter; Wassertheurer, Peter: Männer. In: Bundesministerium für soziale Sicherheit, Generationen und Konsumentenschutz, Sektion V, Männerpolitische Grundsatzabteilung (Hg.): 1. Österreichischer Männerbericht. Wien 2006, S. 59–114.

Bardehle, Doris: Der erste geschlechtsspezifische Gesundheitsbericht auf Länderebene. Gesundheit von Frauen und Männern in Nordrhein-Westfalen. In: Altgeld, Thomas (Hg.): Männergesundheit. Neue Herausforderungen für Gesundheitsförderung und Prävention. Weinheim, München 2004, S. 85–104.

Bardehle, Doris; Dinges, Martin; White, Alan: Was ist Männergesundheit? Eine Definition. In: Das Gesundheitswesen. Online-Publikation: 2015. https://www.thieme-connect.de/products/ejournals/abstract/10.1055/s-0035-1564077 (letzter Zugriff: 02.11.2015).

Bartens, Werner: Vorsicht Vorsorge! Wenn Prävention nutzlos oder gefährlich wird. Frankfurt a. M. 2008.

Batra, Anil: Nichtraucherschutz in Deutschland – langsame Schritte in die richtige Richtung oder Folge einer desaströsen Gesundheitspolitik? In: Sucht 53 H. 1 (2007), S. 7–8.

Bauch, Jost: Die Prävention der Gesellschaft. Prävention als Erfindung der Neuzeit. In: Pflege und Gesellschaft 15 H. 2 (2010), S. 101–108.

Bauch, Jost: Gesundheit als sozialer Code. Von der Vergesellschaftung des Gesundheitswesens zur Medikalisierung der Gesellschaft. Weinheim, München 1996.

Bauer, Ulrich: Das Präventionsdilemma: Potenziale schulischer Kompetenzförderung im Spiegel sozialer Polarisierung. Wiesbaden 2005.

Baumgarten, Diana; Luck, Frank; Maihofer, Andrea; Wehner, Nina: „Mir geht es gut!" Gesundheitsvorstellungen von Männern in der Schweiz. Ergebnisse aus einem empirischen Projekt. In: Freiburger Zeitschrift für Geschlechterstudien 21 H. 2 (2015), S. 33–49.

Baur, Nina; Luedtke, Jens: Konstruktionsbereiche von Männlichkeit. Zum Stand der Männerforschung. In: Dies. (Hg.): Die soziale Konstruktion von Männlichkeit. Hegemoniale und marginalisierte Männlichkeiten in Deutschland. Opladen, Farmington Hills 2008, S. 7–29.

Beck, Ulrich: Risikogesellschaft. Auf dem Weg in eine andere Moderne. Frankfurt a. M. 1986.

Becker, Peter; Lüdtke, Alf (Hg): Akten, Eingaben, Schaufenster: Die DDR und ihre Texte. Erkundungen zu Herrschaft und Alltag. Berlin 1997.

Becker, Ruth; Kortendiek, Beate (Hg.): Handbuch Frauen- und Geschlechterforschung: Theorie, Methoden, Empirie. (= Geschlecht und Gesellschaft; Bd. 35) 3. Aufl. Wiesbaden 2010.

Behringer, Angelika; Greß, Stefan; Igl, Gerhard; Vincenti, Aurelio; Wasem, Jürgen: Gesundheitswesen und Sicherung bei Krankheit im Pflegefall. In: Bundesarchiv, Bundesministerium für Gesundheit und Soziale Sicherung (Hg.): Geschichte der Sozialpolitik in Deutschland seit 1945. Band 7: 1982–1989 Bundesrepublik Deutschland. Finanzielle Konsolidierung und institutionelle Reform. Baden-Baden 2005, S. 389–440.

Behringer, Angelika; Igl, Gerhard; Vincenti, Aurelio: Gesundheitswesen und Sicherung bei Krankheit im Pflegefall. In: Bundesarchiv, Bundesministerium für Arbeit und Sozialforschung (Hg.): Geschichte der Sozialpolitik in Deutschland seit 1945. Band 5: 1966–1974 Bundesrepublik Deutschland. Eine Zeit vielfältigen Aufbruchs. Baden-Baden 2006, S. 484–523.

Behringer, Angelika; Igl, Gerhard; Vincenti, Aurelio; Wasem, Jürgen: Gesundheitswesen und Sicherung bei Krankheit im Pflegefall. In: Bundesarchiv, Bundesministerium für Arbeit und Sozialforschung (Hg.): Geschichte der Sozialpolitik in Deutschland seit 1945. Band 3: 1949–1957 Bundesrepublik Deutschland. Bewältigung der Kriegsfolgen. Rückkehr zur sozialpolitischen Normalität. Baden-Baden 2005, S. 439–487.

Behringer, Angelika; Igl, Gerhard; Vincenti, Aurelio; Wasem, Jürgen: Gesundheitswesen und Sicherung bei Krankheit und im Pflegefall. In: Bundesarchiv, Bundesministerium für Arbeit und Sozialforschung (Hg.): Geschichte der Sozialpolitik in Deutschland. Band 4: 1957–1966 Bundesrepublik Deutschland. Sozialpolitik im Zeichen des erreichten Wohlstandes. Baden-Baden 2007, S. 373–432.

Bengel, Jürgen; Strittmatter, Regine; Willmann, Hildegard: Was erhält Menschen gesund? Antonovskys Modell der Salutogenese – Diskussionsstand und Stellenwert. (= Forschung und Praxis der Gesundheitsförderung; Bd. 6) Köln 2001.

Bergmann, Franziska; Schössler, Franziska; Schreck, Bettina (Hg.): Gender Studies. Bielefeld 2012.

Bernbacher, Christine: Die Arbeit im bremischen Petitionsausschuß. In: Bockhofer, Reinhard (Hg.): Mit Petitionen Politik verändern. Baden-Baden 1999, S. 216–221.

Berridge, Virgina: Marketing deHealth. Smoking and the Discourse of Public Health in Britain, 1945–2000. Oxford 2007.

Berridge, Virginia: Medizin, Public Health und die Medien in Großbritannien von 1950–1980. In: Lengwiler, Martin; Madarász, Jeanette (Hg.): Das präventive Selbst. Eine Kulturtechnik moderner Gesundheitspolitik. Bielefeld 2010, S. 205–228.

Berridge, Virginia; Loughlin, Kelly: Introduction. In: Dies. (Hg.): Medicine, the Market and the Mass Media. Producing health in the twentieth century. New York 2005, 1–16.

Beske, Fritz: Die Diskussion über den Leistungskatalog der Gesetzlichen Krankenversicherung muss beginnen – jetzt! In: Ders. (Hg.): 50 Kommentare und Aufsätze zur Gesundheitspolitik 2007 bis 2009. Kiel 2009, S. 11–25.

Betts, Paul: Die Politik des Privaten. Eingaben in der DDR. In: Fulda, Daniela; Herzog, Dagmar; Hoffmann, Stefan-Ludwig; Rahden, Till von (Hg.): Demokratie im Schatten der Gewalt. Geschichten des Privaten im Nachkrieg. Göttingen 2010, S. 286–309.

Bieback, Jürgen: Prävention als Prinzip und Anspruch im Sozialrecht, insbesondere in der gesetzlichen Krankenversicherung. In: Zeitschrift für Sozialreform 49 H. 3 (2003) S. 403–442.

Biess, Frank: Die Sensibilisierung des Subjekts: Angst und „Neue Subjektivität" in den 1970er Jahren. In: Werkstatt Geschichte 49 (2008), S. 51–71.

BILD der Frau (Hg.): Der Mann 2013: Arbeits- und Lebenswelten – Wunsch und Realität. Hamburg 2013.

Bilden, Helga: Geschlechtsspezifische Sozialisation. In: Hurrelmann, Klaus; Ulich, Dieter (Hg.): Neues Handbuch der Sozialisationsforschung. 4. völlig neu bearb. Aufl. Weinheim 1991, S. 279–303.

Blättner, Beate; Sonntag, Ute: Gesundheitshandeln von Frauen und von Männern. Eine Literaturrecherche. In: GesundheitsAkademie, Landesinstitut für Schule und Weiterbildung NRW (Hg.): Die Gesundheit der Männer ist das Glück der Frauen? Chancen und Grenzen geschlechtsspezifischer Gesundheitsarbeit. Frankfurt a. M. 1998, S. 149–211.

Blättner, Bettina: Wenn Männer leiden. Wie Karl König seine Krankengeschichte erzählt. In: Altgeld, Thomas (Hg.): Männergesundheit. Neue Herausforderungen für Gesundheitsförderung und Prävention. Weinheim, München 2004, S. 183–205.

Blessing, Bettina: Geschlechtsspezifische Arzneimitteltherapien im 18. Jahrhundert. In: Österreichische Zeitschrift für Geschichtswissenschaft 22 (2011), 75–93.

Bohley, Stefanie; Slesina, Wolfgang: Gesundheitsförderung und Prävention in Settings: Betriebliches Gesundheitsmanagement. In: Schott, Thomas; Hornberg, Claudia (Hg.): Die Gesellschaft und ihre Gesundheit. 20 Jahre Public Health in Deutschland: Bilanz und Ausblick einer Wissenschaft. Wiesbaden 2011, S. 620–633.

Bonfadelli, Heinz: Kommunikationskampagnen im Gesundheitsbereich. Grundlagen und Anwendungen. 2. völlig überarb. und erw. Aufl. Konstanz 2010.

Borgetto, Bernhard: Selbsthilfe als bürgerschaftliches Engagement. In: Zeitschrift für Sozialreform 49 H. 3 (2003), S. 476–506.

Brähler, Elmar; Merbach, Martin: Geschlechterunterschiede im Gesundheitsverhalten. In: Schwarzer, Ralf (Hg.): Gesundheitspsychologie von A bis Z: Ein Handwörterbuch. Göttingen, Bern u. a. 2002, S. 135–139.

Brähler, Elmar; Spangenberg, Lena: Der kranke Mann – warum Männer früher sterben. In: Franz, Matthias; Karger, André (Hg.): Neue Männer – muss das sein? Risiken und Perspektiven der heutigen Männerrolle. 2. Aufl. Göttingen 2011, S. 19–34.

Brandes, Holger: Männlicher Habitus und Gesundheit. In: Blickpunkt DER MANN 1 H. 2 (2003), S. 10–13.

Breckenkamp, Jürgen; Brzoska, Patrick; Razum, Oliver: Die Professionalisierung der Epidemiologie in Deutschland im Kontext von Public Health. In: Hornberg, Claudia; Schott, Thomas (Hg.): Die Gesellschaft und ihre Gesundheit. 20 Jahre Public Health in Deutschland: Bilanz und Ausblick einer Wissenschaft. Wiesbaden 2011, S. 145–158.

Bremer, Patrick; Wübker, Ansgar: Working Paper: Soziale Ungleichheit und Inanspruchnahme medizinischer und präventiver Leistungen in Deutschland: eine empirische Analyse. Diskussionspapiere // Wirtschaftswissenschaftliche Fakultät, Universität Witten, Herdecke 2011 (http://hdl.handle.net/10419/55524, letzter Zugriff: 13.10.2015).

Briesen, Detlef: Das gesunde Leben. Ernährung und Gesundheit seit dem 18. Jahrhundert. Frankfurt a. M. 2010.

Brinkmann, Marita; Klesse, Rosemarie; Maschewsky-Schneider, Ulrike; Sonntag, Ute: Gesundheitshandeln von Frauen. Leben zwischen Selbst-Losigkeit und Selbst-Bewußtsein. Frankfurt a. M. 1992.

Brocks, Christine: Bildquellen der Neuzeit. Paderborn 2012.

Bröckling, Ulrich: Prävention. In: Ders. (Hg.): Glossar der Gegenwart. Frankfurt a. M. 2004, S. 210–215.

Bröckling, Ulrich: Vorbeugen ist besser … Zur Soziologie der Prävention. In: Behemoth. A Journal on Civilisation 1 (2008), S. 38–48.

Bründel, Heidrun; Hurrelmann, Klaus: Konkurrenz, Karriere, Kollaps. Männerforschung und der Abschied vom Mythos Mann. Stuttgart, Berlin u. a. 1999.

Brunnett, Regina: Die Hegemonie symbolischer Gesundheit. Eine Studie zum Mehrwert von Gesundheit im Postfordismus. Bielefeld 2009.

Bruns, Florian: Die gesundheitliche Versorgung in der DDR aus Patientensicht: Eine Untersuchung von Eingaben an die SED. In: Das Gesundheitswesen 78 H. 5 (2016), S. 285–289.

Bruns, Florian: Krankheit, Konflikte und Versorgungsmängel: Patienten und ihre Eingaben im letzten Jahrzehnt der DDR. In: Medizinhistorisches Journal 47 H. 4 (2012), S. 335–367.

Bruns, Hilke; Deneke, Christiane: ESSEN KOCHEN in der Jugendarbeit. Modellprojekt „Selbst is(s)t der Mann". In: Altgeld, Thomas; Kolip, Petra (Hg.): Geschlechtergerechte Gesundheitsförderung und Prävention. Theoretische Grundlagen und Modelle guter Praxis. 2. Aufl. Weinheim, München 2009, S. 103–110.

Bublitz, Hannelore: Der Körper, das Gefängnis des Geschlechts. Biopolitik, Sexualität und Geschlecht. In: Sänger, Eva; Rödel, Malaika (Hg.): Biopolitik und Geschlecht. Zur Regulierung des Lebendigen. (= Schriftenreihe der Sektion Frauen- und Geschlechterforschung in der Deutschen Gesellschaft für Soziologie; Bd. 35) Münster 2012, S. 200–219.

Bundesvereinigung Prävention und Gesundheitsförderung e. V. (Hg.): Der Weltgesundheitstag 1954–2008. Seit vielen Jahrzehnten ein wichtiger Impuls für die Gesundheitsförderung in Deutschland. Bonn 2008.

Bundeszentrale für gesundheitliche Aufklärung: 40 Jahre Prävention und Gesundheitsförderung der BZgA. Köln 2007. (http://www.gesundheit-adhoc.de/40-jahre-praevention-und-gesundheitsfoerderung-der-bzga.html, letzter Zugriff: 17.10.2015).

Busch, Markus A.; Gaebel, Wolfgang; Gerschler, Anja; Hapke, Ulfert; Höfler, Michael; Jacobi, Frank; Mack, Simon; Maske, Ulrike; Maier, Wolfgang; Scholl, Lucie; Strehle, Jens; Wagner, Michael; Wittchen, Hans-Ulrich; Zielasek, Jürgen: Psychische Störungen in der Allgemeinbevölkerung. Studie zur Gesundheit Erwachsener und ihr Zusatzmodul Psychische Gesundheit (DEGS1-MH). In: Der Nervenarzt 85 (2014), S. 77–87.

Busch, Susanne; Pfaff, Anita B.; Rindsfüßer, Christian: Kostendämpfung in der gesetzlichen Krankenversicherung. Auswirkungen der Reformgesetzgebung 1989 und 1993 auf die Versicherten. Frankfurt a. M., New York 1994.

Butler, Judith: Das Unbehagen der Geschlechter. Frankfurt a. M. 2003.

Calmbach, Marc; Wippermann, Carsten; Wippermann, Katja: Männer: Rolle vorwärts, Rolle rückwärts? Identitäten und Verhalten von traditionellen, modernen und postmodernen Männern. Opladen, Farmington Hills 2009.

Conell, Raewyn: Masculinities. Cambridge 1995.

Cornelissen, Waltraud: Traditionelle Rollenmuster – Frauen- und Männerbilder in den westdeutschen Medien. In: Helwig, Gisela; Nickel, Hildegard Maria (Hg.): Frauen in Deutschland 1945–1992. Berlin 1993, S. 53–69.

Čajkovac, Vladimir (Hg.): AIDS – Nach einer wahren Begebenheit. Bilder, Medien, Kunst. Dresden 2015.

Dahrendorf, Ralf: Homo sociologicus. Ein Versuch zur Geschichte, Bedeutung und Kritik der Kategorie der sozialen Rolle. 16. Aufl. Opladen 2006.

Degele, Nina: Gender/Queer Studies. Eine Einführung. München 2008.

Deitermann, Bernhilde; Lademann, Julia; Kolip, Petra: Was können Männer von der Frauengesundheitsbewegung lernen? In: Altgeld, Thomas (Hg.): Männergesundheit. Neue Herausforderungen für Gesundheitsförderung und Prävention. Weinheim, München 2004, S. 219–231.

Deutscher Bundestag: Entwurf eines Gesetzes zur Stärkung der Gesundheitsförderung und der Prävention (Präventionsgesetz – PrävG). Berlin 2015, S. 9 (http://www.bmg.bund.de/fileadmin/dateien/Downloads/P/Praeventionsgesetz/141217_Gesetzentwurf_Praeventionsgesetz.pdf; letzter Zugriff: 11.01.2016).

Dienel, Christiane: Das 20. Jahrhundert (I). Frauenbewegung, Klassenjustiz und das Recht auf Selbstbestimmung der Frau. In: Jütte, Robert (Hg.): Geschichte der Abtreibung: Von der Antike bis zur Gegenwart. München 1993, S. 140–168.

Dierks, Marie-Luise; Schwartz, Friedrich Wilhelm; Walter, Ulla: Qualitätsmanagement in der Prävention und Gesundheitsförderung unter besonderer Berücksichtigung von Möglichkeiten und Ansätzen bei Krankenkassen. In: Gieseke, Otto; Höfling, Siegfried (Hg.): Gesundheitsoffensive Prävention. Gesundheitsförderung und Prävention als unverzichtbare Bausteine effizienter Gesundheitspolitik. München 2001, S. 79–92.

Dietrich, Tobias: Eine neue Sorge um sich? Ausdauersport im „Zeitalter der Kalorienangst". In: Lengwiler, Martin; Madarász, Jeanette (Hg.): Das präventive Selbst. Eine Kulturgeschichte moderner Gesundheitspolitik. Bielefeld 2010, S. 279–304.

Dietrich, Tobias: Laufen als Heilssuche? Körperliche Selbstfindung von den 1970er bis zu den 1990er Jahren in transatlantischer Perspektive. In: Elberfeld, Jens; Eitler, Pascal (Hg.): Zeitgeschichte des Selbst. Therapeutisierung – Politisierung – Emotionalisierung. Bielefeld 2015, S. 147–161.

Dietrich, Tobias: Laufen nach dem Boom. Eine dreifache Konsumgeschichte? In: Doering-Manteuffel, Anselm; Raphael, Lutz; Schlemmer, Thomas (Hg.): Vorgeschichte der Gegenwart. Dimensionen des Strukturbruchs nach dem Boom. Göttingen 2016, S. 351–370.

Dilger, Erika: Die Fitnessbewegung in Deutschland. Wurzeln, Einflüsse und Entwicklungen. Schorndorf 2008.

Dinges, Martin: Bedrohliche Fremdkörper in der Medizingeschichte. In: Mayer, Ruth; Weingart, Brigitte (Hg.): Virus! Mutationen einer Metapher. (= Cultural Studies; Bd. 5) Bielefeld 2004, S. 79–95.

Dinges, Martin: Die Gesundheit von Jungen und männlichen Jugendlichen in historischer Perspektive (1780–2010). In: Medizin, Gesellschaft und Geschichte 29 (2011), S. 97–121.

Dinges, Martin: Historische Forschung und die aktuelle Diskussion zur Männergesundheit. In: Klotz, Theodor; Stiehler, Matthias (Hg.): Männerleben und Gesundheit. Eine interdisziplinäre, multiprofessionelle Einführung. Weinheim, München 2007, S. 24–35.

Dinges, Martin: Immer schon 60 % Frauen in den Arztpraxen? Zur geschlechtsspezifischen Inanspruchnahme des medizinischen Angebotes (1600–2000). In: Ders. (Hg.): Männlichkeit und Gesundheit im historischen Wandel ca. 1800 – ca. 2000. (= Medizin, Gesellschaft und Geschichte; Beiheft 27). Stuttgart 2007, S. 295–322.

Dinges, Martin: Männer, die beratungsresistenten Gesundheitsidioten? In: Blickpunkt DER MANN 7 H. 1 (2009), S. 19–23.

Dinges, Martin: Männergesundheit in historischer Perspektive: Die Gene erklären nur den kleineren Teil des Geschlechterunterschieds. In: Blickpunkt DER MANN 4 H. 1 (2006), S. 21–24.

Dinges, Martin: Männergesundheitsgeschichte – Zur Entstehung eines Forschungsfeldes. In: Medizinhistorisches Journal 50 H. 1+2 (2015), S. 1–41.

Dinges, Martin: Männlichkeit und Gesundheit: Aktuelle Debatte und historische Perspektiven. In: Bardehle, Doris; Stiehler, Matthias (Hg.): Erster Deutscher Männergesundheitsbericht. Ein Pilotbericht. München 2010, S. 2–16.

Dinges, Martin (Hg.): Männlichkeit und Gesundheit im historischen Wandel ca. 1800–2000. (= Medizin, Gesellschaft und Geschichte; Beiheft 27) Stuttgart 2007.

Dinges, Martin: Rauchen: gesundheitsgefährdend – und typisch „männlich"? Zum historischen Wandel geschlechtsspezifischer Zuschreibungen. In: Baader, Meike Sophia; Bilstein, Johannes; Tholen, Toni (Hg.): Erziehung, Bildung und Geschlecht. Männlichkeiten im Fokus der Gender-Studies. Wiesbaden 2012, S. 129–145.

Dinges, Martin: Veränderungen der Männergesundheit als Krisenindikator? Deutschland 1950–2006. In: L'Homme, Europäische Zeitschrift für feministische Geschichtswissenschaft 19 H. 2 (2008), S. 107–124.

Dinges, Martin: Wandel der Herausforderungen an Männer und Männlichkeit in Deutschland seit 1930. In: Stiehler, Matthias; Weißbach, Lothar (Hg.): Männergesundheitsbericht 2013. Im Fokus: Psychische Gesundheit. Bern 2013, S. 31–62.

Dinges, Martin: Was bringt die historische Forschung für die Diskussion zur Männergesundheit? In: Blickpunkt DER MANN 5 H. 2 (2007), S. 6–9.

Dinges, Martin; Weigl, Andreas (Hg.): Gender-Specific Life Expectancy in Europe 1850–2010 (= Medizin, Gesellschaft und Geschichte; Beiheft 58), Stuttgart 2016.

Dinges, Martin; Weigl, Andreas: Männergesundheit als Forschungsthema der Sozial- und Kulturwissenschaften. In: Österreichische Zeitschrift für Geschichtswissenschaften 22 (2011), S. 191–199.

Döge, Peter: Abschied vom starken Mann. Gender Mainstreaming als Beitrag zur Männergesundheit. In: Altgeld, Thomas (Hg.): Männergesundheit. Neue Herausforderungen für Gesundheitsförderung und Prävention. Weinheim, München 2004, S. 235.

Doering-Manteuffel, Anselm: Westernisierung. Politisch-ideeller und gesellschaftlicher Wandel in der Bundesrepublik bis zum Ende der 60er Jahre. In: Lammers, Karl Christian; Schildt, Axel; Siegfried, Detlef (Hg.): Dynamische Zeiten. Die 60er Jahre in den beiden deutschen Gesellschaften. (= Hamburger Beiträge zur Sozial- und Zeitgeschichte; Bd. 39) Hamburg 2000, S. 311–341.

Doering-Manteuffel, Anselm: Wie westlich sind die Deutschen? Amerikanisierung und Westernisierung im 20. Jahrhundert. Göttingen 1999.

Doering-Manteuffel, Anselm; Raphael, Lutz: Nach dem Boom. Neue Einsichten und Erklärungsversuche. In: Doering-Manteuffel, Anselm; Raphael, Lutz; Schlemmer, Thomas (Hg.): Vorgeschichte der Gegenwart. Dimensionen des Strukturbruchs nach dem Boom. Göttingen 2016, 9–34.

Doering-Manteuffel, Anselm; Raphael, Lutz: Nach dem Boom. Perspektiven auf eine Zeitgeschichte seit 1970. Göttingen 2008.

Dräther, Hendrik; Rothgang, Heinz: Ökonomische Aspekte gesundheitlicher Prävention. In: Zeitschrift für Sozialreform 49 H. 3 (2003), S. 531–550.

Dreßler, Raphaela: Vom Patriachat zum androgynen Lustobjekt – 50 Jahre Männer im *stern*. In: Holtz-Bacha, Christina (Hg.): Stereotype? Frauen und Männer in der Werbung. 2. aktual. und erweit. Aufl. Wiesbaden 2011, S. 136–166.

Drupp, Michael: Betriebliches Gesundheitsmanagement durch die GKV – Erfahrungen und Ausblick. In: Hornberg, Claudia; Schott, Thomas (Hg.): Die Gesellschaft und ihre Gesundheit. 20 Jahre Public Health in Deutschland: Bilanz und Ausblick einer Wissenschaft. Wiesbaden 2011, S. 385–399.

Dubben, Hans-Hermann; Schäfer, Corinna; Weißbach, Lothar: Wer sorgt hier vor? Oder: Wem die Krebsfrüherkennung nutzt. In: Der Onkologe 17 (2011), S. 220–234.

Duden, Barbara: Von „der" Pille und unserem „Zustand". In: Staupe, Gisela; Vieth, Lisa (Hg.): Die Pille. Von der Lust und von der Liebe. Berlin 1996, S. 67–79.

Duttweiler, Stefanie: Vom Treppensteigen, Lippennachziehen und anderen alltäglichen Praktiken der Subjektivierung oder: Die kybernetische Form des Subjekts. In: Alkemeyer, Thomas; Gelhard, Andreas; Ricken, Norbert (Hg.): Techniken der Subjektivierung. München, Paderborn 2013, S. 247–258.

Eberle, Gudrun: Prävention in der Gesetzlichen Krankenversicherung von 1970 bis heute. In: Stöckel, Sigrid; Walter, Ulla (Hg.): Prävention im 20. Jahrhundert. Historische Grundlagen und aktuelle Entwicklungen in Deutschland. München, Weinheim 2002, S. 237–249.

Eckart, Wolfgang Uwe; Jütte, Robert: Medizingeschichte. Eine Einführung. 2. Aufl. Wien, Köln u. a. 2014.

Eirmbter, Willy H.; Hahn, Alois; Hennes, Claudia; Jacob, Rüdiger; Lette, Frank: Aids-Vorstellungen in Deutschland. Stabilität und Wandel. (= Ergebnisse sozialwissenschaftlicher Aids-Forschung; Bd. 18) Berlin 1997.

Eirmbter, Willy H.; Hahn, Alois; Jacob, Rüdiger: AIDS und die gesellschaftlichen Folgen. (= Campus-Forschung; Bd. 704) Frankfurt a. M., New York 2003.

Eirmbter, Willy H.; Hahn, Alois; Jacob, Rüdiger: Krankheitsvorstellungen in Deutschland: das Beispiel AIDS. (= Studien zur Sozialwissenschaft; Bd. 176). Opladen 1996.

Eisele, Philipp: Patienten mit erweitertem Präventionshorizont: Nutzer und Sympathisanten alternativer Behandlungsmethoden (1992–2000). In: Hähner-Rombach, Sylvelyn (Hg.): Geschichte der Prävention. Akteure, Praktiken, Instrumente. (Medizin, Gesellschaft und Geschichte; Beiheft 54) Stuttgart 2015, S. 171–200.

Eitz, Thorsten: Aids. Krankheitsgeschichte und Sprachgeschichte. Hildesheim, Zürich u. a. 2003.

Elbe, Martin: Lebensstil, Lebensführung und Salutogenese: Zur Erklärung männlichen Gesundheitsverhaltens. In: Amt für Gesundheit und Verbraucherschutz, Planungs- und Koordinierungsstelle Gesundheit; Bezirksamt Lichtenberg von Berlin, Abteilung Familie, Jugend und Gesundheit; (Hg.): Man(n), wie geht's? Eine neue Perspektive für die Gesundheitsförderung. Lichtenberger Männergesundheitsbericht. Berlin 2011, S. 101–108.

Elberfeld, Jens; Eitler, Pascal: Von der Gesellschaftsgeschichte zur Zeitgeschichte des Selbst – und zurück. In: Dies. (Hg.): Zeitgeschichte des Selbst. Therapeutisierung – Politisierung – Emotionalisierung. Bielefeld 2015, S. 7–30.

Elkeles, Thomas; Niehoff, Jens-Uwe; Rosenbrock, Rolf; Schneider, Frank (Hg.): Prävention und Prophylaxe. Theorie und Praxis eines gesundheitspolitischen Grundmotivs in zwei deutschen Staaten 1949–1990. Berlin 1991.

Ellerbrock, Dagmar: Die Etablierung von Public Health in der BRD. In: Gesundheit Berlin-Brandenburg (Hg.): Dokumentation 16. bundesweiter Kongress Armut und Gesundheit. Verwirklichungschancen für Gesundheit. Berlin 2011, S. 1–9.

Ellerbrock, Dagmar: Die restaurativen Modernisierer. Frauen als gesundheitspolitische Zielgruppe der amerikanischen Besatzungsmacht zwischen 1945 und 1949. In: Lindner, Ulrike; Niehuss, Merith (Hg.): Ärztinnen – Patientinnen. Frauen im deutschen und britischen Gesundheitswesen des 20. Jahrhunderts. Köln, Weimar u. a. 2002, S. 243–266.

Ellerbrock, Dagmar: Prävention in der US-Zone 1945–1949. Zielsetzung, Konzeption und Reichweite von Präventionsmaßnahmen nach dem Zweiten Weltkrieg. In: Stöckel, Sigrid; Walter, Ulla (Hg.): Prävention im 20. Jahrhundert. Historische Grundlagen und aktuelle Entwicklungen in Deutschland. Weinheim, München 2002, S. 152–164.

Ellerbrock, Dagmar: Zwischen Tradition und Innovation – „Öffentliche Gesundheit" und „Public Health". In: Schagen, Udo; Schleiermacher, Sabine (Hg.): Sozialmedizin, Sozialhygiene und Public Health: Konzepte und Visionen zum Verhältnis von Medizin und

Gesellschaft in historischer Perspektive. (= Berichte und Dokumente zur Zeitgeschichte; Bd. 5). Berlin 2002, S. 59–66.

Elliot, Rosemary: From youth protection to individual responsibility: Addressing smoking among young people in post-war West Germany. In: Medizinhistorisches Journal 45 H. 1 (2010), S. 66–101.

Elliot, Rosemary: Inhaling Democrazy: Cigarette Advertising and Health Education in Postwar West Germany, 1950s–1975. In: Social History of Medicine 28 H. 3 (2015), S. 509–531.

Elshtain, Jean Bethke: Public Man, Private Woman. Women in Social and Political Thought. Princeton 1981.

Elsner, Steffen H.: „Eingabewesen" in Schleswig-Holstein – Rechtsgrundlage, Reform, Organisation und Praxis –. In: Reinhard Bockhofer (Hg.): Mit Petitionen Politik verändern. Baden-Baden 1999, S. 222–246.

Erhart, Michael; Hurrelmann, Klaus; Ravens-Sieberer, Ulrike: Sozialisation und Gesundheit. In: Hurrelmann, Klaus (Hg.): Handbuch Sozialisationsforschung. 7. vollst. überarb. Aufl. Weinheim, Basel 2008, S. 424–442.

Eriksson, Monica: Unravelling the Mystery of Salutogenesis. The evidence base of the salutogenetic research as measured by Antonovsky's Sense of Coherence Scale. Turku 2007.

Etzemüller, Thomas: Einleitung: Vom „Volk" zur „Population", vom Subjekt der Kontrolle zum Subjekt der Beratung? In: Ders. (Hg.): Vom „Volk" zur „Population". Interventionistische Bevölkerungspolitik in der Nachkriegszeit. Münster 2015, S. 7–24.

Faltermaier, Toni: Gesundheit im Alltag. Laienkompetenz in Gesundheitshandeln und Gesundheitsförderung. Weinheim, München 1998.

Faltermaier, Toni: Gesundheit und Gesundheitshandeln von Männern im mittleren Erwachsenenalter aus salutogenetischer Perspektive. In: Dinges, Martin (Hg.): Männlichkeit und Gesundheit im historischen Wandel ca. 1800 – ca. 2000. (= Medizin, Gesellschaft und Geschichte; Beiheft 27) Stuttgart 2007, S. 277–293.

Faltermaier, Toni: Gesundheitsbildung als präventives Handlungsfeld für Kinder, Jugendliche und Erwachsene. In: Zeitschrift für Sozialreform 49 H. 3 (2003), S. 507–519.

Faltermaier, Toni: Männliche Identität und Gesundheit. Warum Gesundheit von Männern? In: Altgeld, Thomas (Hg.): Männergesundheit. Neue Herausforderungen für Gesundheitsförderung und Prävention. Weinheim, München 2004, S. 11–33.

Faltermaier, Toni; Wihofsky, Petra: Gesundheitsförderung und Prävention im Kontext von Public Health. In: Hornberg, Claudia; Schott, Thomas (Hg.): Die Gesellschaft und ihre Gesundheit. 20 Jahre Public Health in Deutschland: Bilanz und Ausblick einer Wissenschaft. Wiesbaden 2011, S. 257–274.

Feil, Fabian; Windorfer, Adolf: Der Kampf gegen Poliomyelitis – die Ausrottung einer Zivilisationsseuche. In: Bundesgesundheitsblatt – Gesundheitsforschung – Gesundheitsschutz 43 H. 1 (2000), S. 2–6.

Fenske, Michaela: Demokratie erschreiben. Bürgerbriefe und Petitionen als Medien politischer Kultur 1950–1974. Frankfurt a. M., New York 2013.

Flügel, Axel: Public Health und Geschichte. Historischer Kontext, politische und soziale Implikationen der öffentlichen Gesundheitspflege im 19. Jahrhundert. Weinheim, Basel 2012.

Forsbach, Ralf: Aspekte der historischen Entwicklung des Gesundheitswesens der Bundesrepublik Deutschland seit 1949. In: Frewer, Andreas; Schäfer, Daniel; Schockenhoff, Eberhard; Wetzstein, Verena (Hg.): Gesundheitskonzepte im Wandel. Geschichte, Ethik und Gesellschaft. (= Geschichte und Philosophie der Medizin; Bd. 6) Stuttgart 2008, S. 99–111.

Forschungsverbund Laienpotential, Patientenaktivierung und Gesundheitsselbsthilfe: Netzwerkförderung in der Gemeinde am Beispiel der Gesundheitsvorsorge. In: Labisch, Alfons (Hg.): Kommunale Gesundheitsförderung – aktuelle Entwicklungen, Konzepte, Perspektiven – Eine Aufsatzsammlung. (= Deutsche Zentrale für Volksgesundheitspflege e. V. Schriftenreihe; Bd. 52) Frankfurt a. M. 1989, S. 83–116.

Forster, Angelika: Umsetzung der Primärprävention im Spannungsfeld zwischen Recht und Wirklichkeit. In: Zeitschrift für Sozialreform 49 H. 3 Nr. (2003), S. 520–530.

Foucault, Michel: Der Wille zum Wissen. Sexualität und Wahrheit 1. Frankfurt a. M. 1977.

Foucault, Michel: Die Geburt der Biopolitik. In: Defert, Daniel; Ewald, François unter Mitarbeit von Lagrange, Jacques (Hg.): Schriften in vier Bänden. Band III 1976–1979. Frankfurt a. M. 2003, S. 1020–1028.

Foucault, Michel: Gouvernementalität. In: Defert, Daniel; Ewald, François unter Mitarbeit von Lagrange, Jacques (Hg.): Foucault – Analytik der Macht. Frankfurt a. M. 2005, S. 148–174.

Foucault, Michel: Technologien des Selbst. In: Defert, Daniel; Ewald, François unter Mitarbeit von Lagrange, Jacques (Hg.): Schriften in vier Bänden. Band IV 1980–1988. Frankfurt a. M. 2005, S. 966–998.

Frank, Michael: Trunkene Männer und nüchterne Frauen. Zur Gefährdung von Geschlechterrollen durch Alkohol in der Frühen Neuzeit. In: Dinges, Martin (Hg.): Hausväter, Priester, Kastraten. Zur Konstruktion von Männlichkeit in Spätmittelalter und Früher Neuzeit. Göttingen 1998, S. 187–212.

Franzkowiak, Peter: Risikofaktoren und das „prinzipiell richtige" Leben. Kritische Anmerkungen zum Konzept und einigen ethischen Problemen der Verhaltensprävention. In: Stumm, Brigitte; Trojan, Alf (Hg.): Gesundheit fördern statt kontrollieren. Eine Absage an den Mustermenschen. Frankfurt a. M. 1992, S. 252–265.

Frauenakademie München e. V.: Archiv der Münchener Frauengesundheitsbewegung 1968–2000. München 2011.

Frevert, Ute: Umbruch der Geschlechterverhältnisse? Die 60er Jahre als geschlechterpolitischer Experimentierraum. In: Lammers, Karl Christian; Schildt, Axel; Siegfried, Detlef (Hg.): Dynamische Zeiten. Die 60er Jahre in den beiden deutschen Gesellschaften. (= Hamburger Beiträge zur Sozial- und Zeitgeschichte; Bd. 37) Hamburg 2000, S. 642–660.

Frevert, Ute: Frauen auf dem Weg zur Gleichberechtigung – Hindernisse, Umleitungen, Einbahnstraßen. In: Broszat, Martin (Hg.): Zäsuren nach 1945. Essays zur Periodisierung der deutschen Nachkriegsgeschichte. (= Schriftenreihe der Vierteljahreshefte für Zeitgeschichte; Bd. 61) München 1990, S. 113–130.

Frevert, Ute: Männergeschichte oder die Suche nach dem ‚ersten' Geschlecht. In: Hettling, Manfred (Hg.): Was ist Gesellschaftsgeschichte? Positionen, Themen, Analysen. München 1991, S. 31–43.

Frevert, Ute: Umbruch der Geschlechterverhältnisse? Die 60er Jahre als geschlechterpolitischer Experimentierraum. In: Schildt, Axel (Hg.): Dynamische Zeiten: Die 60er Jahre in den beiden deutschen Gesellschaften. (= Hamburger Beiträge zur Sozial- und Zeitgeschichte; Bd. 37) Hamburg 2000, S. 642–660.

Fröhlich, Thomas: Balanciertes Mann-Sein. In: Forum Männer in Theorie und Praxis der Geschlechterverhältnisse, Heinrich-Böll-Stiftung (Hg.): Geschlecht oder gesund? Männer und Gesundheit. Dokumentation einer Fachtagung des Forum Männer in Theorie und Praxis der Geschlechterverhältnisse und der Heinrich-Böll-Stiftung am 20./21. Mai 2005 in Berlin. (= Schriften zur Geschlechterdemokratie der Heinrich-Böll-Stiftung; Nr. 13) Berlin 2006, S. 13–19.

Fulton, John T.; Johnson, Albert L.; Tyroler, Herman A.: Patterns of Preventive Health Behavior in Populations. In: Journal of Health and Human Behavior 6 (1965), 128–140.

Gante, Michael: Das 20. Jahrhundert (II). Rechtspolitik und Rechtswirklichkeit 1927–1976. In: Jütte, Robert (Hg.): Geschichte der Abtreibung. Von der Antike bis zur Gegenwart. München 1993, S. 169–207.

Gastaldo, Denise: Is health education good for you? Re-thinking health education through the concept of bio-power. In: Bunton, Robin, Petersen, Alan (Hg.): Foucault, Health and Medicine. London, New York 1997, S. 113–133.

Geene, Raimund: AIDS-Politik. Ein Krankheitsbild zwischen Medizin, Politik und Gesundheitsförderung. Frankfurt a. M. 2000.

Gerhard, Ute: Frauenbewegung. In: Roth, Roland; Rucht, Dieter (Hg.): Die sozialen Bewegungen in Deutschland seit 1945. Ein Handbuch. Frankfurt a. M., New York 2008, S. 187–217.

Gerlinger, Thomas; Schmucker, Rolf: 20 Jahre Public Health – 20 Jahre Politik für eine gesunde Gesellschaft? In: Hornberg, Claudia; Schott, Thomas (Hg.): Die Gesellschaft und ihre Gesundheit. 20 Jahre Public Health in Deutschland: Bilanz und Ausblick einer Wissenschaft. Wiesbaden 2011, S. 69–83.

Gerst, Thomas: Ärztliche Standesorganisation und Standespolitik in Deutschland 1945–1955. (= Medizin, Gesellschaft und Geschichte; Beiheft 21) Stuttgart 2004.

Gertiser, Anita: Falsche Scham. Strategien der Überzeugung in Aufklärungsfilmen zur Bekämpfung der Geschlechtskrankheiten (1918–1935). (= Cadrage; Bd. 1) Göttingen 2015.

Gesellschaft der epidemiologischen Krebsregister in Deutschland e. V., Robert Koch Institut (Hg.): Krebs in Deutschland 2007/2008. 8. Ausgabe. Berlin 2012.

Gostomzyk, Johannes G.: Die Geschichte der Zeitschrift „Das Gesundheitswesen" (1888–2000). In: Udo Schagen, Sabine Schleiermacher (Hg.): 100 Jahre Sozialhygiene, Sozialmedizin und Public Health in Deutschland. CD-Rom. Berlin 2005, S. 1–4.

Görtler, Birgit: Schönheit und Weiblichkeit – eine geschlechtsspezifische Betrachtung der sozialen Ungleichwirkung von physischer Schönheit-. In: Filter, Dagmar; Reich, Jana (Hg.): „Bei mir bist Du schön …". Kritische Reflexionen über Konzepte von Schönheit und Körperlichkeit. (= Feministisches Forum – Hamburger Texte zur Frauenforschung; Bd. 4) Freiburg 2012, S. 9–60.

Graf, Simon: Leistungsfähig, attraktiv, erfolgreich, jung und gesund: Der fitte Körper in postfordistischen Verhältnissen. In: Body Politics 1 H. 1 (2013), S. 139–157.

Graf, Simon: Natürlich! Schön normale Männer-Körper. Begehren, Fitness und Männlichkeit. In: Filter, Dagmar; Reich, Jana (Hg.): „Bei mir bist Du schön …". Kritische Reflexionen über Konzepte von Schönheit und Körperlichkeit. (= Feministisches Forum – Hamburger Texte zur Frauenforschung; Bd. 4) Freiburg 2012, S. 239–257.

Greiser, Eberhard; Helmert, Uwe; Maschewsky-Schneider, Ulrike: Sind Frauen gesünder als Männer? Zur gesundheitlichen Lage der Frauen in der Bundesrepublik Deutschland. In: Sozial- und Präventivmedizin 33 (1988), S. 173–180.

Greß, Stefan; Hessel, Franz; Igl, Gerhard; Vincenti, Aurelio; Wasem, Jürgen: Gesundheitswesen und Sicherung bei Krankheit im Pflegefall. In: Bundesarchiv, Bundesministerium für Arbeit und Soziales (Hg.): Geschichte der Sozialpolitik in Deutschland seit 1945. Band 11: 1989–1994 Bundesrepublik Deutschland. Sozialpolitik im Zeichen der Vereinigung. Baden-Baden 2007, S. 649–717.

Gründler, Jens: Männlichkeit und Gesundheit im Kontext von Migration. Praktiken der Gesundheitsfürsorge und Krankheitsbewältigung deutscher Migranten in den USA im 19. Jahrhundert und frühen 20. Jahrhundert. In: Medizinhistorisches Journal 50 H. 1+2 (2015), S. 96–122.

Grunow, Dieter: Soziale Infrastruktur und soziale Dienste. In: Bundesarchiv, Bundesministerium für Gesundheit und Soziale Sicherung (Hg.): Geschichte der Sozialpolitik in Deutschland seit 1945. Band 7: 1982–1989 Bundesrepublik Deutschland. Finanzielle Konsolidierung und institutionelle Reform. Baden-Baden 2005, S. 653–682.

Grunow, Dieter; Grunow-Lutter, Vera: Geschlechtsspezifische Formen von Selbstvorsorge und Selbsthilfe. In: Hurrelmann, Klaus; Kolip, Petra (Hg.): Geschlecht, Gesundheit und Krankheit. Männer und Frauen im Vergleich. Bern, Göttingen u. a. 2002, S. 548–564.

Grunow-Lutter, Vera: Frauen und Gesundheitsselbsthilfe in der Familie. In: Nestmann, Frank; Schmerl, Christiane (Hg.): Frauen – Das hilfreiche Geschlecht. Dienst am Nächsten oder soziales Expertentum? Reinbek bei Hamburg 1991, S. 151–170.

Günster, Christian; Klose, Joachim; Waltersbacher, Andrea: Vorsorge zahlt sich aus. In: Gesundheit und Gesellschaft. Das AOK-Forum für Politik, Praxis und Wissenschaft. Berlin 1998, S. 16–17.

Haase, Andreas: Perspektiven für eine geschlechterspezifische Gesundheitsforschung. Ein Blick von Männern für Männer. In: GesundheitsAkademie, Landesinstitut für Schule und Weiterbildung NRW (Hg.): Die Gesundheit der Männer ist das Glück der Frauen? Chancen und Grenzen geschlechtsspezifischer Gesundheitsarbeit. Frankfurt a. M. 1998, S. 63–76.

Habermas, Jürgen: Strukturwandel der Öffentlichkeit: Untersuchungen zu einer Kategorie der bürgerlichen Gesellschaft. 6. unveränd. Aufl. Frankfurt a. M. 1999.

Habermas, Rebekka: Frauen und Männer des Bürgertums. Eine Familiengeschichte (1750–1850). (= Bürgertum, Beiträge zur europäischen Gesellschaftsgeschichte; Bd. 14) Göttingen 2000.

Hähner-Rombach, Sylvelyn (Hg.): Geschichte der Prävention. Akteure, Praktiken, Instrumente. (= Medizin, Gesellschaft und Geschichte; Beiheft 54) Stuttgart 2015.

Hähner-Rombach, Sylvelyn: Gesundheit und Krankheit im Spiegel von Petitionen an den Landtag von Baden-Württemberg 1946 bis 1980. (= Medizin, Gesellschaft und Geschichte; Beiheft 40) Stuttgart 2011.

Hähner-Rombach, Sylvelyn: Von der Milchausgabe zum Darmscreening. Angebote und Praktiken werksärztlicher Prävention nach dem Zweiten Weltkrieg am Beispiel der BASF Ludwigshafen. In: Dies. (Hg.): Geschichte der Prävention. Akteure, Praktiken, Instrumente. (= Medizin, Gesellschaft und Geschichte; Beiheft 54) Stuttgart 2015, S. 41–70.

Hähner-Rombach, Sylvelyn: Von der Salutogenese zum Gesundheitsdiktat. In: Badura, Bernhard; Meyer, Markus (Hg.): Erfolgreiche Unternehmen von morgen – gesunde Zukunft heute gestalten: Fehlzeiten-Report: Zahlen, Daten, Analysen aus allen Branchen der Wirtschaft 2014. Heidelberg 2014, S. 221–228.

Hämmerle, Christa; Saurer, Edith: Frauenbriefe – Männerbriefe? Überlegungen zu einer Briefgeschichte jenseits von Geschlechterdichotomien. In: Dies. (Hg.): Briefkulturen und ihr Geschlecht. Zur Geschichte der privaten Korrespondenz vom 16. Jahrhundert bis heute. (= L'Homme-Schriften; Bd. 7) Wien, Köln u. a. 2003, S. 7–32.

Härtel, Ursula: Geschlechtsspezifische Inanspruchnahme medizinischer Hilfe. Ergebnisse der Münchner Blutdruckstudie. In: Sozial- und Präventivmedizin 33 (1988), S. 148–154.

Hahn, Daphne: Diskurse zum Schwangerschaftsabbruch nach 1945. Wie gesellschaftlich relevante (Be-)Deutungen entstehen und sich verändern. In: Busch, Ulrike; Hahn, Daphne (Hg.): Abtreibung. Diskurse und Tendenzen. Bielefeld 2015, S. 41–59.

Haller, Lea; Höhler, Sabine; Stoff, Heiko: Stress – Konjunkturen eines Konzepts. In: Zeithistorische Forschungen / Studies in Contemporary History 11 H. 3 (2014), S. 359–381.

Hartung, Susanne; Kickbusch, Ilona: Die Gesundheitsgesellschaft. Konzepte für eine gesundheitsförderliche Politik. 2. vollst. überarb. Aufl. Bern 2014.

Hartung, Susanne; Kluwe, Sabine; Sahrai, Diana: Gesundheitsförderung und Prävention in Settings: Elternarbeit in Kitas, Schule und Familienhilfe. In: Hornberg, Claudia; Schott, Thomas (Hg.): Die Gesellschaft und ihre Gesundheit. 20 Jahre Public Health in Deutschland: Bilanz und Ausblick einer Wissenschaft. Wiesbaden 2011, S. 599–617.

Haun, Maria: Schwere Körper. In: Filter, Dagmar; Reich, Jana (Hg.): „Bei mir bist Du schön …“. Kritische Reflexionen über Konzepte von Schönheit und Körperlichkeit. (= Feministisches Forum – Hamburger Texte zur Frauenforschung; Bd. 4) Freiburg 2012, S. 259–283.

Hauschildt, Elke: „Auf den richtigen Weg zwingen …“. Trinkerfürsorge 1922–1945. Freiburg 1995.

Hausen, Karin: Arbeit und Geschlecht. In: Kocka, Jürgen; Offe, Claus (Hg.): Geschichte und Zukunft der Arbeit. Frankfurt a. M., New York 2000, S. 343–361.

Hausen, Karin: Frauenerwerbstätigkeit und erwerbstätige Frauen. Anmerkungen zur historischen Forschung. In: Budde, Gunilla (Hg.): Frauen arbeiten. Weibliche Erwerbsarbeit in Ost- und Westdeutschland nach 1945. Göttingen 1997, S. 19–45.

Hausen, Karin: Große Wäsche. Technischer Fortschritt und sozialer Wandel in Deutschland vom 18. bis ins 20. Jahrhundert. In: Geschichte und Gesellschaft 13 (1987), S. 273–303.

Hausen, Karin: Die Polarisierung der „Geschlechtscharaktere" – Eine Spiegelung der Dissoziation von Erwerbs- und Familienleben. In: Conze, Werner (Hg.): Sozialgeschichte der Familie in der Neuzeit Europas. Neue Forschungen. (= Industrielle Welt; Bd. 21) Stuttgart 1976, S. 363–393.

Hausen, Karin: Öffentlichkeit und Privatheit. Gesellschaftspolitische Konstruktionen und die Geschichte der Geschlechterbeziehungen. In: Journal für Geschichte 8 H. 1 (1986), S. 16–25.

Hausen, Karin: Zigaretten und männlich-weibliche Turbulenzen in Deutschlands bürgerlicher Ordnung des Rauchens vor 1914. In: Flemming, Jens; Puppel, Pauline; Troßbach; Werner, Vanja, Christina; Wörner-Heil, Ortrud (Hg.): Lesarten der Geschichte. Ländliche Ordnungen und Geschlechterverhältnisse. Festschrift für Heide Wunder zum 65. Geburtstag. Kassel 2004, S. 152–178.

Heinsohn, Kirsten: Kommentar: Nachkriegszeit und Geschlechterordnung. In: Paulus, Julia; Silies, Eva-Maria; Wolff, Kerstin (Hg.): Zeitgeschichte als Geschlechtergeschichte. Neue Perspektiven auf die Bundesrepublik. (= Geschichte und Geschlechter; Bd. 62) Frankfurt a. M., New York 2012, S. 92–99.

Helfferich, Cornelia: Ist Suchtprävention ein „klassisches" Feld geschlechtergerechter Prävention? In: Altgeld, Thomas; Kolip, Petra (Hg.): Geschlechtergerechte Gesundheitsförderung und Prävention. Theoretische Grundlagen und Modelle guter Praxis. 2. Aufl. Weinheim, München 2009, S. 27–39.

Herbert, Ulrich: Geschichte Deutschlands im 20. Jahrhundert. München 2014.

Herzlich, Claudine; Pierret, Janine: Kranke gestern, Kranke heute: die Gesellschaft und das Leiden. München 1991.

Heyn, Martin; Kuhn, Joseph; Reisig, Veronika; Voh, Natalie: Zur Einführung: Der Öffentliche Gesundheitsdienst und die Gesundheitsförderung: Ein Blick zurück, ein Blick nach vorn. In: Heyn, Martin; Kuhn, Joseph (Hg.): Gesundheitsförderung durch den öffentlichen Gesundheitsdienst. Bern 2015, S. 11–16.

Hilpert, Dagmar: Wohlfahrtsstaat der Mittelschichten? Sozialpolitik und gesellschaftlicher Wandel in der Bundesrepublik Deutschland (1949–1975). (= Kritische Studien zur Geschichtswissenschaft; Bd. 208) Göttingen 2012.

Hinze, Lieselotte; Samland, Andrea: Gesundheitsbildung – reine Frauensache? Geschlechtsspezifische Analyse der Inanspruchnahme von Präventions- und Gesundheitsförderungskursen. In: Altgeld, Thomas (Hg.): Männergesundheit. Neue Herausforderungen für Gesundheitsförderung und Prävention. Weinheim, München 2004. S. 176.

Hirschauer, Stefan: Die soziale Konstruktion der Zweigeschlechtlichkeit. In: Haase, Andreas (Hg.): Auf und nieder. Aspekte männlicher Sexualität und Gesundheit. Tübingen 1996, S. 45–61.

Hitzer, Bettina: Körper-Sorge(n). Gesundheitspolitik mit Gefühl. In: Jarzebowski, Claudia (Hg.): Performing emotions: interdisziplinäre Perspektiven auf das Verhältnis von Politik und Emotion in der Frühen Neuzeit und in der Moderne. Göttingen 2013, S. 43–68.

Hofer, Hans-Georg: Labor, Klinik, Gesellschaft. Stress und die westdeutsche Universitätsmedizin (1950–1980). In: Zeithistorische Forschungen / Studies in Contemporary History 11 H. 3 (2014), S. 382–405.

Hofer, Hans-Georg: Medizin und Gesellschaft in Westdeutschland 1945–1970: Koordinaten, Kontexte, Korrelationen. In: Medizinhistorisches Journal 45 H. 1 (2010), S. 1–23.

Hofer, Hans-Georg; Sauerteig, Lutz: Perspektiven einer Kulturgeschichte der Medizin. In: Medizinhistorisches Journal 42 H. 2 (2007), S. 105–141.

Hoffmann, Annika: Arzneimittelkonsum und Geschlecht. Eine historische Analyse zum 19. und 20. Jahrhundert. (= Medizin, Gesellschaft und Geschichte; Beiheft 48) Stuttgart 2014.

Hoffmann, Susanne: Erwerbsarbeit – Risiko und Ressource für die Gesundheit von Männern: Sechs Autobiographien aus dem 20. Jahrhundert. In: Dinges, Martin (Hg.): Männlichkeit und Gesundheit im historischen Wandel ca. 1800 – ca. 2000. (= Medizin, Gesellschaft und Geschichte, Beiheft 27) Stuttgart 2007, S. 243–258.

Hoffmann, Susanne: Gesunder Alltag im 20. Jahrhundert? Geschlechtsspezifische Diskurse und gesundheitsrelevante Verhaltensstile in deutschsprachigen Ländern. (= Medizin, Gesellschaft und Geschichte; Beiheft 36) Stuttgart 2010.

Hollstein, Walter: Der entwertete Mann. In: Franz, Matthias; Karger, André (Hg.): Neue Männer – muss das sein? Risiken und Perspektiven der heutigen Männerrolle. 2. Aufl. Göttingen 2011, S. 35–54.

Holtz-Bacha, Christina; Vennemann, Angela: Mehr als Frühjahrsputz und Südseezauber? Frauenbilder in der Fernsehwerbung und ihre Rezeption. In: Holtz-Bacha, Christina (Hg.): Stereotype? Frauen und Männer in der Werbung. 2. aktual. u. erweit. Aufl. Wiesbaden 2011, S. 88–118.

Horlacher, Stefan; Jansen, Bettina; Schwanebeck, Wieland (Hg.): Männlichkeit. Ein interdisziplinäres Handbuch. Stuttgart 2016.

Hudemann, Rainer: Sozialpolitik im deutschen Südwesten zwischen Tradition und Neuordnung 1945–1953. Sozialversicherung und Kriegsopferversorgung im Rahmen französischer Besatzungspolitik. (= Veröffentlichungen der Kommission des Landtages für die Geschichte des Landes Rheinland-Pfalz; Bd. 10) Mainz 1988.

Hurrelmann, Klaus: Männergesundheit – Frauengesundheit. Warum fällt die Lebenserwartung von Männern immer stärker hinter die der Frauen zurück? In: Haase, Andreas (Hg.): Auf und nieder. Aspekte männlicher Sexualität und Gesundheit. Tübingen 1996, S. 165–179.

Hurrelmann, Klaus; Laaser, Ulrich: Gesundheitsförderung und Krankheitsprävention. In: Dies. (Hg.): Handbuch Gesundheitswissenschaften. 3. Aufl. Weinheim, München 2003, S. 395–424.

Itzen, Peter; Müller, Simone M.: Risk as a Category of Analysis for a Social History of the Twentieth Century: An Introduction. In: Historical Social Research 41 H. 1 (2016), S. 7–29.

Jackson, Mark: Stress in Post-War Britain: An Introduction. In: Ders. (Hg.): Stress in Post-War Britain, 1945–85. (= Studies for the Society for the Social History of Medicine; Bd. 23) London, New York 2015, S. 1–15.

Jäger, Jens: Fotografie und Geschichte. (= Historische Einführungen; Bd. 7) Frankfurt a. M., New York 2009, S. 144.

Jerusalem, Matthias: Gesundheitserziehung und Gesundheitsförderung in der Schule. In: Schwarzer, Ralf (Hg.): Gesundheitspsychologie. Ein Lehrbuch. 2. überarb. u. erw. Aufl. Göttingen 1997, 575–593.

Jütte, Robert: Ärzte, Heiler und Patienten. Medizinischer Alltag in der frühen Neuzeit. München, Zürich 1991.

Jütte, Robert: Gesundheitsverständnis im Zeitalter (un-)begrenzter medizinischer Möglichkeiten. In: Frewer, Andreas; Schäfer, Daniel; Schockenhoff, Eberhard, Setzwein, Verena (Hg.): Gesundheitskonzepte im Wandel. Geschichte, Ethik und Gesellschaft. (= Geschichte und Philosophie der Medizin; Bd. 6) Stuttgart 2008, S. 53–64.

Jütte, Robert: Krankheit und Gesundheit in der Frühen Neuzeit. Stuttgart 2013.

Kampf, Antje; Madarász-Lebenhagen, Jeanette: Prävention in zwei deutschen Staaten. 1950er bis 1970er Jahre. Geschlechterbilder im Umgang mit chronischen Erkrankungen des Herz-Kreislaufsystems. In: Brunner, Detlef; Grashoff, Udo; Kötzing, Andreas (Hg.): Asymmetrisch verflochten? Neue Forschungen zur gesamtdeutschen Nachkriegsgeschichte. Berlin 2013, S. 148–165.

Karsch, Fabian: Medizin zwischen Markt und Moral. Zur Kommerzialisierung ärztlicher Handlungsfelder. Bielefeld 2015.

Keddi, Barbara; Seidenspinner, Gerlinde: Arbeitsteilung und Partnerschaft. In: Bertram, Hans (Hg.): Die Familie in Westdeutschland. Stabilität und Wandel familialer Lebensformen. (= Familien-Survey; Bd. 1) Leverkusen 1991, S. 159–192.

Kickbusch, Ilona: Die Gesundheitsgesellschaft. Megatrends der Gesundheit und deren Konsequenzen für Politik und Gesellschaft. Hamburg 2006.

Kläber, Mischa: Moderner Muskelkult. Zur Sozialgeschichte des Bodybuildings. Bielefeld 2013.

Klann-Delius, Gisela: Sprache und Geschlecht. Eine Einführung. Stuttgart 2005.

Klingemann, Harald: Sucht. Männergesundheit und Männlichkeit. In: Jacob, Jutta; Stöver, Heino (Hg.): Männer im Rausch. Konstruktionen und Krisen von Männlichkeiten im Kontext von Rausch und Sucht. (= Studien interdisziplinäre Geschlechterforschung; Bd. 2) Bielefeld 2009, S. 33–76.

Klotter, Christoph: Gesundheitszwänge im Lichte der Theorie Foucaults. In: Hoefert, Hans-Wolfgang; Klotter, Christoph (Hg.): Gesundheitszwänge. Lengerich 2013, S. 22–39.

Klotter, Christoph: Von der Diätetik zur Diät – Zur Ideengeschichte der Adipositas. In: Schmidt-Semisch, Henning; Schorb, Friedrich (Hg.): Kreuzzug gegen Fette. Sozialwissenschaftliche Aspekte des gesellschaftlichen Umgangs mit Übergewicht und Adipositas. Wiesbaden 2008, S. 21–34.

Klotz, Theodor: Der frühe Tod des starken Geschlechts. Göttingen 1998.

Knieps, Franz; Reiners, Hartmut: Gesundheitsreformen in Deutschland. Geschichte – Intentionen – Kontroversen. Bern 2015.

Köhler, Jacqueline; Leonhäuser, Ingrid-Ute; Meier-Gräwe, Uta; Möser, Anke; Zander, Uta: Essalltag in Familien. Ernährungsversorgung zwischen privatem und öffentlichem Raum. Wiesbaden 2009.

König, Wolfgang: Kleine Geschichte der Konsumgesellschaft. Konsum als Lebensform der Moderne. Stuttgart 2008.

König, Wolfgang: Kleine Geschichte der Konsumgesellschaft. Konsum als Lebensform der Moderne. 2. überarb. Aufl. Stuttgart 2013.

Köster-Lösche, Karl: Die großen Seuchen: von der Pest bis Aids. Frankfurt a. M., Leipzig 1995.

Kolip, Petra: Frauen und Männer. In: Badura, Bernhard; Busse, Reinhard; Leidl, Reiner; Raspe, Heiner; Schwartz, Friedrich Wilhelm; Siegrist, Johannes; Walter, Ulla (Hg.): Public Health. Gesundheit und Gesundheitswesen. 2. völlig neu bearb. u. erweit. Aufl. München, Jena, 2003, S. 642–653.

Kolip, Petra: Wege zu einer geschlechtersensiblen Gesundheitsberichterstattung. In: Hornberg, Claudia; Schott, Thomas (Hg.): Die Gesellschaft und ihre Gesundheit. 20 Jahre Public Health in Deutschland: Bilanz und Ausblick einer Wissenschaft. Wiesbaden 2011, S. 509–523.

Kolip, Petra; Koppelin, Frauke: Geschlechtsspezifische Inanspruchnahme von Prävention und Krankheitsfrüherkennung. In: Hurrelmann, Klaus; Kolip, Petra (Hg.): Geschlecht, Gesundheit und Krankheit. Männer und Frauen im Vergleich. Bern 2002, S. 491–504.

Kolip, Petra; Kuhlmann, Ellen: Gender und Public Health. Grundlegende Orientierungen für Forschung, Praxis und Politik. Weinheim, München 2005.

Kolip, Petra; Schmidt, Bettina (Hg.): Gesundheitsförderung im aktivierenden Sozialstaat. Präventionskonzepte zwischen Public Health, Eigenverantwortung und Sozialer Arbeit. Weinheim, München 2007.

Kolte, Brigitta: Rauchen zwischen Sucht und Genuss. Wiesbaden 2006.

Komar, Irene Antoni: Die kulturelle Modellierung des Körpers – Empirische Befunde und theoretische Positionen. In: Filter, Dagmar; Reich, Jana (Hg.): „Bei mir bist Du schön …".

Kritische Reflexionen über Konzepte von Schönheit und Körperlichkeit. (= Feministi-
   sches Forum – Hamburger Texte zur Frauenforschung; Bd. 4) Freiburg 2012, S. 219–237.
Kontopodis, Michalis; Niewöhner, Jörg: Kardiovaskuläre Prävention als Technik zur Bildung
   von Leben selbst. Eine ethnographische Untersuchung. In: Kehr, Janina; Niewöhner, Jörg;
   Vailly, Joëlle (Hg.): Leben in Gesellschaft. Biomedizin – Politik – Sozialwissenschaften.
   (= VerKörperungen; Bd. 13) Bielefeld 2011, S. 271–298.
Korporal, Johannes: Gesundheitsschutz von Kindern und Jugendlichen in der Bundesrepub-
   lik Deutschland. In: Elkeles, Thomas; Niehoff, Jens-Uwe; Rosenbrock, Rolf; Schneider,
   Frank (Hg.): Prävention und Prophylaxe. Theorie und Praxis eines gesundheitspolitischen
   Grundmotivs in zwei deutschen Staaten 1949–1990. Berlin 1991, S. 2879–300.
Krohne, Stefan: It's a Men's World. Männlichkeitsklischees in der deutschen Fernsehwerbung.
   In: Schmidt, Siegfried J. (Hg.): Werbung, Medien und Kultur. Opladen 1995, S. 136–152.
Kühn, Hagen: Healthismus. Eine Analyse der Präventionspolitik und Gesundheitsförderung
   in den U.S.A. Berlin 1993.
Kühn-Mengel, Helga: Einleitung. In: Bundesministerium für Gesundheit, Bundesvereinigung
   Prävention und Gesundheitsförderung e.V. (Hg.): Gesundheit von Frauen und Männern
   effektiv fördern – geschlechterspezifische Prävention und Gesundheitsförderung. Kon-
   gressdokumentation. 6. gemeinsamer Präventionskongress des Bundesministeriums für
   Gesundheit und der Bundesvereinigung Prävention und Gesundheitsförderung e.V.
   (BVPG). Bonn 2013, S. 4–5.
Kumpf, Johann Heinrich: Petition. In: Cordes, Albrecht (Hg.): Handwörterbuch zur deut-
   schen Rechtsgeschichte. Berlin 1984, Sp. 1639–1645.
Kury, Parick: Der überforderte Mensch. Eine Wissensgeschichte vom Stress zum Burnout.
   Frankfurt a.M. 2012.
Kury, Patrick: Selbsttechniken zwischen Tradition und Innovation. Die ersten deutschsprachi-
   gen Stress-Ratgeber der 1970er Jahre. In: Eitler, Pascal; Elberfeld, Jens; Maasen, Sabine;
   Tändler, Maik (Hg.): Das beratene Selbst. Zur Genealogie der Therapeutisierung in den
   ›langen‹ Siebzigern. Bielefeld 2011, S. 139–158.
Kury, Patrick: Zivilisationskrankheiten an der Schwelle zur Konsumgesellschaft. Das Beispiel
   der Managerkrankheit in den 1950er- und 1960er Jahren. In: Overath, Petra (Hg.): Die
   vergangene Zukunft Europas: Bevölkerungsforschung und -prognosen im 20. und 21. Jahr-
   hundert. Köln, Weimar u.a. 2011, S. 185–207.
Labisch, Alfons: Homo Hygienicus. Gesundheit und Medizin in der Neuzeit. Frankfurt a.M.,
   New York 1992.
Labisch, Alfons: Kommunale Gesundheitsförderung – Entwicklungslinien, Konzepte, Perspektiven. In: Ders. (Hg.): Kommunale Gesundheitsförderung – aktuelle Entwicklungen,
   Konzepte, Perspektiven – Eine Aufsatzsammlung. (= Deutsche Zentrale für Volksgesund-
   heitspflege e.V. Schriftenreihe; Bd. 52) Frankfurt a.M. 1989, S. 13–30.
Lachmund, Jens; Stollberg, Gunnar: Patientenwelten. Krankheit und Medizin vom späten 18.
   bis zum frühen 20. Jahrhundert im Spiegel von Autobiographien. Opladen 1995.
Lampert, Thomas: Armut und Gesundheit. In: Hornberg, Claudia; Schott, Thomas (Hg.):
   Die Gesellschaft und ihre Gesundheit. 20 Jahre Public Health in Deutschland: Bilanz und
   Ausblick einer Wissenschaft. Wiesbaden 2011, S. 575–595.
Landesvereinigung für Gesundheitsförderung Schleswig-Holstein e.V.: 40 Jahre. 1966–2006.
   Kiel 2006.
Langer, Phil C.: Beschädigte Identität. Dynamiken des sexuellen Risikoverhaltens schwuler
   und bisexueller Männer. Wiesbaden 2009.
Lazardzig, Jan; Münch, Ragnhild: Inszenierung von Einsicht und Überblick. Hygiene-Aus-
   stellungen und Prävention. In: Stöckel, Sigrid; Walter, Ulla (Hg.): Prävention im 20. Jahr-
   hundert. Historische Grundlagen und aktuelle Entwicklungen in Deutschland. Weinheim,
   München 2002, S. 78–95.
Lehner, Erich: „Männer stellen Arbeit über die Gesundheit". Männliche Lebensinszenierungen und Wunschrollenbilder. In: Altgeld, Thomas (Hg.): Männergesundheit. Neue Her-

ausforderungen für Gesundheitsförderung und Prävention. Weinheim, München 2004, S. 49–63.

Lemke, Thomas: Gouvernementalität und Biopolitik. Wiesbaden 2007.

Lemle, Russell; Mishkind, Marc E.: Alcohol and Masculinity. In: Journal of Substance Abuse Treatment 6 H. 4 (1989), S. 213–222.

Lengwiler, Martin; Madarász, Jeanette: Präventionsgeschichte als Kulturgeschichte der Gesundheitspolitik. In: Dies. (Hg.): Das präventive Selbst. Eine Kulturgeschichte moderner Gesundheitspolitik. Bielefeld 2010, S. 11–28.

Lenz, Hans-Joachim: Zwischen Men's Studies und männlicher Verletzungsoffenheit – Zur kurzen Geschichte der Männerforschung in Deutschland. In: Freiburger Geschlechterstudien 21 (2007), S. 41–77.

Levsen, Sonja: Männliche Bierbäuche oder männliche Muskeln? Studenten, Männlichkeit und Gesundheit zwischen 1900 und 1930. In: Dinges, Martin (Hg.): Männlichkeit und Gesundheit im historischen Wandel ca. 1800–2000. (= Medizin, Gesellschaft und Geschichte; Beiheft 27) Stuttgart 2007, S. 175–226.

Lindner, Ulrike: Gesundheitspolitik in der Nachkriegszeit. Großbritannien und die Bundesrepublik Deutschland im Vergleich. (= Veröffentlichungen des Deutschen Historischen Instituts London; Bd. 57) München 2004.

Lindner, Ulrike: Rationalisierungsdiskurse und Aushandlungsprozesse. Der moderne Haushalt und die traditionelle Hausfrauenrolle in den 1960er Jahren. In: Frese, Matthias; Paulus, Julia; Teppe, Karl (Hg.): Die 1960er Jahre als Wendezeit der Bundesrepublik. Paderborn 2003, S. 83–106.

Lindner, Ulrike: Sicherheits- und Präventionskonzepte im Umbruch: von der Gruppenfürsorge zur individualisierten medizinischen Risikoprävention für Schwangere. In: Lengwiler, Martin; Madarász, Jeanette (Hg.): Das präventive Selbst. Eine Kulturgeschichte moderner Gesundheitspolitik. Bielefeld 2010, S. 229–250.

Linek, Jenny: „… das Kriterium der Wahrheit ist die Praxis". Grenzen und Potentiale der Gesundheitsaufklärung in der DDR. In: Güth, Luise; Hegewisch, Niels; Langewand, Knut; Mellies, Dirk; Richter, Hedwig (Hg.): Wo bleibt die Aufklärung? Aufklärerische Diskurse in der Postmoderne. Festschrift für Thomas Stamm-Kuhlmann. (= Historische Mitteilungen; Beiheft 84) Stuttgart 2013, S. 179–190.

Linek, Jenny: Gesundheitsvorsorge in der DDR zwischen Propaganda und Praxis. (= Medizin, Gesellschaft und Geschichte; Beiheft 59) Stuttgart 2016.

Linek, Jenny: „Männer gibt es doch auch!" Geschlechterspezifische Gesundheitserziehung und Prävention in der DDR in den 1950er bis 1970er Jahren. In: Medizinhistorisches Journal 50 H. 1+2 (2015), S. 200–222.

Linek, Jenny; Pfütsch, Pierre: Geschlechterbilder in der Gesundheitsaufklärung im deutsch-deutschen Vergleich (1949–1990). In: Medizin, Gesellschaft und Geschichte 34 (2016), S. 73–110.

Löhrer, Gudrun: Der Erstkontakt im gesundheitspolitischen Film: Anregungen zur Selbstführung. In: Bruchhausen, Walter; Kaiser, Céline (Hg.): Szenen des Erstkontakts zwischen Arzt und Patient. (= Medizin und Kulturwissenschaft; Bd. 7) Bonn 2012, S. 215–231.

Löw, Martina; Mathes, Bettina (Hg.): Schlüsselwerke der Geschlechterforschung. Wiesbaden 2005.

Lühnemann, Dagmar; Raspe, Heiner: Sozialmedizinische und epidemiologische Aspekte des Vorrangs von Prävention und Rehabilitation. In: Zeitschrift für Sozialreform 49 H. 3 (2003), S. 389–402.

Lux, Richard; Walter, Ulla: Prävention: Brauchen wir unterschiedliche Strategien für Frauen und Männer? In: Regitz-Zagrosek, Vera; Fuchs, Judith (Hg.): Geschlechterforschung in der Medizin. Ergebnisse des zweiten Berliner Symposiums an der Charité – Universitätsmedizin Berlin. Frankfurt a. M., Berlin u. a. 2006, S. 35–48.

Lux, Richard; Walter, Ulla: Tabakkonsum: Folgen und Prävention unter sex- und genderspezifischer Perspektive. In: Neises, Mechthild; Schmid-Ott, Gerhard (Hg.): Gender, kulturelle Identität und Psychotherapie. Lengerich 2007, S. 97–110.

Luy, Marc: Die geschlechtsspezifischen Sterblichkeitsunterschiede – Zeit für eine Zwischenbilanz. In: Zeitschrift für Gerontologie und Geriatrie 35 (2002), S. 412–429.

Luy, Marc: Differentielle Sterblichkeit: die ungleiche Verteilung der Lebenserwartung in Deutschland. (= Rostocker Zentrum – Diskussionspapier; No. 6). Rostock 2006.

Luy, Marc: Warum Frauen länger leben. Erkenntnisse aus einem Vergleich von Kloster- und Allgemeinbevölkerung. (= Materialien zur Bevölkerungswissenschaft; Heft 106) Wiesbaden 2002.

Madarász, Jeanette: Die Pflicht zur Gesundheit: Chronische Krankheiten des Herzkreislaufsystems zwischen Wissenschaft, Populärwissenschaft und Öffentlichkeit. 1919–1945. In: Lengwiler, Martin; Madarász, Jeanette (Hg.): Das präventive Selbst. Eine Kulturgeschichte moderner Gesundheitspolitik. Bielefeld 2010, S. 137–167.

Madarász, Jeanette: Gesellschaftliche Debatten um Krankheit: Das Risikofaktorenkonzept zwischen Politik, Wirtschaft und Wissenschaft 1968–1986. In: Medizin, Gesellschaft und Geschichte 28 (2009), S. 187–211.

Madarász-Lebenhagen, Jeanette: Geschlechterbilder in Präventionskonzepten: Männer und Frauenherzen im deutsch-deutschen Vergleich, 1949–1990. In: Hähner-Rombach, Sylvelyn (Hg.): Geschichte der Prävention. Akteure, Praktiken, Instrumente. (= Medizin, Gesellschaft und Geschichte; Beiheft 54) Stuttgart 2015, S. 73–105.

Madarász-Lebenhagen, Jeanette: Medico-politics of Gendered Health: The Case of Cardiovascular Prevention in East and West Germany, 1949–1990. In: Social History of Medicine 28 H. 4 (2015), S. 869–888.

Maehle, Andreas-Holger: Präventivmedizin als wissenschaftliches und gesellschaftliches Problem: Der Streit über das Reichsimpfgesetz von 1874. In: Medizin, Gesellschaft und Geschichte 9 (1990), S. 127–148.

Maier, Friederike: Zwischen Arbeitsmarkt und Familie – Frauenarbeit in den alten Bundesländern. In: Helwig, Gisela; Nickel, Hildegard Maria (Hg.): Frauen in Deutschland 1945–1992. Berlin 1993, S. 257–279.

Manow, Philip: Gesundheitspolitik im Einigungsprozeß. Frankfurt a. M., New York 1994.

Marcinski, Isabella: Anorexie – Phänomenologische Betrachtung einer Essstörung. (= Neue Phänomenologie; Bd. 25) Freiburg, München 2014.

Martschukat, Jürgen: Die Ordnung des Sozialen. Väter und Familien in der amerikanischen Geschichte seit 1770. Frankfurt a. M., New York 2013.

Martschukat, Jürgen: Geschichte der Männlichkeiten. Akademisches Viagra oder Baustein einer relationalen und intersektionalen Geschlechtergeschichte? In: L'Homme, Europäische Zeitschrift für feministische Geschichtswissenschaft 26 H. 2 (2015), S. 119–127.

Martschukat, Jürgen: The Pursuit of Fitness. Von Freiheit und Leistungsfähigkeit in der Geschichte der USA. In: Geschichte und Gesellschaft 42 H. 3 (2016), S. 409–440.

Martschukat, Jürgen; Stieglitz, Olaf: Geschichte der Männlichkeiten. (= Historische Einführungen; Bd. 5) Frankfurt a. M. 2008.

Maschewsky-Schneider, Ulrike: Frauen – das kranke Geschlecht? Mythos oder Wirklichkeit? In: Dies. (Hg.): Frauen – das kranke Geschlecht? Mythos und Wirklichkeit. Ein Beitrag aus gesundheitswissenschaftlicher Perspektive. Opladen 1996, S. 7–18.

Maschewsky-Schneider, Ulrike: Frauen sind anders krank. Zur gesundheitlichen Lage der Frauen in Deutschland. Weinheim, München 1997.

Maschewsky-Schneider, Ulrike; Sonntag; Ute; Klesse, Rosemarie: Das Frauenbild in der Prävention – Psychologisierung der weiblichen Gesundheit? In: Brähler, Elmar; Felder, Hildegard (Hg.): Weiblichkeit, Männlichkeit und Gesundheit. 2. vollst. überarb. u. erweit. Aufl. (= Psychosoziale Medizin und Gesundheitswissenschaften; Bd. 5) Opladen, Wiesbaden 1999, S. 98–120.

Maus, Josef: Beschwerdeausschuss: Mehr Petitionen im Jahr 2003. In: Deutsches Ärzteblatt 27/101 (2004), S. 1928.

Mensink, Gert: Essen Männer anders? In: Altgeld, Thomas (Hg.): Männergesundheit. Neue Herausforderungen für Gesundheitsförderung und Prävention. Weinheim, München 2004, S. 155–169.

Merta, Sabine: Wege und Irrwege zum modernen Schlankheitskult. Diätkost und Körperkultur als Suche nach neuen Lebensstilformen 1880–1930. (= Studien zur Geschichte des Alltags; Bd. 22) Stuttgart 2003.

Meuser, Michael: Der „kranke Mann" – Männergesundheitsforschung und der Wandel der Geschlechterverhältnisse. In: Neises, Mechthild; Schmid-Ott, Gerhard (Hg.): Gender, kulturelle Identität und Psychotherapie. Lengerich 2007, S. 46–58.

Meuser, Michael: Feministische Herausforderung und Männerdiskurse. Geschlechterpolitische Perspektiven zwischen Profeminismus und Maskulinismus. In: Zeitschrift für Politische Psychologie 3 (1995), S. 23–44.

Meuser, Michael: Geschlecht und Männlichkeit. Soziologische Theorie und kulturelle Deutungsmuster. 2. überarb. u. akt. Aufl. Wiesbaden 2006.

Meuser, Michael: Männerkörper. Diskursive Aneignungen und habitualisierte Praxis. In: Bereswill, Mechtild; Meuser, Michael; Scholz, Sylka (Hg.): Dimensionen der Kategorie Geschlecht: Der Fall Männlichkeit. (= Forum Frauen- und Geschlecherforschung; Bd. 22) Münster 2007, S. 152–168.

Meuser, Michael: Progression und Regression im Geschlechterkonflikt. Maskulinität zwischen neuen Horizonten und alten Ufern. In: Sahner, Heinz; Schwendtner, Stefan (Hg): Gesellschaften im Umbruch. 27. Kongreß der Deutschen Gesellschaft für Soziologie. Kongreßband 2. Opladen 1995, S. 760–764.

Meuser, Michael; Scholz, Sylka: Herausgeforderte Männlichkeit. Männlichkeitskonstruktionen im Wandel von Erwerbsarbeit und Familie. In: Billstein, Johannes; Baader, Meike-Sophia; Tholen, Toni (Hg.): Erziehung, Bildung und Geschlecht. Männlichkeiten im Fokus der Gender-Studies. Wiesbaden 2012, S. 23–40.

Mielck, Andreas: Sozial bedingte Ungleichheit von Gesundheitschancen. In: Zeitschrift für Sozialreform 49 H. 3 (2003), S. 370–375.

Mielck, Andreas: Soziale Ungleichheit und Gesundheit. Einführung in die aktuelle Diskussion. Bern 2005.

Möhring, Maren: Die Regierung der Körper. „Gouvernementalität" und „Techniken des Selbst". In: Zeithistorische Forschungen / Studies in Contemporary History 3 H. 2 (2006), S. 284–290.

Möhring, Maren: Ethnic food, fast food, health food. Veränderung der Ernährung und Esskultur im letzten Drittel des 20. Jahrhunderts. In: Doering-Manteuffel, Anselm; Raphael, Lutz; Schlemmer, Thomas (Hg.): Vorgeschichte der Gegenwart. Dimensionen des Strukturbruchs nach dem Boom. Göttingen 2016, S. 309–331.

Möhring, Maren: Marmorleiber. Körperbildung in der deutschen Nacktkultur (1890–1930). (= Kölner historische Abhandlungen; Bd. 42) Köln, Weimar u. a. 2004.

Mörath, Verena: Die Trimm-Aktionen des Deutschen Sportbundes zur Bewegungs- und Sportförderung in der BRD 1970 bis 1994. Berlin 2005.

Moses, Simone: Prävention und Gesundheitsförderung in der Bundesrepublik Deutschland (1945–2010) – eine Pilotstudie zu geschlechterspezifischen Forschungsperspektiven. In: Medizin, Gesellschaft und Geschichte 30 (2011), S. 129–170.

Mühlhauser, Ingrid: Vorsorge und Früherkennung – Präventionshandeln zwischen gesellschaftlicher Verpflichtung und individueller Selbstbestimmung. In: Hensen, Peter; Kölzer, Christian (Hg.): Die gesunde Gesellschaft. Sozioökonomische Perspektiven und sozialethische Herausforderungen. Wiesbaden 2001, S. 229–247.

Müller, Wolfgang: „Gib Aids keine Chance". Die Aids-Präventions-Kampagne der Bundeszentrale für gesundheitliche Aufklärung (BZgA). In: Merk, Heidrun; Roeßiger, Susanne (Hg.): Hauptsache gesund! Gesundheitsaufklärung zwischen Disziplinierung und Emanzi-

pation. Eine Publikation des Deutschen-Hygiene-Museums Dresden und der Bundeszentrale für gesundheitliche Aufklärung, Köln. Köln 1998, S. 93–102.

Muhle, Maria: Eine Genealogie der Biopolitik. Zum Begriff des Lebens bei Foucault und
Canguilhem. München 2013.

Nachtwey, Claus: Homosexuelle Lebensweisen und Gesundheit. In: Amt für Gesundheit und
Verbraucherschutz, Planungs- und Koordinierungsstelle Gesundheit; Bezirksamt Lichtenberg von Berlin, Abteilung Familie, Jugend und Gesundheit (Hg.): Man(n), wie geht's?
Eine neue Perspektive für die Gesundheitsförderung. Lichtenberger Männergesundheitsbericht. Berlin 2011, S. 31–35.

Narr, Wolf-Dieter: Petition und Öffentlichkeit. In: Bockhofer, Reinhard (Hg.): Mit Petitionen
Politik verändern. Baden-Baden 1999, S. 75–80.

Neubauer, Gunter: „body and more" – jungenspezifische Prävention von Ess-Störungen. In:
Altgeld, Thomas; Kolip, Petra (Hg.): Geschlechtergerechte Gesundheitsförderung und
Prävention. Theoretische Grundlagen und Modelle guter Praxis. 2. Aufl. Weinheim, Mün-
chen 2009, S. 117–128.

Neubauer, Gunter; Winter, Reinhard: Ein normales „Muss": Jungen und Gesundheit. In:
Altgeld, Thomas (Hg.): Männergesundheit. Neue Herausforderungen für Gesundheitsförderung und Prävention. Weinheim, München 2004, S. 35–48.

Neubauer, Gunter; Winter, Reinhard: Jungen- und männerspezifische Gesundheitsförderung
und Prävention. In: Ministerium für Arbeit und Sozialordnung, Familie, Frauen und Senioren Baden-Württemberg (Hg.): Jungen- und Männergesundheit in Baden-Württemberg
2015. Stuttgart 2015, S. 137–177.

Neumann, Peter; Noelle, Elisabeth (Hg.): Jahrbuch der öffentlichen Meinung 1957. Allensbach am Bodensee 1957.

Neumann, Peter; Noelle, Elisabeth (Hg.): Jahrbuch der öffentlichen Meinung 1958–1964.
Allensbach am Bodensee und Bonn 1965.

Niewöhner, Jörg: Über Spannungen zwischen individueller und kollektiver Intervention:
Herzkreislaufprävention zwischen Gouvernementalität und Hygienisierung. In: Lengwiler,
Martin; Madarász, Jeanette (Hg.): Das präventive Selbst. Eine Geschichte moderner Ge-
sundheitspolitik. Bielefeld 2010, S. 307–324.

Oertzen, Christine von: Teilzeitarbeit und die Lust am Zuverdienen. Geschlechterpolitik und
gesellschaftlicher Wandel in Westdeutschland 1948–1969. (= Kritische Studien zur Geschichtswissenschaft; Bd. 132) Göttingen 1999.

Omland, Frank: Männer, Gesundheit, Selbsthilfe. In: Klotz, Theodor; Stiehler, Matthias
(Hg.): Männerleben und Gesundheit. Eine interdisziplinäre, multiprofessionelle Einführung. Weinheim, München 2007, S. 253–260.

Opitz-Belakhal, Claudia: Geschlechtergeschichte. (= Historische Einführungen; Bd. 8) Frankfurt a. M., New York 2010.

Pateman, Carole: The Disorder of Women. Democrazy, Feminism and Political Theory. Stanford 1989.

Paul, Gerhard: Die aktuelle Historische Bildforschung in Deutschland. Themen – Methoden – Probleme – Perspektiven. In: Jäger, Jens; Knauer, Martin (Hg.): Bilder als historische
Quellen? Dimension der Debatten um historische Bildforschung. München 2009, S. 125–
147.

Paul, Gerhard: Von der Historischen Bildkunde zur Visual History. Eine Einführung. In:
Ders. (Hg.): Visual History. Ein Studienbuch. Göttingen 2006, S. 7–36.

Penz, Otto: Schönheit als Praxis. Über klassen- und geschlechtsspezifische Körperlichkeit.
(= Politik der Geschlechterverhältnisse; Bd. 42) Frankfurt a. M., New York 2010.

Perschke-Hartmann, Christiane: Die doppelte Reform: Gesundheitspolitik von Blüm zu Seehofer. Opladen 1994.

Pfütsch, Pierre: Anfragen, Beschwerden und Eingaben zu Prävention und Gesundheitsförderung in der BRD aus geschlechterspezifischer Perspektive (1961–1998). In: Hähner-Rom-

bach, Sylveyln (Hg.): Geschichte der Prävention. Akteure, Praktiken, Instrumente. (= Medizin, Gesellschaft und Geschichte; Beiheft 54) Stuttgart 2015, S. 125–147.

Pfütsch, Pierre: Männerspezifische Gesundheitsaufklärung durch die BZgA – Ein Beitrag zur Verfestigung des Gesundheitsdefizitdiskurses? (1970–1990). In: Medizinhistorisches Journal 50 H. 1+2 (2015), S. 175–199.

Porter, Roy: The Patient's View. Doing Medical History from Below. In: Theory and Society 14 (1985), S. 175–198.

Pott, Elisabeth: Die Bundeszentrale für gesundheitliche Aufklärung. Ihre Geschichte und Aufgaben. In: Deres, Thomas (Hg.): krank – gesund. 2000 Jahre Krankheit und Gesundheit in Köln. Köln 2005, S. 334–347.

Pott, Elisabeth: Gesundheit in der Gesellschaft. Information der Bevölkerung heute. Aufgaben und Konzepte der Bundeszentrale für gesundheitliche Aufklärung seit Beginn ihrer Gründung und ihre Veränderungen in den folgenden Jahrzehnten. In: Stöckel, Sigrid; Walter, Ulla (Hg.): Prävention im 20. Jahrhundert. Historische Grundlagen und aktuelle Entwicklungen in Deutschland. Weinheim, München 2002, S. 204–217.

Raithel, Jürgen: Riskante Verhaltensweisen bei Jungen. Zum Erklärungshorizont differenter Verhaltensformen. In: Altgeld, Thomas (Hg.): Männergesundheit. Neue Herausforderungen für Gesundheitsförderung und Prävention. Weinheim, München 2004, S. 137–154.

Raphael, Lutz: Die Verwissenschaftlichung des Sozialen als methodische und konzeptionelle Herausforderung für eine Sozialgeschichte des 20. Jahrhunderts. In: Geschichte und Gesellschaft 22 (1996), S. 165–193.

Rehse, Birgit: Die Supplikations- und Gnadenpraxis in Brandenburg-Preußen. Eine Untersuchung am Beispiel der Kurmark unter Friedrich Wilhelm II. (1786–1797). (= Quellen und Forschungen zur brandenburgischen und preußischen Geschichte; Bd. 35) Berlin 2008.

Reichhard, Rolf: Bild- und Mediengeschichte. In: Eibach, Joachim (Hg.): Kompass der Geschichtswissenschaft. Ein Handbuch. Göttingen 2002, S. 219–230.

Reinisch, Jessica: The Perils of Peace. The Public Health Crisis in Occupied Germany. Oxford 2013.

Ritzmann, Iris: Instrumente der gesundheitlichen Prävention? Medizinische Aufklärungsfilme und ihre Botschaft in der Schweiz um 1950. In: Hähner-Rombach, Sylveyln (Hg.): Geschichte der Prävention. Akteure, Praktiken, Instrumente. (= Medizin, Gesellschaft und Geschichte; Beiheft 54) Stuttgart 2015, S. 229–242.

Robert Koch-Institut: Beiträge zur Gesundheitsberichterstattung des Bundes: Gesundheitliche Lage der Männer in Deutschland. Berlin 2014.

Robert Koch-Institut: Gesundheit in Deutschland. Gesundheitsberichterstattung des Bundes gemeinsam getragen von RKI und von DESTATIS. Berlin 2015.

Roeßiger, Susanne; Schwarz, Uta (Hg.): Kamera! Licht! Aktion! Filme über Körper und Gesundheit 1915 bis 1990. Dresden 2011.

Rosenbrock, Rolf: Die Umsetzung der Ottawa Charta in Deutschland. Prävention und Gesundheitsförderung im gesellschaftlichen Umgang mit Gesundheit und Krankheit. Berlin 1998.

Rosenbrock, Rolf: Prävention und Gesundheitsförderung als Komponenten der Gesundheitssicherung. In: Zeitschrift für Sozialreform 49 H. 3 (2003), S. 342–354.

Rosenbrock, Rolf: Primärprävention – was ist das und was soll das? (= Veröffentlichungsreihe der Forschungsgruppe Public Health, Schwerpunkt Bildung, Arbeit und Lebenschancen, Wissenschaftszentrum Berlin für Sozialforschung; No. SP 1 2008–303) Berlin 2008.

Rosenbrock, Rolf: Was ist New Public Health? In: Bundesgesundheitsblatt, Gesundheitsforschung, Gesundheitsschutz 44 (2001), S. 753–762.

Rosenbrock, Rolf: Wa(h)re Gesundheit. Prävention und Gesundheitsförderung in der Bundesrepublik seit den sechziger Jahren. In: Merk, Heidrun; Roeßiger, Susanne (Hg.): Hauptsache gesund! Gesundheitsaufklärung zwischen Disziplinierung und Emanzipation. Eine Publikation des Deutschen-Hygiene-Museums Dresden und der Bundeszentrale für gesundheitliche Aufklärung, Köln. Köln 1998, S. 202–216.

Ruckstuhl, Brigitte: Gesundheitsförderung. Entwicklungsgeschichte einer neuen Public Health-Perspektive. Weinheim, München 2011.

Rührmann, Frank: AIDS: eine Krankheit und ihre Folgen. Eine Arbeit aus dem Hamburger Institut für Sozialforschung. Frankfurt a. M., New York 1985.

Ruhl, Klaus-Jörg: Leitbilder und ihre Erhaltung: Familienpolitik in der Adenauer-Ära (1949–1963). In: Ders. (Hg.): Frauen in der Nachkriegszeit 1945–1963. München 1988, S. 107–110.

Ruhl, Ralf: Risikofaktor Vater? Ein Streifzug durch Gesundheitsinformationen und -versorgungsangebote. In: Dr. med. Mabuse 159 (2006), S. 51–53.

Sager, Christian: Das aufgeklärte Kind. Zur Geschichte der bundesrepublikanischen Sexualaufklärung (1950–2010). Bielefeld 2015.

Sahmland, Irmtraut: Eine Interessengemeinschaft im Hospital Haina zur Abwehr der anatomischen Sektion. Akteure und ihre Protestbereitschaft gegen strukturelle Zumutungen. In: Historia Hospitalium 29 (2014/15), S. 12–45.

Saltonstall, Robin: Healthy Bodies, Social Bodies: Men's and Women's concepts and practices of health in everyday life. In: Social Science & Medicine 36 H. 1 (1993), S. 7–14.

Samland, Andrea: Geschlechtsspezifische Analyse der Angebote und Inanspruchnahme von Präventions- und Gesundheitsförderungskursen in der Stadt Magdeburg im 1. Halbjahr 1994. Diss. Magdeburg 1997.

Sammer, Christian: Die „Modernisierung" der Gesundheitsaufklärung in beiden deutschen Staaten zwischen 1949 und 1975. Das Beispiel Rauchen. In: Medizinhistorisches Journal 50 H. 3 (2015), S. 249–294.

Sammer, Christian: „Das Ziel ist das gesunde Leben". Die Verflechtungen zwischen dem Deutschen Gesundheits-Museum in Köln und dem Deutschen Hygiene-Museum in Dresden in den 1950er Jahren. In: Brunner, Detlev; Grashoff, Udo; Kötzing, Andreas (Hg.): Asymmetrisch verflochten? Neue Forschungen zur gesamtdeutschen Nachkriegsgeschichte. Berlin 2013, S. 133–147.

Sarasin, Philipp: Reizbare Maschinen. Eine Geschichte des Körpers 1765–1914. Frankfurt a. M. 2001.

Sauerteig, Lutz: Die Herstellung des sexuellen und erotischen Körpers in der westdeutschen Jugendzeitschrift BRAVO in den 1960er und 1970er Jahren. In: Medizinhistorisches Journal 42 H. 2 (2007), S. 142–179.

Setz, René: Gesundheitsförderung auf der Baustelle. In: Altgeld, Thomas; Kolip, Petra (Hg.): Geschlechtergerechte Gesundheitsförderung und Prävention. Theoretische Grundlagen und Modelle guter Praxis. 2. Aufl. Weinheim, München 2009, S. 163–168.

Schappach, Beate: „Es war, als hätte das Virus mich geschwängert." Geschlecht als Erzählparadigma in Darstellungen von Aids. In: Käser, Rudolf; Schappach, Beate (Hg.): Krank geschrieben. Gesundheit und Krankheit im Diskursfeld von Literatur, Geschlecht und Medizin. Bielefeld 2014, S. 293–311.

Schappach, Beate: „Es war, als hätte das Virus mich geschwängert". Vertextungsformen in Aids-Autobiographien. In: Osten, Philipp (Hg.): Patientendokumente. Krankheit in Selbstzeugnissen. (= Medizin, Gesellschaft und Geschichte; Beiheft 35) Stuttgart 2010, S. 143–159.

Scheele, Sebastian: Geschlecht, Gesundheit, Gouvernementalität. Selbstverhältnisse und Geschlechterwissen in der Männergesundheitsförderung. Sulzbach/Taunus 2010.

Schell, Roland: Wenn keine Arbeit krank macht … In: Amt für Gesundheit und Verbraucherschutz, Planungs- und Koordinierungsstelle Gesundheit; Bezirksamt Lichtenberg von Berlin, Abteilung Familie, Jugend und Gesundheit (Hg.): Man(n), wie geht's? Eine neue Perspektive für die Gesundheitsförderung. Lichtenberger Männergesundheitsbericht. Berlin 2011, S. 67–73.

Schildt, Axel: Materieller Wohlstand – pragmatische Politik – kulturelle Umbrüche. Die 60er Jahre in der Bundesrepublik. In: Lammers, Karl Christian; Schildt, Axel, Siegfried, Detlef

(Hg.): Dynamische Zeiten. Die 60er Jahre in den beiden deutschen Gesellschaften. (= Hamburger Beiträge zur Sozial- und Zeitgeschichte; Bd. 37) Hamburg 2000, S. 21–53.

Schildt, Axel; Siegfried, Detlef: Deutsche Kulturgeschichte. Die Bundesrepublik – 1945 bis zur Gegenwart. München 2009.

Schleiermacher, Sabine: Die Frau als Hausärztin und Mutter. Das Frauenbild in der Gesundheitsaufklärung. In: Merk, Heidrun; Roeßiger, Susanne (Hg.): Hauptsache gesund! Gesundheitsaufklärung zwischen Disziplinierung und Emanzipation. Eine Publikation des Deutschen Hygiene-Museums, Dresden und der Bundeszentrale für gesundheitliche Aufklärung, Köln. Köln 1998, S. 48–58.

Schleiermacher, Sabine: Die Rockefeller Foundation und ihr Engagement bei einer Neuorientierung von Medizin und Public Health in Deutschland in den 1950er Jahren. In: Medizinhistorisches Journal 45 H. 1 (2010), S. 43–65.

Schleiermacher, Sabine: Prävention und Prophylaxe: Eine gesundheitspolitische Leitidee im Kontext verschiedener politischer Systeme. In: Labisch, Alfons; Paul, Norbert (Hg.): Historizität. Erfahrung und Handeln – Geschichte und Medizin. (Sudhoffs Archiv: Beiheft; 54) Stuttgart 2004, S. 171–177.

Schmacke, Norbert: Die Individualisierung der Prävention im Schatten der Medizin. In: Stöckel, Sigrid; Walter, Ulla (Hg.): Prävention im 20. Jahrhundert. Historische Grundlagen und aktuelle Entwicklungen in Deutschland. Weinheim, München 2002, S. 178–189.

Schmaus, Herbert: Gesundheitsförderung und Prävention – aus der Sicht der Krankenkassen. In: Gieseke, Otto; Höfling, Siegfried (Hg.): Gesundheitsoffensive Prävention. Gesundheitsförderung und Prävention als unverzichtbare Bausteine effizienter Gesundheitspolitik. München 2001, S. 93–99.

Schmerl, Christiane: Die Frau als wandelndes Risiko. In: Hurrelmann, Klaus; Kolip, Petra (Hg.): Geschlecht, Gesundheit und Krankheit: Männer und Frauen im Vergleich. Bern, Göttingen u. a. 2002, S. 32–52.

Schmerl, Christiane: Frauenbilder in der Werbung. In: Mühlen-Achs, Gitta (Hg.): Bildersturm: Frauen in den Medien. München 1990, S. 183–204.

Schmid-Neuhaus, Mark: Gesundheitsförderung und Prävention – aus der Sicht der Gesundheitsberufe. In: Gieseke, Otto; Höfling, Siegfried (Hg.): Gesundheitsoffensive Prävention. Gesundheitsförderung und Prävention als unverzichtbare Bausteine effizienter Gesundheitspolitik. München 2001, S. 101–104.

Schmincke, Imke: Von der Befreiung der Frau zur Befreiung des Selbst. Eine kritische Analyse der Befreiungssemantik in der (Neuen) Frauenbewegung. In: Elberfeld, Jens; Eitler, Pascal (Hg.): Zeitgeschichte des Selbst. Therapeutisierung – Politisierung – Emotionalisierung. Bielefeld 2015, S. 217–237.

Schmincke, Imke: Von der Politisierung des Privatlebens zum neuen Frauenbewusstsein: Körperpolitik und Subjektivierung von Weiblichkeit in der neuen Frauenbewegung Westdeutschlands. In: Paulus, Julia; Silies, Eva-Maria; Wolff, Kerstin (Hg.): Zeitgeschichte als Geschlechtergeschichte. Neue Perspektiven auf die Bundesrepublik. (= Geschichte und Geschlechter; Bd. 62) Frankfurt a. M., New York 2012, S. 297–317.

Schröter, Susanne: Gender und Diversität. Kulturwissenschaftliche und historische Annäherungen. In: Andresen, Sünne; Koreuber, Mechthild; Lüdke, Dorothea (Hg.): Gender und Diversity: Albtraum oder Traumpaar? Interdisziplinärer Dialog zur „Modernisierung" von Geschlechter- und Gleichstellungspolitik. Wiesbaden 2009, S. 79–94.

Schütz, Horst: Gesundheitsfürsorge zwischen humanitärem Anspruch und eugenischer Verpflichtung: Entwicklung und Kontinuität sozialhygienischer Anschauungen zwischen 1920 und 1960 am Beispiel von Prof. Dr. Carl Coerper. (= Abhandlungen zur Geschichte der Medizin und der Naturwissenschaften; Bd. 98) Husum 2004.

Schultz, Susanne: Biopolitik und Demografie. Eine staatskritische intersektionale Analyse deutscher Familienpolitik. In: Sänger, Eva; Rödel, Malaika (Hg.): Biopolitik und Geschlecht. Zur Regulierung des Lebendigen. (= Schriftenreihe der Sektion Frauen- und

Geschlechterforschung in der Deutschen Gesellschaft für Soziologie; Bd. 35) Münster 2012, S. 108–128.

Schultz, Susanne: Hegemonie, Gouvernementalität, Biomacht. Reproduktive Risiken und die Transformation internationaler Bevölkerungspolitik. Münster 2006.

Schulz, Kristina: Kommentar: Allgemeine Geschichte und Feminismusgeschichte: Die Frauenbewegung in der Geschichte der Bundesrepublik. In: Paulus, Julia; Silies, Eva-Maria; Wolff, Kerstin (Hg.): Zeitgeschichte als Geschlechtergeschichte. Neue Perspektiven auf die Bundesrepublik. (= Geschichte und Geschlechter; Bd. 62) Frankfurt a. M., New York 2012, S. 318–327.

Schulz, Roland: Die Packungsbeilage. Man nimmt sie mit, weil sie umsonst ist, aber 21 Millionen lesen sie auch: Hinter der *Apotheken Umschau* steckt das geniale Geschäftsmodell eines 92-jährigen Verlegers. In: Süddeutsche Zeitung Magazin. Und jetzt ausatmen! Ein Gesundheitsheft 26 (2012), S. 12.

Schulz, Ronald: Gender Mainstreaming – Herausforderung für Männer. Workshopbericht. In: Forum Männer in Theorie und Praxis der Geschlechterverhältnisse, Heinrich-Böll-Stiftung (Hg.): Akteure des Wandels. Männer im Gender Mainstreaming. Dokumentation einer Fachtagung des Forum Männer in Theorie und Praxis der Geschlechterverhältnisse und der Heinrich-Böll-Stiftung am 9./10. Juli 2004 in Berlin. (= Schriften zur Geschlechterdemokratie der Heinrich-Böll-Stiftung, Nr. 9), Dezember 2004, S. 49–56.

Schulze, Winfried: Ego-Dokumente: Annäherung an den Menschen in der Geschichte? Vorüberlegungen für die Tagung „EGO-DOKUMENTE“. In: Ders. (Hg.): Ego-Dokumente. Annäherung an den Menschen in der Geschichte. (= Selbstzeugnisse der Neuzeit; Bd. 2) Berlin 1996, S. 11–32.

Schwamm, Christoph: Möglichkeiten und Grenzen individueller Gesundheitsvorsorge bei männlichen Patienten der Psychiatrischen und Neurologischen Klinik der Universität Heidelberg in der Nachkriegszeit. In: Hähner-Rombach, Sylvelyn (Hg.): Geschichte der Prävention. Akteure, Praktiken, Instrumente. (= Medizin, Gesellschaft und Geschichte; Beiheft 54) Stuttgart 2015, S. 107–123.

Schwarz, Uta: Helga (1967). West German Sex Education and the Cinema in the 1960s. In: Sauerteig, Lutz D. H.; Davidson, Roger (Hg.): Shaping Sexual Knowledge. A Cultural History of Sex Education in Twentieth Century Europe. New York 2009, S. 197–213.

Schwarz, Uta: „Der Schmutzfink“ und „Großalarm bei Kundi“. Film und Gesundheitsaufklärung nach 1945. In: Merk, Heidrun; Roeßiger, Susanne (Hg.): Hauptsache gesund! Gesundheitsaufklärung zwischen Disziplinierung und Emanzipation. Eine Publikation des Deutschen-Hygiene-Museums Dresden und der Bundeszentrale für gesundheitliche Aufklärung, Köln. Köln 1998, S. 154–168.

Schweig, Nicole: Gesundheitsverhalten von Männern. Gesundheit und Krankheit in Briefen 1800–1950. (= Medizin, Gesellschaft und Geschichte; Beiheft 33) Stuttgart 2009.

Schwerma, Klaus: Gender Mainstreaming und was Männer davon haben können. Workshopbericht. In: Forum Männer in Theorie und Praxis der Geschlechterverhältnisse, Heinrich-Böll-Stiftung (Hg.): Akteure des Wandels. Männer im Gender Mainstreaming. Dokumentation einer Fachtagung des Forum Männer in Theorie und Praxis der Geschlechterverhältnisse und der Heinrich-Böll-Stiftung am 9./10. Juli 2004 in Berlin. (= Schriften zur Geschlechterdemokratie der Heinrich-Böll-Stiftung; Nr. 9) Berlin 2004, S. 14–20.

Seidel, Hans-Christoph: Eine neue „Kultur des Gebärens“. Die Medikalisierung von Geburt im 18. und 19. Jahrhundert in Deutschland (= Medizin, Gesellschaft und Geschichte; Beiheft 11) Stuttgart 1998.

Setzwein, Monika: Frauenessen – Männeressen? Doing gender und Essverhalten. In: Altgeld, Thomas; Kolip, Petra (Hg.): Geschlechtergerechte Gesundheitsförderung und Prävention. Theoretische Grundlagen und Modelle guter Praxis. 2. Aufl. Weinheim, München 2009, S. 41–60.

Shumaker, Sally A.; Smith, Teresa Rust: Frauen und koronare Herzkrankheiten – eine psychologische Perspektive. In: Maschewsky-Schneider, Ulrike (Hg.): Frauen – das kranke

Geschlecht? Mythos und Wirklichkeit. Ein Beitrag aus gesundheitswissenschaftlicher Perspektive. Opladen 1996, S. 9–42.

Sichtermann, Barbara: Die Frauenbewegung und die Pille. In: Staupe, Gisela; Vieth, Lisa (Hg.): Die Pille. Von der Lust und von der Liebe. Berlin 1996, S. 55–66.

Sieg, Sabine: „Anovlar" – die erste europäische Pille. Zur Geschichte eines Medikaments. In: Staupe, Gisela; Vieth, Lisa (Hg.): Die Pille. Von der Lust und von der Liebe. Berlin 1996, S. 131–144.

Siegrist, Johannes: Männer in der Arbeitswelt: Auswirkungen auf die psychische Gesundheit. In: Stiehler, Matthias; Weißbach, Lothar (Hg.): Männergesundheitsbericht 2013. Im Fokus: Psychische Gesundheit. Bern 2013, S. 141–157.

Sieverding, Monika: Achtung! Die männliche Rolle gefährdet Ihre Gesundheit! In: Psychomed 16 H. 1 (2004), S. 25–30

Sieverding, Monika: Männer und Inanspruchnahme von Krebsfrüherkennungsuntersuchungen. In: Amt für Gesundheit und Verbraucherschutz, Planungs- und Koordinierungsstelle Gesundheit; Bezirksamt Lichtenberg von Berlin, Abteilung Familie, Jugend und Gesundheit (Hg.): Man(n), wie geht's? Eine neue Perspektive für die Gesundheitsförderung. Lichtenberger Männergesundheitsbericht. Berlin 2011, S. 39–48.

Silies, Eva-Maria: Erfahrungen des Bruchs? Die generationelle Nutzung der Pille in den sechziger und siebziger Jahren. In: Paulus, Julia; Silies, Eva-Maria; Wolff, Kerstin (Hg.): Zeitgeschichte als Geschlechtergeschichte. Neue Perspektiven auf die Bundesrepublik. (= Geschichte und Geschlechter; Bd. 62) Frankfurt a. M., New York 2012, S. 205–224.

Silies, Eva-Maria: Liebe, Lust und Last. Die Pille als weibliche Generationserfahrung in der Bundesrepublik 1960–1980 (= Göttinger Studien zur Generationsforschung; Bd. 4) Göttingen 2010.

Spiekermann, Uwe: Übergewicht und Körperdeutungen im 20. Jahrhundert – Eine geschichtswissenschaftliche Rückfrage. In: Schmidt-Semisch, Henning; Schorb, Friedrich (Hg.): Kreuzzug gegen Fette. Sozialwissenschaftliche Aspekte des gesellschaftlichen Umgangs mit Übergewicht und Adipositas. Wiesbaden 2008, S. 35–55.

Spode, Hasso: Alkohol, Geschlecht und Gesundheit unter besonderer Berücksichtigung des deutschen Kaiserreichs. Ein Beitrag zur Natur-Kultur-Debatte. In: Dinges, Martin (Hg.): Männlichkeit und Gesundheit im historischen Wandel ca. 1800–2000. (= Medizin, Gesellschaft und Geschichte; Beiheft 27) Stuttgart 2007, S. 191–210.

Spode, Hasso: Die Macht der Trunkenheit. Kultur- und Sozialgeschichte des Alkohols in Deutschland. Opladen 1993.

Spode, Hasso: „Der Charakter des Rausches hatte sich total verändert". Historische Voraussetzungen der Alkoholismusprävention: Deutsches Reich, Bundesrepublik und DDR. In: Merk, Heidrun; Roeßiger, Susanne (Hg): Hauptsache gesund! Gesundheitsaufklärung zwischen Disziplinierung und Emanzipation. Eine Publikation des Deutschen-Hygiene-Museums Dresden und der Bundeszentrale für gesundheitliche Aufklärung, Köln. Köln 1998, S. 103–119.

Statistisches Bundesamt: Durchschnittliche Bruttomonatsverdienste. https://www.destatis.de/DE/ZahlenFakten/GesamtwirtschaftUmwelt/VerdiensteArbeitskosten/Verdienste Verdienstunterschiede/Tabellen/Bruttomonatsverdienste.html (letzter Zugriff: 18.01.2016).

Statistisches Bundesamt: Periodensterbetafeln für Deutschland. Früheres Bundesgebiet, neue Länder sowie die Bundesländer. 2009/2011. Wiesbaden 2012.

Stöckel, Sigrid: Ein neues Gesundheitsverständnis und der Öffentliche Gesundheitsdienst – ein historischer Rückblick auf die Anfänge. In: Heyn, Martin; Kuhn, Joseph (Hg): Gesundheitsförderung durch den öffentlichen Gesundheitsdienst. Bern 2015, S. 29–39.

Stöckel, Sigrid: Sozialmedizin im Spiegel ihrer Zeitschriftendiskurse. Von der Monatsschrift für soziale Medizin bis zum Öffentlichen Gesundheitsdienst. In: Schagen, Udo; Schleiermacher, Sabine (Hg.): 100 Jahre Sozialhygiene, Sozialmedizin und Public Health in Deutschland. CD-Rom. Berlin 2005, S. 2.

Stöckel, Sigrid: Verwissenschaftlichung der Gesellschaft – Vergesellschaftung der Wissenschaft. In: Wiebke Lisner, Gerlind Rüve, Sigrid Stöckel (Hg.): Das Medium Wissenschaftszeitschrift seit dem 19. Jahrhundert. Verwissenschaftlichung der Gesellschaft – Vergesellschaftung von Wissenschaft (= Wissenschaft, Politik und Gesellschaft; Bd. 5). Stuttgart 2009, S. 9–23.

Stöckel, Sigrid: Weibliche Gesundheitsfürsorge zwischen Eigendefinition und Institutionalisierung. In: Lindner, Ulrike; Niehuss, Merith (Hg.): Ärztinnen – Patientinnen. Frauen im deutschen und britischen Gesundheitswesen des 20. Jahrhunderts. Köln, Weimar u. a. 2002, S. 49–71.

Stöckel, Sigrid; Walter, Ulla: Prävention im 20. Jahrhundert. Grundriss und Prolog. In: Dies. (Hg.): Prävention im 20. Jahrhundert. Historische Grundlagen und aktuelle Entwicklungen in Deutschland. Weinheim, München 2002, S. 11–25.

Stöckel, Sigrid; Walter, Ulla (Hg.): Prävention im 20. Jahrhundert. Historische Grundlagen und aktuelle Entwicklungen in Deutschland. Weinheim, München 2002.

Stöckel, Sigrid; Walter, Ulla: Prävention und ihre Gestaltung vom Kaiserreich bis zur Jahrtausendwende. In: Dies. (Hg.): Prävention im 20. Jahrhundert. Historische Grundlagen und aktuelle Entwicklungen in Deutschland, Weinheim, München 2002, S. 273–299.

Stöver, Heino: Mann, Rausch, Sucht: Konstruktionen und Krisen von Männlichkeiten. In: Jacob, Jutta; Stöver, Heino (Hg.): Sucht und Männlichkeiten. Entwicklungen in Theorie und Praxis der Suchtarbeit. (= Studien interdisziplinäre Geschlechterforschung; Bd. 11) Wiesbaden 2006, S. 21–39.

Stoff, Heiko: Franz Klose, Kiel: „Auch Glück ist kein Ersatz für Arbeit!" Das Projekt der Gesundheitsvorsorge als Pflicht zur Selbstoptimierung, 1930–1970. In: Becker, Christian; Wolters, Christine (Hg.): Rehabilitation und Prävention in Sport- und Medizingeschichte. Bericht der gemeinsamen Tagung des Niedersächsischen Instituts für Sportgeschichte e. V. Hannover (NISH) und des Instituts für Geschichte, Ethik und Philosophie der Medizin der Medizinischen Hochschule Hannover (MHH) vom 10. bis 11. November 2012, zugleich Tagungsbericht der 11. Tagung des NISH. (= Schriftenreihe des Niedersächsischen Instituts für Sportgeschichte e. V.; Bd. 23) Münster 2014, 169–188.

Stoff, Heiko: Gift in der Nahrung. Zur Genese der Verbraucherpolitik Mitte des 20. Jahrhunderts. Stuttgart 2015.

Süß, Winfried: Der „Volkskörper im Krieg". Gesundheitspolitik, Gesundheitsverhältnisse und Krankenmord im nationalsozialistischen Deutschland 1939–1945. (= Studien zur Zeitgeschichte; Bd. 65) München 2003.

Süß, Winfried: Gesundheitspolitik. In: Hockerts, Hans Günter (Hg.): Drei Wege deutscher Sozialstaatlichkeit. NS-Diktatur, Bundesrepublik und DDR im Vergleich. (= Schriftenreihe der Vierteljahreshefte für Zeitgeschichte; Bd. 76) München 1998, S. 55–100.

Talkenberger, Heike: Historische Erkenntnis durch Bilder. Zur Methode und Praxis der Historischen Bildforschung. In: Goertz, Hans-Jürgen (Hg.): Geschichte. Ein Grundkurs. 3. revidierte u. erweit. Aufl. Hamburg 2007, S. 88–103.

Talkenberger, Heike: Von der Illustration zur Interpretation: Das Bild als historische Quelle. Methodische Überlegungen zur Historischen Bildkunde. In: Zeitschrift für historische Forschung 21 (1994), S. 289–313.

The Boston Women's Health Book Collective (Hg.): Our bodies, ourselves. New York 1973.

Tersch, Harald: Österreichische Selbstzeugnisse des Spätmittelalters und der Frühen Neuzeit. Eine Darstellung in Einzelbeiträgen. Wien, Köln u. a. 1998.

Thießen, Malte: Die immunisierte Gesellschaft als Interventionsfeld: Impfprogramme, Bevölkerungsvorstellungen und Bevölkerungspolitik nach 1945. In: Etzemüller, Thomas (Hg.): Vom „Volk" zur „Population". Interventionistische Bevölkerungspolitik in der Nachkriegszeit. Münster 2015, S. 242–269.

Thießen, Malte: Gesunde Zeiten. Perspektiven einer Zeitgeschichte der Gesundheit. In: Bajohr, Frank; Doering-Manteuffel, Anselm; Kemper, Claudia; Siegfried, Detlef (Hg.): Mehr als eine Erzählung. Zeitgeschichtliche Perspektiven auf die Bundesrepublik. Göttingen 2016, S. 259–272.

Thießen, Malte: Praktiken der Vorsorge als Ordnung des Sozialen: Zum Verhältnis von Impfungen und Gesellschaftskonzepten im „langen 20. Jahrhundert". In: Hähner-Rombach, Sylvelyn (Hg.): Geschichte der Prävention. Akteure, Praktiken, Instrumente. (Medizin, Gesellschaft und Geschichte; Beiheft 54) Stuttgart 2015, S. 203–227.

Thießen, Malte: Risk as a Resource: On the Interplay between Risks, Vaccinations and Welfare States in Nineteenth- and Twentieth-Century Germany. In: Historical Social Research 41 H. 1 (2016), S. 70–90.

Thießen, Malte: Vergleichende, verfeindete und verflochtene Gesellschaften: Transnationale Zusammenhänge einer bundesdeutschen Geschichte der Gesundheit. In: Levsen, Sonja; Torp, Cornelius (Hg.): Wo liegt die Bundesrepublik? Vergleichende Perspektiven auf die westdeutsche Geschichte. Göttingen 2016, S. 124–141.

Thießen, Malte: Vom immunisierten Volkskörper zum „präventiven Selbst". Impfpolitik als Biopolitik und soziale Praxis vom Kaiserreich zur Bundesrepublik. In: Vierteljahreshefte für Zeitgeschichte 61 H. 1 (2013), S. 35–64.

Thießen, Malte: Vorsorge als Ordnung des Sozialen: Impfen in der Bundesrepublik und der DDR. In: Zeithistorische Forschungen / Contemporary History 10 H. 3 (2013), S. 409–432.

Thoms, Ulrike: Körper, Kultur, Konsum: Die Konsumgeschichte der alltäglichen Hygiene. In: Haupt, Heinz-Gerhard; Torp, Claudius (Hg.): Die Konsumgesellschaft in Deutschland 1890–1990. Ein Handbuch. Frankfurt a. M., New York 2009, S. 97–113.

Thoms, Ulrike: Körperstereotype. Veränderung in der Bewertung von Schlankheit und Fettleibigkeit in den letzten 200 Jahren. In: Haas, Stefan; Wischermann, Clemens (Hg.): Körper mit Geschichte. Der menschliche Körper als Ort der Selbst- und Weltdeutung. (= Studien zur Geschichte des Alltags; Bd. 17) Stuttgart 2000, S. 281–307.

Timmermann, Carsten: Risikofaktoren: Der scheinbar unaufhaltsame Erfolg eines Ansatzes aus der amerikanischen Epidemiologie in der deutschen Nachkriegsmedizin. In: Lengwiler, Martin; Madarász, Jeanette (Hg.): Das präventive Selbst. Eine Kulturtechnik moderner Gesundheitspolitik. Bielefeld 2010, S. 251–277.

Töppich, Jürgen: Evaluation und Qualitätssicherungskonzepte in der Prävention und Gesundheitsförderung der BZgA. Vortrag auf der Fachtagung EpiBerlin am 12.2.04: Evidenzbasierung in der Prävention und Gesundheitsförderung, Manuskript 2004.

Trojan, Alf: Prävention und Gesundheitsförderung. In: Kolip, Petra (Hg.): Gesundheitswissenschaften. Eine Einführung, Weinheim, München 2002, S. 195–228.

Troschke, Jürgen von: Das Risikofaktorenmodell als handlungsleitendes Paradigma der Prävention in Deutschland. In: Stöckel, Sigrid; Walter, Ulla (Hg.): Prävention im 20. Jahrhundert. Historische Grundlagen und aktuelle Entwicklungen in Deutschland. Weinheim, München 2002, S. 190–203.

Troschke, Jürgen von: Der Beitrag der Medizin zur Public Health. In: Kolip, Petra (Hg.): Gesundheitswissenschaften. Eine Einführung. Weinheim, München 2002, S. 23–52.

Troschke, Jürgen von: Organisation und Praxis der Prävention in der Bundesrepublik Deutschland. In: Elkeles, Thomas; Niehoff, Jens-Uwe; Rosenbrock, Rolf; Schneider, Frank (Hg.): Prävention und Prophylaxe. Theorie und Praxis eines gesundheitspolitischen Grundmotivs in zwei deutschen Staaten 1949–1990. Berlin 1991, S. 75–105.

Troschke, Jürgen von: Präventive Gemeindestudien in der Bundesrepublik Deutschland. In: Labisch, Alfons (Hg.): Kommunale Gesundheitsförderung – aktuelle Entwicklungen, Konzepte, Perspektiven – Eine Aufsatzsammlung. (= Deutsche Zentrale für Volksgesundheitspflege e. V. Schriftenreihe; Bd. 52) Frankfurt a. M. 1989, S. 37–50.

Trepp, Anne-Charlott: Sanfte Männlichkeit und selbständige Weiblichkeit. Frauen und Männer im Hamburger Bürgertum zwischen 1770 und 1840. (= Veröffentlichungen des Max-Planck-Instituts für Geschichte; Bd. 123) Göttingen 1996, S. 173–183.

Tümmers, Henning: Aidspolitik. Bonn und der Umgang mit einer neuen Bedrohung. In: Archiv für Sozialgeschichte 52 (2012), S. 231–252.

Tümmers, Henning: „GIB AIDS KEINE CHANCE“. Eine Präventionsbotschaft in zwei deutschen Staaten. In: Zeithistorische Forschungen / Studies in Contemporary History 10 H. 3 (2013), S. 491–501.

Tümmers, Henning: „Vom Faltblatt direkt in die Genitalien“. Aidsprävention als Bevölkerungspolitik in der Bundesrepublik. In: Thomas Etzemüller (Hg.): Vom „Volk“ zur „Population“. Interventionistische Bevölkerungspolitik in der Nachkriegszeit. Münster 2015, S. 270–295.

Unterkircher, Alois: Jungen und Männer als Patienten bei einem Südtiroler Landarzt (1860–1900). (= Medizin, Gesellschaft und Geschichte; Beiheft 51) Stuttgart 2014.

Verbrugge, Lois M.: Gender and Health. In: Journal of Health and Social Behavior 26 H. 3 (1985), S. 156–182.

Villa, Paula-Irene; Zimmermann, Katharina: Fitte Frauen – Dicke Monster? Empirische Exploration zu einem Diskurs von Gewicht. In: Schmidt-Semisch, Henning; Schorb, Friedrich (Hg.): Kreuzzug gegen Fette. Sozialwissenschaftliche Aspekte des gesellschaftlichen Umgangs mit Übergewicht und Adipositas. Wiesbaden 2008, S. 171–189.

Vossen, Johannes: Gesundheitsämter im Nationalsozialismus. Rassenhygiene und offene Gesundheitsfürsorge in Westfalen 1900–1950. (= Düsseldorfer Schriften zur Neueren Landesgeschichte und zur Geschichte Nordrhein-Westfalens; Bd. 56) Essen 2001.

Waburg, Wiebke: Das schwache ‚starke‘ Geschlecht? – Männlichkeit und Krankheit. In: Potsdamer Studien zur Frauen und Geschlechterforschung 4 H. 1+2 (2000), S. 64–81.

Walter, Willi: Muss das Gender Mainstreaming „gegendert“ werden? In: Forum Männer in Theorie und Praxis der Geschlechterverhältnisse, Heinrich-Böll-Stiftung (Hg.): Akteure des Wandels. Männer im Gender Mainstreaming. Dokumentation einer Fachtagung des Forum Männer in Theorie und Praxis der Geschlechterverhältnisse und der Heinrich-Böll-Stiftung am 9./10. Juli 2004 in Berlin. (= Schriften zur Geschlechterdemokratie der Heinrich-Böll-Stiftung; Nr. 9) Berlin 2004, S. 33–42.

Wedemeyer, Bernd: Sport und Körper – Zwischen Leibesübung und Selbstfindung. In: Dülmen, Richard von (Hg.): Entdeckung des Ich: Die Geschichte der Individualisierung vom Mittelalter bis zur Gegenwart. Köln, Weimar u. a. 2001, S. 517–540.

Weikert, Matthias: Männergesundheit – Männer und Gesundheit – Fremde Welten? In: Forum Männer in Theorie und Praxis der Geschlechterverhältnisse, Heinrich-Böll-Stiftung (Hg.): Geschlecht oder gesund? Männer und Gesundheit. Dokumentation einer Fachtagung des Forums Männer in Theorie und Praxis der Geschlechterverhältnisse und der Heinrich-Böll-Stiftung am 20./21. Mai 2005 in Berlin. (= Schriften zur Geschlechterdemokratie der Heinrich-Böll-Stiftung; Nr. 13) Berlin 2006, S. 7–12.

Weindling, Paul (Hg.): Healthcare in Private and Public from the Early Modern Period to 2000. London, New York 2015.

Wenzel, Eberhard: Zur Entwicklung der Leitbilder von Gesundheit und Prävention/Prophylaxe in der Bundesrepublik Deutschland. In: Elkeles, Thomas; Niehoff, Jens-Uwe; Rosenbrock, Rolf; Schneider, Frank (Hg.): Prävention und Prophylaxe. Theorie und Praxis eines gesundheitspolitischen Grundmotivs in zwei deutschen Staaten 1949–1990. Berlin 1991, S. 29–50.

Willner, Sam: The Impact of Alcohol Consumption on Excess Male Mortality in Nineteenth- and Early Twenthieth-Century Sweden. In: Hygiea Internationalis 2 H. 1 (2002), S. 45–70.

Wirtz, Mica: Mein Bauch gehört mir? Zur politischen Regulierung des Körpergewichts. In: Rödel, Malaika; Sänger, Eva (Hg.): Biopolitik und Geschlecht. Zur Regulierung des Lebendigen. (= Schriftenreihe der Sektion Frauen- und Geschlechterforschung in der Deutschen Gesellschaft für Soziologie; Bd. 35) Münster 2012, S. 176–197.

Wöllmann, Torsten: Zur Medikalisierung von Männlichkeiten. Das Beispiel Andrologie. In Bereswill, Mechtild; Meuser, Michael; Scholz, Sylka (Hg.): Dimensionen der Kategorie Geschlecht: Der Fall Männlichkeit. (= Forum Frauen- und Geschlecherforschung; Bd. 22) Münster 2007, S. 169–185.

Wohlfahrt, Ursula: Geschlechtsspezifisch orientierte Gesundheitsbildung? Ergebnisse einer Programmanalyse. In: GesundheitsAkademie, Landesinstitut für Schule und Weiterbildung NRW (Hg.): Die Gesundheit der Männer ist das Glück der Frauen? Chancen und Grenzen geschlechtsspezifischer Gesundheitsarbeit. Frankfurt a. M. 1998, S. 121–131.

Wolff, Eberhard: Alternative Medizin als Teil der „Gesundheitsgesellschaft". In: Dr. med. Mabuse 206 (2013), S. 28–30.

Wolff, Eberhard: Alternativmedizin und Gesundheitsgesellschaft – kulturelle Hintergründe einer anhaltenden Popularität. In: Becker, Raymond; Sertel, Serkan; Stassen-Rapp, Isabel; Walburg, Ines (Hg.): „Neue" Wege in der Medizin. Alternativmedizin – Fluch oder Segen? (= Heidelberger Akademie der Wissenschaften: Akademie-Konferenzen; Bd. 10) Heidelberg 2010, S. 177–185.

Wolff, Eberhard: Kulturelle und gesellschaftliche Zwänge des Gesundseins – am Beispiel des neueren Übergewichtsdiskurses. In: Hoefert, Hans-Wolfgang; Klotter, Christoph, (Hg.): Gesundheitszwänge. Lengerich 2013, S. 54–74.

Wolff, Kerstin: Ein Traditionsbruch? Warum sich die autonome Frauenbewegung als geschichtslos erlebte. In: Paulus, Julia; Silies, Eva-Maria; Wolff, Kerstin (Hg.): Zeitgeschichte als Geschlechtergeschichte. Neue Perspektiven auf die Bundesrepublik. (= Geschichte und Geschlechter; Bd. 62) Frankfurt a. M., New York 2012, S. 257–275.

Wüst, Michael: „Don't drink and drive" – Nur für Jungen ein Problem? Neue Interventionsstrategien in der Verkehrserziehung. In: Altgeld, Thomas; Kolip, Petra (Hg.): Geschlechtergerechte Gesundheitsförderung und Prävention. Theoretische Grundlagen und Modelle guter Praxis. 2. Aufl. Weinheim, München 2009, S. 89–102.

Zellmer, Elisabeth: Protestieren und Polarisieren: Frauenbewegung und Feminismus der 1970er Jahre in München. In: Paulus, Julia; Silies, Eva-Maria; Wolff, Kerstin (Hg.): Zeitgeschichte als Geschlechtergeschichte. Neue Perspektiven auf die Bundesrepublik. (= Geschichte und Geschlechter; Bd. 62) Frankfurt a. M., New York 2012, S. 276–296.

Zok, Klaus: Bonusprogramme und Zusatzversicherungen in der GKV. Ergebnisse einer Repräsentativumfrage unter 3.000 GKV-Mitgliedern. In: AOK-Bundesverband, Wissenschaftliches Institut der AOK (WIdO) (Hg.): WIdO-monitor. Verlagsbeilage von Gesundheit und Gesellschaft, Bonn 2005, S. 1–7.

## Abbildungsverzeichnis

# Tabellenverzeichnis

# Abkürzungsverzeichnis

| | |
|---|---|
| Abb. | Abbildung |
| ADAC | Allgemeiner Deutscher Automobil-Club |
| AIDS | Acquired immune deficiency syndrome |
| a. M. | am Main |
| AOK | Allgemeine Ortskrankenkasse |
| BASF | Badische Anilin- & Soda-Fabrik |
| BMG | Bundesministerium für Gesundheitswesen |
| BRD | Bundesrepublik Deutschland |
| bspw. | beispielsweise |
| BWHC | Boston Women's Health Collective |
| BZgA | Bundeszentrale für gesundheitliche Aufklärung |
| bzw. | beziehungsweise |
| ca. | circa |
| CDC | Center of Disease Control and Prevention |
| CDU | Christlich-Demokratische Union |
| CSU | Christlich-Soziale Union |
| DDR | Deutsche Demokratische Republik |
| DGBG | Deutsche Gesellschaft zur Bekämpfung der Geschlechtskrankheiten |
| DGM | Deutsches Gesundheits-Museum – Zentralinstitut für Gesundheitserziehung e. V. |
| d. h. | das heißt |
| DHMD | Deutsches Hygiene-Museum Dresden |
| DHP | Deutsche Herz-Kreislauf-Präventionsstudie |
| DM | Deutsche Mark |
| ebd. | ebenda |
| EU | Europäische Union |
| e. V. | eingetragener Verein |
| FDP | Freie Demokratische Partei |
| GfK | Gesellschaft für Konsumforschung |
| GIDS | Gay People's Immuno Deficiency Syndrome |
| GRID | Gay Related Immune Deficiency |
| GKV | Gesetzliche Krankenversicherung |
| GKV-WSG | Gesetz zur Stärkung des Wettbewerbs in der Gesetzlichen Krankenversicherung |
| GRG | Gesundheitsreformgesetz |
| HAG | Hamburgische Arbeitsgemeinschaft für Gesundheitsförderung e. V. |
| HIV | Human Immunodefiency Virus |
| i. d. R. | in der Regel |
| IWWIT | „Ich weiß, was ich tu"-Kampagne |
| Kfz | Kraftfahrzeug |
| KVÄG | Krankenversicherungsänderungsgesetz |

| | |
|---|---|
| LSD | Lysergsäurediethylamid |
| MNT | Mathematik/Naturwissenschaft/Technik |
| MSM | Männer, die Sex mit Männern haben |
| NOG | Neuordnungsgesetz |
| NS | Nationalsozialismus |
| PATERAS | Proaktive Telefonberatung Rauchen und Schwangerschaft – Säuglingszeit |
| ÖGD | Öffentlicher Gesundheitsdienst |
| o. J. | ohne Jahr |
| o. V. | ohne Verfasser |
| RVO | Reichsversicherungsordnung |
| sog. | sogenannt |
| SGB | Sozialgesetzbuch |
| SPD | Sozialdemokratische Partei Deutschlands |
| StGB | Strafgesetzbuch |
| Tab. | Tabelle |
| TM | Transzendentale Meditation |
| TÜV | Technischer Überwachungsverein |
| u. a. | und andere |
| UNO | United Nations Organization |
| USA | United States of America |
| v. a. | vor allem |
| vgl. | vergleiche |
| VHS | Volkshochschule |
| WHO | World Health Organization |
| z. B. | zum Beispiel |
| ZDF | Zweites Deutsches Fernsehen |
| z. T. | zum Teil |
| 2. NOG | 2. GKV-Neuordnungsgesetz |

## MEDIZIN, GESELLSCHAFT UND GESCHICHTE – BEIHEFTE

Herausgegeben von Robert Jütte.

Franz Steiner Verlag          ISSN 0941-5033